高等医药院校应用型创新教材

供临床医学、护理、药学、医学检验技术、口腔医学技术、
医学影像技术、康复治疗技术等专业用

病理学与病理生理学

主　编　赵时梅

副主编　王桂秋　韦丽华　马小来

编　委　（以姓氏笔画为序）

马小来　桂林医学院
王桂秋　广西卫生职业技术学院
韦丽华　广西科技大学医学院
付淑凤　咸阳职业技术学院
任传伟　广西科技大学医学院
李　妍　黑龙江中医药大学第一临床医学院
李园园　广西科技大学医学院
张安文　广西科技大学医学院
赵时梅　广西科技大学医学院
费洪新　广西科技大学医学院
蒋昀靓　广西卫生职业技术学院

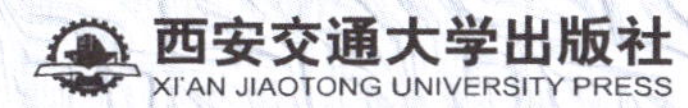

图书在版编目(CIP)数据

病理学与病理生理学/赵时梅主编. —西安:
西安交通大学出版社,2021.1
ISBN 978-7-5693-1848-7

Ⅰ.①病… Ⅱ.①赵… Ⅲ.①病理学 ②病理生理学
Ⅳ.①R36

中国版本图书馆 CIP 数据核字(2020)第 228301 号

书　　名 病理学与病理生理学
主　　编 赵时梅
责任编辑 宋伟丽
责任校对 王银存

出版发行 西安交通大学出版社
(西安市兴庆南路 1 号　邮政编码 710048)
网　　址 http://www.xjtupress.com
电　　话 (029)82668357　82667874(发行中心)
(029)82668315(总编办)
传　　真 (029)82668280
印　　刷 西安五星印刷有限公司

开　　本 787mm×1092mm　1/16　**印张** 22.75　**字数** 567 千字
版次印次 2021 年 1 月第 1 版　2021 年 1 月第 1 次印刷
书　　号 ISBN 978-7-5693-1848-7
定　　价 72.00 元

如发现印装质量问题,请与本社发行中心联系、调换。
订购热线:(029)82665248　(029)82665249
投稿热线:(029)82668803　82668804
读者信箱:med_xjup@163.com
版权所有　侵权必究

前　言

病理学与病理生理学是一门重要的医学基础课程，是沟通基础医学和临床医学的重要桥梁。本教材是根据学生学习专业课程及其他相关课程的需要编写的，既能反映新知识、新技术、新方法，又有利于培养高素质技能型人才。

高等职业教育强调教育目标的职业性和技术的高级应用性。本教材在编写过程中，遵循体现形象思维为主、逻辑思维为辅的原则，力求通过图表进行讲解，文字描述从精从简、易于理解；突出形态与机能的结合，兼顾病理学和病理生理学的知识，密切联系临床。同时，本教材中设置了“课堂互动”“知识链接”模块，以突出启发式的教学思想，调动学生学习的积极性。

本教材分为两篇，即病理学和病理生理学，共二十三章，内容主要包括基本病理过程及其基本规律，以及各系统常见病、多发病的特殊规律。本教材适合临床医学、护理、药学、医学检验技术、口腔医学技术、医学影像技术、康复治疗技术等专业使用。

本教材的编写得到了西安交通大学出版社的大力支持，在此表示衷心的感谢。限于编者的能力和水平，书中难免存在疏漏之处，恳请同行与读者批评指正，以便不断完善。

赵时梅

2020 年 10 月

目　录

第一篇　病理学

第二篇　病理生理学

第一篇

病 理 学

第一章 绪 论

病理学(pathology)是研究疾病病因(etiology)、发病机制(pathogenesis)、病理变化(pathological change)、结局和转归的医学基础学科。其根本任务是通过对上述内容的学习,认识并掌握疾病的本质,为疾病的诊治和预防提供理论依据。在临床医疗实践中,基于病理学的临床病理诊断是许多疾病诊断的可靠方法,因此,病理学也是临床医学的重要学科之一。

一、病理学的内容

病理学侧重从形态学角度研究疾病,分为总论和各论两部分。前者研究疾病发生、发展过程中的共同规律,包括组织和细胞的适应、损伤与修复,局部血液循环障碍,炎症,肿瘤等基本病理变化;后者阐述和揭示各系统、各器官不同疾病的特殊规律。总论是学习各论的基础,各论是总论的具体应用,因此,两者互相联系、相辅相成。

二、病理学在医学中的地位

病理学在医学教育、临床医疗和科学研究中占有十分重要的地位,有"医学之本"之称。

在医学教育方面,病理学是基础医学和临床医学之间的桥梁。其学习必须以解剖学、组织胚胎学、生理学、微生物学、寄生虫学、免疫学、生物化学等学科为基础,同时,其本身又是后面学习临床医学各门课程的基础。

在临床医疗方面,病理组织学检查是诊断疾病并为后续治疗提供依据的重要方法之一,其中活体组织检查是迄今诊断疾病最可靠的方法,虽然疾病的诊断手段在不断地创新和提高,但很多疾病的最后结论还有赖于病理组织学检查。

在科学研究方面,疾病的症状、体征,新病种的发现和预防,以及敏感药物的筛选、新药的研制等都离不开病理学的鉴定和解释。

三、病理学的研究方法与观察方法

(一)病理学的研究方法

1. 尸体解剖

尸体解剖(autopsy)简称尸检,是对死亡者遗体进行系统的病理剖检的方法,是病理学的基本研究方法之一。尸检的意义在于:①能直接观察各组织、器官的病变,明确死因和诊断,对临床诊断和治疗水平的提高具有指导作用;②及时发现某些新的疾病,以便及时控制和预防这些疾病;③可以收集标本,积累有价值的病理资料;④接受和完成医疗事故鉴定及法医学鉴定。法医的尸检结果常成为办案的重要依据,因此,应大力提倡和开展尸检工作。

2. 活体组织检查

活体组织检查(biopsy)简称活检,是指用切除、钳夹、搔刮、穿刺、摘除等方式从活体上采取病变组织进行形态学观察的方法。它是临床常用、重要而准确的方法，特别是在肿瘤的诊断、治疗和预后的判断方面具有十分重要的意义。活检的意义在于：①组织新鲜，可以及时、准确地做出病理诊断，作为指导临床治疗和判断预后的依据；②定期活检，可动态观察疾病的发展过程及判断疗效；③可采用免疫组织化学、电镜观察、组织培养等方法对疾病进行更深入的研究；④根据临床需要做冰冻切片，可快速诊断，为临床医生提供治疗依据。目前，活体组织检查已不局限于组织形态结构的变化，而是对病变组织和整个机体的分子变化的认识。

3. 细胞学检查

细胞学检查是通过采集局部组织的脱落细胞并染色后进行诊断的方法。脱落细胞可来自体液、分泌物、排泄物，或穿刺获取。该方法简单易行，便于推广，常用于肿瘤的筛查及诊断，如子宫颈刮片筛查宫颈癌、痰涂片诊断肺癌、食管拉网诊断食管癌、乳头分泌物涂片诊断乳腺癌、尿液脱落细胞筛查尿道肿瘤等。

4. 动物实验

动物实验（animal experiment）指在适宜的动物身上复制出人类疾病的模型，以研究疾病发生、发展规律的方法。优点：可做一些不能在人体上做的研究，连续观察组织、细胞的变化，如致癌剂的致癌作用和癌变过程等。缺点：动物与人毕竟存在着显著差异，不能将动物实验的结果不加分析地应用于人体。

5. 组织和细胞培养

组织和细胞培养（tissue and cell culture）指用适宜的培养基在体外对某种组织或细胞进行培养，动态观察在各种刺激因子作用下组织、细胞的变化，常用于细胞癌变的研究以及各种因素对恶性肿瘤细胞生长的影响。优点：周期短，见效快，体外因素容易控制。缺点：孤立的体外环境不同于复杂的体内环境，研究结果不能与体内过程等同对待。

（二）病理学的观察方法

近年来，病理学的观察方法及其采用的新技术已远远超越了传统的形态学观察，但形态学观察仍是新技术应用的基础。

1. 大体观察

应用量尺和磅秤等工具对大体标本及其病变性状（如形状、大小、颜色、重量、质地、表面及切面形态等）进行详细的观察和检测。通过大体观察可识别病变部位，初步判断病变性质。

2. 组织学观察

将病变组织、细胞制成切片或涂片，染色后应用显微镜进行观察，以做出病理诊断。组织切片常用苏木素-伊红（HE）染色。如仍不能诊断或需进行更深入的研究，可辅以特殊染色及酶组织化学染色。

3. 组织化学和细胞化学观察

应用某些能与组织、细胞内化学成分特异性结合的显色试剂，显示病变组织、细胞化学成分（如蛋白质、核酸、酶类、糖类、脂类等）的改变，从而加深对形态结构改变的认识和代谢改变的了解，特别是对一些代谢性疾病的诊断具有参考价值。

4. 超微结构（电镜）观察

电镜可观察亚细胞结构（如细胞器、细胞骨架）或大分子水平的变化，并可与功能和代谢的变化联系起来，加深对疾病基本病变、病因和发病机制的了解。它不仅有利于对疾病的深入研究,还常用于肿瘤和肾脏疾病的病理诊断。在肿瘤方面,电镜观察可帮助判别肿瘤细胞的组织发生、类型和分化程度等,并与免疫组织化学技术起到互补和印证的作用。肾脏疾病在分类和诊断上发展很快,这与电镜和免疫荧光技术的发展与应用有关。

5. 免疫组织化学观察

除病因学诊断和免疫性疾病的诊断外,免疫组织化学观察更多用于肿瘤病理诊断。利用抗原与抗体的特异性结合反应来检测组织中未知抗原和抗体,借以判断肿瘤的组织来源或分化方向。目前,日渐增多的商品化多克隆抗体和单克隆抗体可显示多种肿瘤组织具有的特异性或相对特异性的抗原,有助于肿瘤的病理诊断。

6. 分子生物学及遗传学技术

近年来,重组 DNA、原位杂交、核酸分子杂交、聚合酶链反应(PCR)、染色体 FISH 分析等分子生物学技术的发展对病理学的发展起到了极大的推动作用。这些技术已广泛地应用于遗传疾病的研究和病原体的检测,使肿瘤的病因学、发病学、诊断和治疗等方面的研究提高到了基因分子水平,为肿瘤的防治打下了坚实的基础。

除上述研究方法外,近年来还应用图像分析、流式细胞、放射自显影等技术,对疾病的发生、发展规律有了更深入的了解,使病理学的发展进入了一个新的阶段。

四、病理学的发展简史

病理学的发展与自然科学的发展和人们的认识能力有着密切关系。1761 年,意大利医学家 Morgagni 根据 700 多例尸检资料创立了器官病理学,标志着病理形态学研究的开端。19 世纪中叶,光学显微镜问世后,德国病理学家 Virchow 首创了细胞病理学,对病理学乃至整个医学学科的发展做出了具有历史意义的贡献。随着电子显微镜技术的发展,病理形态学研究达到了超微结构水平,由此建立了超微结构病理学。近 20 余年来,一些新的边缘学科(如现代免疫学、分子生物学)的兴起和发展,以及免疫组织化学、流式细胞术、图像分析技术等新技术的应用,对病理学发展产生了深远的影响,为病理学带来了学科互相渗透的新动力和机遇,使病理学从细胞水平研究疾病深入到分子水平、遗传基因水平,并使形态学观察结果从定性走向定量,更具客观性和可比性。这些发展大大加深了对疾病本质的认识,同时也对许多疾病的防治起到了积极的作用。

在我国病理学发展很早,《黄帝内经》和《诸病源候论》对疾病的原因和表现等提出了一整套医学理论。南宋时期宋慈的《洗冤集录》详细记述了尸体剖验、伤痕病变和中毒鉴定,反映了祖国医学在病理学发展中的贡献。我国现代病理学始于 20 世纪初,应归功于徐诵明、胡正祥、梁伯强等一批病理学的先驱者和老一辈病理学家。在教学方面,他们编著了具有我国特色的病理学教科书和参考书,大力推进了我国尸检、活检和细胞学检查的发展。在科研方面,结合我国实际,对长期危害我国人民健康和生命的传染病、地方病(如克山病、大骨节病)、心血管疾病(如动脉粥样硬化、高血压)、肿瘤(如肝癌、食管癌、鼻咽癌)、寄生虫病(如血吸虫病、黑热病)等进行了广泛的研究,取得了丰硕的成果。在人才培养方面,通过办班、进修等多种形式,为我国培养了一大批病理工作者,使病理学后继有人,为我国病理学的发展做出了巨大贡献。

目前,虽然诊断技术得到了长足发展,但病理形态学诊断仍然是诊断疾病最可靠的"金指标"。随着对循证医学的深入认识及举证责任倒置的高法司法解释的实施,病理检查的各项取证(包括尸体解剖、活检、免疫学及分子生物学结果)将越来越重要。

五、学习病理学的指导思想

为了更好地掌握病理学的理论知识，在学习本课程的过程中，应遵循以下指导思想。

1. 正确认识总论与各论的关系

总论是各论的必备基础，各论是总论的具体应用，总论与各论之间有着密切的内在联系，学习时应互相联系，不可偏废。

2. 理论联系实践

病理学是一门理论性和实践性都极强的学科，学生必须重视课堂理论讲授，及时预习、复习。同时，应做到理论联系实际，重视对大体标本和病理切片的观察，积极参与动物实验，运用所学的病理学知识认识和理解疾病的临床表现，并能分析简单的病例，努力培养自己独立思考、分析问题、解决问题的能力和实际动手能力。

3. 以动态的观点认识疾病过程

疾病的病理变化都会随着一定的条件发生变化，特别是各论讲授具体疾病时，虽然我们经常把疾病分成三期或四期，但每期之间没有绝对界限，它们是一个连续的变化过程。因此，我们应动态地观察疾病的病变特点。

4. 正确认识形态结构与功能代谢的变化

在任何疾病的发生过程中，都存在着不同程度的形态结构和功能代谢的变化，形态结构变化是功能代谢变化的具体体现，功能代谢变化是形态结构变化的物质基础，并对形态结构变化产生一定的影响。

5. 正确认识局部与整体的关系

人体是一个有机的整体，任何局部病变都会有不同程度的全身反应。而以全身反应为主的疾病，常会突出表现在局部。

第二章　组织和细胞的适应、损伤与修复

当机体内、外环境改变或受到某些刺激时，正常的组织和细胞可以通过改变自身的形态、代谢和功能来进行反应性调整。在生理负荷增加或减少时，或遇到轻度持续的病理性刺激时，细胞、组织和器官会对刺激做出应答反应，以保证功能的正常，此即适应性变化。若上述刺激超过了细胞、组织和器官的耐受和适应能力，则会引起损伤性改变。轻度的细胞损伤，在刺激因子消除后，受损伤细胞的结构和功能可恢复正常，此即可逆性损伤；严重的损伤最终可导致细胞死亡，此即不可逆性损伤。正常细胞、适应细胞、可逆性损伤细胞和不可逆性损伤细胞在形态学上是一个连续变化的过程。适应性变化与损伤性变化是大多数疾病发生、发展过程中的基础性病理改变（图 2－1）。

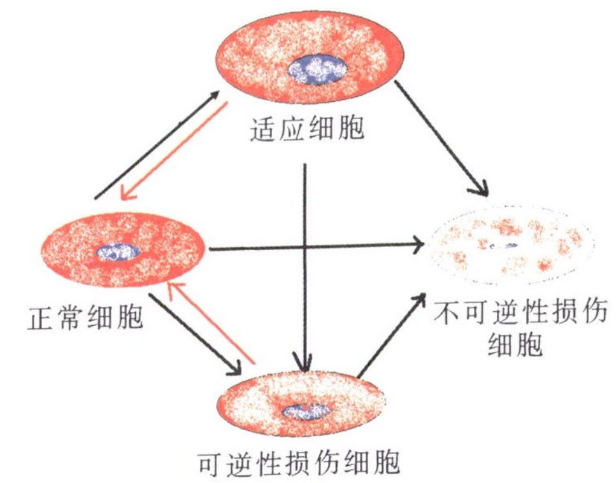

图 2－1　适应性变化与损伤性变化

第一节　组织和细胞的适应

机体在内、外环境中的各种有害因子刺激下，细胞、组织和器官可以通过改变自身的代谢、功能和结构加以调整，产生非损伤性应答反应，该过程称为适应（adaptation）。适应是介于正常和损伤之间的一种状态，其目的是使细胞自身能在新的环境中得以生存，形态学上一般表现为萎缩、肥大、增生和化生。

一、萎缩

萎缩（atrophy）是指已发育正常的细胞、组织或器官体积缩小。组织、器官的萎缩除了其自身实质细胞的体积缩小外，也可有实质细胞数量的减少，并常继发间质细胞增生，同时伴有功能降低和代谢减弱。组织、器官未发育或发育不全不属于萎缩范畴。

（一）萎缩的类型

萎缩可分为生理性萎缩和病理性萎缩两种类型。

1. 生理性萎缩

生理性萎缩是生命过程中的正常现象，是机体的某些组织、器官随着年龄的增长而发生的萎缩。例如，青春期后胸腺的萎缩；妇女绝经后卵巢、子宫的萎缩；老年人各器官的萎缩，尤以

脑、心、骨骼和皮肤等明显。大部分生理性萎缩时发生的细胞数量减少是通过细胞凋亡实现的。

2. 病理性萎缩

病理性萎缩按其发生原因可分为以下类型。

(1)营养不良性萎缩(malnutrition atrophy) 分为全身性和局部性两种。全身营养不良性萎缩多因蛋白质摄入不足或消耗过多引起，常见于长期饥饿及恶性肿瘤、糖尿病等慢性消耗性疾病。局部营养不良性萎缩常见于局部血液供应障碍，如脑动脉粥样硬化时血管腔狭窄，导致脑组织慢性缺血，引起脑萎缩。

(2)压迫性萎缩(pressure atrophy) 指因组织、器官长期受到压迫而发生的萎缩。如尿路梗阻时肾盂积水，压迫周围肾组织，引起肾实质萎缩(图 2-2)；脑脊液循环障碍引起脑积水，导致脑组织萎缩。

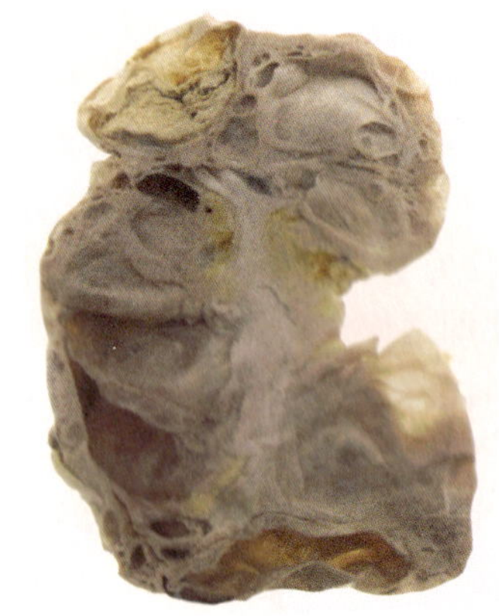

肾盂积水，压迫周围肾组织，肾实质明显变薄，因积水而呈囊泡状

图 2-2 肾脏压迫性萎缩(大体观)

(3)失用性萎缩(disuse atrophy) 可因器官、组织长期工作负荷减少和功能代谢低下所致。如四肢骨折后久卧不动，可引起患肢肌肉萎缩和骨质疏松。

(4)去神经性萎缩(denervation atrophy) 当运动神经元或轴突损害时会引起效应器的萎缩。如肱骨中段骨折导致桡神经损伤后，引起上肢伸肌群的萎缩及垂腕。

(5)内分泌性萎缩(endocrine atrophy) 指由于内分泌腺功能低下引起靶器官的萎缩。如垂体功能严重受损时，其靶器官(如肾上腺、甲状腺、性腺等)均可发生萎缩。

(6)感染性萎缩(infectious atrophy) 病毒和细菌引起的长期慢性炎症，可引起细胞、组织或器官的萎缩。如慢性肠炎时，小肠黏膜绒毛萎缩。一般情况下，慢性感染常引起增生、化生及损伤性改变。

临床上，某种萎缩的发生可能由多种因素所致。如骨折后肌肉的萎缩就可能是去神经性、失用性、营养不良性萎缩，甚至是压迫性萎缩(石膏固定过紧)等共同作用的结果；而老年性萎缩则往往同时兼有生理性萎缩和病理性萎缩的性质。

(二)病理变化

大体观：萎缩的组织、器官体积缩小，重量减轻，色泽变深(图 2-3)。镜下观：萎缩器官的实质细胞体积变小和(或)数目减少，细胞器大量退化，胞质内常可见较多脂褐素，脂褐素是细胞内未被彻底消化的富含磷脂的细胞器残留小体(图 2-4)。心脏、肝脏萎缩时，由于细胞内出现大量脂褐素，外观呈深褐色，称为褐色萎缩。在实质细胞萎缩的同时，间质纤维组织和脂肪组织可有不同程度的增生，甚至造成组织、器官的体积增大，此时称为假性肥大。

(三)结局及对机体的影响

轻度病理性萎缩在去除病因后可逐渐恢复正常。如果引起萎缩的原因长期存在，则最终可导致细胞死亡。萎缩的细胞、组织、器官功能大多降低，如脑萎缩时思维能力减弱，记忆力减退；肌肉萎缩时收缩力降低。但机体各种组织、器官都有一定的代偿能力，只有当萎缩发展到一定程度时，才可能出现功能减退的临床表现。

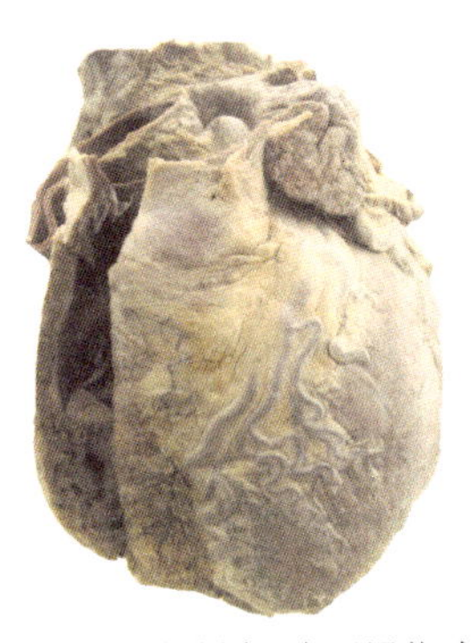

心脏体积缩小，呈深褐色，表面冠状动脉呈蛇形弯曲

图 2-3　心脏褐色萎缩（大体观）

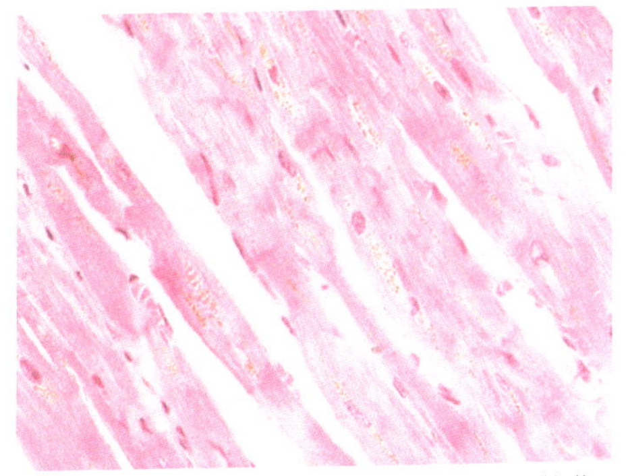

心肌细胞体积缩小，间距增宽，胞质中出现棕黄色、大小不等的脂褐素颗粒

图 2-4　心肌萎缩（镜下观）

二、肥大

肥大是指细胞或构成组织、器官的实质细胞体积增大。肥大的细胞通常功能增加，合成代谢旺盛。组织和器官的体积增大，通常是由于实质细胞的体积增大所致，但也可伴有实质细胞数量的增多。

（一）肥大的类型

在性质上，肥大可分为生理性肥大和病理性肥大两种；在原因上，肥大又可分为代偿性肥大和内分泌性肥大两种。因相应器官和组织功能负荷过重所引起的肥大，称为代偿性肥大（compensatory hypertrophy）。如生理状态下，强体力劳动者和运动员的肌肉肥大；病理状态下，高血压患者左心室后负荷增加而引起的左心室心肌肥大。因激素增多作用于靶器官所引起的肥大，称为内分泌性（激素性）肥大（endocrine hypertrophy）。如生理状态下，妊娠期孕激素促使子宫平滑肌肥大；病理状态下，甲状腺素分泌增多引起的甲状腺滤泡上皮细胞肥大等。

（二）病理变化及结局

大体观：肥大的组织、器官体积增大，重量增加，包膜紧张。镜下观：实质细胞体积增大（通常伴有细胞数量增多），细胞内的 DNA 含量和细胞器增多，功能增强。应注意的是：细胞肥大产生的功能代偿作用是有限的，如高血压致心肌肥大时，若负荷超过一定限度，同时肥大心肌的血液供应相对不足，可导致心功能不全，此时称为失代偿。若能及时去除病因，肥大的组织、器官可恢复正常。

三、增生

组织或器官内细胞数量增多，称为增生（hyperplasia），常导致组织或器官的体积增大。增生是各种原因引起细胞有丝分裂增强的结果，只发生在具有分裂增殖能力的细胞。

（一）增生的类型

增生根据性质不同分为生理性增生和病理性增生两种，根据原因不同分为代偿性增生和内分泌性增生。代偿性增生（compensatory hyperplasia）是指由于功能需要，机体相应组织、器官的细胞发生的增生，如部分肝脏被切除后残存肝细胞的增生。内分泌性增生（endocrine hyperplasia)是指激素增多引起的靶器官或组织、细胞的增生，如女性月经周期的子宫内膜腺体增生、青春期和哺乳期的乳腺上皮增生等属于生理性增生，而甲状腺功能亢进引起的甲状腺滤泡上皮增生、雌激素过高引起的子宫内膜或乳腺增生均属于病理性增生。

虽然肥大和增生是两种不同的生理、病理过程，但引起细胞增生和肥大的原因常常十分相似，因此两者常相伴存在。

（二）影响及结局

细胞增生可为弥漫性或局限性，表现为增生组织、器官的体积均匀性增大，或在组织、器官中形成单发或多发增生性结节。增生具有更新、代偿、防御及修复等功能。增生通常是可复性的，大部分病理性增生会随着病因的消除而停止。若细胞增生失去调控，增生过度，有可能演变为肿瘤性增生。如慢性子宫颈炎时，宫颈上皮过度增生并出现不典型性增生时可发展为子宫颈癌。

四、化生

一种分化成熟的细胞类型被另一种分化成熟的细胞类型所取代的过程称为化生(metaplasia)。化生并不是由原来成熟的细胞直接转变所引起，而是由具有分裂增殖和多向分化潜能的幼稚未分化细胞或干细胞向另一方向分化的结果。化生的本质是环境因素变化引起细胞某些基因活化或受到抑制而导致的形态改变。

（一）化生的类型

化生有多种类型，通常只发生在同源细胞之间，即上皮细胞之间或间叶细胞之间。上皮细胞之间的化生通常可逆，而间叶细胞之间的化生大多不可逆。

1. 上皮组织的化生

(1)鳞状上皮化生(squamous metaplasia)　最为常见，简称鳞化。如气管、支气管黏膜受到慢性炎症刺激时，假复层纤毛柱状上皮可化生为鳞状上皮；慢性子宫颈炎时，宫颈管的柱状上皮可化生为鳞状上皮。

(2)肠上皮化生(intestinal metaplasia)　也较常见。如慢性萎缩性胃炎时，部分胃黏膜上皮可转变为含有潘氏细胞或杯状细胞的小肠或大肠上皮组织；慢性反流性食管炎时，食管下段鳞状上皮可化生为胃型或肠型柱状上皮。

2. 间叶组织的化生

结缔组织或肌肉损伤后，间充质干细胞可分化为成骨细胞或成软骨细胞，称为骨化生或软骨化生。这类化生常发生于局部受损伤的软组织以及一些肿瘤的间质。

（二）对机体的影响

化生的生物学意义利弊兼有。化生是机体对环境中有害因子损伤的一种适应性改变，增强了局部组织对环境因素的抵抗力，但却丧失了原有组织的固有功能。如慢性支气管炎发生鳞状上皮化生后，能增强局部黏膜对外界刺激的抵抗力，但因鳞状上皮不具有柱状上皮的纤毛结构，从而减弱了呼吸道黏膜的自净能力。若引起化生的因素持续存在，则可能引起细胞恶变。如肺鳞状细胞癌的发生与支气管黏膜鳞化有密切关系；胃黏膜的肠上皮化生则是某些胃癌发生的基础，尤其是大肠型肠上皮化生为胃癌的发生基础。

知识链接

上皮间质细胞转化指上皮细胞通过特定程序转化为具有间质细胞表型的生物学过程，其在胚胎发育、组织重建、慢性炎症和肿瘤生长转移中发挥重要作用。

第二节　组织和细胞的损伤

机体遭到不能耐受的有害因子刺激后，可引起受损的组织、细胞发生形态结构改变、物质代谢障碍和功能异常，称为损伤(injury)。损伤的结果不仅取决于损伤因素的性质、强度和持续时间，也取决于受损伤细胞的种类、适应性和遗传性等。

一、损伤的原因

引起疾病发生的原因通常也是引起细胞、组织损伤的原因。细胞损伤的发生机制主要体现在细胞膜的破坏、胞质内活性氧类物质和游离钙的增多、缺氧、化学毒害和遗传变异等，它们互相作用或互为因果，导致细胞损伤的发生。损伤的常见原因有以下几方面。

1. 缺氧

缺氧是引起细胞损伤最重要的因素。缺氧可为全身性或局部性，前者常见于心、肺功能衰竭，细胞携氧能力降低；后者常见于局部动脉血液循环障碍。缺氧可导致线粒体氧化磷酸化过程受阻，ATP 生成减少，从而引起一系列细胞功能和结构的损害。

2. 物理因素

物理因素包括高温、低温、电离辐射和机械性损伤等。高温可使细胞内蛋白质变性；低温可引起血管收缩、血流停滞，导致细胞缺氧，甚至死亡；电离辐射可损伤生物大分子；机械性损伤可直接引起组织断裂或细胞破坏。

3. 化学因素

各种化学物质可通过不同途径引起细胞和组织损伤，如强酸、强碱、有机磷农药等。损伤的程度主要取决于毒物的浓度、作用的部位和持续时间等。此外，体内的某些代谢产物如尿素、自由基等，为内源性化学损伤因素。

4. 生物因素

生物因素是引起细胞损伤最常见的因素，包括细菌、真菌、病毒、寄生虫等。

5. 免疫因素

机体的免疫反应可抵御外界病原体的侵袭，同时也可造成细胞损伤。免疫反应过强会引起组织损伤而导致免疫性疾病，如变态反应性疾病和自身免疫性疾病；免疫功能低下时易发生严重感染。

6. 遗传因素

遗传性疾病是指因染色体畸变、基因突变或遗传物质缺陷，引起子代遗传病或者使子代容易被诱发产生某些疾病的倾向(遗传易感性)。

7. 其他

维生素、微量元素、蛋白质等的缺乏或营养过剩等均可导致细胞损伤。此外，精神心理因素、医源性因素等亦可引起组织、细胞的损伤。

二、损伤的类型

损伤根据严重程度可分为可逆性损伤(变性)和不可逆性损伤(细胞死亡)两种类型。

(一)变性

变性(degeneration)即可逆性损伤的形态学变化,是由于细胞物质代谢障碍引起的一类改变,表现为细胞或细胞间质内出现异常物质或正常物质异常蓄积的现象,常伴有细胞功能低下。细胞变性常常是可逆的,病因消除后可恢复正常,但严重的细胞变性可导致细胞死亡。常见的变性有以下几种类型。

1. 细胞水肿

细胞水肿(cellular swelling)又称水变性,是细胞损伤中最常见的早期病变,主要是由于缺氧、感染、中毒等因素使线粒体受损,ATP 生成减少,细胞膜 Na^+-K^+ 泵功能障碍,导致细胞内 Na^+ 和水过多积聚。细胞水肿常见于心、肝、肾等器官的实质细胞。

(1)病理变化　大体观:受累器官体积增大,重量增加,包膜紧张,颜色较苍白、失去正常光泽(图 2-5)。镜下观:病变初期细胞体积增大,胞质中出现许多红染的细颗粒状物。电镜下,胞质内的颗粒实为肿胀的线粒体和内质网。若水、钠进一步积聚,则细胞肿胀明显,胞质高度疏松,呈网状,细胞核也可肿胀,称为胞质疏松化;严重时整个细胞膨大,胞质几乎透明,称为气球样变(ballooning change),常见于病毒性肝炎时的肝细胞(图 2-6)。

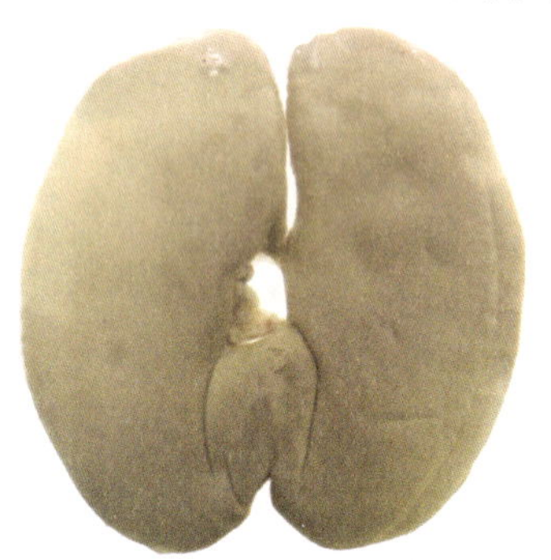

肾脏体积增大,表面光滑,颜色苍白

图 2-5　肾水肿(大体观)

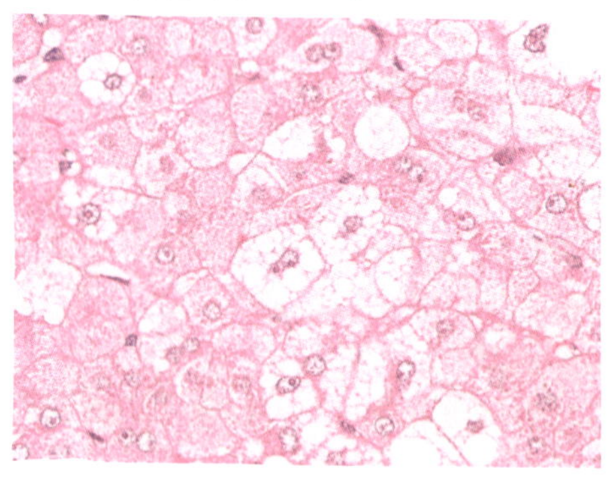

肝细胞肿胀,淡染,胞质中出现均匀细小的粉染颗粒,并可见气球样变

图 2-6　肝细胞水肿(镜下观)

(2)结局　细胞水肿是一种轻度可逆性损伤,病因消除后可恢复正常。但较严重的细胞水肿可使细胞的功能下降,如心肌细胞水肿致心肌收缩力减弱、肾小管上皮细胞水肿时患者可出现一过性少量蛋白尿(重吸收减少)。若病因持续存在,可导致细胞溶解、死亡。

2. 脂肪变性

正常情况下,除脂肪细胞外的实质细胞内一般不见或仅见少量脂滴。若中性脂肪(即甘油三酯)蓄积于非脂肪细胞的细胞质中则称为脂肪变性(fatty degeneration)或脂肪变(fatty change)。脂肪变性多发生于肝细胞、心肌细胞、肾小管上皮细胞等,与感染、酗酒、缺氧、中毒、营养不良、糖尿病及肥胖有关。

肝脏是脂肪代谢的重要场所,最常发生脂肪变性。正常情况下,血液中的脂肪酸进入肝细胞后经过多条途径代谢，其中任何一条途径发生异常，均可引起肝脂肪变性。①肝细胞内脂肪酸增多：常见于高脂饮食、某些疾病造成机体饥饿状态或糖尿病患者糖利用障碍时，体内脂肪组织分解，血浆脂肪酸浓度升高，进入肝脏；②甘油三酯合成过多：如酗酒可改变滑面内质网和线粒体的功能，促进 α-磷酸甘油合成新的甘油三酯；③脂蛋白、载脂蛋白减少：缺氧、营养不良或中毒时，肝细胞中脂蛋白、载脂蛋白合成减少，导致脂肪输出受阻而堆积于细胞内。

(1)病理变化　大体观：轻度脂肪变性的器官可无明显改变。随着病变加重，脂肪变性的器官体积增大、重量增加，包膜紧张，呈淡黄色，质软，边缘圆钝，切面有油腻感(图 2-7)。镜下观：脂肪变性的细胞质中出现大小不等的球形脂滴，大者可充满整个细胞而将胞核挤至一侧。在石蜡切片中，由于脂滴被有机溶剂溶解，故呈空泡状(图 2-8)。如对冰冻切片进行苏丹Ⅲ或锇酸等特殊染色，可将脂肪与其他物质进行区别，前者将脂肪染成橘红色，后者将其染成黑色。

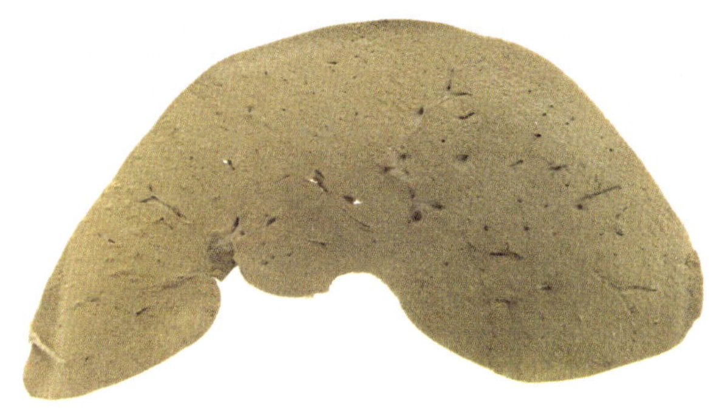

肝脏体积增大，呈淡黄色，质地细腻，边缘圆钝

图 2-7　肝脂肪变性(大体观)

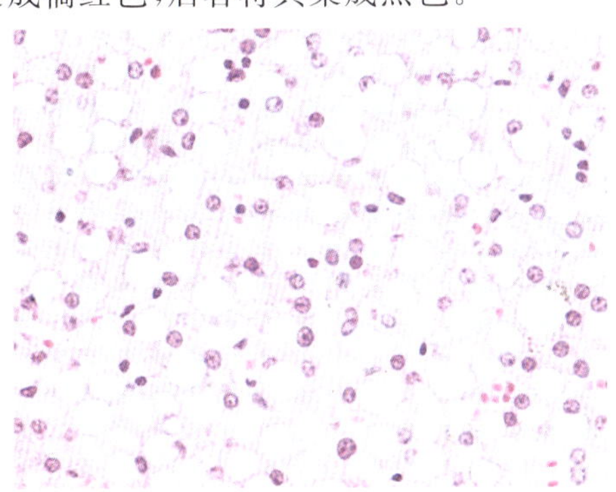

肝细胞内出现大小不等的圆形空泡，部分细胞核被挤向一侧

图 2-8　肝脂肪变性(镜下观)

脂肪变性在肝小叶中的分布与其病因有一定的关系。如肝淤血时，由于肝小叶中央区淤血、缺氧较重，脂肪变性首先发生在肝小叶中央区；但长期淤血后，小叶中央区的肝细胞大多萎缩、消失，于是小叶周边区肝细胞也因缺氧而发生脂肪变性。磷中毒时，肝细胞脂肪变性主要发生在小叶周边区，可能是由于此处肝细胞代谢比较活跃，对毒物更为敏感。

心肌细胞可因缺氧和慢性酒精中毒等发生脂肪变性，常累及左心室内膜下和乳头肌部位。脂肪变性的心肌呈黄色，与正常心肌的暗红色相间，形成红黄相间的条纹，如虎皮样外观，称为“虎斑心”。有时心外膜增生的脂肪组织沿间质延伸入心肌细胞间，称为心肌脂肪浸润(fatty infiltration)，它并非是心肌脂肪变性的一种。

知识链接

心肌脂肪浸润和心肌脂肪变性不同。心肌脂肪浸润是心外膜增生的脂肪组织出现在心肌间质中，病变常以右心室为重，可累及右心房，左心病变较轻。大体观：右心心外膜有过量的脂肪组织，切面可见许多黄色条纹自心外膜延伸入心肌内。镜下观：在肌纤维和肌束之间有大量的脂肪细胞，有些肌纤维受到压迫而发生萎缩。临床上多见于重度肥胖者，通常不影响心肌功能。重度心肌脂肪浸润可导致心脏破裂，引起猝死。

(2)结局　脂肪变性是可逆性损伤，病因去除后常可恢复正常，若病因持续存在可发展为坏死。如轻度肝脂肪变性，由于肝脏代偿能力较强，通常并不引起肝功能障碍。当肝脏出现显著弥漫性脂肪变性时，称为脂肪肝(fatty liver)，可有肝功能障碍，重度脂肪肝可进展为肝硬化或继发为肝坏死。

3. 玻璃样变性

细胞内或间质中出现半透明状的蛋白质蓄积称为玻璃样变性(hyalinization)，或称透明变(hyaline degeneration)。这些蛋白质成分HE染色呈红染均质状。玻璃样变性只是形态学上的描述名词。不同的组织发生玻璃样变性，原因、机制都各不相同，常见以下三种类型。

(1)细动脉壁玻璃样变性　又称细动脉硬化(arteriolosclerosis)，常见于缓进型高血压和糖尿病患者的肾、脾、脑及视网膜细动脉。高血压时，由于细动脉持续痉挛，使动脉内膜通透性增加，血浆蛋白渗入，在内皮下凝固成均质红染无结构的物质，而使管壁增厚、变硬，管腔狭窄(图2-9)。上述变化可引起心外周阻力增加和局部缺血。玻璃样变性的细动脉壁多由于弹性减弱，脆性增加，易继发扩张、破裂和出血。

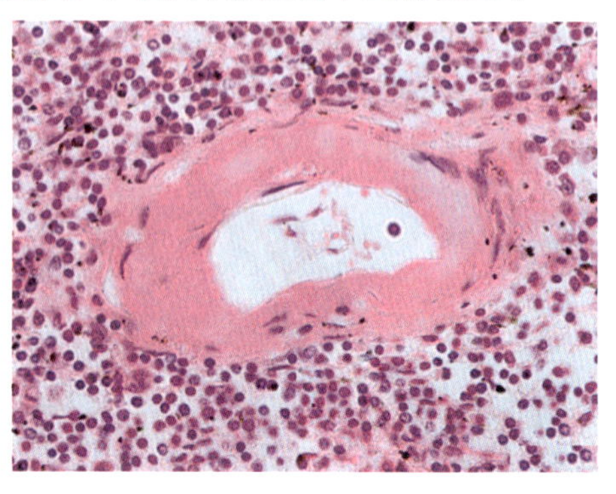

脾中央动脉管壁见均质红染、半透明的玻璃样物质沉积，血管壁增厚，管腔狭窄

图2-9　脾中央动脉玻璃样变性(镜下观)

(2)纤维结缔组织玻璃样变性　见于萎缩的子宫、瘢痕组织、动脉粥样硬化纤维斑块及各种坏死组织的机化等，是结缔组织生理性和病理性的增生，为胶原纤维老化的表现。大体观：玻璃样变性的纤维结缔组织呈灰白色、半透明状，质韧，缺乏弹性。镜下观：胶原纤维增粗并相互融合成带状或片状的半透明均质物，其间少有血管和纤维细胞。

(3)细胞内玻璃样变性　蛋白质蓄积于细胞内，形成大小不等、均质红染的圆形小体，称为细胞内玻璃样变性。如肾小球肾炎时，近曲小管上皮细胞过度重吸收原尿中的蛋白质，在胞质内形成许多大小不等的玻璃样小滴；酒精性肝病时，肝细胞胞质内中间丝前角蛋白变性聚合，形成Mallory小体；慢性炎症时，浆细胞粗面内质网中免疫球蛋白蓄积，形成Rusell小体等。

4. 病理性色素沉着

色素根据来源不同，有内源性和外源性两种类型。内源性色素主要由机体组织、细胞本身合成，如黑色素、含铁血黄素、胆色素、脂褐素等；外源性色素主要来自体外，如煤尘、文身的色素等。病理情况下，上述某些色素会增多并积聚于细胞内、外，称为病理性色素沉着(pathological pigmentation)。

(1)含铁血黄素(hemosiderin)　是巨噬细胞吞噬、降解红细胞血红蛋白所产生的Fe^{3+}与蛋白质结合形成的一种铁蛋白微粒聚集体，镜下呈金黄色或褐色颗粒。由于含铁血黄素分子中含有Fe^{3+}，可被普鲁士蓝染成蓝色。巨噬细胞破裂后，该色素可沉积在间质中。生理情况下，肝、脾、淋巴结和骨髓内可有少量含铁血黄素形成。病理情况下，如陈旧性出血和溶血性疾病时，巨噬细胞及组织中可出现含铁血黄素；慢性肺淤血时，在肺泡腔内可见许多含有含铁血黄素的巨噬细胞，称为心力衰竭细胞(heart failure cell)。

(2)脂褐素(lipofuscin)　是细胞自噬溶酶体内未被消化的细胞器碎片残体，常见于老年人和慢性消耗性疾病患者的心肌细胞、肝细胞胞质内，故有消耗性色素之称。镜下观：脂褐素为黄褐色、细颗粒状。

(3)胆红素(bilirubin) 是正常胆汁的主要色素,主要为巨噬细胞吞噬衰老的红细胞所形成的血红蛋白衍生物,镜下呈棕黄色或黄绿色颗粒。当血浆胆红素升高时,临床上会出现黄疸,是诊断和鉴别某些疾病的重要依据。

(4)黑色素(melanin) 是黑色素细胞胞质中酪氨酸氧化聚合而产生的黑褐色细颗粒,其生成受垂体 ACTH(促肾上腺皮质激素)和 MSH(黑色素细胞刺激素)的调节。正常人黑色素多存在于皮肤、毛发、虹膜、眼脉络膜的黑色素细胞内。此外,黑色素还可聚集于皮肤、黏膜基底部细胞和真皮的巨噬细胞内。在某些慢性炎症及色素痣、黑色素瘤时,黑色素可局部性增多;全身性黑色素沉着可见于肾上腺皮质功能低下的 Addison 患者。

5. 病理性钙化

正常机体内只有骨和牙齿有固态的钙盐。若骨、牙之外的组织中有固态钙盐沉积则称为病理性钙化(pathologic calcification)。钙盐成分主要是磷酸钙和碳酸钙,可沉积在细胞内,也可沉积在细胞外。外观为灰白色颗粒状或团块状的坚硬物质,触之有砂粒感;镜下观:呈蓝色颗粒状或片块状。病理性钙化按其发生原因不同可分为以下两种类型。

(1)营养不良性钙化(dystrophic calcification) 指钙盐沉积于局部变性、坏死的组织或异物中,此时机体的钙、磷代谢正常,常见于结核病、陈旧性血栓、动脉粥样硬化斑块、瘢痕组织及过期妊娠的胎盘等。

(2)转移性钙化(metastatic calcification) 指由于全身钙、磷代谢失调,血钙升高,导致钙盐沉积在正常组织内。此种钙化较少见,主要见于甲状旁腺功能亢进、慢性肾衰竭、骨肿瘤破坏周围骨组织、维生素 D 摄入过多等。钙盐常沉积在血管壁及肾、肺和胃的间质组织中。

病理性钙化依据不同情况对机体产生不同的影响。如果沉积的量少,有时可被机体溶解、吸收。当大量的钙盐沉积时可导致组织硬化、变形及功能障碍。如血管壁钙化可使管壁变硬、脆性增加,易引起血管破裂出血;转移性钙化时,肾小管和胃黏膜等存在广泛的钙盐沉积,可造成器官功能降低甚至丧失。

知识链接

变性除上述类型外,还包括淀粉样变和黏液样变两种比较少见的类型。

淀粉样变指细胞间质中出现淀粉样蛋白质-黏多糖复合物沉积。镜下观:呈淡红色均质状物,并出现淀粉样呈色反应:刚果红染色为橘红色,遇碘则呈棕褐色,加稀硫酸后变为蓝色。

黏液样变是细胞间质内黏多糖和蛋白质的蓄积。大体观:组织肿胀,切面灰白透明,似胶冻状。镜下观:在疏松的灰蓝色黏液基质中,散在分布多突起的星芒状纤维细胞,常见于动脉粥样硬化斑块、风湿病灶、间叶组织肿瘤等。

(二)细胞死亡

细胞因受到严重损伤而出现代谢停止和功能丧失等不可逆性变化,即为细胞死亡(cell death),有坏死和凋亡两种类型。坏死是细胞病理性死亡的主要形式,而凋亡主要见于细胞的生理性死亡,但也见于某些病理过程中。

1. 坏死

坏死(necrosis)是活体内局部组织、细胞发生的以酶溶性变化为特点的细胞死亡。坏死多数由可逆性损伤发展而来，也可由较强致病因素直接作用导致。

(1)坏死的基本病变　包括细胞核的变化、细胞质的变化及间质的变化。

1)细胞核的变化：为细胞坏死的主要形态学标志，有三种表现形式。①核固缩(pyknosis)：细胞核染色质浓缩，核体积缩小，嗜碱性染色增强；②核碎裂(karyorrhexis)：核膜破裂，核染色质崩解为大小不等的碎片，分散在细胞质中；③核溶解(karyolysis)：在酶的作用下，染色质中的DNA及核蛋白分解，只能看到核的轮廓，在1～2天内核将完全消失(图2-10)。

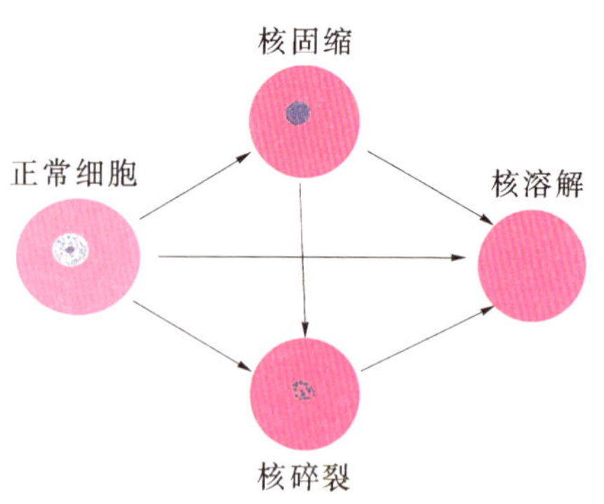

图2-10　坏死细胞核变化(示意图)

2)细胞质的变化：由于胞质内嗜碱性核蛋白体减少或消失、糖原颗粒减少、变性蛋白质增多等原因，胞质对酸性染料伊红的亲和力增加，胞质红染。坏死后期胞膜破裂，整个细胞迅速溶解、消失。

3)间质的变化：间质的坏死较实质细胞发生晚。在各种酶的作用下，基质溶解，胶原纤维肿胀、断裂，并进一步崩解、液化。最后，坏死的实质细胞和崩解的细胞间质融合成一片模糊、颗粒状、无结构的红染物质。

由于坏死时细胞膜的通透性增加，细胞内某些蛋白质释放入血，使血浆中含量升高。如心肌梗死时的肌红蛋白、肌酸激酶，胰腺坏死时的胰淀粉酶，肝细胞坏死时的谷丙转氨酶等升高。血浆中这些蛋白质及酶含量的变化，在坏死初发时即可检出，要早于超微结构的变化，因此其有助于临床对细胞损伤进行早期判断。

一般来说，组织坏死后颜色苍白，温度较低，失去弹性，正常运动和感觉功能丧失，无血管搏动，切割无新鲜血液流出，临床上称为失活组织，应及时予以清除。

(2)坏死的类型　根据坏死组织的形态学变化，通常将其分为以下几种类型。

1)凝固性坏死(coagulative necrosis)：常因缺血缺氧、细菌毒素、化学腐蚀剂作用引起，多见于心、肝、脾、肾等实质器官。大体观：坏死区干燥，呈灰黄或灰白色，与健康组织界限清楚，坏死灶周围可见一暗红色充血出血带。镜下观：细胞微细结构消失，而组织结构轮廓仍可保存(图2-11)。

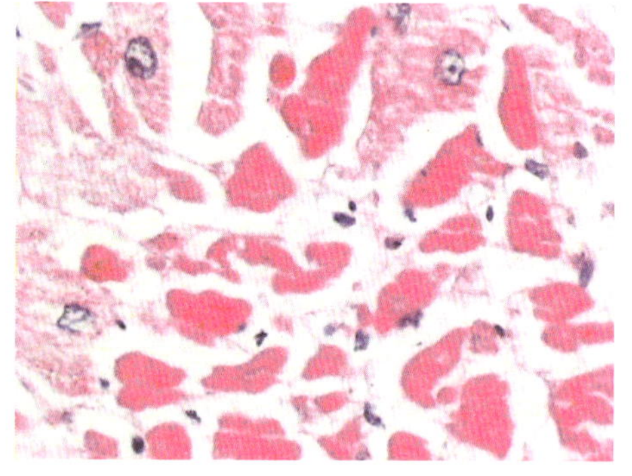

心肌细胞正常微细结构消失，而结构轮廓尚存，胞质红染，可见炎细胞浸润

图2-11　心肌凝固性坏死(镜下观)

干酪样坏死(caseous necrosis)是凝固性坏死的一种特殊类型，主要见于结核病灶的坏死。大体观：因病灶中含脂质较多，外观微黄，质软细腻，状似干奶酪而得名。镜下观：坏死组织呈红染无结构的颗粒状物质，不见原有组织残影，甚至不见核碎屑，是更为彻底的凝固性坏死。

2)液化性坏死(liquefactive necrosis)：指坏死组织因酶性分解而变为液态。如脑组织坏死时，坏死灶由质软到液化，又称为脑软化；脓肿是最典型的液化性坏死，坏死组织液化是由于大量中性粒细胞破坏后释放大量蛋白溶解酶所致；脂肪组织的坏死亦属于液化性坏死，常见于皮下、乳腺和急性出血性胰腺炎等。

3)纤维素样坏死(fibrinoid necrosis):指发生在结缔组织和小血管管壁的一种坏死形式。病变部位形成细丝状、颗粒状或小条块状无结构物质,HE染色与纤维素染色性质相似,故称为纤维素样坏死,主要见于某些变态反应性疾病,如风湿病、新月体性肾小球肾炎、系统性红斑狼疮及急进型高血压等,其发生机制可能与抗原-抗体复合物引起的胶原纤维肿胀崩解、结缔组织免疫球蛋白沉积或血浆纤维蛋白渗出有关。

4)坏疽(gangrene):指局部组织大块坏死并继发不同程度的腐败菌感染。坏死组织经腐败菌分解产生硫化氢,与血红蛋白中分解出来的铁结合形成硫化铁,使坏死组织呈黑色,有臭味。坏疽根据发生的原因和形态特点,分为干性、湿性和气性三种类型。①干性坏疽(dry gangrene):多发生于四肢末端,常见于血栓闭塞性脉管炎、动脉粥样硬化及冻伤等。由于动脉阻塞,静脉回流通畅,水分散失较多,故坏死区干燥皱缩,呈黑色,与正常组织有明显的界限。镜下干性坏疽多为凝固性坏死。因为坏死组织干燥,不利于腐败菌生长,所以病情进展缓慢,患者的全身中毒症状较轻。②湿性坏疽(moist gangrene):多发生于与外界相通的内脏,如肺、肠、阑尾、子宫、胆囊等,也可发生于动脉阻塞伴有静脉回流受阻的四肢。由于坏死组织中水分含量较多,有利于腐败菌生长繁殖,故腐败菌感染严重。局部组织明显肿胀,呈污秽的暗绿或灰黑色。由于病变进展快,炎症比较弥漫,故坏死组织与周围正常组织界限不清。腐败菌分解坏死组织产生吲哚、粪臭素等物质,致坏疽部位有特殊恶臭味。由于毒素被大量吸收,患者可出现明显的全身中毒症状。镜下湿性坏疽可为凝固性坏死和液化性坏死的混合物。③气性坏疽(gas gangrene):为湿性坏疽的一种特殊类型,多见于深达肌肉的开放性创伤,合并产气荚膜杆菌等厌氧菌感染。细菌分解坏死组织产生大量气体,使坏死组织含气泡而呈蜂窝状,按之有握雪感、捻发感。气性坏疽病情发展迅速,患者可因出现严重中毒性休克而危及生命。

(3)坏死的结局　包括溶解吸收、分离排出、机化与包裹、钙化。

1)溶解吸收:机体处理坏死组织的基本方式。较小范围的坏死组织可通过坏死细胞及中性粒细胞释放的水解酶,将坏死组织分解液化,经淋巴管或血管吸收。不能吸收的碎片则由巨噬细胞吞噬清除,溶解吸收后形成的组织缺损由周围正常组织增生修复。坏死灶较大时,可形成充满液体的囊腔,如脑软化、脑脓肿。

2)分离排出:较大的坏死灶不易被完全溶解吸收时,周围出现明显的炎症反应,加速边缘坏死组织的溶解吸收,使坏死组织与正常组织分离。发生于皮肤、黏膜的坏死组织脱落后形成组织缺损,浅表的缺损称为糜烂(erosion),深达皮下和黏膜下的缺损称为溃疡(ulcer);深部组织坏死后形成的开口于皮肤、黏膜表面的深在性盲管,称为窦道(sinus);连接两个内脏器官或从内脏器官通向体表的两端开口的通道样缺损,称为瘘管(fistula);肺、肾等脏器的坏死组织液化后可经自然管道(如支气管、输尿管)排出,所残留的空腔称为空洞(cavity)(图2-12)。

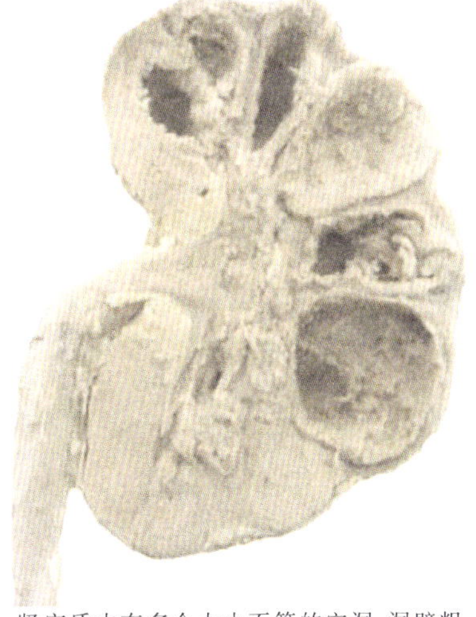

肾实质内有多个大小不等的空洞,洞壁粗糙,黏附有干酪样坏死物

图2-12　肾结核空洞形成(大体观)

3)机化与包裹:坏死组织若不能被完全溶解吸收或分离排出,则由新生的毛细血管及成纤维细胞等组成的肉芽组织长入,并逐渐将其取代,最终变成瘢痕组织。

这种由新生肉芽组织长入并逐渐取代坏死组织或异物的过程，称为机化（organization）；如坏死组织较大，肉芽组织难以完全长入，则由周围增生的肉芽组织将其包围，称为包裹（encapsulation）。

4）钙化：坏死组织如果未被及时清除，则易引起钙盐沉积，导致营养不良性钙化。

（4）坏死的影响　坏死对机体的影响与以下因素有关：①坏死细胞的生理重要性，如脑软化、心肌梗死等，后果严重；②坏死细胞的数量，如广泛的肝细胞坏死，可致机体死亡；③坏死细胞周围同种细胞的再生情况，如表皮、肝等易于再生的细胞坏死，组织的结构功能容易恢复，而心肌细胞、神经细胞等坏死后则不能再生；④坏死器官的储备代偿能力，如肺、肾等都是成对器官，储备代偿能力较强，一般不会明显影响其功能。

2. 凋亡

凋亡（apoptosis）亦称程序性细胞死亡（programmed cell death，PCD），是由体内外某些因素触发细胞内预存的死亡程序而引起的细胞死亡。凋亡是一连续的不伴有炎症反应的主动性死亡方式，在形态和生化特征上都有别于坏死。凋亡多见于生理状态，但也见于病理状态，尤其在肿瘤的发生发展中具有重要的作用。

凋亡表现为活体内单个细胞或小团细胞的死亡，其特征是细胞固缩，与周围的细胞逐渐脱离，细胞核浓缩，核染色质边集，胞质致密，细胞膜结构完整，胞质生出芽突，将细胞内容物包被成一些囊状小泡并脱落，称为“凋亡小体”（apoptosis body）。由于细胞膜不破裂，不引发死亡细胞的自溶，故不引起炎症反应。形成的凋亡小体可被邻近的上皮细胞或巨噬细胞吞噬，并在吞噬溶酶体中消化降解。镜下观：凋亡小体多呈圆形或椭圆形，大小不等，胞质浓缩红染，核染色质聚集成团块状，如病毒性肝炎时的嗜酸性小体即为凋亡小体。

第三节　损伤的修复

各种损伤因子造成机体部分细胞和组织损伤后，机体对缺损部分进行修补恢复的过程，称为修复（repair）。修复后可部分或完全恢复原组织的结构与功能。修复包括再生和纤维性修复两种形式。

一、再生

组织和细胞损伤后，由周围存活的同种细胞分裂增殖实现修复的过程，称为再生（regeneration）。

（一）再生的类型

再生可分为生理性再生和病理性再生两种类型。

1. 生理性再生

生理性再生是指在生理过程中，由新生的同种细胞不断补充衰老死亡的细胞，以保持原有组织和器官的结构和功能。如表皮角化细胞经常脱落，由基底细胞增生、分化，予以补充；女性子宫内膜周期性脱落，可由基底部细胞增生加以恢复。

2. 病理性再生

病理性再生是在病因作用下，组织缺损后发生的。根据能否恢复原有的结构和功能，病理性再生可分为完全性再生和不完全性再生。若再生修复能够完全恢复原有组织的结构与功能，称为完全性再生，反之，则由再生能力较强的纤维结缔组织增生修复，不能恢复原有组织的结构与功能，称为不完全性再生。以上两种修复过程常同时存在。

(二)不同类型细胞的再生能力

由于细胞种类不同，其细胞周期的时程长短不同，单位时间内进入细胞周期进行分裂增殖的细胞数量也不同。一般来说，平时易受损伤的组织及生理状态下经常更新的组织再生能力较强，反之则较弱。按再生能力的强弱，可将人体细胞分为三类。

(1)不稳定细胞(labile cells)　又称持续分裂细胞，是一类再生能力相当强的细胞。这类细胞能不断进行更新，以替代凋亡或破坏的细胞，如表皮、消化道和呼吸道黏膜被覆细胞、骨髓造血细胞等。

(2)稳定细胞(stable cell)　又称静止细胞，这类细胞在生理情况下一般较稳定，一旦受到刺激或损伤后，则表现出较强的再生能力，如各种腺体和肝、胰等腺样器官的实质细胞。此外，间充质干细胞及其衍生细胞(如成纤维细胞、骨细胞等)也属于稳定细胞。

(3)永久性细胞(permanent cell)　又称非分裂性细胞，包括心肌细胞、神经细胞和骨骼肌细胞。如神经细胞一旦遭受损伤则永久性缺失，由胶质细胞增生修复形成胶质瘢痕；心肌细胞和骨骼肌细胞损伤后则由肉芽组织增生修复，最终形成瘢痕组织。

课堂互动

机体再生能力最强的细胞是哪一种?

(三)各种组织的再生过程

1. 被覆上皮的再生

鳞状上皮受损时，其创缘或底部的基底细胞迅速分裂增生，向缺损中心迁移，先形成单层上皮，以后增生分化为鳞状上皮；胃肠黏膜被覆的柱状上皮损伤后也以同样的方式再生，新生的黏膜细胞初为立方形，以后增高分化为柱状或纤毛柱状上皮细胞。

2. 腺上皮的再生

腺上皮虽有较强的再生能力，但再生的情况主要取决于基底膜的损伤状况。若基底膜未被破坏，则由残存的腺上皮细胞分裂增生，完全恢复原有的结构与功能。若腺体的基底膜被破坏则难以完全再生。肝细胞有活跃的再生能力，如果单个或几个肝细胞坏死，网状支架不被破坏，则可完全再生；如果坏死范围大，网状支架塌陷破坏，则形成结构紊乱的结节状再生。

3. 纤维组织的再生

在损伤因子的刺激下，静止状态的纤维细胞或未分化的间叶细胞转变为成纤维细胞，分裂、增生、合成并分泌胶原蛋白，在细胞周围形成胶原纤维，细胞逐渐成熟，细胞质逐渐减少，胞核纤细，演变为长梭形的纤维细胞。

4. 血管的再生

毛细血管的再生是由内皮细胞分裂、增生，以出芽的方式来完成的。首先在酶的作用下基底膜分解，该处内皮细胞肥大、分裂增生，形成突起的幼芽，随着内皮细胞向前移动及后续细胞的增生形成实性细胞索，进而由于血流的冲击出现管腔并相互吻合构成毛细血管网(图2-13)。为适应功能需要，新生的毛细血管还可以不断改建，进一步分化为小动脉和小静脉。

较大血管离断后需手术进行吻合，吻合口两侧内皮细胞分裂增生，互相连接，恢复原来的内膜结构，离断的平滑肌层则难以再生，由肉芽组织增生连接，形成瘢痕修复。

5. 肌组织的再生

肌组织的再生能力很弱。横纹肌的再生主要取决于肌膜是否存在及肌纤维是否完全断裂。若仅仅肌纤维部分坏死而肌膜完整时，肌细胞分裂增生可恢复正常结构；若肌纤维和肌膜均被破坏，则由瘢痕修复。平滑肌组织的再生能力也很弱，小血管管壁平滑肌损伤后可进行再生性修复，而大血管管壁及胃肠道等处平滑肌组织损伤后，往往由瘢痕修复。心肌再生能力极弱，破坏后则通过瘢痕修复。

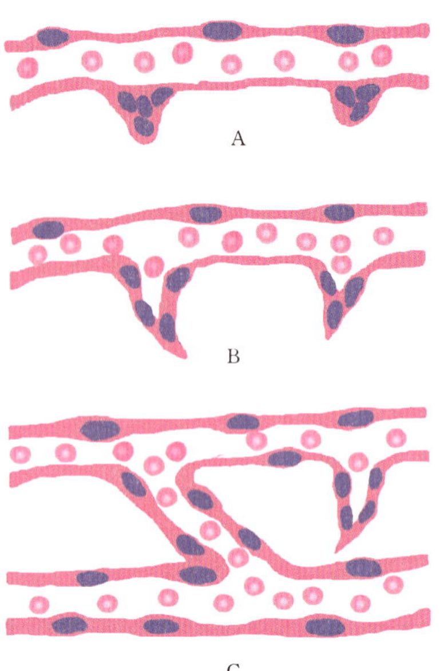

A. 基底膜溶解，内皮细胞增生，形成实性细胞索；B. 血管管腔形成；C. 与周围血管吻合，形成毛细血管网。

图 2-13 毛细血管再生(示意图)

6. 神经组织的再生

脑和脊髓内的神经细胞及周围神经节的节细胞被破坏后均不能再生，由神经胶质细胞及其纤维修复，形成胶质瘢痕；外周神经损伤时，若与其相连的神经细胞仍然存活，则可完全再生，恢复原有的结构和功能；若两断端相距较远，或两断端之间有瘢痕组织或其他组织，近端轴突不能够到达远端轴突，则与增生的纤维结缔组织混杂在一起，卷曲成团，形成创伤性神经瘤，可发生顽固性疼痛。

二、纤维性修复

纤维性修复(fibrous repair)是指在组织、细胞不能进行再生性修复的情况下，通过肉芽组织增生填补组织缺损，以后肉芽组织逐渐成熟，转变为以胶原纤维为主的瘢痕组织的过程，又称为瘢痕修复。

(一)肉芽组织

1. 肉芽组织的形态特点

肉芽组织(granulation tissue)由新生的毛细血管、成纤维细胞及炎细胞组成，是一种幼稚的纤维结缔组织。

大体观：呈鲜红色，颗粒状，柔软湿润，触之易出血。形似鲜嫩的肉芽，故名肉芽组织。因无神经纤维，故无疼痛感。镜下观：新生的毛细血管垂直于创面生长，并在近创缘表面处互相吻合形成弓状突起，毛细血管间有大量成纤维细胞及数量不等的炎细胞(图 2-14)。肉芽组织中一些成纤维细胞的胞质内含有细肌丝，除有成纤维细胞的功能外，还具有平滑肌的收缩功能，称为肌成纤维细胞。浸润

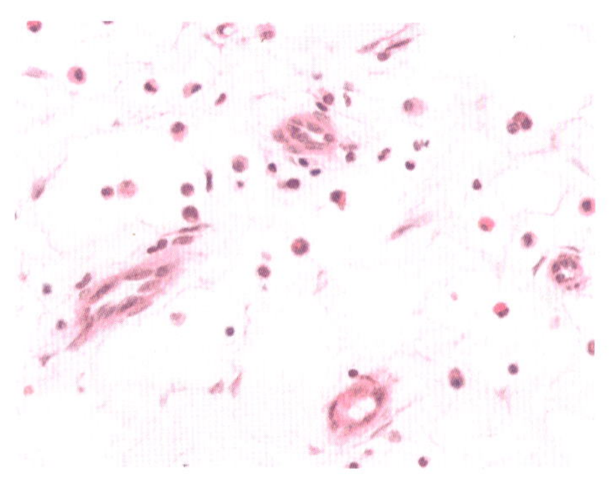

新生的毛细血管内皮细胞肿胀，向腔内突出，周围可见成纤维细胞及炎细胞浸润

图 2-14 肉芽组织(镜下观)

的炎细胞主要有巨噬细胞、中性粒细胞、淋巴细胞和浆细胞。

若创面有感染、异物或局部血液循环障碍，肉芽组织生长过度或受阻，外观苍白水肿或色暗有脓苔，触之不易出血，称为不良肉芽组织。不良肉芽组织需要及时行手术加以清除，以利于新生。

2. 肉芽组织的功能

肉芽组织在损伤修复过程中具有重要作用：①抗感染和保护创面；②填补伤口及其他组织缺损，或连接断裂的组织；③机化或包裹坏死组织、炎性渗出物、血栓及异物等。

3. 肉芽组织的结局

肉芽组织在损伤后2～3天内即可出现，自下而上（如体表创口）或从周围向中心（如组织内坏死）生长推进，填补创口或机化异物。随着时间的推移（1～2周），肉芽组织按其生长的顺序，逐渐成熟。其主要形态学标志为：炎细胞减少并逐渐消失；间质内水分逐渐吸收减少；多数毛细血管闭塞、消失，少数毛细血管改建为小动脉和小静脉；成纤维细胞产生大量胶原纤维后，转变为纤维细胞。至此，肉芽组织成熟，变为纤维结缔组织，并逐渐老化，变为瘢痕组织。

（二）瘢痕组织

1. 瘢痕组织的形态特点

瘢痕组织（scar tissue）是指肉芽组织经改建成熟形成的纤维结缔组织。大体观：瘢痕局部呈收缩状，苍白或灰白色，半透明，质地坚韧，缺乏弹性。镜下观：瘢痕组织由大量平行或交错分布的胶原纤维束组成，常发生玻璃样变性，呈均质红染状。纤维细胞很少，核细长，深染，组织内血管减少甚至消失。

2. 瘢痕组织对机体的影响

（1）对机体的有利影响　①长期填补缺损并连接组织，保持组织、器官相对完整；②瘢痕组织中含有大量的胶原纤维，有较强的抗拉力，有利于保持组织、器官的坚固性。

（2）对机体的不利影响　①瘢痕膨出：由于瘢痕组织弹性较差，若局部承受过大压力，可致瘢痕组织向外膨出，如心肌梗死后的瘢痕处可形成室壁瘤。②瘢痕收缩：可能与水分丧失或含有肌成纤维细胞有关，如发生在关节附近的瘢痕组织常引起关节活动受限。③瘢痕粘连：胸、腹腔之间或器官与体腔壁之间，在炎性渗出物被机化后发生的纤维性粘连，会不同程度地影响器官的功能。④瘢痕增生过度：瘢痕突出于皮肤表面，又称肥大性瘢痕。若这种肥大性瘢痕既向皮肤表面突出，又向周围不规则地扩延，称之为瘢痕疙瘩，具有这种现象者，称为瘢痕体质。⑤器官硬化：器官内广泛瘢痕形成，导致器官硬化，如心瓣膜病、肝硬化等。

三、创伤愈合

创伤愈合（wound healing）是指机体遭受外力作用后，组织出现离断或缺损后的愈复过程，为各种组织的再生、肉芽组织增生和瘢痕形成的复杂组合，表现出各种过程的协同作用。

（一）皮肤的创伤愈合

1. 创伤愈合的基本过程

以下以皮肤手术切口为例，叙述创伤愈合的基本过程。

（1）伤口的早期变化　伤口局部血管断裂出血并有不同程度的组织坏死，数小时内即出现炎症反应，表现为充血、浆液渗出及白细胞游出，故局部红肿。渗出物和血凝块充填伤口，表面干燥形成痂皮，对伤口有保护作用。

(2)伤口收缩　2～3 天后，伤口边缘的整层皮肤和皮下组织向中心移动，使伤口迅速缩小，直到 14 天左右停止。伤口收缩是由新生的肌成纤维细胞牵拉引起的。

(3)肉芽组织增生和瘢痕形成　大约从第 3 天开始，从伤口底部及边缘长出肉芽组织填平伤口。第 5～6 天起成纤维细胞产生胶原纤维，其后 1 周胶原纤维形成极为活跃，以后逐渐缓慢下来，大约在伤后 1 个月瘢痕完全形成。

(4)表皮及其他组织再生　创伤发生 24 小时内，伤口边缘的基底细胞开始增生，在痂下向伤口中心迁移，形成单层上皮，覆盖于肉芽组织表面，当增生的上皮完全覆盖伤口表面时，再分化为复层鳞状上皮。若伤口直径超过 20cm 时，再生表皮很难将伤口完全覆盖，往往需要植皮。

2. 创伤愈合的类型

根据组织的损伤程度及有无感染等，创伤愈合可分为以下三种类型。

(1)一期愈合(healing by first intention)　见于组织缺损小，坏死、出血、渗出物少，创缘整齐，对合严密，无感染的伤口。如皮肤无菌手术的切口愈合，这种伤口内仅有少量血凝块，炎症反应轻，表皮再生在 1～2 天内便可完成。肉芽组织在第 3 天从伤口边缘长出并很快填满伤口。5～7 天出现胶原纤维连接，此时达到临床愈合标准，可拆除缝线，留下一线状瘢痕。一期愈合的特点是形成的瘢痕较小，愈合所需时间较短，对机体一般无大的影响。因此，一期愈合是最为理想的愈合方式。

(2)二期愈合(healing by second intention)　见于组织损伤大、创缘不规则、无法对合或伴有感染的伤口。这类伤口往往需要通过清创术清除坏死组织和异物，控制感染后才能愈合。由于伤口较大，从伤口底部及边缘长出大量的肉芽组织才能将伤口填平。表皮的再生发生较迟，一般在肉芽组织填平伤口后，表皮自边缘开始增生，将伤口覆盖。因此，二期愈合所需时间较长，形成的瘢痕较大。

(3)痂下愈合(healing under scar)　多见于较浅表而出血的皮肤创伤。伤口表面的血液、渗出物及坏死组织干燥后形成硬痂并覆盖于创口表面，愈合过程在痂下进行，待表皮再生完成后，创痂即脱落，称为痂下愈合。结成的硬痂有保护创面和抗感染的作用，但如果痂下渗出物较多或有感染时，硬痂反而影响渗出物的排出，使感染加重。

(二)骨折愈合

骨组织的再生能力很强，一般而言，经过良好复位后的外伤性骨折几个月内便可完全愈合，恢复正常的结构和功能。骨折愈合的基本过程可分为以下四个阶段。

(1)血肿形成　骨组织和骨髓都含有丰富的血管，骨折时局部血管破裂、出血形成血肿，数小时后血肿发生凝固。局部伴有炎症反应，有红肿表现。

(2)纤维性骨痂形成　骨折后的 2～3 天，从骨内膜及骨外膜增生的成纤维细胞和新生的毛细血管长入血肿，使血肿机化，形成纤维性骨痂。大体观：骨折局部呈梭形肿胀。骨折后 1 周左右，靠近骨膜增生的肉芽组织和纤维组织开始向透明软骨分化。血肿完全机化需 2～3 周。

(3)骨性骨痂形成　在纤维性骨痂的基础上，成纤维细胞逐渐分化为成骨细胞和成软骨细胞，分泌大量胶原和基质，形成类骨组织。以后出现钙盐沉着，成为骨性骨痂。成软骨细胞也经过软骨化骨的过程转变为骨性组织。此期需 4～8 周。

(4)骨痂改建　骨性骨痂形成后，由于骨小梁排列紊乱，结构比较疏松，故仍达不到正常骨组织的功能要求。骨性骨痂还需进一步改建为成熟的板状骨，并重新恢复骨皮质与骨髓腔的正常关系。改建是在破骨细胞的骨质吸收及骨母细胞的新骨质形成的协调作用下完成的。骨痂的改建需要时间较长，一般经历数月甚至数年才能完成。

(三)影响创伤愈合的因素

创伤愈合的好坏和愈合时间的长短除与损伤程度、组织再生能力有关外，还受机体全身和局部因素的影响。

1. 全身因素

(1)年龄　儿童和青少年的组织再生能力强，愈合快；老年人因组织、细胞的再生能力弱，愈合慢，这可能与老年人血管硬化、局部血液供应不足有关。

(2)营养　营养物质尤其是蛋白质和维生素 C 缺乏时易影响组织的愈合。严重的蛋白质缺乏，尤其是含硫氨基酸缺乏时，肉芽组织及胶原纤维形成不良，不仅创面愈合速度延缓，而且抗张力强度降低。维生素 C 缺乏时，成纤维细胞合成胶原纤维减少，伤口愈合慢。在微量元素中锌对创伤愈合也有重要作用，适当补锌可促进伤口愈合。

(3)药物　肾上腺皮质激素和促肾上腺皮质激素能够抑制炎症反应，不利于消除伤口感染，并可抑制肉芽组织生长和胶原纤维合成，加速胶原纤维分解。抗癌药中的细胞毒药物也可延缓伤口愈合，而肾上腺盐皮质激素、甲状腺素则对修复具有促进作用。

(4)疾病　糖尿病、尿毒症、心力衰竭、肝硬化及一些免疫缺陷性疾病均可影响再生与修复的过程。

2. 局部因素

(1)感染与异物　局部感染对再生、修复非常不利。伤口感染时，渗出物增多，可增加伤口张力，易使伤口裂开。另外，许多细菌产生的毒素与酶能引起组织坏死，溶解基质和胶原纤维，加重局部组织损伤。因此对感染的伤口，应及早引流，当感染被控制后，修复才能进行。异物对局部组织有刺激作用，同时也加重炎症反应，并可妨碍伤口对合。临床上对于创面较大、有异物或已有可能被细菌污染但尚未发生明显感染的伤口，施行清创术以清除坏死组织、异物和细菌，并在确保没有感染时缝合伤口。这样，有可能使本来二期愈合的伤口愈合时间缩短，甚至可能达到一期愈合。

(2)局部血液循环　若局部血液供应良好，既能保证组织再生所需的氧和营养，又有利于对坏死组织进行吸收并控制局部感染，则伤口愈合较为理想；反之，则伤口愈合延缓。如下肢血管有静脉曲张或动脉粥样硬化等病变，局部血液循环不良，则该处伤口愈合缓慢，应用某些药物或物理治疗，可改善血液循环，促进伤口愈合。

(3)神经支配　正常的神经支配对维持组织的结构与功能非常重要，失去神经支配的组织就失去了对损伤的反应。如麻风引起的溃疡不易愈合，是由于神经受累致使局部神经性营养不良的缘故。自主神经损伤后，血管的舒缩调节功能失衡使血液循环障碍，不利于组织的再生、修复。

(4)电离辐射　可损伤细胞、小血管，抑制组织再生，因此影响创伤的愈合。

3. 影响骨折愈合的因素

凡影响创伤愈合的全身及局部因素对骨折愈合都起作用。此外，尚需强调以下几点。

(1)骨折断端及时、正确的复位　完全性骨折时,由于肌肉收缩,两断端常发生错位或有其他组织、异物的嵌塞,可使愈合延迟或难以愈合。因此,及时、正确的复位是骨折完全愈合的必要条件。

(2)骨折断端及时、牢靠的固定　复位后的骨折断端,仍可由于肌肉活动而发生错位,因此复位后及时、牢靠的固定更显重要(如石膏、小夹板或骨髓钢针固定),一般要固定到骨性骨痂形成后。

(3)早日进行全身和局部功能锻炼,保持局部良好的血液供应　骨折后常需要复位、固定以及卧床,这些措施虽有利于骨折愈合,但长期卧床不活动,一方面容易引起局部血供不良,另一方面长期不活动会导致骨及肌肉的失用性萎缩、关节强直等不利后果。因此,在不影响局部固定的情况下,应尽早离床活动,适当进行全身和局部功能锻炼,有利于改善局部血液供应,促进骨折愈合。

第三章 局部血液循环障碍

正常血液循环的主要功能是向机体各组织、器官输送氧和营养物质，同时又不断运走组织中产生的二氧化碳和各种代谢产物，以保持机体内环境的稳定和组织、器官功能活动的正常运行。当血液循环发生障碍并超过神经、体液的调节范围时，就会导致细胞、组织、器官的代谢紊乱、功能失调和形态结构的改变，严重者可导致机体死亡。

血液循环障碍可分为全身血液循环障碍和局部血液循环障碍两大类。全身血液循环障碍是整个循环系统功能代谢紊乱的后果，常见于心力衰竭、休克等。局部血液循环障碍是某个器官或局部组织的血液循环异常，表现为充血、出血、血栓形成、栓塞和梗死等病理变化。本章主要叙述局部血液循环障碍。

第一节 充 血

机体局部组织、器官血管内血液含量增多称为充血(hyperemia)，表现为局部小动脉、毛细血管及小静脉扩张、充盈，可分为动脉性充血和静脉性充血两种类型。

一、动脉性充血

因动脉血液输入过多，引起局部组织或器官血管内的血液含量增多的状态，称为动脉性充血(arterial hyperemia)，又称主动性充血(active hyperemia)，简称充血。

(一)原因及类型

凡能引起细小动脉扩张的原因，都可引起局部组织或器官充血。各种原因通过神经、体液的作用，致使血管舒张神经兴奋性增高或血管收缩神经兴奋性降低，导致细小动脉扩张，血流加快，局部动脉血灌注量增多而发生充血。常见的类型有生理性充血和病理性充血。

1. 生理性充血

为了适应组织、器官的生理需要和代谢增强而发生的充血，称为生理性充血。如进食后的胃肠道黏膜充血、妊娠时的子宫充血以及情绪激动时的面部充血等。

2. 病理性充血

各种致病因子作用于局部组织引起的充血，称为病理性充血。①炎症性充血：当组织在致炎因子作用下，通过神经反射和炎症介质的参与，使局部组织的细动脉扩张而充血。②侧支性充血：由于缺血、缺氧，局部组织代谢产物堆积，刺激血管运动神经，使缺血组织周围的动脉吻合支扩张充血。这种充血常具有代偿意义，可不同程度地改善局部血液供应。③减压后充血：见于局部组织或器官长期受压，动脉血管收缩神经兴奋性降低，当压力突然解除时，受压组织内的细动脉发生反射性的扩张，导致局部充血。如绷带、止血带解除后的肢体充血，或腹腔内巨大肿瘤摘除后胸、腹腔血管充血等。

(二)病理变化

大体观:局部器官和组织体积轻度增大。体表充血时,由于局部微循环内氧合血红蛋白增多,局部皮肤呈鲜红色,组织、细胞代谢增强,温度升高,触之有搏动感。镜下观:局部小动脉和毛细血管扩张,充满血液。

(三)后果

动脉性充血是短暂的血管反应,通常病因消除后,局部血量可恢复正常,很少对机体造成不良影响,但在高血压或动脉粥样硬化等疾病的基础上,若因情绪过于激动引起脑动脉充血、破裂,可造成脑出血等严重后果。发生在腹腔内的减压后充血(如快速放腹水),可使大量血液滞留于腹腔,造成脑缺血,引起晕厥,甚至可因循环功能障碍而导致休克。

二、静脉性充血

因静脉回流受阻,血液淤积在局部小静脉和毛细血管内,使组织、器官内的血液含量增多,称为静脉性充血(venous hyperemia),又称被动性充血(passive hyperemia),简称淤血(congestion)。病理状态下,静脉性充血比动脉性充血多见,故前者更具有临床意义。淤血可以是局部性的,也可以是全身性的。

(一)原因

(1)静脉管腔阻塞　静脉内血栓形成、栓塞或因静脉内膜炎引起的血管壁增厚等均可导致静脉管腔狭窄甚至阻塞,静脉回流受阻,局部出现淤血。

(2)静脉受压　静脉外部受压使管腔发生狭窄或闭塞,导致静脉回流受阻,局部淤血。如妊娠时增大的子宫压迫髂总静脉引起下肢淤血、水肿;绷带包扎过紧引起肢体远端淤血、水肿等。

(3)心力衰竭　心力衰竭时心脏射血量减少,心腔内血液滞留,压力增高,静脉回流受阻而导致淤血。左心衰竭时,肺静脉血液回流受阻,引起肺淤血;右心衰竭时,上、下腔静脉血液回流受阻,导致体循环淤血。

(二)病理变化

大体观:由于静脉血液的淤积,淤血的组织和器官体积增大,重量增加,包膜紧张,边缘钝圆,质地变韧,切面常有大量血性液体流出。由于血液中氧合血红蛋白减少,还原血红蛋白增多,使局部呈暗红色或紫红色,如发生在皮肤、黏膜则呈紫蓝色,称为发绀(cyanosis)。发生在体表部位的淤血,因血流缓慢,局部组织缺氧,代谢降低,故该处的体表温度下降。

镜下观:局部小静脉、细静脉及毛细血管扩张,管腔内充满血液,可伴有组织的水肿和出血。持续性淤血时,组织、细胞可因长时间缺氧而发生变性、坏死。

(三)后果

淤血的后果主要取决于淤血发生的速度、程度、部位、持续时间及侧支循环建立的状况等因素。如果淤血的原因能及时消除,组织可逐渐恢复正常。若长时间淤血,血液不能充分地通过侧支循环回流时,则引起以下后果。

(1)淤血性水肿和出血　淤血时由于静脉回流受阻,毛细血管内流体静压升高,血浆成分可漏出到血管外,形成淤血性水肿或积液(如腹腔积液)。淤血严重时血管壁通透性增高,红细胞也可漏出，导致淤血性出血。

(2)实质细胞的病变　淤血时由于缺氧、组织细胞代谢障碍致使局部代谢中间产物堆积，轻者引起实质细胞萎缩、变性，重者可引起组织坏死。

(3)间质纤维组织增生　由于长期淤血，实质细胞萎缩消失，间质纤维组织增生，网状纤维相互融合转变为胶原纤维，即网状纤维胶原化，又称为无细胞性硬化，使淤血的组织、器官质地变硬，形成淤血性硬化。

(四)重要器官的淤血

1. 慢性肺淤血

慢性肺淤血常见于慢性左心衰竭，血液淤积在左心房内，肺静脉血液回流受阻，而引起肺淤血。大体观：肺体积增大，重量增加，质地较实，呈暗红色，切开后，有红色血性或淡红色泡沫样液体流出。镜下观：可见肺泡间隔增厚，肺小静脉及肺泡壁毛细血管高度扩张充血，肺泡腔内有水肿液，常伴有少量红细胞及巨噬细胞。巨噬细胞吞噬红细胞后并将其分解，形成含铁血黄素，这种含有棕黄色含铁血黄素颗粒的巨噬细胞称为心力衰竭细胞(heart failure cell)(图 3-1)。心力衰竭细胞可见于肺泡腔、肺间质，也可见于患者的痰内。

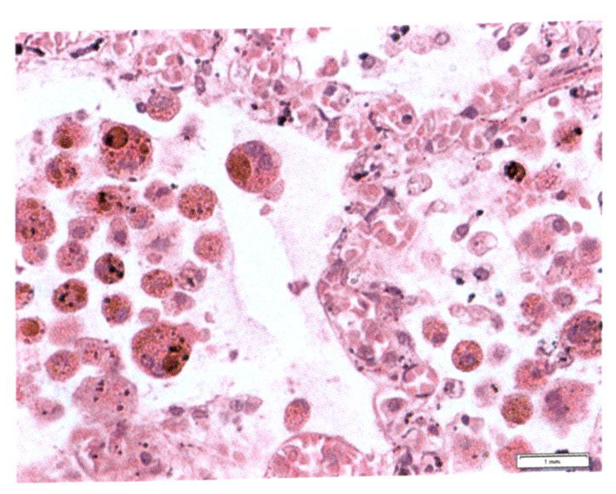

肺泡壁增宽，毛细血管扩张充血，肺泡腔内可见水肿液、心力衰竭细胞及少量红细胞

图 3-1　慢性肺淤血(镜下观)

由于长期慢性肺淤血，肺间质纤维组织增生以及网状纤维胶原化，使肺质地变硬，加之含铁血黄素沉积，肉眼呈深褐色，故称之为肺褐色硬化(brown induration)。

2. 慢性肝淤血

慢性肝淤血常见于右心衰竭，尤其是慢性肺源性心脏病引起的右心衰竭，肝脏血液回流受阻而淤积在肝内。大体观：肝脏体积增大，重量增加，包膜紧张，切面肝小叶中央区因严重淤血而呈暗红色，小叶周边区因肝细胞脂肪变性而呈黄色，形成红黄相间的条纹，似槟榔的切面，故称之为“槟榔肝”(nutmeg liver)(图 3-2)。镜下观：可见肝小叶中央静脉及其邻近肝血窦扩张、淤血，严重淤血时肝小叶中央静脉区肝细胞受压萎缩，甚至坏死。小叶周边的肝细胞可发生脂肪变性(图 3-3)。

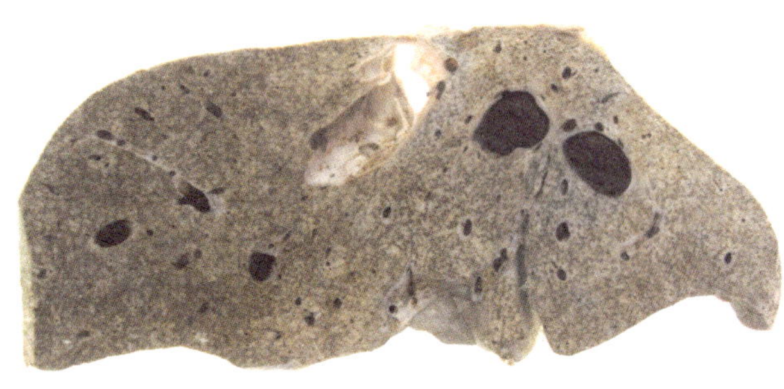

肝脏体积增大，切面可见灰褐色(淤血固定后颜色变深)与黄色相间的条纹，形似槟榔切面

图 3-2　慢性肝淤血(大体观)

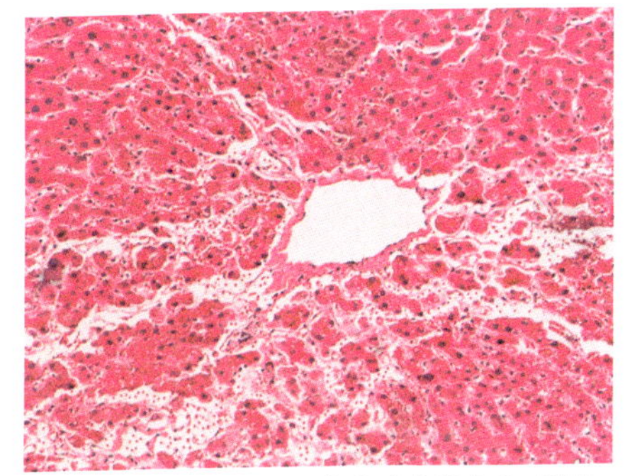

肝小叶中央静脉、肝血窦高度扩张充血，周围肝细胞受压萎缩，部分肝细胞索解离

图 3-3　慢性肝淤血(镜下观)

长期慢性肝淤血时，由于肝组织缺氧，引起肝内纤维组织增生、网状纤维胶原化，导致肝脏质地变硬，称为淤血性肝硬化(congestive liver sclerosis)。

第二节 出 血

血液(主要指红细胞)从血管或心腔溢出的过程，称为出血(hemorrhage)。

一、类型与原因

(一)按血管壁损伤的情况分类

1. 破裂性出血

破裂性出血是指由于心脏或血管破裂引起的出血，一般出血量较多。常见原因有：①血管机械性损伤，如割伤、枪伤、刺伤、咬伤等；②心脏或血管壁病变，如心肌梗死形成室壁瘤、主动脉瘤、动脉粥样斑块破裂等；③血管壁被周围的病变侵蚀，如肿瘤侵及其周围的血管、消化性溃疡破坏溃疡底部的血管、结核性空洞侵蚀空洞壁的血管等；④静脉曲张破裂，如肝硬化时食管下段静脉曲张破裂出血。

2. 漏出性出血

漏出性出血见于微循环的血管。由于血管壁的通透性增高，血管虽无破裂，但红细胞经血管内皮细胞间隙及受损的基底膜漏出血管外引起出血。常见原因有：①血管壁受损，常由于感染、中毒、缺氧、药物等因素导致血管壁的通透性增加；②血小板减少和功能障碍，如血小板减少性紫癜、弥散性血管内凝血、药物等使血小板破坏或消耗过多均可引起凝血障碍或出血倾向；③凝血因子缺乏，如先天性或后天性凝血因子缺乏、弥散性血管内凝血和肝疾病等均可使凝血因子生成减少或消耗过多，导致出血倾向。

(二)按血液流向分类

1. 内出血

内出血指溢出的血液流向体腔或组织间隙。

2. 外出血

外出血指血液直接(如体表外伤引起的出血)或间接(如胃、肠出血通过大便排出体外；肺和支气管出血咯出体外等)流出体外。

二、病理变化

内出血可见于体内任何部位，血液蓄积于体腔内称为体腔积血，如胸腔积血、心包积血及腹腔积血等，在积血的体腔内可见血液或凝血块。组织内局限性出血并聚集成血块，称为血肿(hematoma)，如皮下血肿、硬脑膜下血肿等。皮肤、黏膜、浆膜的少量出血，在局部形成的出血点(直径不超过 0.3cm)称为瘀点(petechiae)；直径超过 2cm 的皮下出血灶称为瘀斑(ecchymoses)；介于瘀点和瘀斑之间的出血灶称为紫癜(purpura)(图 3-4)。

外出血的称谓通常根据出血部位而定，如手指出血、牙龈出血等。有些部位的外出血有特定的称谓，如呼吸道出血经口腔咯出体外称为咯血；鼻腔出血流至体外称为鼻衄；上消化道出血经口排出称为呕血；消化道出血经粪便排出称为便血(也称黑便)；泌尿道出血经尿液排出体外称为血尿。

镜下观：出血部位血管外可见红细胞和巨噬细胞，巨噬细胞胞质内含有吞噬的红细胞及棕黄色含铁血黄素颗粒。组织中也可见游离的含铁血黄素。较大的血肿吸收不全时可发生机化或包裹。

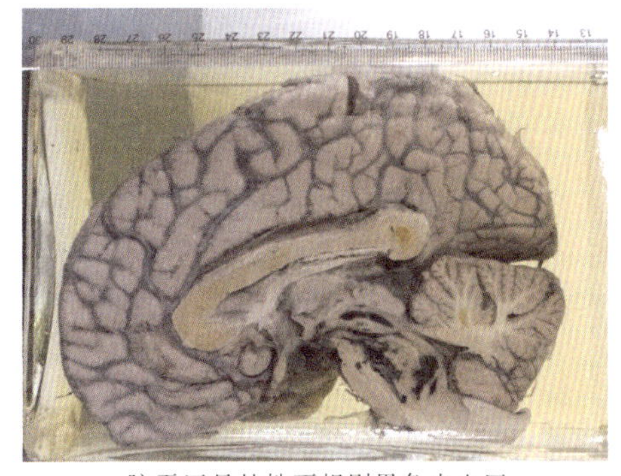

脑干区见灶性不规则黑色出血区

图 3－4　脑干出血

三、后果

出血对机体的影响取决于出血的类型、出血量、出血的速度和部位等。漏出性出血通常出血量较少，一般不会引起严重后果，但是当出现广泛漏出性出血时，也可导致失血性休克。大血管的破裂性出血若在短时间内出血量达到全血总量的 20%～25%时，即可发生失血性休克。出血若发生在重要器官(如脑)，即使出血量少，也会引起严重后果。心脏破裂出血引起心包积血，造成心脏压塞，使心搏出量急剧减少导致猝死。局部组织、器官的出血，可引起相应的功能障碍，如视网膜出血引起视力减退甚至失明，脑内囊出血导致对侧肢体偏瘫等。长期少量的慢性出血可引起贫血。

第三节　血栓形成

在活体的心脏或血管内，血液发生凝固或血液中某些有形成分凝集形成固体质块的过程，称为血栓形成(thrombosis)。所形成的固体质块，称为血栓(thrombus)。

生理状态下，血液中的凝血系统与抗凝系统(纤维蛋白溶解系统)保持动态平衡。血液中的凝血因子不断被激活，产生少量凝血酶，形成少量纤维蛋白(即纤维素)，沉着在血管内膜上，但这些纤维蛋白又不断被激活的纤维蛋白溶解系统所溶解，同时被激活的凝血因子也不断地被单核巨噬细胞系统所吞噬。这种动态平衡既保证了血液潜在的可凝固性，又保证了血液的流动性。若在促凝血因素作用下，打破了这种动态平衡，血液可在心血管内凝固或凝集，引发血栓形成。

一、血栓形成的条件与机制

血液在心血管内流动的状态下，若受到一定条件的作用(如凝血因子被激活、血小板被活化等)，血小板则会发生黏附、凝集或者促发凝血反应导致血液凝固。血栓形成的条件主要有心血管内膜损伤、血流状态的改变和血液凝固性增高。

课堂互动

引起下肢长骨骨折患者血栓形成的因素有哪些?

(一)心血管内膜的损伤

心血管内膜损伤是血栓形成最常见和最重要的原因，也是唯一能单独引起血栓形成的因素。完整的心血管内皮细胞具有重要的抗凝作用，它能保持心血管内的血液不发生凝固而处于流动状态。当内膜受损伤时,损伤的内皮细胞可释放组织因子,激活凝血因子Ⅶ,激活外源性凝血系统。同时,心血管内膜损伤导致内皮下胶原暴露,血小板和凝血因子Ⅻ被激活,启动内源性凝血系统。另外,受损伤的内膜变得粗糙,有利于血小板黏附于暴露在内皮下的胶原纤维上,黏附的血小板被激活并释放多种血小板因子,激发凝血过程,导致血栓形成。

临床上,风湿性心内膜炎、动脉或静脉内膜炎、细菌性心内膜炎、动脉粥样硬化和心肌梗死等疾病,由于内膜损伤常可导致局部血栓形成。

(二)血流状态的改变

血流状态的改变主要是指血流缓慢、血流停滞和涡流形成等。在正常流速和正常流向的情况下,血液中的有形成分(红细胞、白细胞、血小板)位于血流的中轴(轴流),血浆在周边部流动(边流)。边流的血浆带将血液的有形成分与血管壁分隔开来,阻止血小板和内膜的接触。当血流缓慢或有涡流产生时,血液轴流增宽甚至被破坏,血小板得以进入边流,与血管内膜的接触机会增加,黏附于内膜的可能性增大。此外,血流缓慢可引起内膜缺氧,导致内皮细胞变性、坏死、脱落,暴露内皮下的胶原纤维,从而触发机体的凝血过程。血流缓慢还可使黏集的血小板及其局部形成的凝血因子不易被稀释和冲走,有利于血栓的形成。

据统计,静脉血栓比动脉血栓多 4 倍,其中下肢静脉血栓形成更常见。静脉血栓形成常见于心力衰竭、手术后卧床患者或妊娠长时间坐、卧不活动等。静脉血栓多发的原因有:①静脉血流缓慢,甚至有短暂的停滞;②静脉壁较薄,易于受压;③有静脉瓣,瓣膜处血流更慢,而且容易出现涡流,所以静脉血栓多是以瓣膜处为起点的;④血流通过毛细血管到达静脉后,血液的黏性有所增加,有利于血栓形成。虽然心脏和动脉内的血流较快,不易形成血栓,但在二尖瓣狭窄时,左心房内血流缓慢并有涡流出现,因此左心房及左心耳内易并发血栓形成。

(三)血液凝固性增高

血液凝固性增高主要见于血液中血小板和凝血因子增多,血液的黏稠度增高或纤维蛋白溶解系统活性降低,血液处于高凝状态。在严重创伤、大面积烧伤、手术后或产后大失血时血液浓缩,血中纤维蛋白原、凝血酶原以及凝血因子(Ⅶ、Ⅻ)的含量增多,并且血中补充了大量幼稚的血小板,其黏性较大,易于黏集形成血栓。某些肿瘤(如肺癌、前列腺癌等)以及胎盘早剥的患者,可造成大量组织因子入血,激活机体的外源性凝血系统,引发血栓形成。

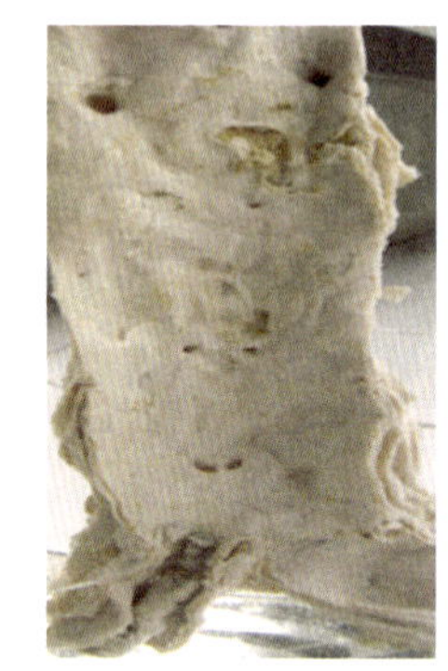

动脉粥样硬化,左下动脉分支内见条索状血栓

图 3-5　血栓形成

在血栓形成的过程中,上述三个条件往往同时存在,相互影响(图 3-5)。

二、血栓的形成过程与类型

(一)血栓的形成过程

血栓的形成过程包括血小板的析出、黏集和血液凝固。首先是血小板黏附于内膜损伤后暴露的胶原表面,血小板被激活并释放血小板颗粒,进而形成血小板小堆;随着内源性及外源性凝血系统的激活,凝血酶原转变为凝血酶,在凝血酶的作用下,纤维蛋白原转变为纤维蛋白,后者与内皮下的纤维连接蛋白结合,使黏附的血小板小堆牢固地凝集于受损内膜表面。上述过程反复进行，血小板小堆不断增多、增大，形成许多血小板小丘，这是血栓形成的第一步，即白色血栓（血栓头部）。血小板小丘形成后突入血管腔内，引起血流变慢并产生涡流，使更多的血小板黏集，小丘延长并相互吻合，形成许多珊瑚状的血小板小梁，表面黏附许多白细胞。小梁间的血流缓慢，凝血系统被激活，产生大量的纤维蛋白，并在小梁之间构成网状结构，使血流更加缓慢，大量红细胞和少量白细胞被网罗其内，即形成混合血栓（血栓体部）。若混合血栓体积逐渐增大、延长，直至血管腔被阻塞时，则局部血流停滞、凝固，形成红色血栓（血栓尾部）。通常仅在静脉和心腔内才会有上述血栓形成的典型过程（图3－6）。由白色血栓、混合血栓和红色血栓三部分共同构成了静脉延续性血栓（propagating thrombus）。

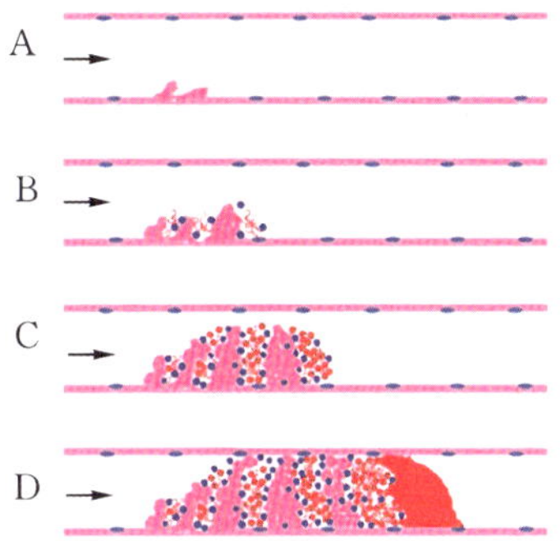

A. 血管内膜粗糙，血小板沉积，局部形成涡流；B. 血小板继续沉积，形成小梁，小梁周边有白细胞黏附；C. 血小板小梁间形成纤维蛋白网，网眼内网罗大量红细胞；D. 血管腔阻塞，局部血流停滞，血液凝固。

图 3－6　血栓形成过程（示意图）

（二）血栓类型

1. 白色血栓

白色血栓（pale thrombus）多见于血流较快的心瓣膜、心腔和动脉内，发生在心瓣膜上的白色血栓又称为赘生物（vegetation）。静脉内的白色血栓往往并不独立存在，而是构成静脉延续性血栓的头部。大体观：呈灰白色小结节状，表面粗糙，质硬，与管壁粘连紧密而不易脱落。镜下观：白色血栓主要由血小板、少量的白细胞及纤维蛋白构成。

2. 混合血栓

混合血栓（mixed thrombus）发生在静脉、心腔和动脉瘤内，常构成静脉延续性血栓的体部。大体观：混合血栓呈灰白色和红褐色相间的层状结构，干燥，表面粗糙，与血管壁粘连比较紧密。镜下观：主要由淡红色无结构的珊瑚状血小板小梁和充满小梁间纤维蛋白网眼的红细胞构成，血小板小梁边缘有许多中性粒细胞附着（图 3－7）。发生于心腔内及动脉瘤内的混合血栓，又称为附壁血栓（mural thrombus）。

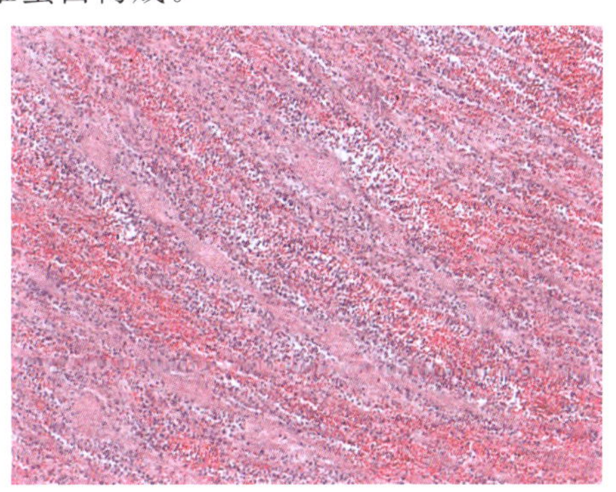

血小板小梁呈淡红色无结构的小梁状，小梁之间的纤维蛋白网眼中充满大量红细胞，小梁边缘有较多的中性粒细胞黏附

图 3－7　混合血栓（镜下观）

3. 红色血栓

红色血栓（red thrombus）主要见于静脉，少数可发生于心腔内。随着混合血栓体积增大并阻塞血管腔，使下游血流极度缓慢甚至停止，血液发生凝固，形成红色血栓，构成静脉延续性血栓的尾部。大体观：红色血栓呈暗红色，新鲜的红色血栓湿润，表面光滑，有一定弹性，与死后血凝块相似；陈旧的红色血栓由于水分被吸收，变得干燥，表面粗糙，失去弹性，质脆易碎，易于脱落形成血栓栓子，造成栓塞。镜下观：在纤维蛋白网眼内充满血细胞，其细胞比例与正常血液相似。

4. 透明血栓

透明血栓（hyaline thrombus）主要发生在微循环的小血管内。由于透明血栓体积小，只能在显微镜下才能看到，又称为微血栓(microthrombus)。镜下观：透明血栓的主要成分是纤维蛋白，呈嗜酸性均质透明状，也称纤维素性血栓，最常见于弥散性血管内凝血(DIC)。

知识链接

血栓还有一些其他的命名方法，根据血栓与血管壁的关系又分为阻塞性血栓(即完全阻塞血管腔)和附壁血栓(即没有完全阻塞血管腔或心腔，附着在血管壁或心壁上)；心瓣膜上的白色血栓称为赘生物；血栓还可以根据形态命名，如左心房内的球形血栓。

三、血栓的结局

(一)软化、溶解、吸收

血栓形成后，由于纤维蛋白溶解酶的激活以及白细胞崩解后释放出的溶蛋白酶，可使小的血栓完全溶解、吸收而不留痕迹；较大的血栓，由于不能被完全溶解，可被血流冲击成碎片脱落，引起血栓栓塞。

(二)机化、再通

如果机体纤维蛋白溶解系统的活性不足，血栓长时间不能被溶解，则由肉芽组织自血管壁向血栓内长入并逐渐取代血栓，此过程称为血栓机化。较大的血栓 2～3 周可完全机化。机化的血栓与血管管壁粘连紧密，不易脱落。经过一段时间后，血栓逐渐干燥收缩或部分溶解，使血栓内或血栓与管壁之间出现裂隙，新生的内皮细胞长入并被覆于裂隙表面，形成新的血管，这些血管相互吻合沟通，在被阻塞的血管内重建血流，这一过程称为再通(recanalization)。

(三)钙化

若血栓不能被溶解吸收或完全机化时，大量的钙盐则在血栓内沉积，称为血栓钙化。钙化的血栓质硬如石，在静脉则形成静脉石，在动脉则形成动脉石。

课堂互动

血栓的结局与坏死的结局有哪些异同？

四、血栓对机体的影响

1. 有利影响

血栓的形成对机体创伤过程中破裂的血管起到堵塞和止血作用，还可以局限感染区域，防止病原体蔓延扩散。

2. 不利影响

(1)阻塞血管腔　动、静脉血栓形成后主要引起血管腔阻塞，影响相应组织、器官的血液供应。发生在动脉的血栓，若管腔未完全阻塞时，局部组织、器官缺血，导致实质细胞发生变性或萎缩；若动脉管腔完全阻塞又未能建立有效侧支循环时，局部组织、器官可发生缺血性坏死(梗死)。如冠状动脉粥样硬化继发血栓形成引起的心肌梗死。发生在静脉的血栓，若未能建立有效的侧支循环，可引起局部组织淤血、水肿、出血，甚至坏死；肢体浅表静脉血栓形成后，由于静脉侧支循环丰富，通常不会引起严重后果。

（2）栓塞　如果血栓与血管壁附着不牢固，或者在血栓软化、溶解过程中，整体或部分脱落形成血栓栓子，随着血流运行引起血栓栓塞。如下肢深静脉血栓、心腔内附壁血栓、心瓣膜上的赘生物等都易于脱落形成栓子。

（3）心瓣膜变形　风湿性心内膜炎时，心瓣膜上的赘生物反复机化，导致瓣膜增厚、粘连、收缩和变形，造成瓣膜口狭窄和（或）关闭不全，引起慢性心瓣膜病。

（4）出血　主要发生于弥散性血管内凝血（DIC）。由于微循环内有广泛的微血栓形成，消耗大量的血小板和凝血因子，造成血液的低凝状态，可引起全身广泛出血和休克。

第四节　栓　塞

循环血液中出现不溶于血液的异常物质，随血流运行并阻塞某处血管腔的现象，称为栓塞（embolism）。阻塞血管的异常物质称为栓子（embolus）。栓子可以为固体（如血栓）、液体（如羊水）或气体（如空气）。临床上，血栓栓子最常见。

一、栓子运行的途径

栓子运行的途径一般与血流方向一致，但也有特殊情况。来自不同血管系统的栓子，其运行途径不同。

（1）来自左心及动脉系统的栓子　栓子随动脉血流运行，阻塞于各器官相应的小动脉和毛细血管内，常栓塞于脑、肾、脾及四肢等处。

（2）来自右心及静脉系统的栓子　栓子随血流运行进入肺动脉主干及其分支，引起肺栓塞。如果栓子体积小且有一定弹性（如羊水、脂肪栓子等），也可通过肺泡壁毛细血管进入肺静脉，再经左心进入体循环动脉系统，阻塞于动脉小分支。

（3）来自门静脉系统的栓子　栓子随门静脉血流入肝，阻塞门静脉的分支。

（4）逆行性栓塞　罕见。来自下腔静脉的栓子在胸、腹腔压力急剧增高（如呕吐、剧烈咳嗽）时，可逆血流方向运行，引起肝静脉、肾静脉及髂静脉分支的逆行性栓塞。

（5）交叉性栓塞　在房间隔或室间隔缺损、动脉导管未闭时，心腔内的栓子可通过缺损处由压力高的一侧进入压力低的一侧，再随血流运行栓塞相应的血管。

二、栓塞的类型及其对机体的影响

（一）血栓栓塞

由血栓整体或部分脱落所引起的栓塞，称为血栓栓塞（thromboembolism），是最常见的一种栓塞类型，占栓塞总数的99%。血栓栓塞对机体的影响主要取决于栓塞的部位、栓子的大小以及侧支循环的建立等。

1. 肺动脉栓塞

引起肺动脉栓塞的血栓栓子95%来自于下肢深静脉，少数来自于盆腔静脉或右心。栓子的大小、数量及原有肺循环状态不同，引发的后果也不相同：①若栓子较小，且栓塞肺动脉少数的小分支，一般不引起严重后果。这是因为肺有双重血液循环，肺动脉和支气管动脉之间有丰富的吻合支，侧支循环可发挥代偿作用。如果在栓塞前已有严重的肺淤血，侧支循环难以有效建立，则可引起肺组织出血性梗死。②若栓子体积小、数量多，可广泛栓塞肺动脉小分支，引起肺动脉压力增高、右心衰竭而导致猝死，称为肺动脉栓塞症或肺卒中。③大的血栓栓子常栓塞肺动脉主干及其较大分支，也可导致患者发生猝死。临床上患者突然出现呼吸困难、发绀、休克等症状。若一个较长的栓子同时引起左、右肺动脉主干栓塞，则称为骑跨性栓塞(图3-8)。

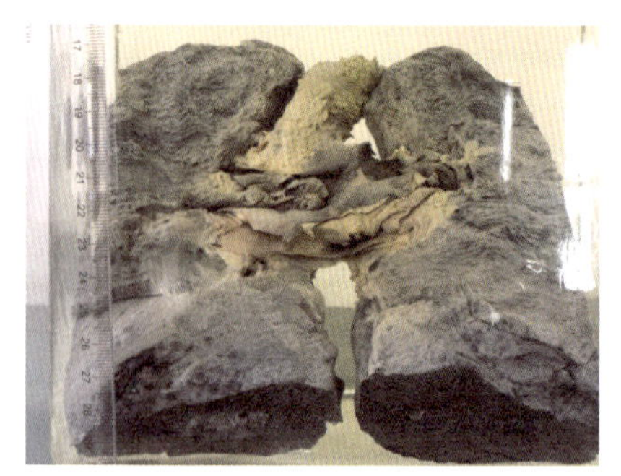

左、右肺动脉内见灰褐色条索状栓子

图3-8 肺动脉骑跨性栓塞

知识链接

目前关于肺动脉栓塞导致猝死的机制并不完全清楚，一般认为：①肺动脉主干或大分支栓塞时，肺动脉内压力急剧增高，易造成急性右心衰竭；同时肺组织缺血，左心回血量减少，冠状动脉供血不足，导致心肌缺血。②肺栓塞后，由于栓子刺激肺动脉管壁，刺激迷走神经兴奋，通过神经反射引起肺动脉、冠状动脉、支气管动脉及支气管平滑肌的广泛痉挛，引起急性右心衰竭和窒息。③血栓栓子内血小板可释放血栓素 A_2、5-羟色胺，引起肺血管、冠状动脉、支气管痉挛。

2. 体循环动脉栓塞

大多数血栓栓子来自左心，多见于心内膜炎时心瓣膜上的赘生物、心肌梗死区心内膜上的附壁血栓、二尖瓣狭窄时左心房的附壁血栓，以及动脉粥样硬化溃疡面或动脉瘤的附壁血栓，这些血栓脱落后形成血栓栓子，随动脉血流运行至小动脉分支，引起栓塞。栓塞的部位常见于脑、心、脾、肾、肠及下肢。栓塞的后果主要取决于栓子的大小、栓塞的部位、局部侧支循环的建立以及组织对缺血的耐受性等。若仅栓塞动脉的小分支且能够建立有效的侧支循环时，一般无严重后果；若栓塞动脉的大分支，且缺乏有效侧支循环时，局部组织、器官可发生缺血性坏死(梗死)；若栓塞发生在脑动脉或冠状动脉分支，可导致严重后果，甚至危及生命。

(二)脂肪栓塞

循环的血流中出现脂滴并随血流运行阻塞小血管所致的栓塞，称为脂肪栓塞(fat embolism)。常见于长骨骨折、脂肪组织广泛性挫伤和脂肪肝挤压伤时，细胞破裂释放出脂滴，经破裂的小静脉进入血液循环而引起脂肪栓塞。脂肪栓塞部位常见于肺、脑等器官。一般直径$>20\mu m$的脂滴栓子可引起肺动脉分支、小动脉或毛细血管的栓塞。直径$<20\mu m$的脂滴栓子可通过肺部毛细血管，进入体循环动脉系统而引起全身多器官的栓塞，如栓塞于脑血管，可引起脑水肿，临床上患者出现烦躁不安、谵妄或昏迷等神经系统症状。少量脂滴入血，可被巨噬细胞吞噬或被血液中的脂酶分解清除，一般对机体无不良影响；若短期内进入肺动脉的脂肪量达到9～20g，可使肺部血管发生广泛性阻塞和痉挛，导致急性呼吸、循环衰竭而死亡。

(三)气体栓塞

大量气体迅速进入血液循环或原已溶解于血液内的气体迅速游离出来，形成气泡并阻塞心血管腔，称为气体栓塞(gas embolism)。

1. 空气栓塞

正常情况下血液仅能溶解少量的空气，若短时间内大量空气迅速进入血流，则可导致空气栓塞，常见于静脉破裂，空气通过破裂口进入血流时，如手术或创伤引起锁骨下静脉、颈静脉和胸腔内大静脉损伤时。吸气时胸腔内负压增高，这些大静脉亦呈负压，大量空气通过破裂处迅速进入静脉管腔，随血流到达右心。在人工流产、分娩及胎盘早剥时，由于子宫收缩，宫腔内压力升高可将空气压入破裂的子宫静脉窦内，并随血流运行到达右心。

空气栓塞的后果与气体进入的速度和气体量有关。少量空气进入血流，可溶解于血液，一般不引起严重后果。若大量空气（多于 100mL）快速进入血液，随血流进入右心，随着心脏搏动，气体与血液在右心室内被撞击混合，形成可压缩的泡沫状血并充满心腔，严重影响静脉血液回流和肺动脉血液输出。患者可出现急性呼吸困难、发绀，甚至猝死。此外，部分气泡可进入肺动脉分支，引起肺小动脉栓塞；体积较小的气泡还可通过肺泡壁毛细血管进入左心和动脉循环系统，引起其他器官的栓塞。

2. 氮气栓塞（减压病）

当人从高气压环境迅速进入正常气压或低气压环境时，由于体外压力骤降，使原已溶解于血液中的气体迅速游离形成气泡，其中氧气和二氧化碳很快被溶解吸收，而氮气溶解速度慢，可在血液内形成许多微气泡或相互融合成大气泡阻塞血管，称为氮气栓塞，又称为减压病（decompression sickness）。氮气栓塞主要发生于深潜水或沉箱作业者迅速浮出水面或航空者由地面迅速升入高空时。氮气栓塞时因气泡所在部位不同，其临床表现也不同：气泡位于皮下时引起皮下气肿；位于肌肉、肌腱和韧带内时，常引起关节、肌肉疼痛。若短期内大量气泡阻塞血管，尤其是阻塞冠状动脉时可导致猝死。

（四）羊水栓塞

羊水栓塞（amniotic fluid embolism）是指羊水进入母体血液循环所引起的栓塞，是围生期尤其是分娩过程中一种罕见且严重的并发症。在分娩或胎盘早剥时，若有羊膜破裂，尤其是胎头阻塞产道口时，由于子宫强烈收缩，宫内压增高，将羊水压入破裂的子宫壁静脉窦内，经静脉系统回流到右心而进入肺动脉，在肺动脉分支及肺泡壁毛细血管内引起栓塞。少量羊水成分还可通过肺泡壁毛细血管到达左心，引起体循环动脉系统小血管栓塞。

羊水栓塞发病急，死亡率高。患者常在分娩过程中或分娩后突然出现呼吸困难、发绀、休克、昏迷，甚至死亡。其发生机制除肺循环机械性阻塞外，还可能与羊水引起的过敏性休克和 DIC 等有关。

（五）其他栓塞

恶性肿瘤细胞侵入血管，形成肿瘤细胞栓子，并随血流运行，导致瘤细胞栓塞和恶性肿瘤的血道转移（图 3－9）；细菌或真菌团、寄生虫等偶尔也可进入血液循环，引起栓塞和感染扩散。

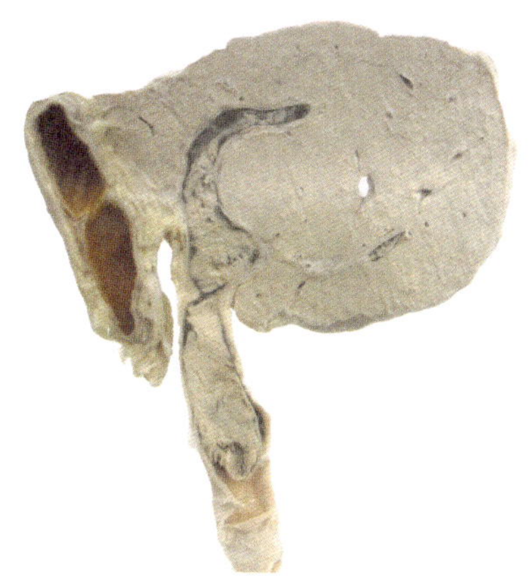

肝脏门静脉腔内可见一肿瘤细胞栓子

图 3－9　肿瘤细胞栓子（大体观）

第五节 梗 死

机体器官或组织由于动脉血流中断而发生的缺血性坏死，称为梗死(infarct)，通常由动脉阻塞引起，由静脉阻塞引起者极少。

一、梗死形成的原因和条件

(一)梗死形成的原因

1. 血栓形成

动脉血栓形成是梗死最常见的原因。如冠状动脉粥样硬化合并血栓形成，可引起心肌梗死；伴有血栓形成的下肢闭塞性脉管炎，可引起局部组织梗死。

2. 动脉栓塞

动脉栓塞多为血栓栓塞，也是梗死的常见原因。在肺、脾和肾的梗死中，由动脉栓塞引起者比血栓形成引起者更常见。

3. 血管受压闭塞

当动脉管壁受到机械性或肿瘤压迫时，导致管腔闭塞，相应器官和组织可发生缺血性坏死。如卵巢囊腺瘤蒂扭转压迫血管，引起组织梗死；肠套叠、肠扭转时，肠系膜动、静脉受压，引起肠梗死。

4. 动脉痉挛

单纯的动脉痉挛一般不会引起梗死，但在动脉狭窄性病变的基础上，若血管持续性痉挛可致血流中断而引起器官或组织的梗死。如在冠状动脉粥样硬化的基础上，因过度劳累、情绪激动等，可引起冠状动脉的持续性痉挛，使管腔完全闭塞而引发心肌梗死。

(二)梗死形成的条件

动脉血流中断后是否会引起梗死，与下列因素有关。

1. 侧支循环建立状况

侧支循环的有效建立是血管阻塞后是否引起梗死的决定性因素。具有双重血液循环的肺、肝以及手臂等组织在血管阻塞后，可通过侧支循环发挥代偿作用，一般不易发生梗死；而脾、肾、脑等器官动脉吻合支较少，一旦发生动脉阻塞，难以建立有效的侧支循环，易引起梗死。

2. 组织、器官对缺血、缺氧的耐受性

机体不同部位的组织细胞对缺氧的耐受性不同：大脑神经细胞的耐受性最低，一般为3～5分钟；心肌细胞对缺血、缺氧也很敏感，缺血20分钟以上即可引起梗死；而纤维结缔组织和骨骼肌对缺血、缺氧的耐受性较强，不易发生梗死。此外，严重贫血或心功能不全，由于血氧含量降低，都可以促进梗死的发生。

二、梗死的类型与病理变化

根据梗死灶内含血量的多少与是否合并细菌感染，将梗死分为三种类型。

(一)贫血性梗死

贫血性梗死(anemic infarct)常发生于组织结构比较致密、侧支循环不丰富的实质器官，如心、肾、脾和脑组织，梗死发生后，其组织内含血量较少，梗死区呈灰白色贫血状态，又称为白色梗死。

大体观：梗死灶呈灰白或灰黄色，与正常组织界限清楚。梗死早期，梗死灶与周围正常组织交界处因炎症反应形成暗红色的充血出血带，数日后出血带内的红细胞被巨噬细胞吞噬而转变为含铁血黄素，颜色变为黄褐色。因血管分布不同，不同器官的梗死灶形状各异：肾、脾的梗死灶一般呈锥体形，切面呈扇形或楔形，其尖端指向器官的门部，底部靠近该器官的表面(图 3－10)；由于冠状动脉分布不规则，心肌梗死灶呈地图状或不规则形。

镜下观：梗死灶呈凝固性坏死(图 3－11)。早期梗死灶的组织结构轮廓尚存，周围有明显的炎症反应，可见炎细胞浸润及充血出血带。晚期病灶呈红染均质状，边缘可见肉芽组织和瘢痕组织形成。

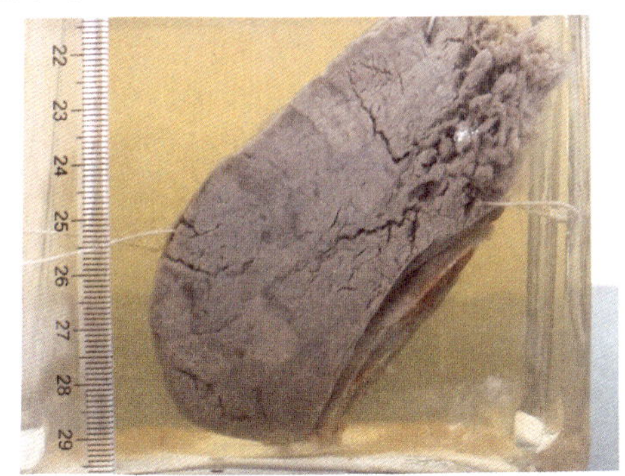

病灶灰白色，边界清，边缘见暗红色充血带

图 3－10　脾贫血性梗死(大体观)

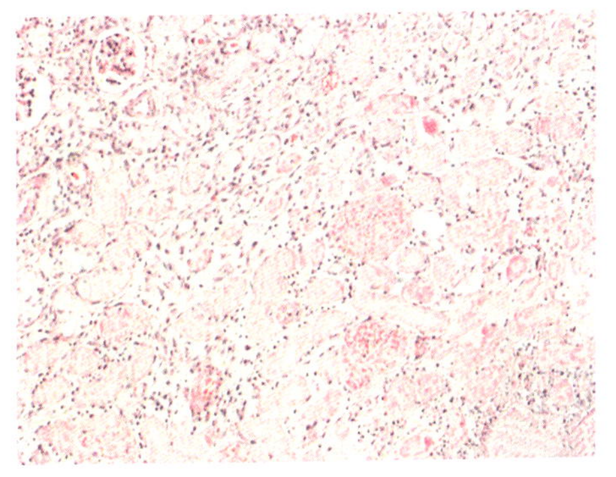

肾组织细胞坏死，有炎细胞浸润，肾脏的组织结构轮廓尚存

图 3－11　肾贫血性梗死(镜下观)

脑梗死通常为贫血性梗死，但亦不同于其他器官，由于脑组织含有大量的水分和脂类，蛋白质少，坏死组织不易凝固，迅速液化形成囊腔，属于液化性坏死。晚期，小的梗死灶可逐渐形成胶质瘢痕，较大的梗死灶则形成囊腔，可长期存留。

(二)出血性梗死

出血性梗死(hemorrhagic infarction)常发生于肺、肠等器官，这些器官具有双重血液循环，并且组织结构疏松。梗死发生后，其组织内含有大量血液而呈暗红色，又称红色梗死。

出血性梗死发生的条件：①严重淤血。这是出血性梗死发生的重要先决条件。如严重肺淤血时，肺静脉和毛细血管内压力增高，若此时发生肺动脉分支栓塞，由于支气管动脉的压力不足以克服局部肺静脉的阻力，难以建立有效的侧支循环，可引起肺梗死。②组织疏松。肺、肠的组织结构疏松，其组织间隙内可容纳多量漏出的血液，因此梗死灶呈出血性。

1. 肺梗死

肺梗死通常以肺下叶多见，尤其好发于肋膈缘。大体观：梗死灶呈锥体形，切面为楔形，其尖端指向肺门，底部朝向肺脏表面，因弥漫性出血呈暗红色，质地较实。受累肺表面可见纤维素性渗出物。镜下观：梗死灶呈凝固性坏死。早期肺组织结构轮廓尚存，肺泡腔、肺间质内充满红细胞，边缘可见炎细胞浸润。晚期由肉芽组织长入逐渐机化，最终形成瘢痕组织。临床上患者可出现咳嗽、咯血、胸痛、发热及白细胞计数升高等。

2. 肠梗死

肠梗死常见于肠扭转、肠套叠、嵌顿性肠疝及肠系膜动脉栓塞等。肠梗死多发生于小肠，通常只累及某一段肠管。大体观：肠梗死灶呈节段性，暗红色，梗死的肠壁因淤血、水肿、出血而增厚、变脆，易破裂（图 3－12）。肠腔内充满混浊的暗红色液体，浆膜面可见纤维蛋白性渗出物。镜下观：肠壁各层组织坏死和弥漫性出血（图 3－13）。临床上患者可出现腹胀、呕吐、剧烈腹痛及外周血白细胞计数增高等。

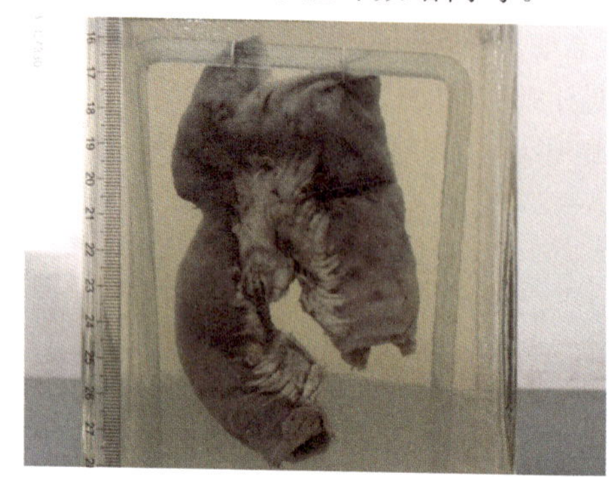

病灶呈黑色，节段状

图 3－12　肠出血性梗死（大体观）

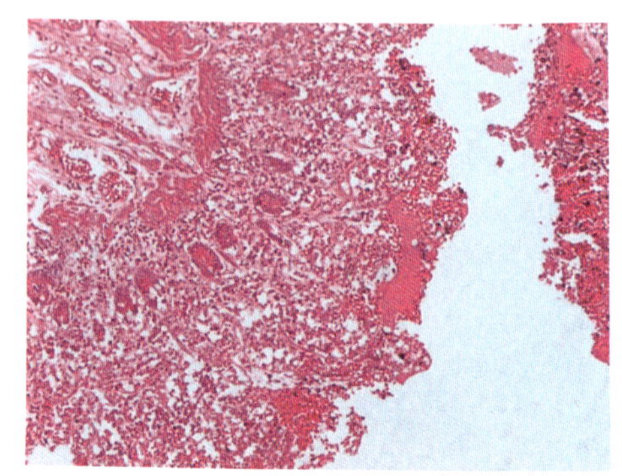

梗死区肠黏膜上皮坏死，结构模糊，组织内有大量红细胞

图 3－13　肠出血性梗死（镜下观）

（三）败血性梗死

败血性梗死（septic infarct）主要是指由含有细菌的栓子阻塞血管引起的梗死。如急性感染性心内膜炎时，带菌的栓子从心内膜脱落，随血流运行引起相应组织、器官动脉栓塞。梗死灶内可见大量炎细胞浸润及细菌团，甚至可有脓肿形成。

三、梗死对机体的影响及结局

梗死对机体的影响主要取决于梗死发生的器官、部位及有无细菌感染。肾、脾的梗死一般影响较小，通常仅引起局部症状。如肾梗死可出现血尿和腰痛，但通常不影响肾功能。发生于肺、肠、四肢的梗死，若继发腐败菌感染，可引起坏疽，后果严重。梗死若发生于心、脑等重要器官，常可危及生命。如心肌梗死范围大者可导致心力衰竭，甚至死亡；脑梗死则出现相应部位的功能障碍，严重者也可导致死亡。

小的梗死灶可逐渐被机化，最终形成瘢痕；大的梗死灶不易完全机化时，可发生包裹和钙化。

第四章　炎　症

炎症是临床上最常见的病理过程，可以发生在人体的不同部位和组织，如皮肤的疖和痈、胃炎、肺炎、肝炎、肾炎等。医务人员了解炎症的病理过程，对正确治疗炎症性疾病及判断预后具有重要意义。

第一节　炎症的概念与原因

一、炎症的概念

炎症(inflammation)是指具有血管系统的活体组织对各种致炎因子所致损伤发生的以防御反应为主的病理过程。其基本病理变化表现为变质、渗出、增生。临床上，局部表现为红、肿、热、痛和功能障碍，并伴有发热、白细胞变化、单核巨噬细胞系统增生和实质器官病变等全身反应。

二、炎症的原因

炎症由致炎因子引起。凡能引起组织和细胞损伤的因子均称为致炎因子。致炎因子的种类很多，根据其性质不同分为以下几种类型。

(一)生物性因子

生物性因子是引起炎症最常见的原因，包括细菌、病毒、真菌、支原体、立克次体、螺旋体、寄生虫等。由生物性因子引起的炎症，称为感染(infection)。病原体不同引起炎症的机制也不同，如细菌可通过产生内、外毒素直接损伤组织、细胞；病毒可通过在机体组织、细胞内繁殖、扩散引起炎症；具有抗原性的病原体还可以通过其本身的抗原性诱发免疫反应引起炎症。

(二)物理性因子

物理性因子如低温(冻伤)、高温(烧伤、烫伤)、电击、放射线、紫外线(晒伤)、挤压、切割等都可引起组织、细胞损伤而发生炎症。

(三)化学性因子

化学性因子分为外源性和内源性两类。外源性化学物质包括强酸、强碱以及某些药物等。内源性化学物质包括坏死组织的分解产物以及体内的代谢产物，如尿素、尿酸等。

(四)免疫因子

当机体免疫反应不适当或过度时，可引起炎症，如过敏性鼻炎、肾小球肾炎、系统性红斑狼疮、类风湿性关节炎等。

(五)坏死组织

坏死组织是潜在的致炎因子,缺血或缺氧等因素可引起组织坏死,在坏死组织周围会出现充血出血带,即炎症反应带。

致炎因子作用于机体后是否引起炎症以及炎症反应的强弱程度如何,与致炎因子的性质、强度和作用时间等有关,也取决于机体的自身状态(如年龄、免疫功能等)。如新生儿一般不引起麻疹,这是由于新生儿从母体获得了一定的抗体,对麻疹病毒有免疫作用;幼儿和老年人免疫功能低下,易发生炎症。

课堂互动

新型冠状病毒肺炎以发热、干咳、乏力等为主要表现,少数患者伴有鼻塞、流涕、腹泻等上呼吸道和消化道症状,老年人和有慢性基础疾病者预后较差,儿童病例症状相对较轻。新型冠状病毒肺炎的致病因素是什么?

第二节　炎症介质

一、炎症介质的概念与作用

炎症介质(inflammatory mediator)是指参与并诱导炎症发生、具有生物活性的化学物质,也称化学介质。炎症中的各种炎症介质的作用机制是十分复杂的,它们之间不仅有密切的联系,而且也有相互促进的作用。绝大多数炎症介质的半衰期很短,一旦被激活或从细胞内释放出来,很快就会被酶灭活,或被清除、阻断。炎症介质具有扩张血管、使血管壁通透性增高及炎细胞的趋化作用,有的炎症介质还可引起发热、疼痛和组织坏死等。

炎症介质可来自血浆和细胞。来自血浆的炎症介质多以其前体的形式存在,经蛋白水解酶作用才能被激活。来自细胞的炎症介质以颗粒的形式储存在细胞内,在需要的时候释放,或在致炎因子的刺激下,即刻合成并释放。

二、细胞释放的炎症介质

1. 血管活性胺

血管活性胺包括组胺和 5 - 羟色胺(5 - HT),是炎症过程中第一批释放的炎症介质,组织一旦受到致炎因子刺激,迅速释放并发挥其作用。组胺主要存在于嗜碱性粒细胞和肥大细胞的颗粒中,也存在于血小板内。在致炎因子的刺激下,通过脱颗粒释放到细胞外发挥作用。其主要作用为:①扩张微血管;②使血管壁的通透性增加;③对嗜酸性粒细胞有趋化作用。5 - 羟色胺主要来源于血小板和肠嗜铬细胞,在免疫复合物、血小板活化因子、凝血酶等物质刺激下而释放,主要与血管通透性增加有关,常与组胺同时出现发挥作用。

2. 花生四烯酸代谢产物

花生四烯酸存在于肺、肾、肠、脑等细胞内,在物理、化学因子及补体等致炎因子的刺激下被释放出来,经一系列代谢反应,生成前列腺素和白细胞三烯。其主要作用为:①扩张小血管;②使血管壁的通透性增高;③对中性粒细胞有趋化作用;④前列腺素还有发热、致痛的作用。

某些抗炎药物如阿司匹林、类固醇激素等能抑制花生四烯酸的代谢,减轻炎症反应。

3. 白细胞产物

白细胞产物主要有中性粒细胞和单核细胞在致炎因子作用下释放的活性氧代谢产物和溶酶体成分。活性氧代谢产物对组织有损伤作用。溶酶体成分是吞噬细胞死亡或吞噬过程中释放的介质,包括酶性介质(如中性蛋白酶、酸性蛋白酶)和非酶性介质(如阳离子蛋白、阴离子多肽)两种。其作用有:①加剧组织损伤;②使血管壁通透性增高;③对单核细胞有趋化作用。

4. 细胞因子

细胞因子主要是由激活的淋巴细胞和单核巨噬细胞产生,少数来自内皮、上皮和结缔组织。由淋巴细胞产生的细胞因子称淋巴因子,由单核巨噬细胞产生的细胞因子称单核因子。细胞因子可介入、调节其他细胞的功能,并参与免疫反应,通过与靶细胞上的特异性抗体结合发挥作用。其作用为:①对中性粒细胞和巨噬细胞有趋化作用;②有增强吞噬细胞吞噬的作用;③杀伤带有特异性抗原的靶细胞,引起组织损伤。

三、血浆中产生的炎症介质

血浆中产生的炎症介质来自激肽系统、补体系统及凝血纤溶系统。

1. 激肽系统

激肽系统激活后,最终形成具有生物活性的缓激肽。其作用为:①扩张微血管;②使血管壁的通透性增高;③有致痛作用,是最强的致痛物质。缓激肽还可以激活Ⅻ因子,使前激肽释放酶转变成激肽释放酶,进一步促进缓激肽的形成,并且激肽释放酶又是Ⅻ因子的激活因子,从而使原始刺激被放大。另外,激肽释放酶本身也有趋化活性,可以使 C5 转变成 C5a。

2. 补体系统

补体系统由 20 种蛋白质(包括其裂解产物)组成,在血浆中以不激活的形式存在。炎症时,在致炎因子作用下被激活。其作用为:①通过介导肥大细胞释放组胺,使血管扩张和血管壁通透性增高;②具有趋化作用,能激活中性粒细胞、嗜酸性粒细胞和单核细胞,引起前列腺素和白细胞三烯等炎症介质释放;③可增强中性粒细胞和单核细胞的吞噬作用;④可以使白细胞释放溶酶体酶,引起和加重组织损伤。

3. 凝血纤溶系统

Ⅻ因子被激活后,不仅能启动激肽系统,而且还能启动凝血系统和纤维蛋白溶解系统。具有炎症介质活性的主要物质有凝血酶、纤维蛋白多肽和Ⅹa 因子。凝血酶可使纤维蛋白原转变成不溶性的纤维蛋白并裂解出纤维蛋白多肽。凝血酶可促进白细胞黏着和成纤维细胞增生,同时促进趋化因子的产生和前列腺素等炎症介质的产生。纤维蛋白多肽可使血管壁通透性增高,对白细胞有趋化作用。Ⅹa 因子可使血管壁通透性增高,并能促进白细胞游出。Ⅻa 因子还可使纤维蛋白溶解酶原转变为纤维蛋白溶解酶,作用于纤维蛋白形成纤维蛋白降解产物,使血管壁通透性增加。

主要炎症介质的作用总结于表 4 - 1。

表 4-1 主要炎症介质及其作用

作用	炎症介质
血管扩张	组胺、5-羟色胺、前列腺素(PG)、缓激肽、NO
血管壁通透性增高	组胺、5-羟色胺、白细胞三烯(LT)、活性氧代谢产物、缓激肽、补体(如C3a、C5a)、纤维蛋白多肽、纤维蛋白降解产物
趋化作用	补体(C5a)、中性粒细胞阳离子蛋白、白细胞三烯(如LTB_4)、细胞因子(如IL-8)、纤维蛋白多肽、纤维蛋白降解产物
发热	前列腺素、细胞因子(如IL-1、IL-6、TNF)
疼痛	前列腺素、缓激肽
组织损伤	溶酶体酶、活性氧代谢产物、NO

第三节 炎症的基本病理变化

炎症的基本病理变化包括变质、渗出和增生。一般炎症早期或急性炎症，以变质和渗出为主，炎症后期和慢性炎症则通常以增生为主，三者之间有密切的联系。一般来说，变质是损伤过程，渗出和增生则是抗损伤和修复过程。

一、变质

变质(alteration)是指炎症局部组织和细胞发生的变性和坏死。变质可以是致炎因子直接作用引起，也可由血液循环障碍及炎症反应产物等间接作用引起。

(一)形态学变化

变质可发生于实质细胞，也可以发生在间质。实质细胞常表现为细胞水肿、脂肪变性、玻璃样变性及凝固性坏死或液化性坏死等改变。间质常表现为结缔组织发生玻璃样变性、黏液样变性、纤维素样坏死等改变。

(二)代谢变化

炎症局部组织不仅形态结构发生改变，还会出现功能代谢的变化。炎区组织的形态变化是功能代谢变化的结果。

1. 局部酸中毒

由于致炎因子的作用，炎症局部分解代谢增强，血流加快，耗氧量增加，引起酶系统受损，局部血液循环障碍，从而导致各种氧化不全的中间代谢产物(如乳酸、脂肪酸、酮体等)堆积。随着酸性产物增多，使炎区氢离子浓度逐渐升高，出现局部酸中毒。酸中毒可限制病原微生物生长，也可使血管壁通透性增高，促进渗出发生。此外，酸中毒还可使溶酶体受损，释放多种炎症介质。

2. 组织渗透压增高

由于分解代谢增强，坏死组织在蛋白溶解酶作用下崩解，使分子浓度迅速增高，炎区胶体渗透压升高。

变质是致炎因子诱发的损伤性变化，但也可以促进抗损伤变化的发生，局部酸中毒和渗透压升高在损伤局部组织、细胞的同时，也为炎症渗出提供了重要条件。

二、渗出

渗出(exudation)是指炎症局部组织血管内的液体和细胞成分通过血管壁进入组织间隙、体腔、体表及黏膜表面的过程。渗出的液体和细胞成分，称为渗出物。在炎症过程中，渗出是最重要的防御和抗损伤反应，是炎症的重要形态学标志。炎性渗出过程是在炎性充血时血管壁通透性增高的基础上发生的，包括血流动力学变化、血管壁通透性增高、液体渗出和白细胞渗出。

(一)血流动力学变化

致炎因子作用于局部组织后，很快发生局部微循环的血流动力学变化，一般按下列顺序发生(图 4－1)。

(1)细动脉痉挛收缩　机体受到致炎因子作用后，立即出现局部细动脉的短暂痉挛收缩，持续仅几秒钟。其发生可能是通过神经反射使肾上腺素能神经纤维兴奋所致。

(2)细动脉和毛细血管扩张　细动脉痉挛后，通过神经轴突反射和组胺、缓激肽、前列腺素等炎症介质的释放，首先使细动脉、毛细血管扩张，局部血流量增多、血流速度加快，形成动脉性充血，即炎性充血，持续数秒至数小时不等。神经因素引起的充血多数是短暂的，持久的炎性充血常常是炎症介质作用的结果。

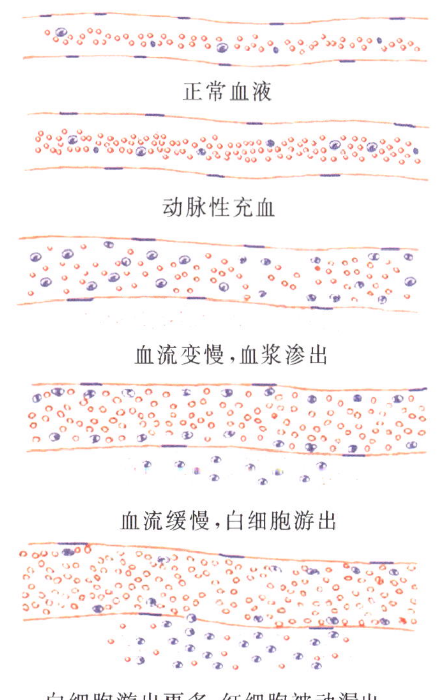

图 4－1　血流动力学变化(示意图)

(3)血流速度减慢　随着炎症继续发展，逐渐出现毛细血管静脉端、小静脉扩张以及毛细血管床大量开放，血流逐渐减慢，导致静脉性充血(即淤血)。炎区血流由快变慢的机制除与细静脉、毛细血管网广泛开放有关外，还与以下因素有关：①炎症介质的释放使血管壁的通透性升高、血液中的液体不断渗出，使血液浓缩、黏稠度增加；②炎区局部酸中毒，使血管内皮细胞肿胀，白细胞附壁致血流阻力增加；③炎性渗出物对静脉的压迫。

(二)血管壁通透性增加

血管壁通透性的高低取决于血管内皮细胞的完整性。通透性增加的发生机制有以下几方面。①内皮细胞收缩，导致内皮细胞间隙增加，与组胺、缓激肽等化学介质作用有关。②穿胞通道作用增强。穿胞通道由血管内皮细胞内的囊泡相互连接构成。③内皮细胞损伤。如严重烧伤和化脓菌感染时，可直接引起内皮细胞坏死、脱落。另外，也有白细胞介导的内皮细胞损伤。④新生毛细血管壁通透性高，是因为内皮细胞连接不健全所致(图 4－2)。

血管反应是炎症反应的中心环节，由于血流动力学变化使血管内流体静压升高，继之使血管壁通透性升高，血浆蛋白渗出，组织渗透压升高，致使大量液体和细胞成分渗出。

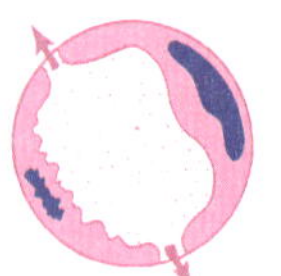
内皮细胞收缩

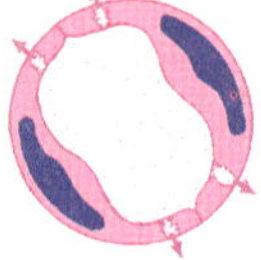
穿胞作用

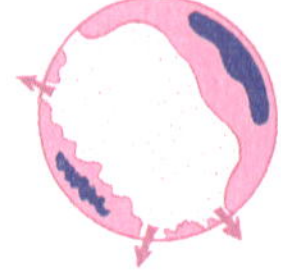
内皮细胞损伤

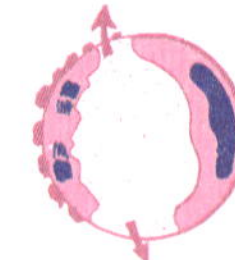
新生毛细血管通透性高

图 4－2　血管壁通透性升高机制（示意图）

（三）液体渗出

在炎性充血和淤血的基础上，血管内富含蛋白的液体成分通过细静脉和毛细血管渗出到血管外的过程，称为液体渗出。炎症时渗出的液体称为渗出液（exudate）。渗出的液体聚积于组织间隙引起局部组织含水量增多，明显肿胀，称为炎性水肿。渗出的液体聚积于体腔内称为积液，如胸腔积液、腹腔积液、心包腔积液、关节腔积液等。由于致炎因子种类或血管壁受损的严重程度不同，渗出液的成分也不同。血管壁损伤轻时，渗出液主要为水、盐类和分子较小的白蛋白；血管壁受损严重时，分子较大的球蛋白甚至纤维蛋白原也可渗出到血管外，渗出的纤维蛋白原在坏死组织释放的组织因子作用下，可形成丝状的纤维素。

渗出液和非炎症（如淤血）时形成的漏出液都可造成组织水肿和体腔积液，但二者的成分和性质不同。区别渗出液和漏出液对一些疾病的诊断、鉴别诊断及正确治疗有一定帮助（表 4－2）。

表 4－2　渗出液与漏出液的区别

区别点	渗出液	漏出液
原因	炎症	非炎症
蛋白质	＞25g/L	＜25g/L
细胞数	$>500\times10^6$/L	$<100\times10^6$/L
比重	＞1.018	＜1.018
蛋白定性试验	阳性	阴性
透明度	混浊	澄清
凝固性	能自凝	不能自凝

液体渗出在炎症过程中具有重要的防御意义。①渗出的液体可以稀释毒素、减轻毒素对局部组织的损伤作用。②为局部组织、细胞带来氧和营养物质，带走代谢产物。③渗出物内含有抗体、补体等物质，有利于消灭病原体。④渗出物中的纤维素互相交织成丝网状（图 4－3），可限制病原微生物扩散，使病灶局限化；同时也有利于吞噬细胞游走而发挥吞噬作用；在炎症后期纤维素网架还可成为修复的支架。⑤渗出物中的病原微生物和毒素随淋巴液流至局部淋巴结，刺激机体发生体液免疫和细胞免疫反应。

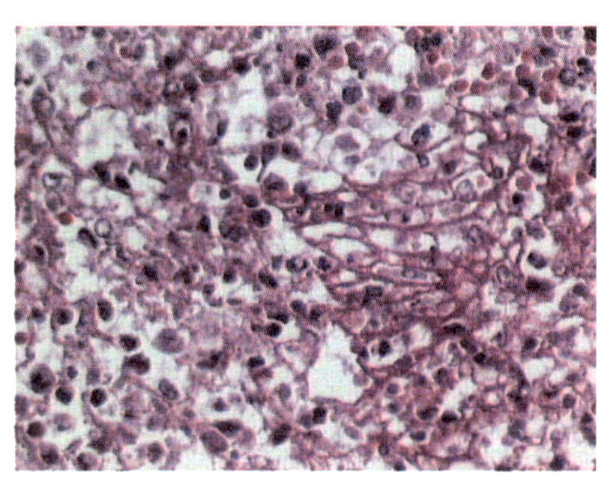
红染的纤维素丝互相编织成网状，网眼内可见浸润的炎细胞

图 4－3　纤维素网（镜下观）

但是，组织内渗出液过多时可压迫血管，常常加重局部的血液循环障碍。体腔内渗出液过多时还可压迫邻近器官，如心包腔积液和胸腔积液可压迫心、肺，使心、肺功能发生障碍。若渗出的纤维素过多，又不能完全溶解和吸收时，则可发生机化，导致心包粘连、胸膜腔粘连或大叶性肺炎肺肉质变等。

(四)白细胞渗出

各种白细胞通过血管壁主动到达血管外的过程，称为白细胞渗出。渗出到血管外的这些白细胞称为炎细胞。炎细胞聚集到组织间隙的现象，称为炎细胞浸润，是炎症反应的重要形态学标志。渗出的白细胞可吞噬和降解细菌、免疫复合物及坏死细胞碎屑等，构成了炎症防御反应的中心环节。同时白细胞也释放蛋白水解酶和炎症介质等，因此可能延长炎症过程并加剧组织损伤。

1. 白细胞渗出

白细胞渗出是一个极其复杂的连续过程，要经历白细胞边集、附壁、黏附、游出等几个阶段才能到达血管外(图 4－4)，通过趋化作用到达炎症区域发挥吞噬作用。

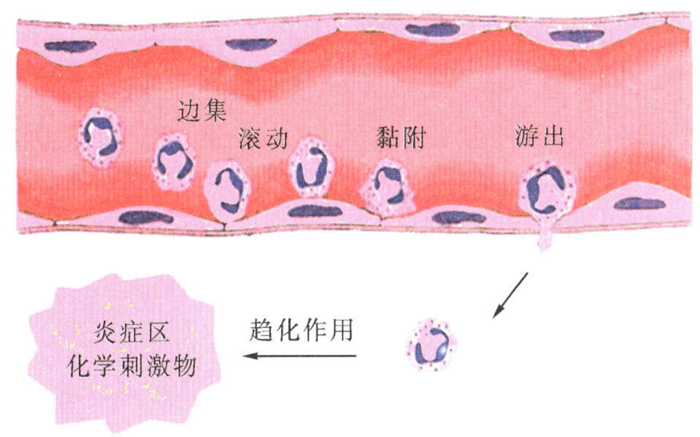

图 4－4　白细胞渗出过程(示意图)

(1)边集和附壁　当血管扩张、血流速度减慢甚至停滞时，轴流变宽，白细胞从轴流进入边流接近血管壁，称为白细胞边集或靠边。靠边的白细胞开始沿着内皮细胞表面缓慢向前滚动，随后停留并贴附在内皮细胞表面，称为白细胞附壁。

(2)黏附　附壁的白细胞最初数量少，附着不牢固，可被血流冲走，随着血流逐渐缓慢或停滞，附壁的白细胞数量也逐渐增多、由单层变成多层。白细胞与血管内皮细胞黏着的这种现象称为白细胞的黏附。

白细胞的黏附主要是通过内皮细胞和白细胞表面的黏附分子与其受体的特异性结合而实现的。在炎症介质的刺激下，机体可表达和合成新的黏附分子，并增加黏附分子的数量和亲和力。

(3)白细胞游出　黏附的白细胞通过血管壁进入周围组织间隙的过程，称为白细胞游出。黏附于内皮细胞表面的白细胞在内皮细胞连接处伸出伪足，整个胞体以阿米巴样运动的方式逐渐从内皮细胞之间挤出，到达内皮细胞和基底膜之间，停留片刻，再以同样的方式穿过基底膜到达血管外。白细胞的游出是主动移动过程，一个白细胞游出需要 2～12 分钟。白细胞游出后，血管内皮细胞的连接和基底膜恢复正常。游出到血管壁外的白细胞就不能再回到血管内。中性粒细胞、单核细胞、嗜酸性粒细胞、嗜碱性粒细胞和淋巴细胞都以上述同样的方式游出血管壁。中性粒细胞运动能力最强，游走速度最快；淋巴细胞运动能力最弱，游走速度最慢。

2. 趋化作用

白细胞离开血管后，向着炎症区域化学刺激物所在部位做单一定向的移动，称为趋化作用(chemotaxis)。使白细胞定向移动的化学刺激物称为趋化因子。趋化因子吸引白细胞向炎区集中的现象称为阳性趋化作用。反之，不吸引甚至排斥白细胞的现象称为阴性趋化作用。趋化因子可以是外源性的细菌产物，也可以是内源性的补体成分、白细胞三烯、细胞因子等炎症介质。趋化因子的作用具有特异性，有些趋化因子只吸引中性粒细胞，而另一些趋化因子则只吸引单核细胞或嗜酸性粒细胞。此外，不同细胞对趋化因子的反应性也不同，中性粒细胞和单核细胞对趋化因子的反应性比较显著，而淋巴细胞对趋化因子的反应性则较弱。

3. 吞噬作用

白细胞在炎症灶内吞噬、杀灭、消化病原体和组织碎片的过程，称为吞噬作用(phagocytosis)，是炎症防御反应的重要环节。吞噬细胞主要是中性粒细胞和单核细胞。其过程包括识别黏着、吞入、杀伤降解三个阶段(图 4－5)。

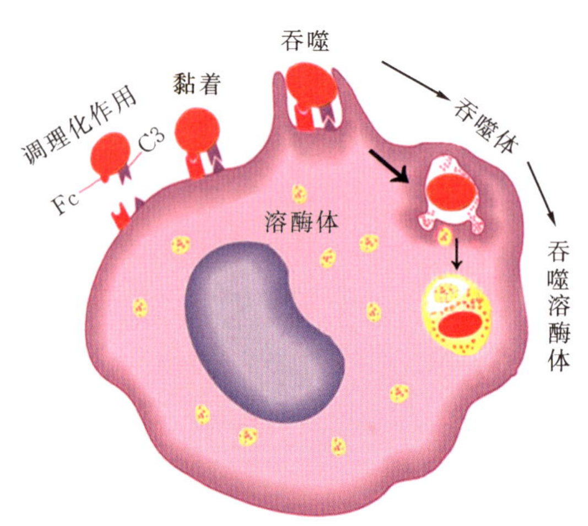

图 4－5　白细胞吞噬过程(示意图)

(1)识别黏着　吞噬物(如病原体、坏死组织)必须被调理素包裹才能被吞噬细胞识别。调理素是存在于血清中的一类蛋白质(抗体 Fc 段和补体 C3b)，吞噬细胞表面有相对应的受体，通过抗体或补体与相应受体结合，吞噬物黏着在吞噬细胞的表面。

(2)吞入　吞噬物黏着在吞噬细胞表面后，吞噬细胞的相应部位出现凹陷，两端胞膜伸出形成伪足将吞噬物包围，伪足相互融合，形成由吞噬细胞膜包围吞噬物的泡状小体，即吞噬体。吞噬体逐渐脱离细胞膜进入吞噬细胞内部，并与初级溶酶体融合，形成吞噬溶酶体，吞噬物在吞噬溶酶体中被杀伤和降解。

(3)杀伤降解　进入吞噬溶酶体的吞噬物主要通过溶酶体酶和代谢产物被杀伤。细菌被杀死后，可被溶酶体内酸性水解酶降解。吞噬溶酶体内的酸性环境有利于酸性水解酶发挥作用。

4. 白细胞的种类和功能

常见的白细胞有以下几种类型(图 4－6)。

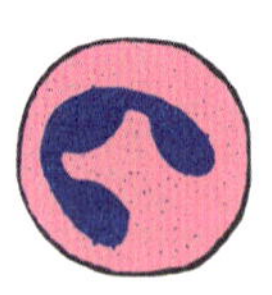

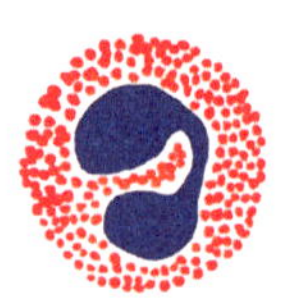

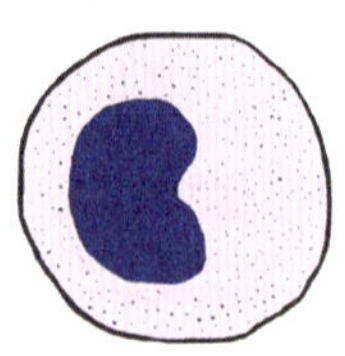

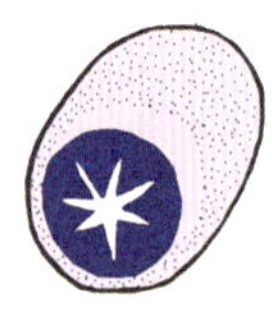

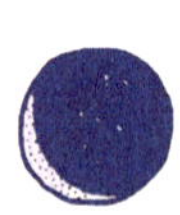

图 4－6　白细胞(示意图)

(1)中性粒细胞　又称为小吞噬细胞。中性粒细胞有较强的运动能力,游出早而且快,故常出现在急性炎症、炎症早期及化脓性炎症时。中性粒细胞能吞噬多种球菌、坏死组织碎片以及抗原-抗体复合物,依靠其细胞内的酸性水解酶、中性蛋白酶和溶菌酶等发挥杀灭、降解作用,所以它在抗损伤中具有重要意义。

中性粒细胞完成吞噬作用后很快会死亡,寿命只有3～4天。死亡后的中性粒细胞释放出各种蛋白水解酶,能使坏死组织和纤维素溶解液化以利于吸收或排出体外。

(2)单核细胞和巨噬细胞　又称为大吞噬细胞。巨噬细胞具有很强的吞噬能力,可以吞噬中性粒细胞不能吞噬的较大病原体、坏死组织碎片、异物、抗原-抗体复合物等,同时还参与机体的免疫反应,处理抗原信息。

巨噬细胞可在致敏T淋巴细胞、某些细菌产物或炎症介质的作用下被激活,激活的巨噬细胞杀伤能力增强。如果被吞噬物体积大而吞噬有困难时,巨噬细胞可以融合或通过细胞核分裂形成多核巨噬细胞来进行包围和吞噬。多核巨细胞有两种类型,一种为朗格汉斯(Langhans)巨细胞,另一种为异物巨细胞。巨噬细胞含有较多脂酶,如果它吞噬了含脂质较多的结核杆菌,可使细胞变大与上皮细胞相似,故称为上皮样细胞,上皮样细胞融合或分裂即可形成朗格汉斯巨细胞;如果巨噬细胞吞噬了脂质,则形成泡沫细胞。

巨噬细胞寿命较长,可生存几周,甚至几个月,常出现在急性炎症后期、慢性炎症、非化脓性炎症以及病毒和原虫感染时。如果被吞噬的细菌毒力较强,不能被消灭时则可在吞噬细胞内继续繁殖,并能随吞噬细胞游走造成病原微生物的广泛播散。

(3)淋巴细胞和浆细胞　淋巴细胞运动能力最弱,无趋化性,也无吞噬作用,是参与免疫反应的主要细胞,常出现在病毒感染和慢性炎症中。

T淋巴细胞在接受抗原刺激后转化为致敏T淋巴细胞,当再次接触抗原时,可释放多种淋巴因子,发挥细胞免疫作用。B淋巴细胞在受抗原刺激后可以转化为浆细胞,浆细胞无趋化性和吞噬作用,能产生和释放抗体,参与体液免疫反应,主要见于慢性炎症。

(4)嗜酸性粒细胞　嗜酸性粒细胞运动能力弱,细胞溶酶体内有多种水解酶,不含溶菌酶和吞噬素,可吞噬抗原-抗体复合物,主要见于炎症的后期、寄生虫感染及某些变态反应性炎症。

(5)嗜碱性粒细胞和肥大细胞　这两种细胞胞质中均含有粗大的嗜碱性颗粒。脱颗粒后,可释放出肝素、组胺等,肥大细胞还可释放5-羟色胺,多见于变态反应性炎症。

总之,渗出的白细胞在炎症灶局部可产生三个作用,即吞噬作用、免疫作用、组织损伤作用。吞噬作用由中性粒细胞和单核巨噬细胞完成;免疫作用由吞噬细胞、淋巴细胞和浆细胞完成;组织损伤作用是由白细胞释放的溶酶体酶、活性氧代谢产物和白细胞三烯引起的。

三、增生

增生(proliferation)是指在致炎因子和组织崩解产物或某些理化因素的作用下,炎区局部组织细胞数量增多,主要有血管内皮细胞、成纤维细胞和巨噬细胞增生。在某些情况下,炎症灶周围的实质上皮细胞和腺体也可增生(图4-7)。

增生一般在炎症反应初期较轻微,后期或慢性炎症时较显著,但某些急性炎症也可有明显的增生反应,如急性肾小球肾炎、肠伤寒。

增生也是炎症过程中的重要防御反应。增生的巨噬细胞可以吞噬病原体和组织崩解碎片；增生的成纤维细胞、毛细血管以及浸润的炎细胞构成肉芽组织，使受损的组织得以修复；增生的淋巴细胞还可以参与免疫反应。但是，过度增生可压迫周围组织，产生不利影响。如急性肾小球肾炎时，肾小球内细胞数量增多，压迫肾小球毛细血管，使肾小球滤过率下降，患者出现少尿、无尿、水肿、血压升高等症状。

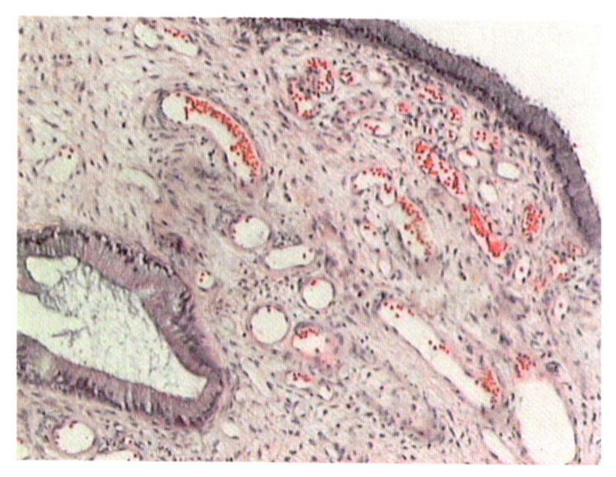

息肉表面有实质上皮细胞增生，炎区内有腺体增生、纤维组织增生、毛细血管增生并扩张充血

图 4－7　慢性宫颈炎宫颈息肉（镜下观）

综上所述，任何致炎因子引起的炎症都具有变质、渗出、增生这三种基本病理变化，但一般以其中一种病变为主。三种病变之间既互相影响又互相联系，构成一个复杂的炎症反应过程。变质是损伤性反应，而渗出和增生是抗损伤性反应。但在炎症过程中，变质可以促进渗出或增生性变化的发生，渗出又可以加重变质改变，过度的增生可压迫周围组织器官，使病变不易愈合而导致不良后果。

课堂互动

新型冠状病毒肺炎的基本病理变化包括哪些？新型冠状病毒肺炎的病理特点有哪些？

第四节　炎症的类型

一、炎症的临床分型

临床上，根据炎症的急缓和持续时间，将炎症分为以下四种类型。这种分类方法基本上能反映炎症的临床经过和病变特点，有利于临床诊断和治疗，所以常被临床所用。

（一）超急性炎症

超急性炎症（hyperacute inflammation）起病急速，呈暴发性经过，整个过程仅数小时至数天，而且炎症反应非常急剧，以变质为主，短期内就可引起组织、器官严重损害，甚至导致机体死亡，如农药中毒、蛇毒损伤等。

（二）急性炎症

急性炎症（acute inflammation）起病较急，病程经过较短，一般持续几天至一个月。炎症局部常以变质和渗出为主，增生性变化不明显，渗出和浸润的炎细胞以中性粒细胞为主。炎症的局部临床表现和全身反应均明显，经过适当治疗后常可迅速痊愈，如急性肝炎、肺炎等。

（三）亚急性炎症

亚急性炎症（subacute inflammation）的经过介于急、慢性炎症之间，病程持续一个月至数月，多由急性炎症转变而来，变质、渗出、增生均较明显，如亚急性重型肝炎。

（四）慢性炎症

慢性炎症（chronic inflammation）发展缓慢，整个病程可持续几个月甚至几年，多由急性炎症迁延而来，但也可一开始即为慢性炎症。局部病变以增生性改变为主，变质和渗出性变化较轻微。渗出和浸润的炎细胞以淋巴细胞、浆细胞和单核细胞为主。慢性炎症局部表现及全身反应不明显。由于局部组织的再生修复，常可引起器官的形态变化，并继发严重的功能障碍。当机体抵抗力降低、病原刺激增强或再感染时，可在慢性炎症的基础上发生急性炎症反应，称为慢性炎症急性发作，如慢性支气管炎、慢性肾炎等。

二、炎症的病理分型

根据炎症局部组织的基本病变特点，将炎症分为变质性炎、渗出性炎、增生性炎。但这种分类不是绝对的，在不同条件下，各种类型的炎症之间既密切相关，又可互相转化。

（一）变质性炎

变质性炎以局部组织、细胞变性、坏死为主，而渗出和增生较轻微的炎症称为变质性炎（alternative inflammation）。多由某些重症感染、中毒引起，呈急性经过，在一定条件下也可迁延呈慢性。变质性炎常发生于心、肝、肾、脑等实质性器官，如病毒性肝炎，以肝细胞的变性、坏死为主（图4－8）；流行性乙型脑炎以神经细胞变性、坏死为主，并可引起器官的功能障碍。

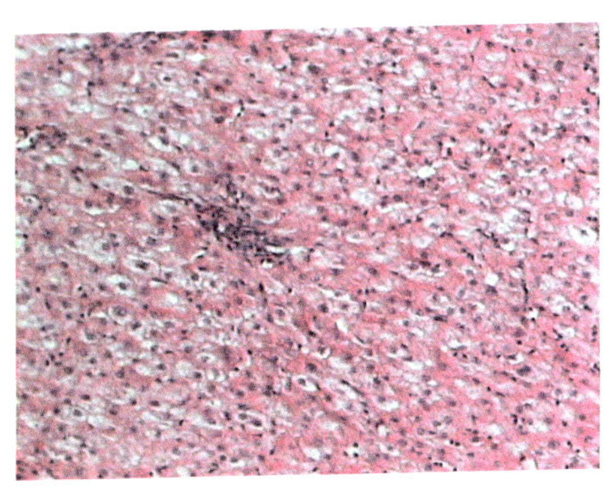

可见肝细胞普遍水肿，并可见坏死区炎细胞浸润

图4－8　病毒性肝炎（镜下观）

（二）渗出性炎

渗出性炎以渗出为主，并伴有一定程度的变质，而增生性改变比较轻微的炎症称为渗出性炎（exudative inflammation），是临床最常见的炎症类型。因致炎因子、组织反应程度及炎症部位的不同，渗出物也不同。根据渗出物的主要成分和病变特点，将渗出性炎分为以下几种类型。

1. 浆液性炎

以血清渗出为主的炎症称为浆液性炎（serous inflammation）。渗出物主要为浆液，其内含有3％～5％的蛋白质，主要是白蛋白，同时含有少量纤维蛋白以及白细胞和脱落的上皮细胞，常发生于疏松结缔组织、浆膜、黏膜、滑膜和皮肤等处。高温、强酸、强碱、细菌、毒素及蛇毒等均可引起浆液性炎。

由于致炎因子和发生部位的不同，病变表现也不一样。如毒蛇咬伤、蚊虫叮咬后，局部疏松组织常出现明显水肿；皮肤Ⅱ度烫伤后常形成水疱；结核性胸膜炎在浆膜腔内形成积液；感冒初期，由于鼻黏膜浆液渗出较多，患者可有较多清稀鼻涕流出。

浆液性炎局部主要病变表现为炎区有大量浆液渗出，毛细血管扩张充血，间质水肿。如病变较轻，浆液渗出较少，则易被吸收。但浆液渗出过多时，也会产生不利影响，甚至引起严重后果，如心包腔积液、胸腔积液可分别造成心、肺功能障碍。

2. 纤维素性炎

以纤维素大量渗出为主的炎症称为纤维素性炎（fibrinous inflammation），一般呈急性经过。在血管损伤严重的时候，血管壁的通透性明显升高，纤维蛋白原渗出到血管外，在凝血酶的作用下转化为丝网状的纤维素，同时伴有中性粒细胞渗出和不同程度的组织坏死。渗出的纤维素在 HE 染色切片中呈红染的丝网状、条状或颗粒状。渗出的纤维素可以被中性粒细胞释放的溶蛋白酶溶解吸收，但在中性粒细胞渗出不足或纤维素渗出过多时，纤维素不能被完全溶解吸收，则由肉芽组织长入发生机化。纤维素性炎多见于痢疾杆菌、白喉杆菌、肺炎球菌等感染时，也可由尿素、汞等毒性物质引起。病变常发生于黏膜、浆膜和肺。

发生于黏膜的纤维素性炎，如细菌性痢疾（图 4-9）、白喉等，渗出的纤维素、中性粒细胞和坏死的黏膜上皮细胞等混合形成一层灰白色膜状物，覆盖在黏膜表面，称为假膜，这种有假膜形成的炎症，称为假膜性炎。因为各部位的黏膜组织结构不同，因此假膜的病变特点也不同。有的假膜附着牢固，不易脱落（如咽白喉），若强行剥离，可引起出血，并形成溃疡。有的假膜附着不牢固，易脱落（如气管白喉），脱落的假膜易引起呼吸道阻塞，甚至发生窒息。

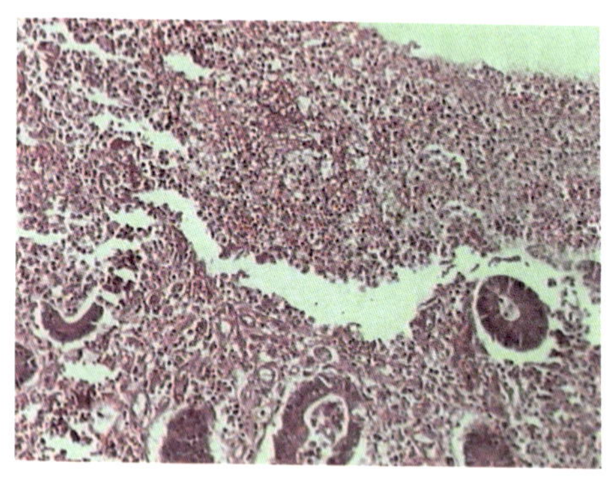

肠黏膜上皮坏死，与渗出的纤维素、中性粒细胞等混合形成一层膜状物，即假膜

图 4-9　细菌性痢疾（镜下观）

浆膜的纤维素性炎常见于胸膜和心包膜。胸膜的纤维素性炎渗出的纤维素附着在脏层胸膜表面（图 4-10）。心包膜的纤维素性炎渗出的纤维素随着心脏搏动形成绒毛状，覆盖在脏层心包膜表面，此时的心脏称为绒毛心（图 4-11）。纤维素渗出较少可被吸收，渗出过多不易吸收，则被机化引起浆膜腔粘连。

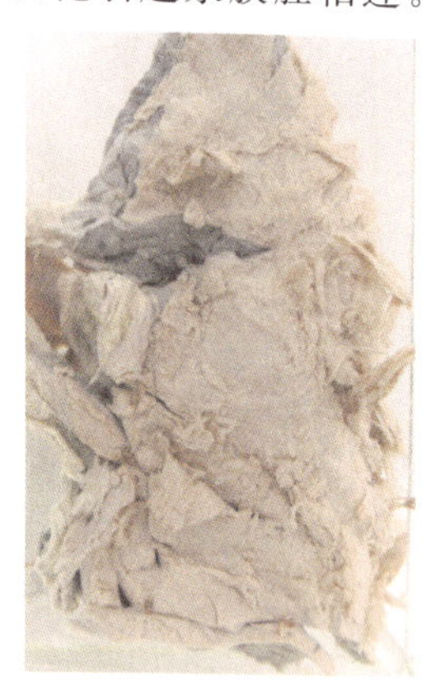

渗出的纤维素呈灰白色，附着在肺的脏层胸膜上

图 4-10　纤维素性胸膜炎（大体观）

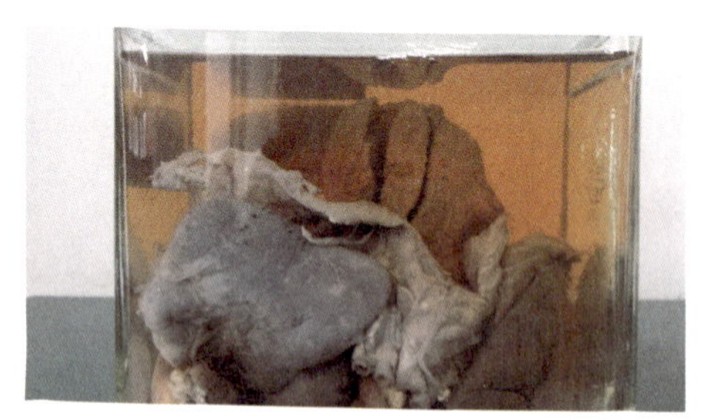

纤维素性心包炎。心脏心包腔已打开，心包腔脏层表面不光滑，可见大小不等的结节

图 4-11　绒毛心

肺的纤维素性炎见于大叶性肺炎时，肺泡腔内有大量的纤维素渗出，纤维素网眼中可见浸润的中性粒细胞，造成肺组织的实变。若渗出的纤维素不能被完全吸收而发生机化时，则可致肺肉质变。

3. 化脓性炎

以中性粒细胞大量渗出为主，同时伴有不同程度的组织坏死和脓液形成的炎症，称为化脓性炎（suppurative or purulent inflammation）。炎区大量中性粒细胞坏死崩解，释放出溶蛋白酶，使坏死组织溶解、液化的过程，称为化脓。化脓形成的液状物称为脓液。脓液是一种混浊的灰黄色或黄绿色的凝乳状液体，黏稠度不一。由葡萄球菌引起的化脓性炎形成灰黄色、浓稠的脓液；由链球菌引起的化脓性炎形成黄绿色、稀薄脓液。脓液的成分包括变性坏死的中性粒细胞（称为脓细胞或脓球）、溶解的坏死组织、少量浆液和细菌。因渗出物中的纤维素已被中性粒细胞释放的溶蛋白酶溶解，因此脓液一般不凝固。

化脓性炎常由链球菌、葡萄球菌、大肠杆菌、脑膜炎双球菌等化脓菌引起。某些化学物质（如巴豆油、松节油）和机体的坏死组织（如坏死骨片）也可引起化脓性炎，称为无菌性化脓。化脓性炎一般呈急性过程，但有时也可呈慢性经过。根据其发生的原因、部位、病变特征不同，分为以下三种类型。

（1）表面化脓（superficial purulence）和积脓（empyema） 表面化脓是指发生于黏膜、浆膜、脑膜表面的化脓性炎，中性粒细胞向黏膜、浆膜、脑膜表面渗出，深部组织炎症反应不明显。黏膜的化脓性炎又称脓性卡他，如淋病性尿道炎，黏膜产生的脓液沿尿道排出体外。

化脓性炎发生在浆膜、胆囊、输卵管等黏膜时，脓液不能排出而蓄积在浆膜腔、胆囊、输卵管内，称为积脓。

（2）脓肿（abscess） 指发生在皮肤和组织、器官内的局限性化脓性炎症，常伴有脓腔形成，多由金黄色葡萄球菌引起，这些细菌可产生大量毒素使局部组织坏死，中性粒细胞坏死崩解释放的酶可溶解坏死组织。同时，金黄色葡萄球菌还可产生血浆凝固酶，使渗出的纤维蛋白原转变为纤维素，因而阻止病原菌的蔓延扩散，使病灶局限，形成含脓液的腔隙。急性期，脓肿周围组织有明显的充血、水肿和炎细胞浸润，随后逐渐被肉芽组织取代，形成脓肿膜，具有吸收脓液和限制病变扩散的作用。如果病原体被消灭，渗出则停止。

脓肿多发生于皮肤和肺（图 4－12）、脑、肝、肾等组织、器官内。疖（furuncle）是单个毛囊、皮脂腺及周围组织发生的脓肿。痈（carbuncle）是多个疖的融合，在皮下脂肪和筋膜组织中形成许多相互沟通的脓肿，好发于颈、肩、背等毛囊、皮脂腺丰富的部位。患者全身中毒症状明显，必须及时切开引流，才能修复愈合。

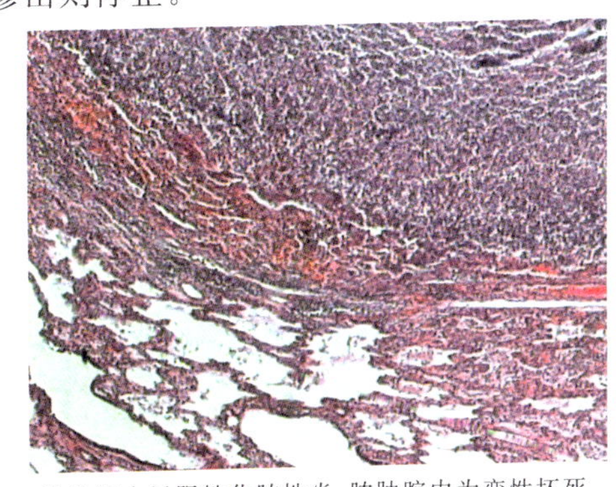

肺组织内局限性化脓性炎，脓肿腔内为变性坏死的中性粒细胞，脓肿膜为肉芽组织

图 4－12 肺脓肿（镜下观）

小脓肿可逐渐吸收而愈合，较大脓肿则需切开排脓，由肉芽组织增生、修复。脓肿如果经久不愈，脓肿膜的肉芽组织逐渐被纤维组织取代形成厚壁脓肿，称为慢性脓肿。由于慢性脓肿的脓肿壁厚，不适用于药物治疗，需切开排脓或手术切除。

位于皮肤和黏膜的脓肿破溃后，可在局部形成溃疡（ulcer）。组织和器官内较深部位的脓肿可向体表或自然管道穿破，形成只有一个开口的病理性管道，称为窦道（sinus）；若脓肿一端向体表或体腔穿破，另一端向内开口于自然管道，形成两个以上开口的管道，称为瘘管（fistula）。例如，肛门周围脓肿，可向皮肤穿破形成窦道；也可一侧向皮肤穿破，一侧向肛管穿破，形成瘘管（图 4－13）。窦道和瘘管不易愈合，并不断排出脓性渗出物。

知识链接

面部危险三角区通常是指两侧口角至鼻根连线所形成的三角形区域。这个区域的面浅静

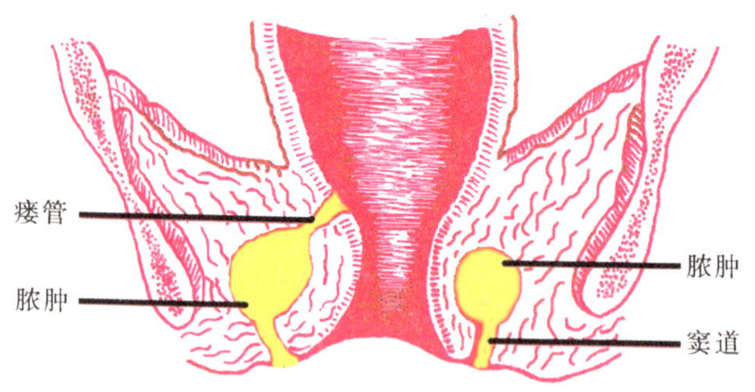

图 4-13　窦道、瘘管(示意图)

脉瓣膜发育不良，少而薄弱，同时封闭不全，在肌肉收缩下，可使血液转为逆行。当面部发生炎症，尤其是在这三角区域内有感染时，易在面浅静脉内形成血栓，影响静脉血回流，并逆流至眼上静脉，经眶上而通向颅内蝶鞍两侧的海绵窦，将面部炎症传播到颅内，产生海绵窦化脓性炎、血栓性静脉炎等严重并发症。一旦发生了并发症，通常可出现眼睑水肿，或喉结淤血、眼球前突、外展受限、上睑下垂甚至视力障碍等症状，炎症还可向眼部及周围组织扩散，全身可出现寒战、发热、头痛等，病情严重者，甚至可发生败血症、毒血症，危及生命。切记，对面部危险三角区的脓点，切勿搔抓、挤压及挑刺。

(3)蜂窝织炎(phlegmonous inflammation)　指疏松结缔组织的弥漫性化脓性炎症，常发生于皮肤、肌肉和阑尾(图 4-14)，多由溶血性链球菌引起。链球菌能分泌透明质酸酶和链激酶。透明质酸酶可溶解结缔组织基质中的透明质酸，链激酶能溶解纤维素，使细菌易于在组织内扩散，并沿着组织间隙和淋巴管弥漫浸润于组织中。炎区组织充血、水肿，有大量中性粒细胞弥漫浸润(图 4-15)，一般不发生明显坏死和溶解，与周围正常组织分界不清。严重者病变迅速扩展，全身中毒症状明显。

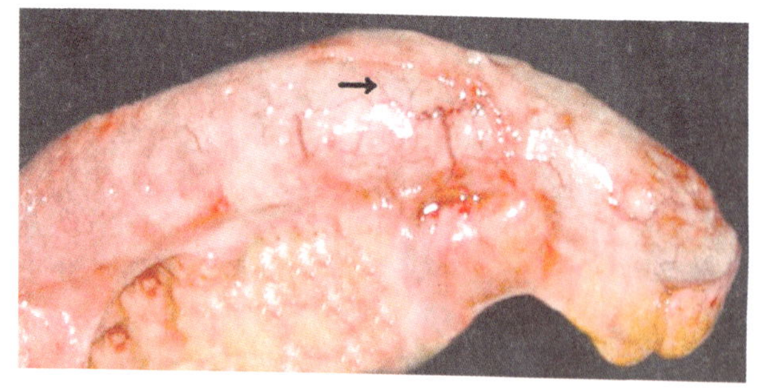

阑尾表面血管充血明显，并可见少量脓性渗出物

图 4-14　急性蜂窝织炎性阑尾炎(大体观)

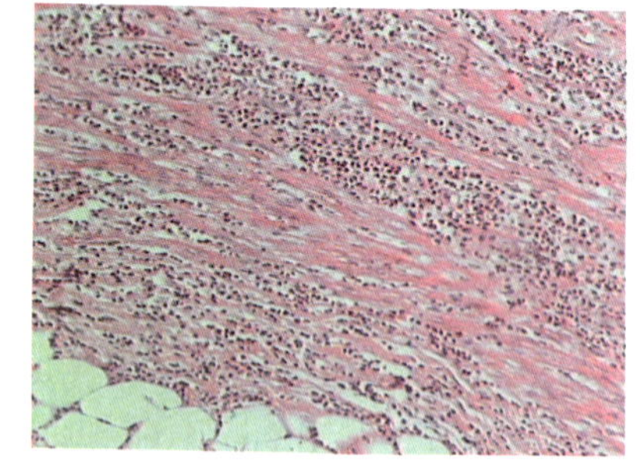

阑尾肌层可见大量中性粒细胞弥漫浸润

图 4-15　急性蜂窝织炎性阑尾炎(镜下观)

课堂互动

脓肿与蜂窝织炎在概念、致病菌、病变部位、病变特点、并发症方面有哪些不同?

4. 出血性炎

当炎性渗出物中出现大量红细胞时，称为出血性炎(hemorrhagic inflammation)，是血管损伤严重的表现。出血性炎一般不是独立的炎症类型，常与其他类型炎症同时存在，如浆液性出血性炎、纤维素性出血性炎、化脓性出血性炎等，常见于毒力很强的病原微生物感染，如流行性出血热、鼠疫等传染病。

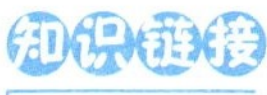

卡他性炎

“卡他”来自希腊语，意思是向下流。卡他性炎是指发生在黏膜的渗出性炎。渗出液沿着黏膜表面渗出向下流。根据渗出物性质的不同，又可分为黏液性卡他、浆液性卡他、脓性卡他等。在卡他性炎的发展过程中，可由一种类型转变为另外一种类型，或两种类型同时发生，如浆液黏液性卡他。

上述各种渗出性炎可独立发生，但常常随着炎症的发展有两种或几种渗出性炎并存，也可由一种类型转变为另一种类型，如浆液性炎可发展为纤维素性炎或化脓性炎。

(三)增生性炎

增生性炎是指以组织、细胞增生性改变为主，而变质和渗出比较轻微的炎症，一般呈慢性经过，但也可一开始即呈急性经过，如急性肾小球肾炎、伤寒等。根据细胞增生成分及病变特点的不同，增生性炎可分为以下几种类型。

1. 一般增生性炎

一般增生性炎主要表现为纤维结缔组织、血管、上皮细胞、腺体、实质细胞等增生，并伴有淋巴细胞、浆细胞和巨噬细胞浸润。此种增生性炎症无特殊的形态表现，常称之为非特异性增生性炎。

2. 肉芽肿性炎

炎症局部以巨噬细胞及其衍生细胞增生为主，形成界限清楚的结节状病灶(图 4-16)，称炎性肉芽肿。以肉芽肿形成为基本特点的炎症，称为肉芽肿性炎(granulomatous inflammation)。因其具有特殊的形态学改变，常称之为特异性增生性炎。所形成的肉芽肿一般较小，直径在 0.5～2mm，对疾病常有病理诊断意义。

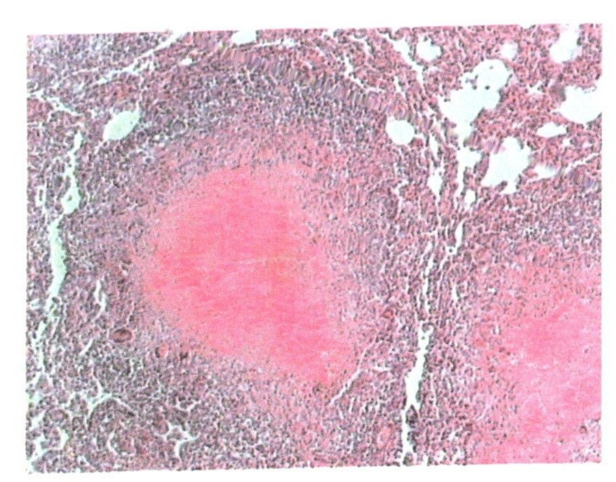

肺组织内可见界限清楚的结节状病灶

图 4-16　肺结核结节(镜下观)

肉芽肿性炎多由病原微生物(如结核分枝杆菌、伤寒杆菌、血吸虫、梅毒螺旋体等)和异物(如手术缝线、滑石粉、石棉等)引起。由于致炎因子种类及发病机制不同，所形成的肉芽肿形态也不同，因此将肉芽肿性炎分为以下两类。

(1)感染性肉芽肿　为最常见的一种类型，由病原微生物感染引起，多具有独特的形态特征，有助于临床病因和疾病的诊断，如风湿小体、结核结节、伤寒小结、血吸虫病慢性虫卵结节及梅毒肉芽肿等。其中，由结核杆菌感染引起的结核结节最具代表性。

(2)异物性肉芽肿　异物性肉芽肿的特点是在异物周围有增生的巨噬细胞、异物性多核巨细胞，结节的外周有成纤维细胞及多少不等的淋巴细胞浸润，如手术缝线形成的异物性肉芽肿。

3. 炎性息肉

在致炎因子的长期刺激下，局部黏膜上皮、腺体及纤维结缔组织增生形成向黏膜表面突出、根部带蒂的肿物(图 4-17)，称为炎性息肉(inflammatory polyp)。息肉直径为数毫米至数厘米不等，好发于鼻黏膜(图 4-18)、子宫颈黏膜和大肠黏膜等处，可单发，也可多发，患者可有出血症状，在临床工作中应注意与息肉样肿瘤的区分。

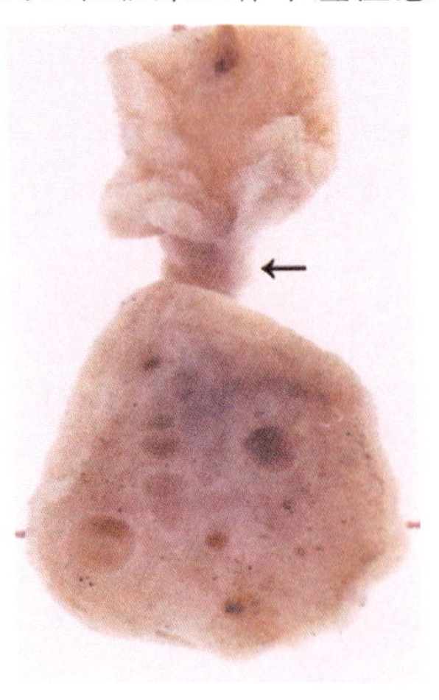

鼻息肉为向黏膜表面突出、根部带蒂的肿物

图 4-17 鼻息肉(大体观)

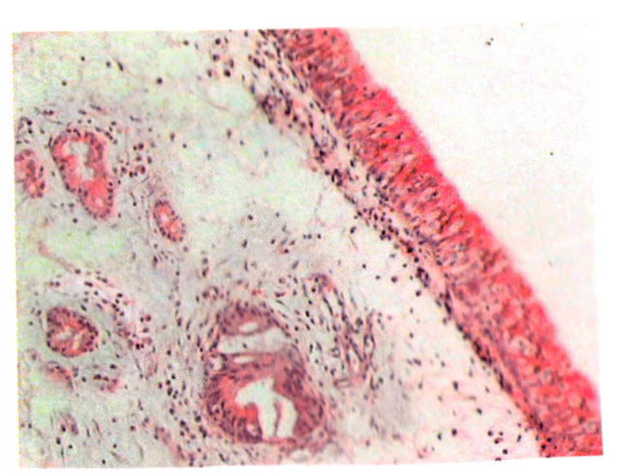

鼻息肉表面被覆假复层纤毛柱状上皮，上皮下组织疏松、水肿，腺体增生

图 4-18 鼻息肉(镜下观)

4. 炎性假瘤

在致炎因子作用下，局部组织、细胞增生形成边界清楚的肿瘤样团块，称为炎性假瘤(inflammatory pseudotumor)。大体观察和 X 线检查与肿瘤相似，需注意与肿瘤鉴别。炎性假瘤好发于肺及眼眶。肺的炎性假瘤常由肺泡Ⅱ型上皮细胞、血管内皮细胞、巨噬细胞、淋巴细胞、浆细胞和成纤维细胞等构成；眼眶的炎性假瘤以成纤维细胞增生为主，伴有较多淋巴细胞和浆细胞浸润。

第五节 炎症的局部临床表现和全身反应

一、炎症的局部临床表现

炎症的局部临床表现为红、肿、热、痛和功能障碍(图 4-19)。

1. 红

炎症局部呈红色是由炎性充血所致。炎症早期局部呈鲜红色，是由于动脉性充血，血中氧合血红蛋白增多之故。随着炎症发展，血流速度逐渐减慢，甚至停滞，形成静脉性充血，血液中氧合血红蛋白减少，还原血红蛋白增多，故炎症病灶的后期逐渐变成暗红色。

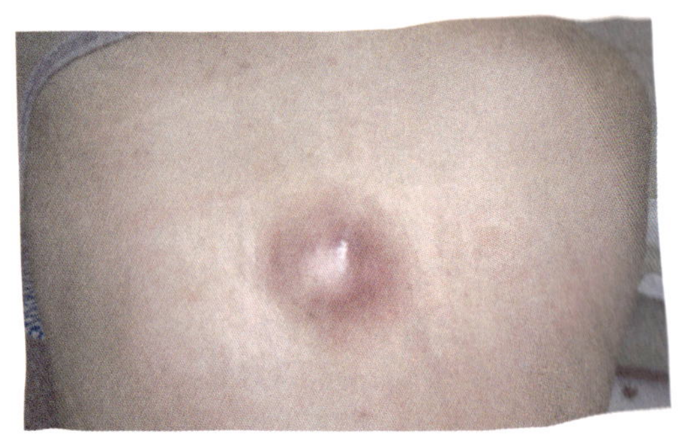

脓肿局部明显发红、肿胀

图 4-19 皮肤脓肿(大体观)

2. 肿

急性炎症病灶区肿胀显著，主要与炎性充血，特别是炎性渗出导致炎性水肿有关。慢性炎症局部肿胀多由局部组织增生所致。

3. 热

炎症时，局部温度较高，主要由动脉性充血、血流量大、血流速度快、局部组织代谢增强、产热增多所致。体表急性炎症时局部发热的表现较明显，因为在正常情况下，体表容易散热，温度低于内脏，即使是一个很小的甲沟炎，病灶区也比周围正常组织的温度高。需注意的是，临床中的发热现象并不都是因为炎症引起的。

4. 痛

炎症时，局部组织疼痛常与以下因素有关：①炎症介质如缓激肽、前列腺素等均有较强的致痛作用；②由于炎症组织损伤、细胞破坏，局部酸中毒使钾离子浓度增高，刺激神经末梢，引起疼痛；③局部炎性水肿、张力增加，压迫和牵拉感觉神经末梢，引起疼痛。在结构比较致密或感觉神经末梢分布较多的部位（如手指、牙髓、肛门、外耳道和骨膜）的炎症疼痛剧烈。

5. 功能障碍

由于炎症时局部组织、细胞变性、坏死或肿胀、疼痛、机械性阻塞等，都可引起相应组织、器官的功能障碍。

二、炎症的全身反应

炎症虽然以局部组织改变为主，但在其发生发展过程中，常会产生一系列的全身反应，导致相应的临床表现。

1. 发热

发热是非常重要的全身反应之一，急性炎症时表现得比较明显。一定程度的发热可使机体代谢增强，有利于抗体形成，并能促进吞噬细胞的吞噬作用，同时可加强肝脏的解毒功能。因此，发热具有一定的防御意义。然而，过高热或长时间发热会引起消化系统、排泄系统等，尤其是中枢神经系统的功能紊乱，给机体带来严重后果。如果炎症反应明显，患者体温不升高，表明患者反应性差或抵抗力低下，是预后不良的表现。

2. 白细胞变化

炎症特别是急性炎症时，血液中白细胞可以明显增多，具有重要防御意义。

白细胞增多的程度、数量往往反映感染的严重程度和机体抵抗力的强弱。如果白细胞明显增多的同时在外周血液中出现幼稚的中性粒细胞，称为核左移，提示机体感染严重，并且抵抗力较强。若白细胞增多不明显，甚至有所减少，此时，在外周血液中出现衰老的中性粒细胞，称为核右移，提示感染严重，机体抵抗力较差，患者预后不良。

知识链接

增多的白细胞种类与致炎因子的种类有关。一般细菌感染引起的急性炎症，血中中性粒细胞增多，特别是化脓菌感染时，中性粒细胞会明显增多；但有些感染如结核病、伤寒时，巨噬细胞增多，中性粒细胞减少；一些慢性炎症和病毒感染以淋巴细胞增多为主，中性粒细胞相应减少；寄生虫感染和变态反应性炎以嗜酸性粒细胞增多为主。

3. 单核巨噬细胞系统增生

单核巨噬细胞系统增生是机体防御反应的表现。炎区的病原体、组织崩解产物和抗原性物质等可经淋巴管进入局部淋巴结或经血液到达其他部位的单核巨噬细胞系统，使全身单核巨噬细胞系统出现不同程度的反应性增生，表现为局部淋巴结肿大，有时肝、脾也肿大。增生的巨噬细胞发挥吞噬功能，增生的淋巴细胞可加强机体的免疫功能。

4. 实质器官的改变

较严重的炎症，因发热、局部血液循环障碍、病原微生物及其释放的毒素作用，患者心、肝、肾等实质器官可出现不同程度的变性、坏死，并发生功能障碍。

第六节　炎症的结局

致炎因子引起的损伤与机体的抗损伤贯穿炎症全过程，决定了炎症的发生、发展和结局。由于致炎因子的性质、机体的功能状态及治疗措施效果的不同，炎症的结局也不同。如果抗损伤性变化占优势，炎症趋向痊愈。反之，损伤性变化占优势，则炎症加剧，蔓延播散，甚至危及患者的生命。如果致炎因子持续存在，或机体的抵抗力较弱，则炎症迁延不愈或转变为慢性。

一、痊愈

多数情况下，随着机体抵抗力逐渐增强、致炎因子的消除及适当的治疗，炎症局部的渗出物逐渐被吸收，坏死组织被溶解、液化，通过淋巴道、血管吸收或排出体外。受损的组织通过周围正常组织的再生而修复，病变趋向痊愈。根据修复后的组织形态结构和功能是否完全恢复，炎症的痊愈分为完全痊愈和不完全痊愈两种。

二、炎症迁延不愈，转为慢性

当机体抵抗力低下、治疗不彻底或致炎因子不能被彻底清除而持续作用于机体时，损伤与抗损伤斗争将在机体内持续存在，反复发作，最终由急性转变为慢性。有些慢性炎症可长期迁延不愈，如慢性支气管炎，可迁延数十年。

三、炎症扩散

当机体抵抗力差，或病原微生物数量多、毒力强时，病原微生物可在机体内大量生长繁殖并产生毒素，沿组织间隙、器官的自然管道或沿血管、淋巴管向周围或全身蔓延，造成炎症的蔓延播散。

（一）局部蔓延

炎区的病原微生物可沿组织间隙或器官的自然管道向周围组织和器官蔓延扩散。如肺结核，在机体抵抗力较弱时，结核杆菌可沿组织间隙和细支气管向周围肺组织蔓延使病灶扩大；肾结核可沿泌尿道下行蔓延，引起输尿管、膀胱和尿道结核。

（二）淋巴道播散

病原微生物侵入淋巴管，可引起淋巴管炎，随淋巴液回流到局部淋巴结，引起局部淋巴结炎。如原发性肺结核时，原发灶内的结核杆菌经淋巴管蔓延至肺门淋巴结，分别引起结核性淋巴管炎和肺门淋巴结结核，形成影像学上的“哑铃征”；足部被毒蛇咬伤后，下肢因浅表淋巴管炎可出现红线，腹股沟淋巴结也因炎症肿大，伴有疼痛。淋巴道的这些变化有时可限制炎症的蔓延，但感染严重时，病原微生物可经淋巴道入血，引起血道播散。

（三）血道播散

炎症病灶内的病原微生物或其产生的毒性产物可经血道、淋巴道进入血循环，导致全身播散。

1. 菌血症

细菌由炎症病灶经淋巴管或血管入血，但并不生长繁殖，也不产生毒素，称为菌血症（bacteremia）。患者无全身中毒症状，临床做血培养可查到细菌。伤寒、大叶性肺炎等疾病的早期常有菌血症的存在。

2. 毒血症

细菌产生的毒素或毒性代谢产物被吸收入血，而细菌并不入血，称为毒血症（toxemia）。临床上常出现高热、寒战、休克等全身中毒症状，同时伴有心、肝、肾等实质细胞的变性或坏死，严重时可出现中毒性休克。血培养查不到细菌。

3. 败血症

毒力强的细菌进入血中，大量生长繁殖并产生毒素，引起全身中毒症状，称为败血症（septicemia）。患者除有毒血症的表现外，常出现皮肤和黏膜的出血点以及脾、全身淋巴结肿大，严重者可因中毒性休克而死亡。临床上，常见的致病菌为葡萄球菌、脑膜炎双球菌等，血培养常可查到细菌。

4. 脓毒败血症

化脓菌引起的败血症进一步发展可形成脓毒败血症（pyemia）或脓毒血症，此时不但有败血症的表现，化脓菌菌团还可随血流到达全身各处，栓塞组织、器官的毛细血管，导致局部组织坏死、液化而形成多发性小脓肿，称为栓塞性脓肿或迁徙性脓肿，常见于肺、肾等器官。

第五章　肿　瘤

肿瘤(tumor)是一种常见病、多发病，其中恶性肿瘤是目前危害人类健康非常严重的疾病之一。恶性肿瘤不仅威胁患者的生命，还给患者带来躯体上的痛苦、精神心理上的压力和经济负担。

第一节　肿瘤概述

一、肿瘤的概念

肿瘤是机体在各种致瘤因素作用下，局部组织细胞的生长调控发生严重紊乱，导致异常增殖而形成的新生物，常常表现为肿块。表现为肿块的肿瘤常称为实体瘤。

二、肿瘤性增生与非肿瘤性增生的区别

肿瘤形成是由于局部组织细胞受到致瘤因素作用，在基因水平上对细胞的生长调控发生严重紊乱，导致细胞克隆性异常增生的结果，也可能与细胞正常的死亡机制发生障碍有关。这种导致肿瘤形成的细胞增生称为肿瘤性增生。肿瘤性增生一般是克隆性的。研究显示，肿瘤中的肿瘤细胞群是由发生了肿瘤性转化的单个细胞经过反复分裂增殖产生的子代细胞组成，这种现象称为肿瘤的“克隆性”。肿瘤性增生与非肿瘤性增生有着本质的区别(表5-1)。

表5-1　肿瘤性增生与非肿瘤性增生的区别

区别点	肿瘤性增生	非肿瘤性增生
病因	环境或内在致瘤因素	炎症、组织损伤
增生类型	单克隆性	多克隆性
细胞分化	细胞分化不成熟	细胞分化成熟
增生形式	呈失控性增生，与机体不协调	增生受机体调控，与机体相协调
浸润、转移	肿瘤细胞破坏性转移	炎区有炎细胞浸润，不转移

第二节　肿瘤的特性

一、肿瘤的一般形态与结构

(一)大体形态

肿瘤的大体形态结构多种多样(图5-1)。仔细观察肿瘤的大体形态结构特征，对判断肿

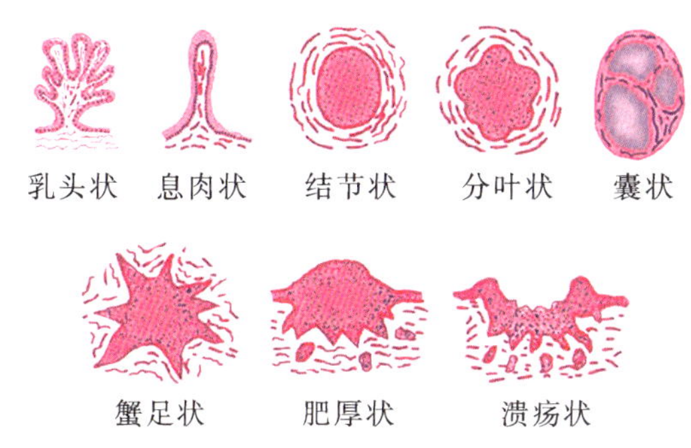

图 5-1 肿瘤的形状(示意图)

瘤的类型和区别肿瘤的良、恶性十分重要。

(1)形状 肿瘤的形状多种多样,与其组织来源、发生部位、生长方式和肿瘤性质有关。发生在体表和自然管道的良性肿瘤一般呈息肉状、蕈状、乳头状;恶性肿瘤常呈菜花状、溃疡状。发生在器官和深部组织的良性肿瘤多表现为结节状、分叶状、囊状;恶性肿瘤则常表现为菜花状、蟹足状,如果为囊状,囊内常伴有乳头生长。

(2)数目 肿瘤多为单中心发生,数目通常为一个,但某些类型的肿瘤也可为多个,如多发性子宫平滑肌瘤、家族性结肠多发性息肉等,肿瘤数目可多达数十个甚至数百个。

(3)大小 肿瘤的大小与肿瘤的性质、生长速度、生长时间和发生部位等有关。发生在体表或体腔内的肿瘤,因生长缓慢,对机体影响小,生长的空间大,体积较大。发生在密闭的狭小腔道(如颅腔、椎管)内的肿瘤,因生长受限,体积通常比较小。极小的肿瘤,需在显微镜下才能观察到。恶性肿瘤生长较快,短期内可产生不良后果,甚至危及患者生命,故一般不会长得很大。

(4)颜色 肿瘤的颜色一般与起源组织的颜色相近。比如,上皮组织的肿瘤多呈灰白色,脂肪瘤呈黄色,血管瘤呈红色,黑色素瘤常呈黑色。如果伴有一些继发性改变,如变性、坏死、出血、感染等,可使肿瘤原来的颜色发生相应的变化。

(5)质地 肿瘤的质地取决于组织来源、实质与间质的比例以及有无继发性改变等。如脂肪瘤、腺瘤一般比较软,骨瘤质地较硬;间质纤维较少的肿瘤一般较软,间质纤维丰富的肿瘤质地较硬;同时伴有一些继发性改变的肿瘤其质地也发生变化,如钙化、骨化的肿瘤质地变硬,伴有坏死、液化、囊性变的肿瘤质地变软。

(二)组织结构

肿瘤组织由实质和间质两部分组成(图 5-2)。

(1)实质 肿瘤的实质即肿瘤细胞,是肿瘤的主要成分,具有特异性,是鉴别肿瘤组织来源的依据。根据其分化程度和异型性,可判断肿瘤的良、恶性。肿瘤类型不同,其实质也不同,一般肿瘤通常只有一种实质成分,少数肿瘤由多种实质组成,如畸胎瘤来源于三胚层组织,其实质细胞有很多种。

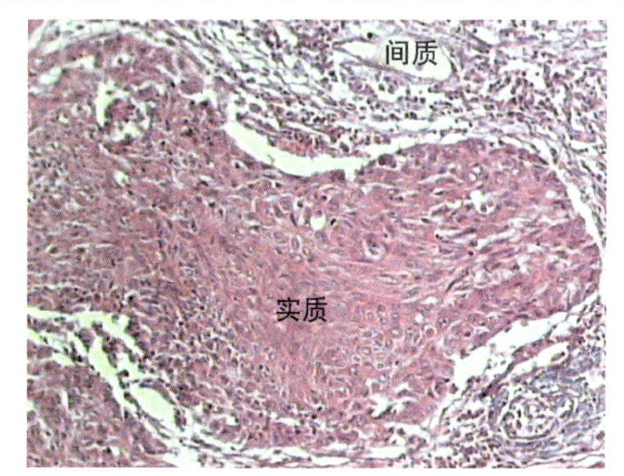

肺鳞癌癌细胞构成肿瘤实质,癌细胞周围的纤维脉管组织构成肿瘤间质

图 5-2 肿瘤组织结构(镜下观)

(2)间质 肿瘤的间质主要是结缔组织和脉

管，对实质细胞起支持和营养作用，没有特异性。不同类型的肿瘤间质只有量的不同，没有质的变化。肿瘤间质的血管多少，对肿瘤的生长快慢起着重要作用。血管丰富者肿瘤生长快，反之则生长缓慢。有些肿瘤间质还伴有淋巴细胞、单核细胞浸润，这可能是机体发生免疫反应或是继发感染的表现。

二、肿瘤的分化与异型性

肿瘤组织在细胞形态和组织结构上与其起源的正常组织有不同程度的差异，这种差异性称为肿瘤异型性。一种组织的细胞从幼稚阶段逐渐发育到成熟阶段的过程称为分化，通常用分化程度表示肿瘤成熟状态。肿瘤组织、细胞在形态学上与其来源的正常组织、细胞相似，提示肿瘤细胞分化好，即分化程度高、成熟程度高。肿瘤的分化程度和异型性是诊断肿瘤、区别肿瘤性质的组织学依据。分化程度越高，异型性越小，表示肿瘤恶性程度低或是良性肿瘤；反之，分化程度越低，异型性越大，恶性程度越高。

(一)肿瘤组织结构的异型性

肿瘤组织结构的异型性是指肿瘤组织在空间排列方式上与其起源的正常组织的差异性。良性肿瘤的组织异型性一般较小，主要表现为肿瘤组织的分布和瘤细胞的排列不规则(图 5－3)。恶性肿瘤的组织结构异型性明显，瘤细胞排列紊乱，失去正常的排列结构、层次及极向，如结肠腺癌腺体大小不等、形态不一、排列紊乱，出现共壁现象，腺体之间正常的间质减少甚至消失。

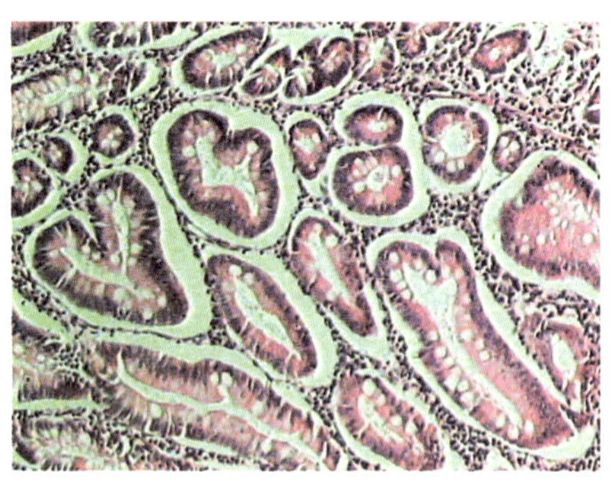

瘤细胞构成的腺腔大小、形状不一，排列不规则，细胞轻度异型性

图 5－3　肠腺瘤(镜下观)

(二)肿瘤细胞的异型性

肿瘤细胞的异型性是指肿瘤细胞的形态与其起源的正常细胞的差异性。肿瘤细胞的形态变化，特别是细胞核的变化，对区别良、恶性肿瘤具有重要意义。良性肿瘤细胞与起源细胞相似，异型性很小。恶性肿瘤细胞异型性很大(图 5－4)，表现为以下特点。

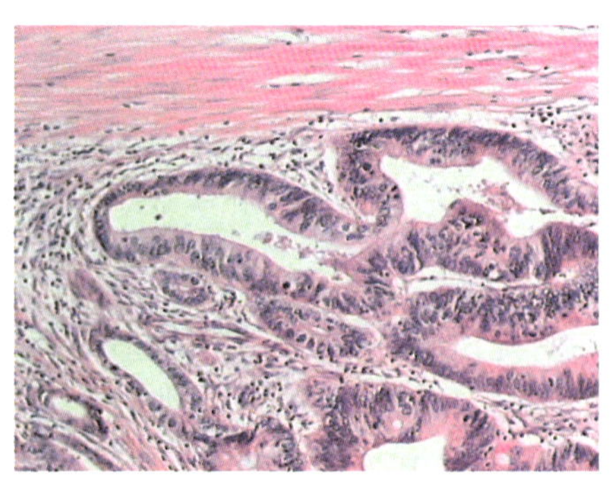

肿瘤组织结构异型性更加明显，并具有明显的细胞异型性

图 5－4　肠腺癌(镜下观)

(1)肿瘤细胞的多形性　肿瘤细胞大小不等、形态不一，通常比起源的正常细胞大，可出现瘤巨细胞。有些肿瘤细胞比正常细胞小，且大小相似，很难判断其组织来源，称为间变性肿瘤(高度恶性肿瘤)，如发生在肺的小细胞癌(图 5－5)。

(2)肿瘤细胞核的多形性　肿瘤细胞核的体积增大，核、浆比例增高，可达 1∶1(正常为 1∶4～1∶6)。核的大小、形状和染色差别较大，可出现巨核、双核、多核或奇异形核。核内 DNA 增多，核深染，染色质呈粗颗粒状，分布不均匀，常堆积在核膜下。核仁明显，体积大，数目也可增多。核分裂象常增多，出现不对称性、多极及顿挫性等病理性核分裂象(图 5－6)，是恶性肿瘤的重要特征，对鉴别良、恶性肿瘤有着非常重要的意义。

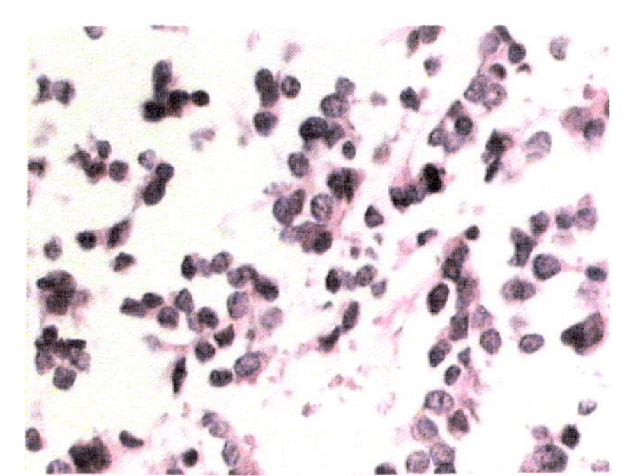

肿瘤细胞体积小，且大小、形状相似，呈裸核

图 5－5　肺小细胞癌（镜下观）

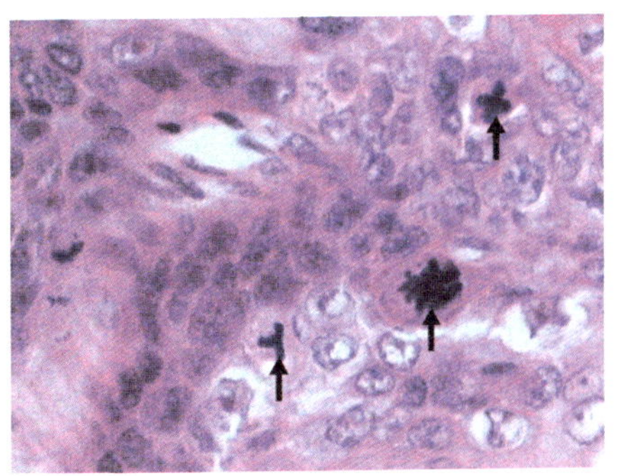

癌细胞异型性明显，可见三级、四级和多级病理性核分裂象

图 5－6　病理性核分裂象（鳞状细胞癌）

（3）肿瘤细胞胞质的变化　胞质内因核蛋白体增多，常呈嗜碱性染色增强。

三、肿瘤的生长与扩散

肿瘤细胞不断分裂增生是肿瘤生长的基础。恶性肿瘤除了在生长速度和生长方式上与良性肿瘤有很大的差异外，还具有局部浸润和转移的能力。

（一）肿瘤的生长

1. 生长方式

（1）膨胀性生长　此种生长方式是大多数良性肿瘤的生长方式。良性肿瘤分化好，瘤细胞生长较慢，不侵袭周围正常组织，只推挤周围组织，呈结节状、分叶状，与周围组织分界清楚（图 5－7），多在肿瘤周围形成完整的纤维性包膜，对周围组织、器官的影响主要是阻塞或压迫。临床检查时，肿瘤可推动，手术容易摘除，不易复发。

（2）浸润性生长　此种生长方式为恶性肿瘤的主要生长方式。肿瘤组织似树根样长入周围组织间隙、淋巴管或血管内，并破坏周围组织。呈浸润性生长的肿瘤一般没有包膜，与邻近的正常组织多无明显界限（图 5－8）。有些分化较好的恶性肿瘤，因生长缓慢，可有假包膜形成。临床检查时，肿块较固定，活动度差，边界不清。手术治疗时，常需较大范围地切除周围组织，术后易复发。

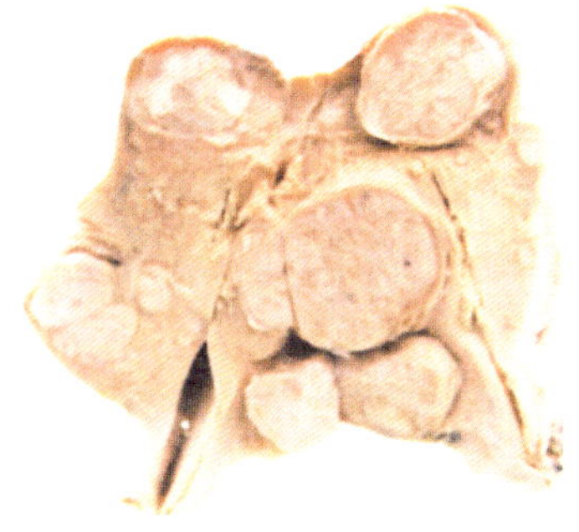

肿瘤呈球形，挤压周围组织，虽无包膜，但界限清楚

图 5－7　肿瘤膨胀性生长（子宫多发性平滑肌瘤）

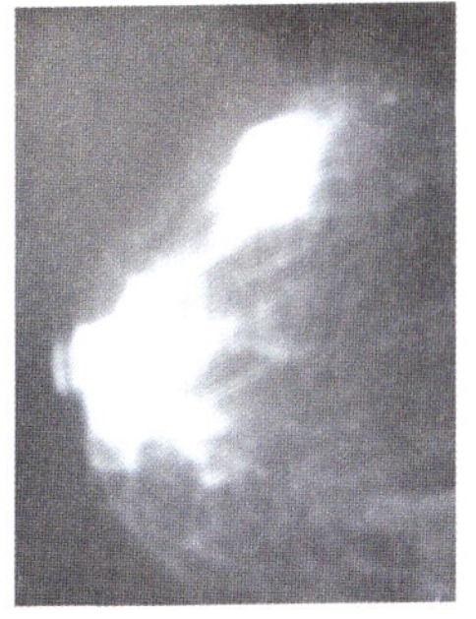

癌组织显示为灰白色，大的肿块周围可见很多根须样的癌组织呈浸润性生长

图 5－8　肿瘤浸润性生长（乳腺癌）

(3)外生性生长　发生在体表、体腔内表面或自然管道腔面(如胸腔、腹腔、消化道等)的肿瘤,常向表面突起,呈息肉状、乳头状、蕈状或菜花状,这种生长方式称为外生性生长(图5-9)。良、恶性肿瘤都可呈外生性生长,但恶性肿瘤在外生性生长的同时,基底部也呈浸润性生长,肿瘤中央的组织常因血液供应不足而发生坏死,表皮的恶性肿瘤组织坏死后脱落形成溃疡。

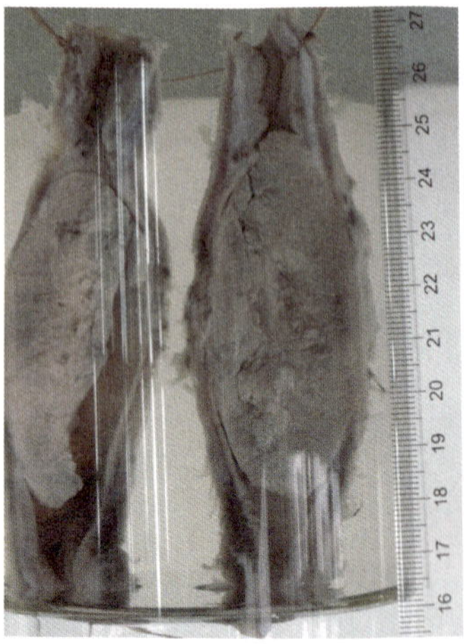

癌肿向食管腔内生长,阻塞食管腔。基底部浸润性生长,使食管壁正常结构层次消失

图5-9　肿瘤外生性生长(食管癌)

2. 肿瘤的生长速度

良性肿瘤一般生长较缓慢,对机体影响小,生长时间可长达数年或数十年。如果良性肿瘤生长速度突然加快、体积迅速增大,应考虑良性肿瘤恶性变。恶性肿瘤生长较快,特别是分化程度低的恶性肿瘤,容易发生坏死、出血和转移等。

3. 肿瘤的血管生成

肿瘤生长直径达到1～2mm后,如没有生成自身血管供应营养,则其生长就会受到限制。实验表明,肿瘤细胞有诱导血管生成的能力,生成肿瘤内血管,促进肿瘤细胞生长。近年来的研究还发现,肿瘤细胞还可生成类似血管、具有基底膜的小管状结构,与血管交通,形成不依赖血管生成的肿瘤微环境或微环境成分,称为"血管生成拟态"。

4. 肿瘤的演进和异质性

在恶性肿瘤生长过程中,其生长速度加快,侵袭能力增强的现象称为肿瘤的演进。肿瘤的演进与其获得的异质性有关。恶性肿瘤细胞在其生长过程中,经过多代分裂增殖的子代细胞可出现不同的基因或大分子物质改变,使其在生长速度、侵袭能力、对生长信号的反应、对抗癌药物的敏感性等方面出现改变。在获得这种异质性的肿瘤演进过程中,具有生长优势和较强侵袭力的细胞可抑制没有生长优势和侵袭力弱的细胞。

知识链接

影响肿瘤细胞生长的因素有三个。①倍增时间(doubling time):指瘤细胞的数量增加一倍所需要的时间。目前认为,生长迅速的肿瘤可能不是通过缩短细胞周期来实现的。②生长分数(growth fraction):指处于增殖期(S期+G_2期)的细胞所占的比例。生长分数越大,肿瘤细胞增生越快。③瘤细胞的生成与死亡之比:生长分数较高的肿瘤,生成的瘤细胞超过死亡的细胞,其生长速度比生长分数低的肿瘤快得多。综上所述,肿瘤的生长速度主要取决于生长分数及瘤细胞的生成与死亡之比,而与瘤细胞的倍增时间关系不明确。

课堂互动

根据所学知识,试述可以从哪些方面入手去控制肿瘤的生长。

(二)肿瘤的扩散

肿瘤扩散是恶性肿瘤最重要的生物学特征。恶性肿瘤不仅可以在原发部位呈浸润性生长，累及邻近器官或组织，而且还可以通过多种途径扩散到身体其他部位。肿瘤的扩散方式包括直接蔓延和转移。

1. 直接蔓延

恶性肿瘤细胞沿着组织间隙、淋巴管、血管或神经束浸润，破坏邻近的正常组织，并继续生长，称为直接蔓延。例如，晚期子宫颈癌可直接蔓延到直肠、膀胱或骨盆壁，胰头癌可蔓延到肝脏、十二指肠等处。

2. 转移

恶性肿瘤细胞从原发部位侵入淋巴管、血管或体腔，被带到他处继续生长，形成与原发瘤同类型肿瘤的过程称为转移（metastasis），所形成的肿瘤称为转移瘤或继发瘤。转移是恶性肿瘤的特征之一，但也有少数恶性肿瘤几乎不发生转移。例如，皮肤的基底细胞癌多在局部造成破坏形成溃疡而很少发生转移。

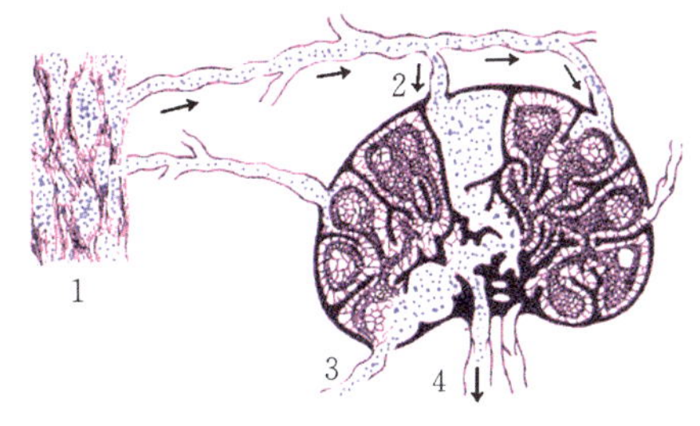

→表示肿瘤转移方向

1. 原发瘤；2. 转移至所属淋巴结；3. 逆向转移至附近淋巴结；4. 沿输出淋巴管转移至远处淋巴结。

图 5－10　淋巴道转移（示意图）

（1）淋巴道转移　此种转移为癌的常见转移方式。癌细胞侵入淋巴管，随淋巴液流到局部淋巴结，先聚集于边缘窦，后逐渐波及整个淋巴结（图5－10），并可进一步转移至下一站淋巴结，甚至远处淋巴结（也可发生逆行转移），最后经胸导管进入血液，继发血道转移。如乳腺癌常先转移到同侧腋窝淋巴结，然后再转移至锁骨上、下淋巴结。转移淋巴结常呈无痛性肿大，质地变硬，切面呈灰白色。当淋巴结转移波及被膜或多个淋巴结被侵及时，相邻淋巴结常相互融合成团。临床检查时，可触及广泛粘连的肿大淋巴结，其活动度差。有时淋巴结肿大不一定是肿瘤转移，反应性增生的淋巴结也可肿大。有些恶性肿瘤原发部位症状还不明显时淋巴结就有转移，如鼻咽癌早期就可转移到颈部淋巴结。因此，当临床上发现淋巴结不明原因肿大时，注意要排除恶性肿瘤转移的可能性。

（2）血道转移　此种转移是肉瘤最常见的转移方式。肿瘤细胞多经毛细血管、小静脉入血，随血流运行，栓塞于相应大小的血管，进入周围组织、器官继续生长，形成转移瘤。少数亦可经淋巴道间接入血。血道转移常与机体血流方向相关，如侵入体循环静脉的肿瘤细胞先转移到肺，侵入门静脉系统的肿瘤细胞首先转移到肝。因此，肺、肝是最常发生血道转移的器官。临床上判断有无血道转移时，常需做肺及肝的影像学检查，以确定患者的临床分期和治疗方案。血道转移瘤形态学特点是多发球形，边界清楚，散在分布，多接近器官表面（图5－11）。至器官表面时，常因中央出血、坏死，表面向下凹陷，形成所谓的“癌脐”。

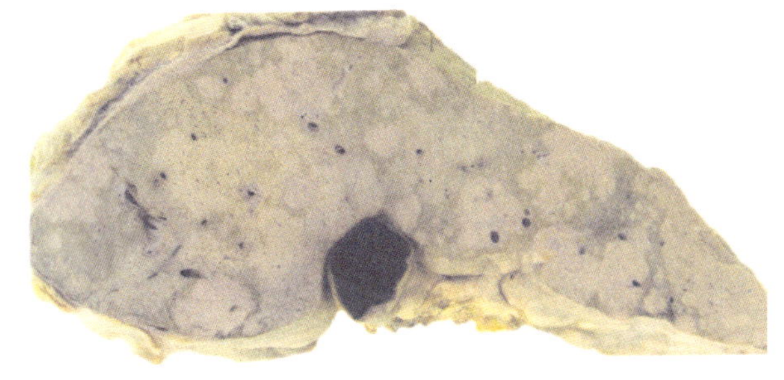

转移瘤为多发球形，边界清楚，散在分布于器官内

图 5－11　肝脏血道转移瘤（大体观）

（3）种植性转移　发生于体腔内器官的恶性肿瘤侵及器官表面时，瘤细胞可脱落种植于体腔内其他器官的表面继续生长，形成多个转移瘤，称为种植性转移。如胃肠道癌侵及浆膜后，可种

植到大网膜、腹膜、卵巢等处。胃肠道癌(多为黏液癌)种植到卵巢所形成的转移性肿瘤,称为Krukenberg瘤。脑、脊髓肿瘤也可经脑脊液转移到脑的其他部位或脊髓,形成种植性转移。发生在浆膜腔的种植性转移常伴有浆膜腔血性积液,通过细胞学检查可找到恶性肿瘤细胞。

四、肿瘤的分级与分期

肿瘤的分级和分期一般只用于恶性肿瘤。恶性肿瘤的分级和分期是制订治疗方案和估计预后的重要参考。

(一)分级

病理学上,通常根据恶性肿瘤细胞分化程度的高低、异型性大小来确定恶性肿瘤的级别。肿瘤一般分为三级:Ⅰ级,分化较好(高分化),低度恶性;Ⅱ级,分化中等(中分化),中度恶性;Ⅲ级,分化差(低分化),高度恶性。

(二)分期

肿瘤的分期主要根据原发肿瘤的大小、浸润深度、扩散范围及转移等情况确定。国际上广泛采用TNM分期系统:T指原发瘤的大小,随着肿瘤体积的增加,依次用T_1～T_4来表示;N指局部淋巴结受累情况,淋巴结未受累时,用N_0表示,随着淋巴结受累程度和范围的增加,依次用N_1～N_3表示;M指血道转移,没有血道转移者用M_0表示,有血道转移者用M_1或M_2表示。

肿瘤的分期对临床制订治疗方案和评估预后尤为重要,但也必须综合考虑肿瘤的生物学特性及全身情况。

第三节　肿瘤的命名与分类

一、肿瘤的命名

(一)肿瘤的一般命名原则

1. 良性肿瘤的命名

良性肿瘤均称为“瘤”。命名方法为:部位+起源组织名称+瘤。例如,来源于甲状腺腺上皮的良性肿瘤,称为甲状腺腺瘤;来源于子宫平滑肌的良性肿瘤,称为子宫平滑肌瘤。

2. 恶性肿瘤的命名

(1)癌　来源于上皮组织的恶性肿瘤统称为癌(carcinoma)。命名方法为:部位+起源组织名称+癌。例如,来源于子宫颈鳞状上皮的恶性肿瘤,称为子宫颈鳞状细胞癌;来源于甲状腺腺上皮的恶性肿瘤,称为甲状腺腺癌。有些癌具有多种上皮分化特征,如同时具有腺癌和鳞状细胞癌成分,称腺鳞癌。当癌组织缺乏向某种特定上皮分化的特征时,称为未分化癌。

(2)肉瘤　来源于间叶组织的恶性肿瘤统称为肉瘤(sarcoma)。命名方法为:部位+起源组织名称+肉瘤。例如,来源于腹膜后脂肪组织的恶性肿瘤,称为腹膜后脂肪肉瘤;来源于手臂纤维组织的恶性肿瘤,称为手臂纤维肉瘤。当有些肉瘤缺乏向特定间叶组织分化的特征时,称为未分化肉瘤。若既有肉瘤成分,又含有癌的成分,则称为癌肉瘤。

(二)肿瘤的特殊命名

(1)以形态特征命名 除上述命名方法外,有时在肿瘤名称中加上对肿瘤肉眼形态特征的描述,如皮肤乳头状瘤、卵巢浆液性乳头状囊腺癌等。

(2)母细胞瘤 一些肿瘤的形态类似某种幼稚组织,称为母细胞瘤。多数母细胞瘤为恶性,如神经母细胞瘤、髓母细胞瘤和肾母细胞瘤等;少数母细胞瘤为良性,如骨母细胞瘤、软骨母细胞瘤。

(3)冠以"恶性" 有些恶性肿瘤,既不叫癌也不叫肉瘤,称为"恶性××瘤",如恶性黑色素瘤、恶性畸胎瘤、恶性脑膜瘤、恶性神经鞘瘤等。

(4)用人名命名 一些肿瘤以最初报道者或研究者的名字命名,如尤文氏(Ewing's)肉瘤、霍奇金(Hodgkin)淋巴瘤。

(5)瘤病 如果同一类型的肿瘤呈多发状态时,称为瘤病,如脂肪瘤病、神经纤维瘤病、血管瘤病等。

(6)以瘤或病命名 一些恶性肿瘤在发现时,由于对其性质认识不足,以"瘤"或"病"命名,沿用至今,如精原细胞瘤、淋巴瘤、白血病等。

课堂互动

利用我们所学的知识,试述肿瘤、癌症的联系和区别。

二、肿瘤的分类

肿瘤主要根据肿瘤的组织起源和生物学行为进行分类,一般分为两组、五大类(表5-2)。

表5-2 常见肿瘤分类

组织来源	良性肿瘤	恶性肿瘤
上皮组织		
鳞状上皮	乳头状瘤	鳞状细胞癌
基底细胞	—	基底细胞癌
腺上皮	腺瘤	腺癌
尿路上皮	尿路上皮乳头状瘤	尿路上皮癌
间叶组织		
纤维组织	纤维瘤	纤维肉瘤
脂肪组织	脂肪瘤	脂肪肉瘤
平滑肌	平滑肌瘤	平滑肌肉瘤
横纹肌	横纹肌瘤	横纹肌肉瘤
血管	血管瘤	血管肉瘤
淋巴管	淋巴管瘤	淋巴管肉瘤
骨	骨瘤	骨肉瘤
软骨	软骨瘤	软骨肉瘤
滑膜	滑膜瘤	滑膜肉瘤

续表

组织来源	良性肿瘤	恶性肿瘤
间皮	间皮瘤	恶性间皮瘤
淋巴造血组织		
淋巴细胞	—	淋巴瘤
造血细胞	—	白血病
神经组织		
神经鞘细胞	神经鞘瘤	恶性神经鞘瘤
胶质细胞	—	弥漫性星形细胞瘤、胶质母细胞瘤
原始神经细胞	—	髓母细胞瘤
脑膜组织	脑膜瘤	恶性脑膜瘤
神经细胞	节细胞神经瘤	神经母细胞瘤
其他组织细胞		
黑色素细胞	色素痣	恶性黑色素瘤
胎盘滋养细胞	葡萄胎	恶性葡萄胎、绒毛膜上皮癌
生殖细胞	—	精原细胞瘤、无性细胞瘤、胚胎性癌
三个胚层组织	畸胎瘤	恶性畸胎瘤

第四节　肿瘤对机体的影响

一、良性肿瘤对机体的影响

良性肿瘤对机体影响较小，因其发生部位或继发改变不同，有时也可引起较严重的后果，主要表现如下。

(1)局部压迫和阻塞　此为良性肿瘤对机体的主要影响。如体表的良性肿瘤，一般对机体影响不大；消化道的良性肿瘤，可引起肠梗阻或肠套叠；颅内的良性肿瘤，可压迫脑组织、阻塞脑室系统引起颅内压升高及相应的神经系统症状。

(2)激素作用　内分泌腺的良性肿瘤可以分泌激素，引起相应的内分泌症状。如垂体前叶生长激素细胞腺瘤可引起巨人症或肢端肥大症；胰岛素瘤分泌过多的胰岛素，可引起阵发性血糖过低。

二、恶性肿瘤对机体的影响

恶性肿瘤由于分化不成熟、生长迅速及呈浸润性生长，并可发生转移，因此，除可引起上述良性肿瘤对机体的影响外，还可引起更为严重的后果。

(1)继发改变　由于恶性肿瘤生长迅速及呈浸润性生长，常导致出血、坏死、溃疡、穿孔及病理性骨折，并可继发感染。

(2)顽固性疼痛　主要是肿瘤侵犯、压迫局部神经而引起。

(3)恶病质　此为恶性肿瘤晚期患者的临床特征，表现为严重消瘦、无力、贫血和全身衰竭的状态。

(4)副肿瘤综合征 一些非内分泌腺的恶性肿瘤,除肿瘤本身及其转移所引起的症状、体征外,还可引起内分泌、神经、肌肉、骨、关节、肾脏及皮肤等损害,出现相应的临床表现,称为副肿瘤综合征。副肿瘤综合征的发生可能与肿瘤的产物、异常的免疫反应或其他不明原因的作用有关。其意义在于当临床上尚无任何原发肿瘤的体征时,这些症状已出现,故具有提示作用。如肺小细胞癌的副肿瘤综合征可表现为在无骨转移的情况下出现血钙过高,或出现肌无力综合征、Cushing 综合征、肺性骨关节病等。

第五节 良性肿瘤与恶性肿瘤的区别

良性肿瘤一般对机体危害较小,易于治疗;恶性肿瘤危害较大,治疗措施复杂,效果也不够理想。因此,区别良性肿瘤与恶性肿瘤(表 5-3)对于采取恰当的治疗措施和正确估计预后具有十分重要的意义。

表 5-3 良性肿瘤与恶性肿瘤的区别

区别项	良性肿瘤	恶性肿瘤
分化程度	分化程度高,异型性小	分化程度低,异型性大
核分裂象	无或少,不见病理性核分裂象	多,可见病理性核分裂象
生长速度	缓慢,很少出血、坏死	较快,多出血、坏死、溃疡、感染
生长方式	膨胀性或外生性生长	浸润性或外生性生长
转移	不转移	常转移
复发	不复发或很少复发	易复发
对机体的影响	较小,主要为局部压迫或阻塞	较大,除压迫、阻塞外,常破坏组织、器官,伴严重并发症

良、恶性肿瘤的诊断应根据以上特征全面综合分析,但这并不是绝对的,有些肿瘤介于两者之间,称为交界性肿瘤,如卵巢交界性浆液性乳头状囊腺瘤。肿瘤的良、恶性也不是一成不变的,有些良性肿瘤如不及时治疗,可转变为恶性肿瘤,称为良性肿瘤恶性变,如多发性结肠息肉样腺瘤,可恶变为腺癌。有些肿瘤恶性潜能尚难确定,有待进一步研究。

第六节 癌前病变与上皮内瘤变

一、癌前病变

癌前病变是指具有癌变潜能的良性病变,如能及时治疗,可恢复正常;若长期不治愈,则有可能发展为癌。临床常见的癌前病变有以下几种。

(1)黏膜白斑 常见于口腔、外阴黏膜。主要表现为鳞状上皮过度增生、过度角化或角化不全,可有异型性改变。

(2)纤维囊性乳腺病 又称乳腺囊性增生症,主要表现为乳腺小叶导管和腺泡上皮细胞增生、导管囊性扩张,伴有导管内乳头状增生者易发生癌变。

(3)慢性萎缩性胃炎 慢性萎缩性胃炎常有肠上皮化生,肠上皮化生与胃癌的发生有一定关系。

(4)大肠腺瘤　以绒毛状腺瘤和家族性腺瘤性息肉病常见。

(5)溃疡性结肠炎　溃疡周围黏膜增生，病程长者，特别是伴有异型增生者，易发生结肠腺癌。

(6)皮肤慢性溃疡　经久不愈的皮肤溃疡，特别是小腿的慢性溃疡，如大隐静脉曲张导致小腿胫前下 1/3 皮肤溃疡，由于长期慢性刺激，皮肤鳞状上皮异常增生而发生癌变。

(7)结节性肝硬化　多见于坏死后性肝硬化。

正常细胞从增生到癌变往往经历一个漫长演变的过程，并不是所有的癌前病变都发展为癌，也不是所有的癌都有癌前病变。

二、上皮内瘤变

上皮内瘤变(intraepithelial neoplasia)指细胞在形态和组织结构上与其起源的正常组织细胞存在不同程度的差异的病变，主要在子宫颈、胃肠道黏膜、阴道、泌尿道、前列腺和乳腺等处应用。上皮内瘤变包括低级别和高级别上皮内瘤变，多数情况下，前者相当于轻度和中度异型增生，后者相当于重度异型增生和原位癌。

(一)异型增生

异型增生(dysplasia)指上皮细胞增生伴有异型性，但还不足以诊断为癌的病变。根据异型性大小和累及范围，异型增生分为轻、中、重三度。

轻度(Ⅰ级)：有异型改变的细胞仅累及上皮全层的下 1/3。

中度(Ⅱ级)：有异型改变的细胞累及上皮全层 1/3 以上，但未超过 2/3。

重度(Ⅲ级)：有异型改变的细胞累及上皮 2/3 以上，但未达到全层。

异型增生是癌前病变的形态学表现，不同于非典型增生(atypical hyperplasia)。非典型增生既可见于肿瘤性病变，又可见于修复、炎症等情况。根据其不典型性，也可分为轻、中、重度非典型增生。

(二)原位癌

异型增生的上皮细胞累及上皮全层，但没有突破基底膜的肿瘤性病变，称为原位癌，常见于鳞状上皮或乳腺导管，如子宫颈、食管、皮肤、乳腺等处，也可发生于鳞状上皮化生的黏膜表面，如鳞化的支气管黏膜。当鳞状上皮的原位癌累及腺体而又未突破腺体的基底膜时，称为原位癌累及腺体，常见于子宫颈的原位癌。临床和大体观察多无明显异常，或仅见局部糜烂、稍隆起改变。原位癌如能及早发现和积极治疗，可完全治愈，反之，则可发展为浸润性癌。

第七节　常见肿瘤举例

一、上皮组织肿瘤

(一)良性上皮组织肿瘤

1. 乳头状瘤

乳头状瘤(papilloma)是发生于皮肤和黏膜表面被覆上皮的良性肿瘤。大体观：肿瘤向体表或腔内呈外生性生长，形成大小不等的乳头状突起，根部有蒂与正常组织相连(图 5－12)。镜下观：乳头表面覆盖增生的上皮细胞，乳头的轴心由血管和结缔组织间质构成(图 5－13)。乳头状瘤常发生在鼻腔、咽喉、外阴、膀胱等部位。

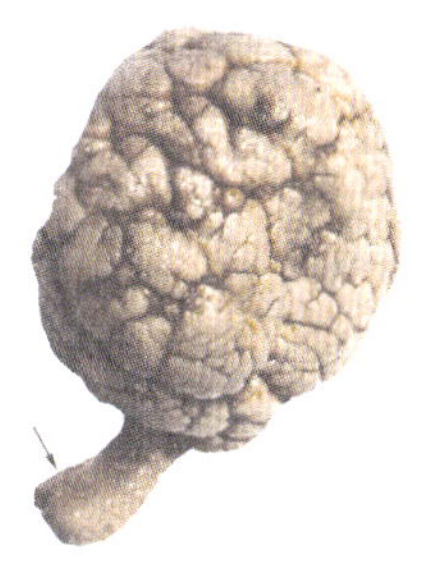

肿瘤向体表呈乳头状生长，根部有蒂与正常组织相连

图 5－12　皮肤乳头状瘤(大体观)

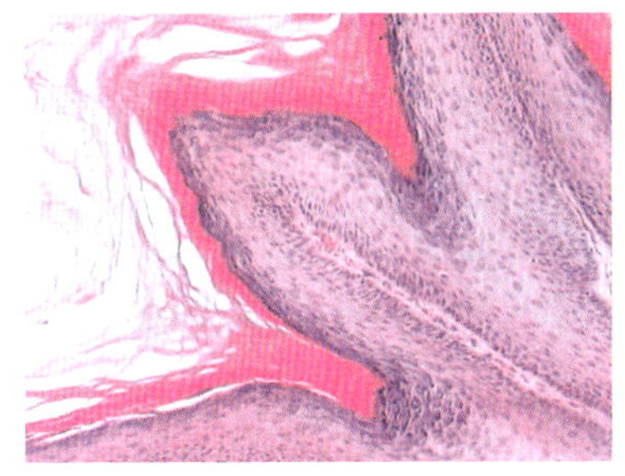

肿瘤突出于皮肤呈乳头状，乳头表面覆盖增生的上皮细胞无异型性，其轴心由血管和结缔组织间质构成

图 5－13　皮肤乳头状瘤(镜下观)

2. 腺瘤

腺瘤(adenoma)是来源于腺上皮的良性肿瘤，多见于乳腺、胃肠道、甲状腺、卵巢等处。黏膜的腺瘤多呈息肉状、蕈伞状，如结肠腺瘤。腺器官内的腺瘤则多呈结节状，与周围正常组织分界清楚，包膜完整。增生的腺体大小、形状不一，排列密集，细胞可有不同程度的异型性，而且常具有一定的分泌功能。常见腺瘤的类型如下。

(1)管状腺瘤　多见于胃肠道黏膜，呈息肉状，腺瘤可有蒂与黏膜相连，可单发或多发。家族性腺瘤性息肉病和大肠绒毛状腺瘤易癌变，其癌变率几乎为 100%。

(2)囊腺瘤　常发生于卵巢等部位。大体观：肿瘤呈圆形或卵圆形，肿瘤分泌黏液或浆液，使腺腔不断扩大并融合成大小不等的囊腔，切面呈单房或多房囊性，囊腔内伴有乳头生长时称乳头状囊腺瘤。卵巢浆液性乳头状囊腺瘤，多为单房囊性，易恶变；卵巢黏液性囊腺瘤，常为多房性，囊壁多光滑(图 5－14)。

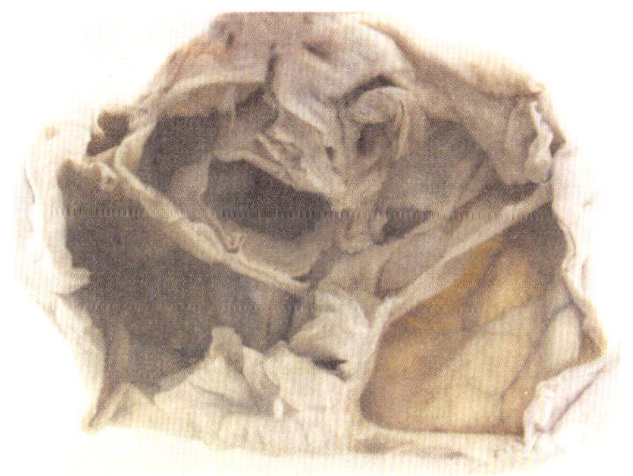

肿瘤呈卵圆形，分泌黏液，切面呈多房囊性

图 5－14　卵巢黏液性囊腺瘤(大体观)

(3)纤维腺瘤　常见于青春期女性乳腺。大体观：多为单个，常呈结节状或分叶状，边界清楚，包膜完整(图 5－15)。切面呈灰白色，半透明状。镜下观：主要为乳腺导管上皮细胞和周围的纤维结缔组织增生(图 5－16)。

(二)恶性上皮组织肿瘤

上皮组织来源的恶性肿瘤被称为癌，多见于中老年人，是临床最常见的一类恶性肿瘤。大体观：肿瘤切面呈灰白色，质地较硬，与周围组织界限不清。镜下观：癌细胞常呈巢状或条索状排列，与间质分界清楚。癌多经淋巴道转移，晚期可发生血道转移，体腔内的癌可发生种植性转移。常见类型有以下几种。

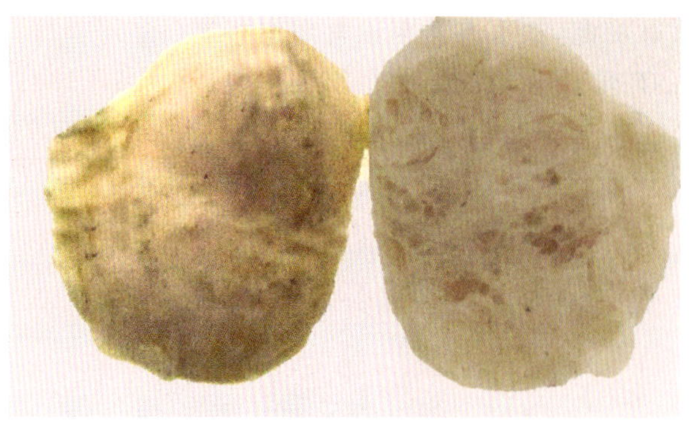

肿瘤呈结节状，边界清楚，包膜完整，切面可见微小囊腔

图 5-15　乳腺纤维腺瘤（大体观）

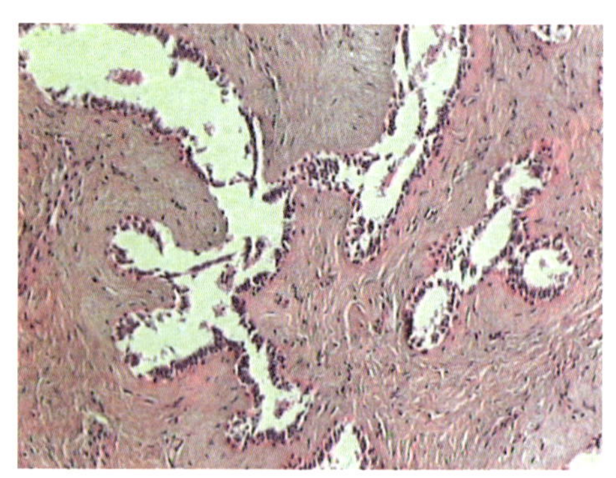

肿瘤有乳腺导管上皮细胞和周围的纤维结缔组织两种成分增生

图 5-16　乳腺纤维腺瘤（镜下观）

1. 鳞状细胞癌

鳞状细胞癌（squamous cell carcinoma）简称鳞癌，常发生在有鳞状上皮覆盖的部位，如皮肤、口腔、食管、唇、喉、子宫颈、阴道、阴茎等处，也可发生在支气管、膀胱等处（图 5-17）。大体观：肿瘤常呈菜花状、不规则结节状或溃疡状。镜下观：癌细胞突破基底膜向深层组织浸润，形成癌巢。分化好的鳞状细胞癌，癌巢中央可出现层状角化物，称为角化珠或癌珠，癌细胞间可见细胞间桥（图 5-18）。分化较差的鳞状细胞癌无角化珠形成，细胞间桥少或无，有较多的核分裂象。

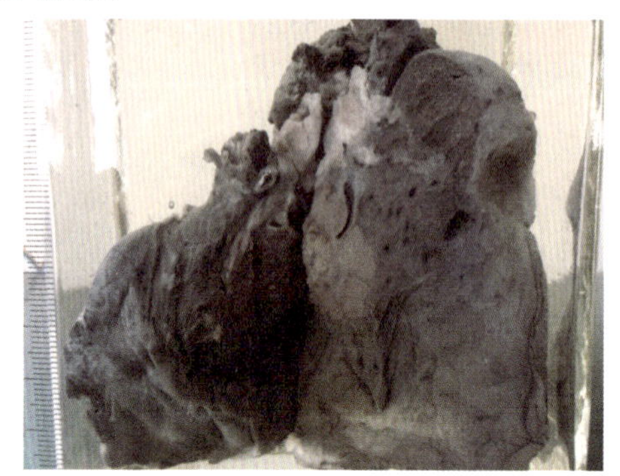

肿瘤近肺门部，灰白色，质地不均匀，边界欠清

图 5-17　肺癌（大体观）

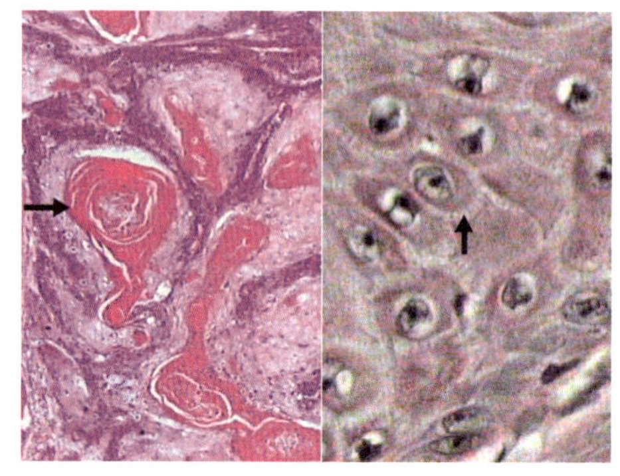

左图箭头所指为鳞癌癌巢中的角化珠；右图所指为细胞间桥

图 5-18　鳞状细胞癌（镜下观）

2. 基底细胞癌

基底细胞癌（basal cell carcinoma）起源于皮肤及其附件的基底细胞，是一种低度恶性肿瘤，多见于老年人面部。大体观：肿瘤呈浸润性生长，局部组织坏死脱落形成溃疡。镜下观：癌细胞呈多角形或梭形，似基底细胞，形成大小不等的癌巢，癌巢周边的癌细胞呈栅栏状排列。此癌生长缓慢，几乎不发生转移，对放射治疗很敏感，预后好。

3. 尿路上皮癌

尿路上皮癌（transitional cell carcinoma）曾称移行细胞癌，发生于膀胱、输尿管或肾盂的尿路上皮，常为乳头状或菜花状，乳头纤细而质脆。临床常表现为无痛性血尿。镜下观：癌细胞似尿路上皮，呈多层排列。

4. 腺癌

腺癌(adenocarcinoma)起源于腺上皮,根据癌细胞分化程度及组织形态,分为以下几种。

(1)管状腺癌(adenocarcinoma)　多见于胃肠、胆囊、子宫体等。癌细胞形成大小不等、形状不一、排列不规则的腺管样结构(图 5-19),其癌细胞可单层或多层,核大小不一,核分裂象多见。当腺腔高度扩张融合形成肉眼可见的囊腔时,称为囊腺癌。

(2)乳头状腺癌　癌细胞增生形成乳头状结构。常见于胃肠、甲状腺、卵巢(图 5-20)。

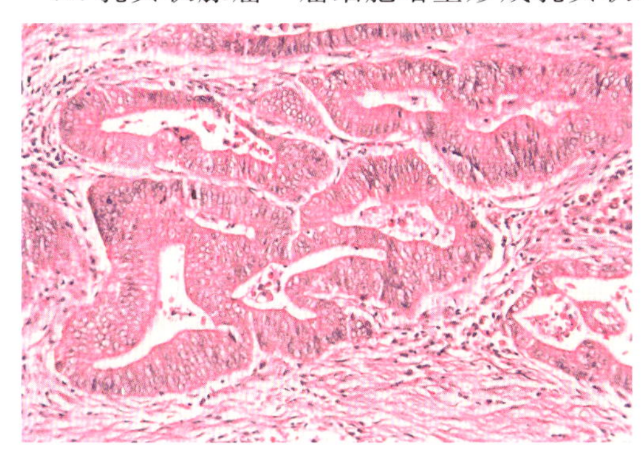

腺上皮异型增生,排列呈不规则腺管状

图 5-19　肠腺癌(镜下观)

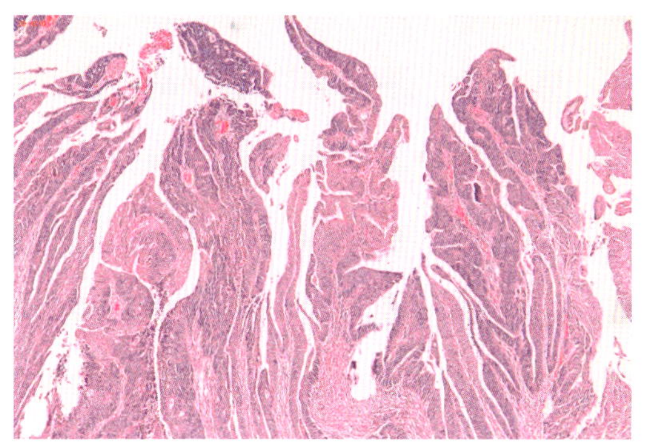

癌细胞异型,增生排列呈乳头状

图 5-20　肠乳头状腺癌(镜下观)

(3)低分化腺癌　癌细胞增生,巢状或弥漫分布,不形成腺腔样结构。常见于胃肠、肝、卵巢等。

(4)黏液癌　癌细胞分泌大量黏液,常见于胃和大肠。大体观:癌组织呈灰白色,湿润,半透明如胶冻样,又称胶样癌。镜下观:黏液堆积在腺腔内,并可由于腺体的崩解而形成黏液池。有时黏液聚积在癌细胞内,将核挤向一侧,使癌细胞呈印戒状,称为印戒细胞,当癌巢以印戒细胞为主时称为印戒细胞癌。

二、间叶组织肿瘤

(一)良性间叶组织肿瘤

1. 纤维瘤

纤维瘤(fibroma)好发于躯干及四肢皮下。大体观:肿瘤呈结节状,包膜完整,切面灰白色,质韧硬,可见编织状条纹。镜下观:瘤细胞似纤维细胞或成纤维细胞,与胶原纤维呈编织状排列(图 5-21)。其生长缓慢,手术切除后不易复发。

临床上,有包膜的真正的纤维瘤较少见,纤维组织的瘤样病变比较多见,常见的有结节性筋膜炎、纤维瘤病等,主要由增生活跃的成纤维细胞组成,无包膜,术后易复发。

2. 脂肪瘤

脂肪瘤(lipoma)是最常见的良性间叶组织肿瘤,好发于肩、背、颈及四肢近端皮下组织。大体观:肿瘤常为分叶状,包膜完整,质地柔软,切面呈黄色,似脂肪组织(图 5-22);直径数厘米至数十厘米,常为单发,亦可多发。镜下观:瘤细胞似正常脂肪组织,呈不规则分叶状,有纤维间隔。脂肪瘤一般无明显症状,手术易切除。

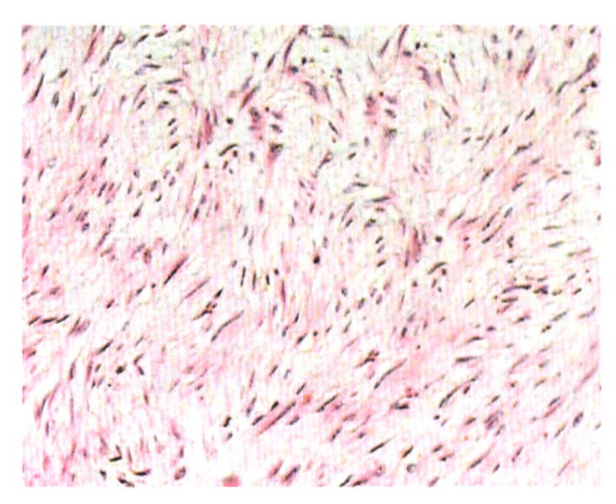

肿瘤细胞似纤维细胞，与胶原纤维呈编织状排列

图 5－21　纤维瘤（镜下观）

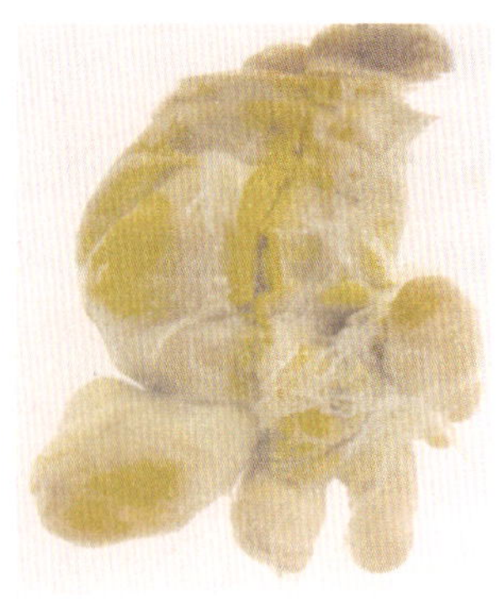

肿瘤呈分叶状，包膜完整，似脂肪组织

图 5－22　脂肪瘤（大体观）

3. 脉管瘤

脉管瘤（hemangioma）包括血管瘤和淋巴管瘤，以血管瘤较常见。

（1）血管瘤　常见于儿童，多为先天性，好发于皮肤、黏膜、肌肉、肝、骨等部位。根据发生部位和组织形态不同，血管瘤可分为毛细血管瘤、海绵状血管瘤（图 5－23）、静脉血管瘤等类型。血管瘤无包膜，与周围组织界限不清，在皮肤或黏膜可呈突起的红色肿块，内脏血管瘤多呈结节状。发生于肢体软组织的弥漫性海绵状血管瘤可引起肢体增大。儿童血管瘤可随身体发育而长大，成年后停止发展，甚至可以自然消退。

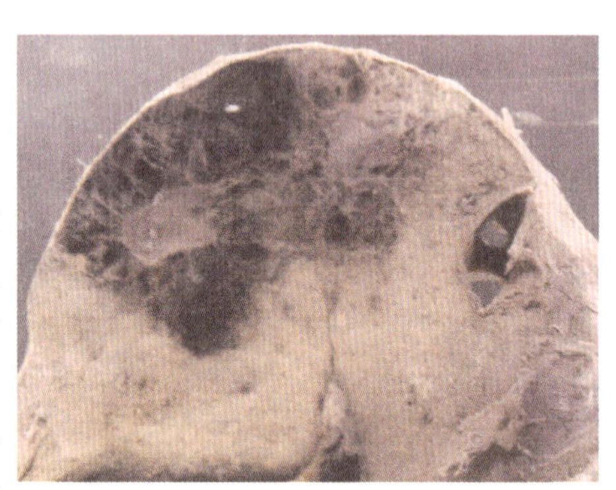

肿瘤呈结节状，无包膜，与周围组织界限不清

图 5－23　肝海绵状血管瘤（大体观）

（2）淋巴管瘤　多发生于颈、舌、腋窝及腹股沟等处。镜下观：增生的淋巴管呈囊性扩张，内含有淋巴液，又称为囊状水瘤，多见于小儿颈部。

4. 平滑肌瘤

平滑肌瘤（leiomyoma）多见于子宫。大体观：单发或多发，结节状，边界清楚。镜下观：瘤组织由梭形平滑肌细胞构成，瘤细胞形态比较一致，排列成束状、编织状，核呈长杆状，两端钝圆，核分裂象少见。

5. 骨瘤

骨瘤（osteoma）好发于头面骨及颌骨。大体观：瘤体从骨的表面向外突起，表层被骨外膜纤维组织覆盖，多为单发，质硬如石。镜下观：主要由成熟的骨质组成，其成分与普通骨组织无显著差异，但失去正常骨质的排列方向，也缺乏正常哈佛管系统的板层构造。

6. 软骨瘤

软骨瘤（chondroma）自骨膜发生向外突起生长者，称外生性软骨瘤。发生于手足短骨和四肢长骨骨髓腔内者，称为内生性软骨瘤，可使骨膨胀，外有薄骨壳。大体观：切面呈淡蓝色或银白色，半透明，可有钙化或囊性变。镜下观：瘤组织由成熟的透明软骨组成，呈不规则分叶状，小叶由疏松的纤维血管间质包绕。肿瘤位于盆骨、胸骨、肋骨、四肢长骨或椎骨者易恶变，发生在指(趾)骨者极少恶变。

(二)恶性间叶组织肿瘤

间叶组织发生的恶性肿瘤称为肉瘤,比癌少见。其恶性度较高,以血道转移为主。癌与肉瘤的鉴别见表5-4。

表5-4 癌与肉瘤的区别

	癌	肉瘤
组织来源	上皮组织	间叶组织
发病率	较高,约为肉瘤的9倍	较低
发病年龄	40岁以上	多见于青少年
大体特点	质较硬、灰白色、干燥	质较软、灰红色、湿润、鱼肉状
组织学特点	癌细胞形成癌巢,癌巢与间质分界清楚,网状纤维包绕癌巢,而癌细胞之间无网状纤维	肉瘤细胞弥漫分布,肉瘤细胞间有网状纤维,瘤细胞与间质分界不清,间质内血管丰富
免疫组化	上皮细胞标记物阳性,如角蛋白(keratin)、上皮细胞膜抗原(EMA)等阳性	间叶组织标记物阳性,如波形蛋白(vimentin)、结蛋白(desmin)等阳性
转移	多经淋巴道转移	多经血道转移

1. 纤维肉瘤

纤维肉瘤(fibrosarcoma)不多见,好发于四肢皮下组织。大体观:肿瘤呈结节状或不规则形,切面灰白色,质软,似鱼肉状,有假包膜。镜下观:分化好者瘤细胞异型性小,多呈梭形,常呈束状排列并相互交织,间质胶原纤维和网状纤维丰富。分化差者瘤细胞丰富,异型性大,核分裂象多见,间质胶原纤维和网状纤维较少(图5-24)。

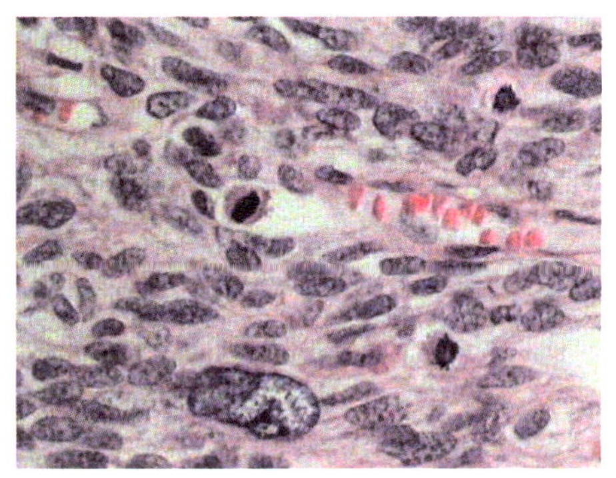

瘤细胞丰富,异型性大,核分裂象多见,间质胶原纤维和网状纤维较少

图5-24 纤维肉瘤(镜下观)

2. 脂肪肉瘤

脂肪肉瘤(liposarcoma)是成人最多见的肉瘤之一,常发生于深部软组织及腹膜后,极少发生于皮下脂肪组织,与脂肪瘤的分布相反。大体观:多呈结节状或分叶状,切面为黄色,有油腻感,呈黏液样或鱼肉样。镜下观:瘤细胞形态多种多样,以出现脂肪母细胞为特点,胞质内可见多少不等、大小不一的脂质空泡。脂肪肉瘤可分为高分化脂肪肉瘤、去分化脂肪肉瘤、黏液样脂肪肉瘤、圆形细胞脂肪肉瘤、多形性脂肪肉瘤等类型。

3. 横纹肌肉瘤

横纹肌肉瘤(rhabdomyosarcoma)较常见,主要发生于10岁以下儿童和婴幼儿。本病好发于头颈部、泌尿生殖道等部位。恶性程度高,生长迅速,易早期发生血道转移,预后极差,90%以上病例在五年内死亡。镜下观:肿瘤由不同分化阶段的横纹肌母细胞组成,分化较高者,胞质红染,可见纵纹和横纹。根据分化程度、排列结构和大体特点,横纹肌肉瘤分为胚胎性横纹肌肉瘤、腺泡状横纹肌肉瘤和多形性横纹肌肉瘤等类型。

4. 平滑肌肉瘤

平滑肌肉瘤(leiomyosarcoma)常见于中老年人，以子宫多见，也可见于腹膜后、肠系膜、大网膜及皮肤等处。大体观:结节状，质地软，切面呈鱼肉状，与周围组织界限不清(图 5－25)，伴有不同程度的出血、坏死。镜下观:肿瘤细胞丰富，有不同程度异型性，核仁清楚，大量病理性核分裂象，伴有不同程度的凝固性坏死。病理上常以肿瘤细胞异型性、

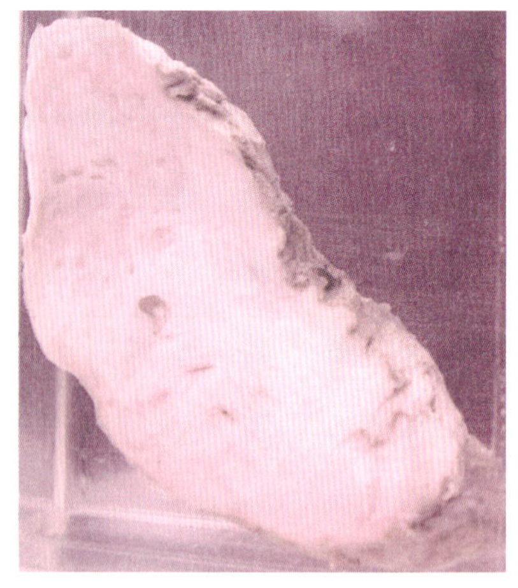

肿瘤为不规则结节状，与周围组织界限不清，切面呈鱼肉状

图 5－25 平滑肌肉瘤(大体观)

5. 血管肉瘤

血管肉瘤(angiosarcoma)中老年人多见，恶性程度较高，常发生于头颈部、四肢和躯干的皮肤、深部软组织及器官。大体观:肿瘤多隆起于皮肤表面，呈丘疹或结节状，暗红或灰白色，易坏死出血。有血管扩张时，切面呈海绵状。镜下观:肿瘤细胞有不同程度异型性，形成大小不一、形状不规则的血管腔样结构。分化差的血管肉瘤，细胞异型性明显，呈巢状或弥漫增生，血管腔形成不明显或仅呈裂隙状。血管肉瘤的复发率和转移率都较高，预后很差。

凝固性坏死和核分裂象的多少作为诊断和判断其恶性程度的标准。

6. 骨肉瘤

骨肉瘤(osteosarcoma)常见于青少年，为最常见的骨恶性肿瘤。好发于四肢长骨干骺端，尤其以股骨下端和胫骨上端最常见。大体观:切面呈灰白色、鱼肉状，常伴出血、坏死(图 5－26)。镜下观:瘤细胞异型性明显，呈梭形或多边形，有肿瘤性骨样组织或骨组织形成，这是诊断骨肉瘤最重要的组织学依据。肿瘤常破坏骨皮质，新生骨掀起其表面的骨膜，与肿瘤上下两端骨皮质的连线之间形成三角形隆起，X 线上称为 Codman 三角。反应性新生骨小梁垂直于骨皮质，向表面延伸呈放射状，在 X 线上表现为日光放射状阴影。这两点是骨肉瘤的影像学特征，具有诊断意义。骨肉瘤恶性程度高，生长迅速，发现时常已有血道转移。

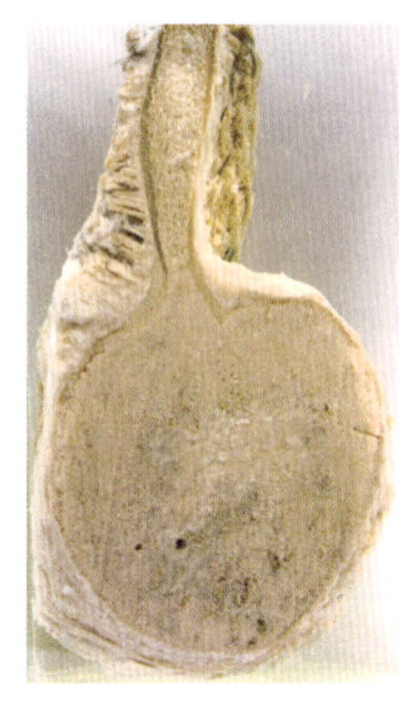

肿瘤组织均匀细腻，破坏骨质，切面灰白色，有出血、坏死

图 5－26 右髂骨成骨肉瘤

7. 软骨肉瘤

软骨肉瘤(chondrosarcoma)好发于 40～70 岁中老年人，是由软骨母细胞发生的原发性恶性肿瘤，常见于盆骨、股骨、胫骨和肩胛骨等处。大体观:肿瘤位于骨髓腔内，呈灰白色、半透明、分叶状。镜下观:软骨基质中散布有异型增生的软骨细胞，核大深染，核仁清楚，核分裂象多见，较多的双核、巨核和多核瘤巨细胞。软骨肉瘤一般比骨肉瘤生长慢，转移也较晚。

三、其他肿瘤

(一)畸胎瘤

畸胎瘤(teratoma)是由多潜能的生殖细胞发生的肿瘤。好发于卵巢、睾丸及中线部位。肿瘤由两个或三个胚层的几种不同类型的组织构成。根据分化程度可分为成熟型(良性)和未成熟型(恶性)。

(1)成熟型畸胎瘤(良性)　又称皮样囊肿，临床常见，多见于卵巢。肿瘤呈单房或多房囊性，内壁粗糙不平，常有结节状隆起(头结节)，囊内充塞黄色油脂和毛发，有时能见到小块骨、软骨、牙齿样物(图 5－27)。光镜下可见，囊壁多由皮肤及皮肤附件组成，囊壁增厚处或头结节常见多种组织成分，如脂肪、腺体、气管或肠黏膜、骨、软骨、脑、平滑肌、甲状腺等组织。各种组织基本上分化成熟，预后好。

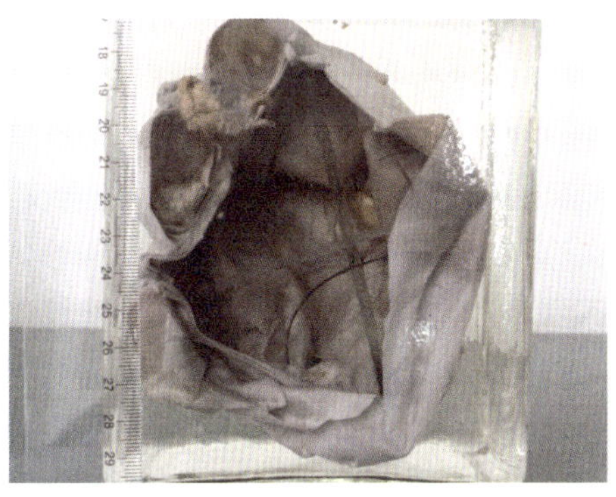

肿瘤呈囊状，多房，囊内见皮脂及毛发

图 5－27　卵巢成熟型囊性畸胎瘤(大体观)

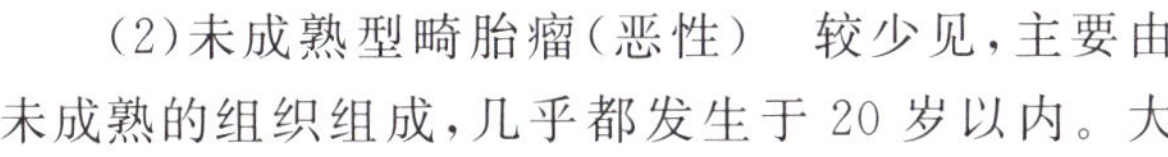

(2)未成熟型畸胎瘤(恶性)　较少见，主要由未成熟的组织组成，几乎都发生于 20 岁以内。大体观：瘤块较大，切面为实体性或部分囊性，灰白或棕黄色，质地软硬不一，可有出血、坏死。镜下观：由三个胚层分化而来的未成熟和成熟的组织混合组成。未成熟组织以神经组织最常见，该瘤生长迅速，易复发和转移。

(二)色素痣与黑色素瘤

1. 色素痣

色素痣(pigmented nevus)是皮肤黑色素细胞的良性增生性病变。根据瘤细胞所在位置，分为皮内痣、交界痣和混合痣，其中交界痣易恶变。

2. 黑色素瘤

黑色素瘤(melanoma)恶性度高，是黑色素细胞发生的恶性肿瘤，容易发生转移。多发生于足底、外阴及肛门周围皮肤(图 5－28)。可以一开始即为恶性，也可以由黑痣恶变而来。如果黑痣色素加深、体积增大、生长加快，出现溃疡、出血等变化，常是恶变的征象。瘤细胞可呈巢状、条索状或腺泡样排列。瘤细胞可呈多边形或梭形，核大，核仁红染而清楚，胞质内常见黑色素颗粒。

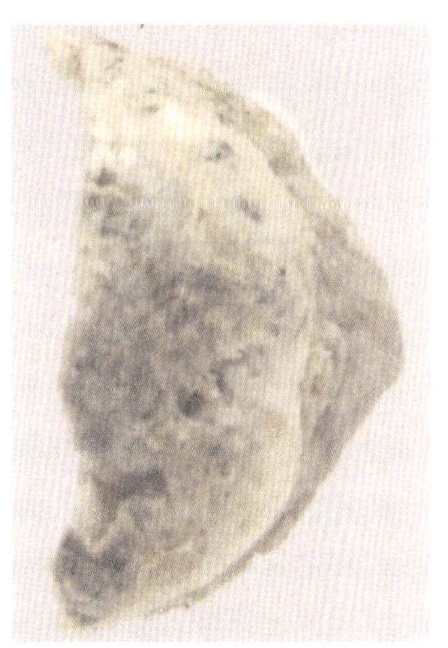

肿瘤突出于皮肤表面，切面呈灰黑色，伴出血、坏死

图 5－28　皮肤黑色素瘤(大体观)

(三)淋巴瘤

淋巴瘤(lymphoma)是原发于淋巴结和结外淋巴组织等处淋巴细胞及其前体细胞的恶性肿瘤，多数来源于淋巴细胞，又称为恶性淋巴瘤。以 B 细胞来源者最多见。淋巴瘤可以被看作是 B 细胞或 T 细胞分化过程中的某一阶段淋巴细胞的单克隆性增生所致。常见临床表现

为淋巴结无痛性肿大，可有发热、衰弱、消瘦、贫血和局部压迫症状，常伴有肝、脾大。根据淋巴瘤的组织结构、细胞形态、免疫表型和分子生物特点可分为霍奇金淋巴瘤（Hodgkin lymphoma，HL）和非霍奇金淋巴瘤（non-Hodgkin lymphoma，NHL）两大类。

1. 霍奇金淋巴瘤

霍奇金淋巴瘤占所有淋巴瘤的10%～20%，多见于儿童和青年，男性多于女性。主要累及颈部和锁骨上浅表淋巴结，也可累及腋窝、纵隔、肺门、腹股沟、腹膜后及主动脉旁淋巴结和脾、肝等处。

(1)病理变化　大体观：受累淋巴结进行性肿大，晚期常相互粘连形成不规则结节状巨大肿块，质地较硬，切面呈灰白色、鱼肉状（图5-29）。镜下观：淋巴结正常结构被破坏，由肿瘤组织取代。瘤组织内有具病理诊断意义的R-S（Reed-Sternberg）细胞，典型的R-S细胞体积大，直径为15～45μm，圆形或卵圆形，胞质丰富。核呈圆形或卵圆形，双核或多核，核大，核膜厚而清楚，核内见大而圆的嗜酸性核仁。双核R-S细胞由于两个核在细胞内面对面排列，故又称镜影细胞（图5-30），对HL具有诊断意义。另外，还有变异性R-S细胞，如单核R-S细胞、腔隙型R-S细胞（陷窝细胞）、多形性R-S细胞、淋巴和/或组织细胞型（L&H型）R-S细胞等，常见于亚型中，不具有诊断意义。上述典型的R-S细胞和变异性R-S细胞，常单个或相对集中地分布于以淋巴细胞为主的各种炎细胞间，构成了HL的组织学特征。

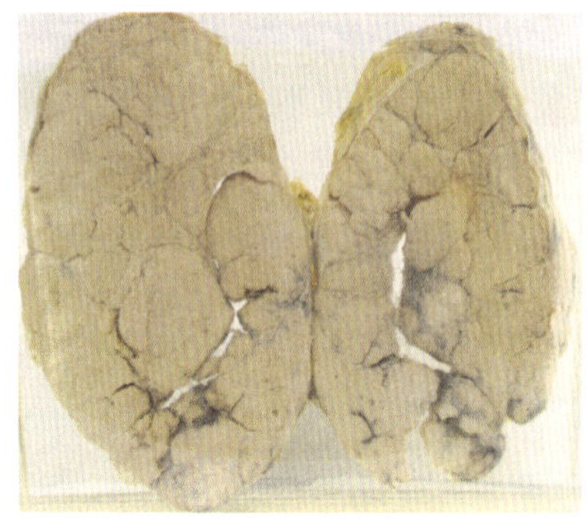

受累淋巴结肿大，切面灰白，出血、坏死明显

图5-29　霍奇金淋巴瘤（大体观）

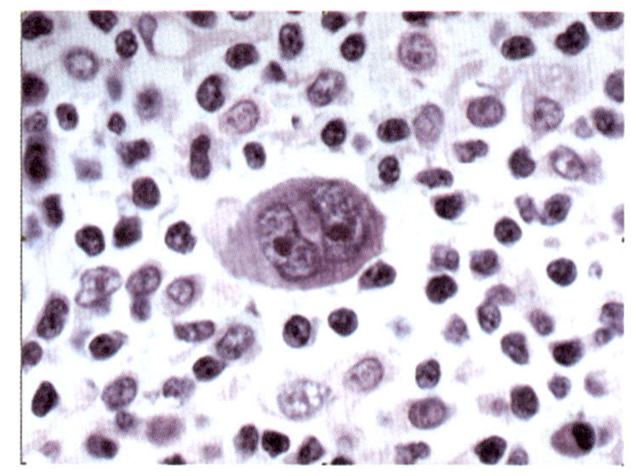

淋巴结正常结构被破坏，中央可见具有诊断意义的镜影细胞

图5-30　霍奇金淋巴瘤（镜下观）

(2)组织学类型　分为经典霍奇金淋巴瘤和结节性淋巴细胞为主型霍奇金淋巴瘤两大类。

经典霍奇金淋巴瘤又分为四个亚型。①结节硬化型：淋巴结内增生的纤维组织由胞膜向淋巴结内生长，将淋巴结分隔成大小不等的结节，可见大量的陷窝细胞及典型的R-S细胞；②淋巴细胞为主型：以大量反应性淋巴细胞为主，有少量典型的R-S细胞；③混合细胞型：较多的典型R-S细胞分布在各种炎细胞的背景中；④淋巴细胞消减型：最少见，瘤组织内有极少量淋巴细胞和相对较多的R-S细胞或变异性的多形性R-S细胞。

结节性淋巴细胞为主型霍奇金淋巴瘤的淋巴结结构被破坏，为深染模糊不清的结节状。在瘤结节和弥漫区内有多量L&H型细胞散在分布于小淋巴细胞、组织细胞和上皮样细胞中。

2. 非霍奇金淋巴瘤

非霍奇金淋巴瘤占所有淋巴瘤的80%～90%，主要来源于B细胞，其次是T细胞，来源于NK细胞和组织细胞者很少见。约2/3原发于颈部、纵隔、腹股沟及腹腔等处的淋巴结，1/3原发于淋巴结外的器官或组织，如消化道、呼吸道、皮肤、涎腺、胸腺、泌尿生殖道、骨髓、脾和乳腺等处。根据组织学特点分为四大类：前 B 细胞肿瘤、前 T 细胞肿瘤、成熟（外周）B 细胞肿瘤、成熟（外周）T 细胞和 NK 细胞肿瘤。

（1）前 B 细胞肿瘤和前 T 细胞肿瘤　是前 B 或前 T 细胞来源的具有高度侵袭性的肿瘤，多见于儿童和青少年。病变特点是淋巴结结构有不同程度的破坏，大量淋巴母细胞弥漫性浸润，并可累及淋巴结的被膜和结外软组织。

（2）成熟（外周）B 细胞肿瘤　主要包括以下几类。

①慢性淋巴细胞白血病/小淋巴细胞淋巴瘤：为成熟 B 细胞来源的惰性肿瘤，多见于 50 岁以上老年男性。病变特点是淋巴结结构有不同程度的破坏，小淋巴细胞弥漫性增生，大量浸润，有时可见“假滤泡”形成。

②滤泡性淋巴瘤：是滤泡生发中心细胞来源的惰性 B 细胞肿瘤，多见于中年人。病变特点是瘤细胞呈明显的结节状生长，主要由中心细胞和中心母细胞混合组成。

③弥漫性大 B 细胞淋巴瘤：是一组异质性 B 细胞淋巴瘤，老年男性略多见。表现为相对单一形态的大细胞弥漫浸润。细胞形态多样，伴有类似中心母细胞、免疫母细胞或浆细胞分化，可见间变的多核巨细胞。

④Burkitt 淋巴瘤：为滤泡生发中心细胞来源的具有高度侵袭性的 B 细胞肿瘤。组织学特点是淋巴结结构破坏，相对形态单一的中等大小淋巴细胞弥漫性浸润，其间散在吞噬核碎片的巨噬细胞，形成满天星图像。

（3）成熟（外周）T 细胞和 NK 细胞肿瘤　包括以下两种。

①外周 T 细胞淋巴瘤：是胸腺后成熟 T 细胞来源的肿瘤，多见于老年男性。淋巴结结构破坏，瘤细胞和核均有一定程度的多形性，主要侵犯副皮质区，伴有血管及非肿瘤性反应性细胞增生。

②结外 NK/T 细胞淋巴瘤：是自然杀伤细胞来源的侵袭性肿瘤，属 EB 病毒相关淋巴瘤，多见于 40 岁左右的男性。主要病变特点是在凝固性坏死和多种炎性细胞浸润的基础上，肿瘤性淋巴细胞散在或弥漫分布。肿瘤细胞可浸润血管而致管腔狭窄、闭塞和弹力膜断裂，即血管中心性浸润。

第八节　肿瘤的病因与发病机制

一、肿瘤的病因

肿瘤的病因包括外界因素和机体内在因素两个方面。肿瘤通常是多种因素相互作用的结果。虽然外界因素是引起肿瘤的重要条件，但是机体内在因素也起着非常重要的作用。

（一）外界环境致癌因素

1. 化学致癌因素

化学致癌物有 1000 多种，多需在体内代谢活化后才具有致癌性，称为间接致癌物，少数不需在体内进行代谢转化，即为直接致癌物。大多数化学致癌物与环境污染和职业因素有关。

（1）多环芳烃　广泛存在于空气中，主要来源于石油、煤、烟草燃烧后的烟雾及内燃机排出的废气等。致癌性特别强的有3,4-苯并芘、1,2,5,6-双苯并蒽等。肺癌的发生与3,4-苯并芘有密切关系。此外,烟熏及烧烤的鱼、肉等食品中也含有多环芳烃,与食管癌、胃癌的发病有一定关系。

(2)芳香胺类　如乙萘胺、联苯胺等,为工业用品或原料。从事印染、橡胶及有关杀虫剂生产和作业人员的膀胱癌发生率较高与此有关。动物实验证明,食品中曾使用的奶油黄(二甲基氨基偶氮苯)和猩红可引起肝细胞癌发生。

(3)亚硝胺类物质　硝酸盐、亚硝酸盐和二级胺是合成亚硝胺的前身物,普遍存在于水和食物中,在变质的蔬菜和食物中含量更高。肉类食品的保鲜剂与着色剂含有亚硝酸盐。另外,亚硝酸盐也可由细菌分解硝酸盐产生。在胃内,亚硝酸盐与来自食物的二级胺合成亚硝胺。流行病学资料显示,我国河南省太行山区(如林县)食管癌高发与土壤、水和食物中含有较高的亚硝胺有关。

(4)真菌毒素　主要指黄曲霉毒素。黄曲霉菌广泛存在于霉变的花生、玉米及谷类等粮食中。黄曲霉毒素中以黄曲霉毒素 B_1 致癌性最强,主要诱发肝细胞癌。有关资料显示,其致癌强度比奶油黄大900倍,比亚硝胺类大75倍。我国某些地区肝癌高发可能与乙型肝炎病毒(HBV)感染和黄曲霉毒素 B_1 的协同作用有关,即HBV感染导致肝细胞慢性损伤和再生,为黄曲霉毒素 B_1 的致突变作用提供了条件。

(5)其他化学致癌物　砷可引起皮肤癌;镍和铬可引起鼻咽癌;镉与前列腺癌和肾癌的发生有关。

2. 物理致癌因素

(1)紫外线　紫外线可使DNA分子复制发生错误,引起皮肤癌。着色性干皮病患者先天性缺乏修复DNA所需的酶,不能将紫外线所致的DNA损害修复,皮肤癌发病率很高。

(2)电离辐射　包括X射线、γ射线以及粒子辐射等。辐射能使染色体发生断裂、易位和点突变,导致癌基因激活或者肿瘤抑制基因灭活。长期接触辐射可导致皮肤癌和白血病等。

(3)慢性刺激和创伤　慢性炎性损伤及慢性机械性刺激能使局部组织细胞异常增生,进一步发展为癌。如慢性皮肤溃疡、慢性子宫颈炎、慢性胃溃疡均可发展成癌。

3. 生物致癌因素

(1)病毒　可以导致人类或动物发生肿瘤的病毒称为肿瘤病毒。与人相关的肿瘤病毒主要有:①人乳头瘤病毒(HPV)与子宫颈癌有关;②EB病毒与伯基特淋巴瘤和鼻咽癌等有关;③乙型肝炎病毒与肝癌有关。

(2)细菌　流行病学资料显示,幽门螺杆菌与胃癌、胃淋巴瘤的发生有关。

(3)真菌　流行病学资料显示,长期食用被真菌污染的食物易引发食管癌、肝癌。

(4)寄生虫　华支睾吸虫病与胆管细胞性肝癌的发生有关,日本血吸虫病与大肠癌的发生有关,埃及血吸虫病与膀胱癌的发生有关。

(二)肿瘤发生的内在因素

1. 遗传因素

遗传因素在一些肿瘤的发生中起重要作用,如遗传性肿瘤综合征患者的染色体和基因异常,使他们比其他人患某些肿瘤的概率大大增加。

(1)常染色体显性遗传的肿瘤　常见的有家族性视网膜母细胞瘤、家族性腺瘤性息肉病、神经纤维瘤病等，与肿瘤抑制基因突变或缺失有关。

（2）常染色体隐性遗传的肿瘤　如着色性干皮病患者，受紫外线照射后易患皮肤癌；毛细血管扩张性共济失调症患者易发生白血病和淋巴瘤；先天性再生不良性贫血患者易发生白血病等，与 DNA 修复基因突变，导致 DNA 修复缺陷有关。

（3）家族性遗传　如乳腺癌、鼻咽癌、胃癌、肠癌等，可能与多因素遗传有关，但环境致癌因素的作用更为重要。

2. 肿瘤免疫因素

正常机体有免疫监视机制，起到抗肿瘤的作用。机体抗肿瘤的免疫反应主要依赖细胞免疫。免疫功能低下者，恶性肿瘤的发病率明显增加，先天性免疫缺陷疾病患者和接受免疫抑制治疗的患者易患肿瘤。大量临床病理观察显示，恶性肿瘤间质中淋巴细胞浸润较多的患者预后可能较好。

3. 种族因素

某些肿瘤的发生有明显的种族差异。如日本人胃癌发病率高；欧美人乳腺癌多见；我国广东人鼻咽癌发病率高。这可能与不同的地理环境、饮食及生活习惯、遗传等因素的影响有关。

4. 年龄、性别和激素因素

不同年龄和性别的人发生肿瘤的类型也有所不同。如男性发生肺癌、胃癌、食管癌、大肠癌、肝癌等的概率明显高于女性；女性发生生殖器官肿瘤和甲状腺癌、乳腺癌及胆囊癌的概率明显高于男性。母细胞瘤好发于儿童；肉瘤常见于青年人；癌以老年人多见。这可能还与激素水平及接触的致癌物有关。

二、肿瘤的发病机制

肿瘤的发生是一个十分复杂的过程，是细胞生长与增殖的调控基因发生严重紊乱的结果。

（一）原癌基因与癌基因

原癌基因是正常细胞内存在的能促进细胞增殖，并具有潜在诱导细胞恶性转化的基因群，正常时并不导致肿瘤发生。癌基因是由原癌基因衍生而来的具有转化细胞能力的基因。在各种致癌因素的作用下，原癌基因转变为癌基因的过程，称为原癌基因的激活。

原癌基因编码的调节因子（如生长因子、生长因子受体、信号传导蛋白和核内转录因子等）对促进正常细胞生长增殖十分重要。当原癌基因发生点突变、染色体重排或易位、基因扩增等异常时，可成为有致癌作用的癌基因，生成具有致癌能力的癌蛋白。如细胞生长的基因扩增，导致基因产物过量表达，产生过多的生长促进蛋白，导致细胞失去正常的生长调节作用，出现持续分裂、过度生长，丧失分化成熟的能力，使细胞恶变。

（二）肿瘤抑制基因

肿瘤抑制基因是在细胞生长与增殖调控中起重要作用的基因，是正常细胞内存在的一类可抑制细胞增殖、诱导细胞分化并具有潜在抑制癌变的基因群。在正常情况下，肿瘤抑制基因对细胞的生长、分化起负性调节作用。当肿瘤抑制基因发生突变或缺失时，其对细胞生长的负性调节作用减弱或消失，抑癌功能丧失，致细胞过度生长，失去分化成熟的能力，使细胞恶变。

（三）凋亡调节基因和 DNA 修复基因

肿瘤的生长取决于细胞增殖与细胞死亡的比例，细胞凋亡调节基因和 DNA 修复基因在此起着重要作用。如 Bcl－2 蛋白抑制凋亡，bax 蛋白促进细胞凋亡。

正常细胞内 DNA 的轻微损害，可通过 DNA 修复机制进行修复。外源因素如电离辐射、紫外线、烷化剂、氧化剂，以及 DNA 复制过程中出现的错误和碱基的自发改变等，均可损伤 DNA，造成细胞基因突变，致细胞发生恶变。

(四)端粒和肿瘤

染色体末端存在端粒的 DNA 重复序列，其长度随着细胞的每一次复制逐渐缩短。细胞复制一定次数后，缩短的端粒使染色体相互融合，导致细胞死亡。生殖细胞具有端粒酶活性，可使缩短的端粒长度恢复。但大多数体细胞没有端粒酶活性，复制次数有限。许多恶性肿瘤细胞都具有端粒酶活性，可使其端粒不会缩短，这与肿瘤细胞的永生化有关。

(五)肿瘤多步骤发生的分子基础

流行病学、遗传学等多方面的研究显示，肿瘤的发生并非单个分子事件，而是一个多步骤过程。细胞的完全恶性转化，需要多个基因的改变，即数个癌基因的激活、肿瘤抑制基因的失活，以及凋亡基因和 DNA 基因的变化。如大肠癌从上皮过度增生到癌的演变过程中，涉及多个步骤的癌基因突变和肿瘤抑制基因失活。一个细胞要积累这些基因改变，一般需要较长的时间。因此，癌症多见于年龄较大的人群。

目前肿瘤发生的基本模式为：致瘤因素损伤基因，激活原癌基因和(或)灭活肿瘤抑制基因，还可累及凋亡调节基因和(或)DNA 修复基因，使细胞出现多克隆性增殖，进一步导致基因损伤，发展为克隆性增殖，通过演进形成具有不同生物学特性的亚克隆，获得浸润和转移的能力。

第六章　心血管系统疾病

心血管系统由心脏、动脉、毛细血管和静脉组成，其基本功能是维持血液循环，以保证机体新陈代谢的正常进行。心血管系统疾病是指病变主要损害心脏、血管正常结构，从而导致循环功能障碍的一系列疾病。各种心血管疾病中，尤以冠状动脉粥样硬化、高血压最为常见，而风湿性心脏病、感染性心内膜炎等在临床上也屡见不鲜。在发达国家，心血管系统疾病的发病率高居首位，我国虽然是发展中国家，但随着人们生活节奏加快和生活水平提高，心血管系统疾病的发病率呈逐年上升趋势，成为严重威胁国人健康的重要因素。

第一节　动脉粥样硬化

动脉粥样硬化(atherosclerosis，AS)是一种与血脂异常及血管壁成分改变有关的动脉疾病。主要累及大、中动脉，其病变特征是血液中脂质在动脉内膜沉积，引起局部管壁斑块形成，从而导致管壁增厚、变硬、管腔狭窄，可使相应器官(如心、脑等)继发缺血性病变。动脉粥样硬化多见于40岁以上的中、老年人，近年来我国动脉粥样硬化的发病率有明显升高的趋势。

动脉粥样硬化与动脉硬化的范围不同，后者泛指动脉壁增厚、变硬和弹性降低的一类疾病，它包括：①细动脉硬化，见于高血压疾病；②动脉中膜钙化，以肌型动脉的中层坏死、钙化为特征，见于老年人；③动脉粥样硬化，最常见。

一、病因与发病机制

(一)病因

动脉粥样硬化的确切病因目前仍不清楚，下列因素被视为危险因素。

1. 血脂异常

引起动脉粥样硬化的脂质主要为胆固醇，其次是甘油三酯。流行病学和动物实验的研究表明，血脂异常是动脉粥样硬化的重要危险因素。

高脂饮食的人群，血液中胆固醇的含量较高，动脉粥样硬化的发病率也较高，而且其病变程度随血中胆固醇水平的升高而加重。临床上，某些伴有血胆固醇增高的疾病，如甲状腺功能减退、肾病综合征，常并发动脉粥样硬化。动物实验也证明，高脂饲料喂养的家兔可复制出类似于人的动脉粥样硬化病灶。

由于脂质不溶于水，必须与血浆中的蛋白质结合，形成溶解度较大的脂蛋白才能在循环的血液中运输。血浆中的脂蛋白有四种：乳糜微粒(CM)、极低密度脂蛋白(VLDL)、低密度脂蛋白(LDL)和高密度脂蛋白(HDL)。其中LDL含胆固醇较高，与动脉粥样硬化的关系最为密切。此外，VLDL亦与动脉粥样硬化的发生密切相关，因为它们降解后可以转化为LDL。而

HDL与上述脂蛋白的作用相反，HDL对动脉粥样硬化的发生起到抑制作用。因为HDL可将胆固醇逆向转运，也就是从肝外组织(包括血管壁)转运到肝内进行降解代谢，从而抑制了胆固醇在动脉内膜的沉积。

课堂互动

四种脂蛋白中，哪些与动脉粥样硬化的发生呈正相关？哪些呈负相关？若患者体检时发现高密度脂蛋白(HDL)高于正常水平，而其他三种脂蛋白在正常范围内，需要用降血脂药治疗吗？

2. 高血压

据统计，高血压患者的冠状动脉粥样硬化发病率比血压正常者高4倍；与同年龄同性别的无高血压者相比，高血压患者动脉粥样硬化发病较早、病变较重。

另外，动脉粥样硬化病灶分布有一定规律性，多见于腹主动脉后壁和主动脉各分支开口处等血流冲击较大的部位。但高血压促发动脉粥样硬化的具体机制尚不十分清楚，可能与高血压时血流对血管壁的压力和冲击力增大，使动脉内膜容易损伤，通透性增高，脂蛋白易于进入内膜有关。

课堂互动

高血压是如何促进动脉粥样硬化进展的？高血压患者停止服用降压药物会促进动脉粥样硬化吗？

3. 吸烟

大量吸烟导致内皮细胞损伤和血内一氧化碳(CO)浓度升高，碳氧血红蛋白增多；同时，血中CO的升高刺激内皮细胞释放生长因子(growth factor，GF)，促使中膜平滑肌细胞向内膜迁入、增生，参与动脉粥样硬化的发生；大量吸烟可使血中LDL易于氧化，氧化的LDL有更强的致动脉粥样硬化的作用。

4. 糖尿病

与非糖尿病人群相比较，糖尿病人群中动脉粥样硬化的发病率较高，发病年龄较小，病变进展也较快。糖尿病患者对血糖的代谢发生障碍而引起高血糖、糖尿，并继发高甘油三酯血症和HDL水平降低，由此促进了动脉粥样硬化的发生。

5. 其他因素

①年龄：大量资料表明动脉粥样硬化的发病率和病变程度的严重性均随年龄的增加而增高。②性别：女性在绝经期前动脉粥样硬化的发病率低于同龄组男性，绝经期后，性别间的差异消失。这是由于在雌激素的作用下，女性HDL水平高于男性，LDL水平低于男性。③遗传：冠心病的家族聚集现象提示遗传因素是动脉粥样硬化的危险因素之一，已知约有200种基因可能对脂质的摄取、代谢和排泄产生影响。④缺少体育锻炼或体力活动。⑤体重超重或肥胖。⑥长期精神紧张。这些因素均与动脉粥样硬化的发生有关。

(二)发病机制

动脉粥样硬化的发病机制复杂，有关学说较多，其主要的发病过程有以下几个方面。

(1)血管内皮细胞损伤　这是动脉粥样硬化发病的始动环节。在高胆固醇血症、高血压和吸烟等有害因素的作用下，可造成内皮细胞损伤，使其通透性增加，有利于脂蛋白进入血管内膜。

(2)脂蛋白的氧化修饰　进入内皮下间隙的脂蛋白，可被内皮细胞、平滑肌细胞等释放的氧自由基氧化修饰，产生氧化 LDL(ox-LDL)。

(3)泡沫细胞的形成　在血管壁平滑肌细胞分泌的单核细胞趋化蛋白(MPC-1)、ox-LDL 等趋化因子的作用下，血液中的单核细胞进入内皮下间隙并演化为巨噬细胞。巨噬细胞可通过表面的受体，结合并摄取多量的、经氧化修饰的脂蛋白，如 ox-LDL，形成单核细胞源性泡沫细胞。

同时，内皮细胞、巨噬细胞可产生生长因子，刺激动脉中膜的平滑肌细胞增生并迁移进入内皮下间隙。平滑肌细胞表面有 LDL 受体，可结合、摄取 LDL 而成为肌源性泡沫细胞。此外，平滑肌细胞还可合成细胞外基质、胶原和弹性纤维。上述变化导致动脉内膜出现脂纹及纤维斑块。

(4)泡沫细胞的坏死　由于修饰的脂质，如 ox-LDL，具有细胞毒作用，使泡沫细胞坏死、崩解，其胞质内的脂质释放出来，致使局部出现富含胆固醇的脂质池。这些脂质与坏死的崩解物质形成粥样物，从而出现粥样斑块。

二、病理变化

动脉粥样硬化主要发生于大、中动脉，特别易发生于动脉分支开口、分叉处以及血管弯曲的凸面。根据本病的发展过程可分为以下几个阶段。

1. 脂纹与脂斑

脂纹与脂斑是本病的早期病变。大体观：动脉内膜面见黄色针帽大小的斑点或长短不一的条纹，宽 1～2mm、长达 1～5cm，平坦或微隆起(图 6－1)。镜下观：病灶处内皮细胞下有大量泡沫细胞聚集(图 6－2)。泡沫细胞圆形或椭圆形，体积较大，胞质内有大量小空泡(脂质)。此外，可见较多的基质(蛋白聚糖)、少量淋巴细胞等炎细胞。

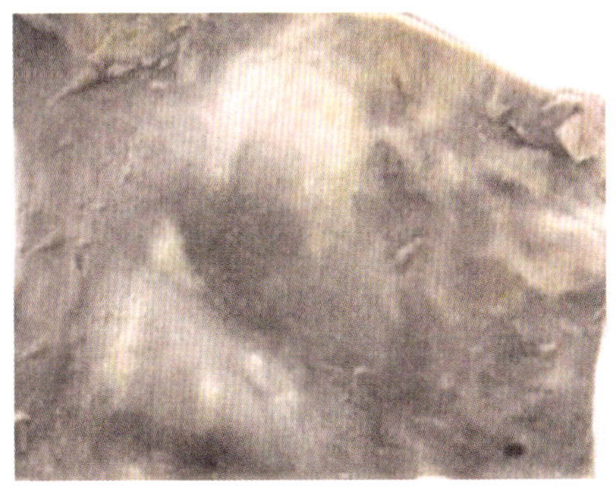

动脉内膜表面可见黄白色、微隆起的脂纹和脂斑

图 6－1　脂纹与脂斑(大体观)

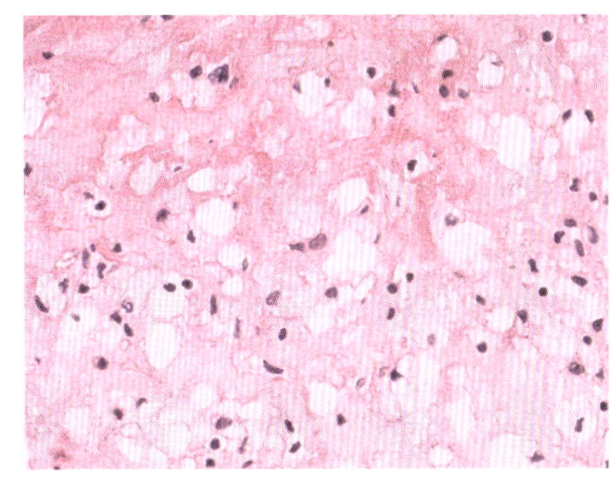

粥样斑块的边缘可见泡沫细胞

图 6－2　泡沫细胞(镜下观)

脂纹最早可出现于儿童期，是一种可逆性变化。并非所有脂纹都必然发展为纤维斑块。

课堂互动

动脉粥样硬化患者早期会在大、中动脉分支开口处出现脂纹，通过适当锻炼、减少脂类摄入、戒烟等可以去除脂纹吗？

2. 纤维斑块

脂纹进一步发展则演变为纤维斑块(fibrous plaque)。大体观：内膜面散在不规则形、隆起的斑块，初为淡黄或灰黄色，后因斑块表层胶原纤维的增多及玻璃样变性而呈瓷白色，状如凝固的蜡烛油。斑块直径为0.3～1.5cm，可融合。镜下观：病灶表层是由大量胶原纤维、平滑肌细胞(SMC)、少数弹性纤维及蛋白聚糖形成的纤维帽，胶原纤维可发生玻璃样变性。纤维帽下方可见不等量的泡沫细胞、SMC、细胞外脂质及炎细胞。

3. 粥样斑块

粥样斑块(atheromatous plaque)亦称粥瘤(atheroma)，为纤维斑块深层组织发生坏死、崩解发展而来。大体观：动脉内膜面见灰黄色斑块，既向内膜表面隆起，又向深部压迫中膜。切面见纤维帽的下方有多量黄色粥糜样物(图6-3)。镜下观：在玻璃样变性的纤维帽的深部，有大量粉红染的无定形坏死物，其中可见胆固醇结晶(HE切片中为针状空隙)及钙化。底部及周边部可见肉芽组织、少量泡沫细胞和淋巴细胞浸润。粥瘤处中膜SMC受压萎缩，弹性纤维破坏，该处中膜变薄。外膜可见新生毛细血管、结缔组织增生及淋巴细胞、浆细胞浸润(图6-4)。

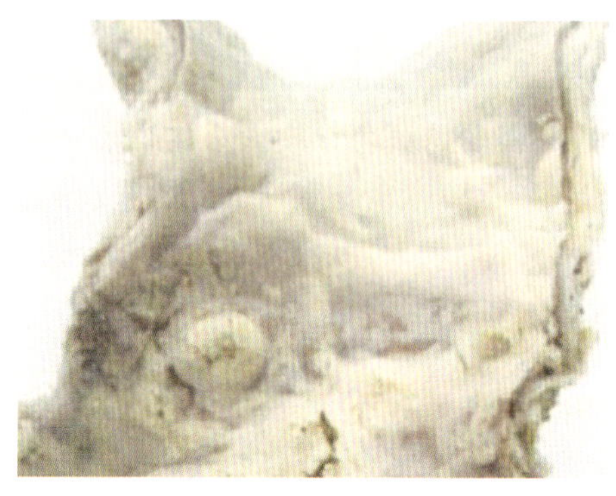

动脉内膜面可见隆起的脂纹、纤维斑块、粥样斑块及粥样溃疡形成

图6-3　动脉粥样硬化(大体观)

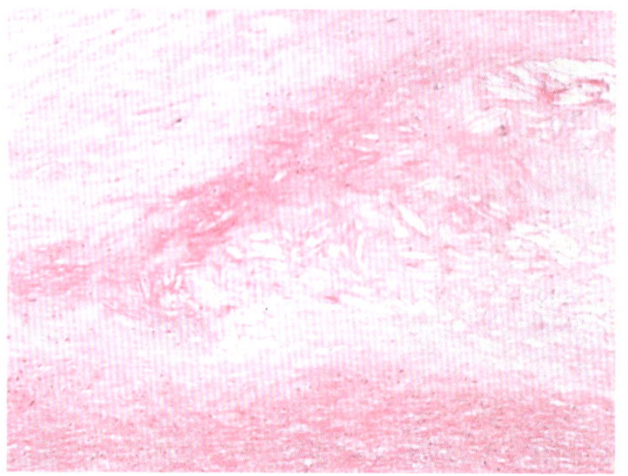

动脉粥样斑块表层为纤维帽，深层为坏死组织和胆固醇结晶

图6-4　动脉粥样硬化(镜下观)

4. 继发性病变

(1)斑块内出血　斑块边缘或底部新生的毛细血管易破裂出血，也可因斑块纤维帽破裂而使血液流入斑块，形成斑块内血肿，使斑块迅速增大并突入管腔，甚至使管径较小的动脉完全闭塞，导致急性供血中断，致使该动脉供血器官发生梗死。如冠状动脉粥样硬化伴斑块内出血，可致心肌梗死。

(2)斑块破裂　破裂常发生在斑块周边部，因该处纤维帽最薄，抗张力差。斑块破裂，粥样物自裂口处排入血液可引起栓塞，并遗留粥瘤性溃疡。

(3)血栓形成　病灶处内皮细胞受损和粥瘤性溃疡，使动脉壁胶原纤维暴露，引起血小板黏附、聚集，形成血栓，从而加重病变动脉的狭窄，甚至阻塞管腔导致梗死形成，如心和脑的梗死。

(4)钙化　钙化多发生在陈旧的病灶内。钙盐沉积在纤维帽及粥瘤内。钙化导致动脉壁变硬变脆，易于破裂。

(5)动脉瘤(aneurysm)形成　严重粥样斑块由于其底部中膜平滑肌萎缩变薄，弹性减弱，不能承受血流压力而向外局限性扩张，形成动脉瘤，动脉瘤破裂可致大出血。另外，血流可从粥瘤溃疡处侵入主动脉中膜，或中膜内血管破裂出血，均可造成中膜撕裂，形成夹层动脉瘤。

三、主要动脉的粥样硬化

(一)主动脉粥样硬化

病变好发于主动脉后壁及其分支开口处，以腹主动脉病变最重，依次为胸主动脉、主动脉弓和升主动脉壁。主动脉粥样硬化的病变如前基本病理变化所述。但由于主动脉管腔大，动脉粥样硬化虽较严重也并不引起明显的症状。少数病变严重者，因动脉中膜萎缩及弹力板断裂使管壁变薄，在血压作用下向外膨出，形成动脉瘤。动脉瘤破裂可致致命性大出血。

(二)冠状动脉粥样硬化

冠状动脉粥样硬化最常发生于左冠状动脉前降支，其余依次为右冠状动脉主干、左冠状动脉主干、左旋支和后降支。

动脉粥样硬化的基本病变均可在冠状动脉粥样硬化中发生。冠状动脉粥样硬化斑块在早期呈节段性分布，随病变发展可互相融合。斑块性病变多发生于血管的心壁侧，呈半月形增厚，管腔呈不同程度狭窄。按管腔狭窄程度可分为四级：Ⅰ级＜25％；Ⅱ级26％～50％；Ⅲ级51％～75％；Ⅳ级＞75％。

冠状动脉粥样硬化常伴发管壁的痉挛、斑块内出血或血栓形成，从而使管腔的狭窄程度进一步加重，可引起心脏的缺血性病变，如心肌梗死(详见本章第二节)。

(三)脑动脉粥样硬化

脑动脉粥样硬化要比冠状动脉粥样硬化发生晚，一般在40岁以后才出现。病变好发于大脑中动脉和Willis环。病变血管弯曲，动脉内膜不规则增厚，管腔狭窄。发生脑动脉粥样硬化时，由于动脉管腔狭窄，脑长期供血不足而发生脑萎缩，严重者智力减退，甚至痴呆。如并发血栓形成，而致管腔阻塞，则引起脑梗死(脑软化)。脑动脉粥样硬化病变处可形成动脉瘤，患者血压突然升高时可使动脉瘤破裂引起脑出血。

(四)肾动脉粥样硬化

病变好发于肾动脉开口处及主干近侧端。因肾动脉管腔狭窄可导致肾血管性高血压；若合并血栓形成则引起受累动脉供血区肾组织梗死。多个梗死灶机化后可致肾体积缩小、变硬，称动脉粥样硬化性固缩肾，亦称继发性颗粒性固缩肾。

(五)四肢动脉粥样硬化

病变好发于下肢动脉，多见于髂动脉、股动脉和胫动脉。由于下肢供血不足，行走时出现疼痛，但休息后缓解，即间歇性跛行。如长期慢性缺血，可引起萎缩。严重狭窄或并发血栓形成者可发生梗死或坏疽。

第二节　冠状动脉粥样硬化性心脏病

冠状动脉粥样硬化性心脏病属于冠状动脉性心脏病(coronary heart disease,CHD),后者是指由冠状动脉各种病变或冠脉循环障碍所引起的各种心脏病,简称冠心病。由于绝大多数都是由冠状动脉粥样硬化引起,故一般所称的冠心病就是指冠状动脉粥样硬化性心脏病。这类心脏病的发病基础是心肌缺血,现在国内外均主张改称为缺血性心脏病。

冠心病的主要危害是导致心肌缺血,由于缺血的程度、速度和侧支循环的建立情况不同,冠心病可表现为心绞痛、心肌梗死、心肌纤维化和冠状动脉性猝死四种临床类型。

一、心绞痛

心绞痛是指冠状动脉供血不足和(或)心肌耗氧量骤增致使心肌急剧、暂时性缺血、缺氧所造成的以心前区疼痛为特征的临床综合征。

心绞痛临床表现为心前区疼痛和压迫感,疼痛可放射至左肩和左上臂,持续3～5分钟,其发作前常有明显诱因,如情绪激动、体力活动、受寒或暴饮暴食等,含化硝酸甘油或稍休息后缓解。

知识链接

心绞痛根据引起的病因和疼痛的程度分为以下几个类型。

◆**稳定型心绞痛**　又称轻型心绞痛,一般不发作,仅在体力活动过度、心肌耗氧量增加时发作。冠状动脉狭窄程度往往达Ⅳ级。

◆**不稳定型心绞痛**　以进行性加重、发作频率和持续时间不断增加为特征,在体力活动、休息时均可发作,患者大多数有一大支冠状动脉显著狭窄。

◆**变异型心绞痛**　多无明显诱因,常在休息时发作。患者冠状动脉明显狭窄,但也可见于冠状动脉无明显病变的患者。

二、心肌梗死

心肌梗死是指冠状动脉供血中断,使相应心肌发生严重而持续性缺血、缺氧,引起局部心肌坏死。临床上表现为剧烈而较持久的胸骨后疼痛,休息及含服硝酸酯类不能完全缓解,伴发热、白细胞增多、红细胞沉降率加快、血清心肌酶活性增高及进行性心电图变化,可并发心律失常、休克或心力衰竭,甚至猝死。

知识链接

急性心肌梗死即急性心肌缺血性坏死,由于冠状动脉血供急剧减少或中断,使相应心肌因持久性缺血而发生局部坏死,多在冠状动脉粥样硬化病变的基础上继发血栓形成所致,临床表现严重且持久,一般为数小时或数天的心绞痛,多伴有严重心律失常、低血压或休克,是高死亡率的危急症。

1. 病因与发病机制

心肌梗死的基本病因是冠状动脉粥样硬化，冠状动脉粥样硬化造成管腔狭窄，在此基础上，一旦出现某些继发性病变或诱因，可导致心肌的缺血性坏死。常见的继发性病变或诱因有：①血栓形成；②斑块内出血；③冠状动脉持久性痉挛；④情绪激动或体力活动过度，使心肌负荷加重，造成心肌相对性供血不足；⑤少数情况下因大出血、休克等使冠状动脉循环血量急剧减少，也可发生心肌梗死。

2. 发生部位和范围

心肌梗死的部位与病变冠状动脉分支的供血区域是一致的。其中以左室前壁、心尖部和室间隔前 2/3 最常见，约占全部心肌梗死的 50%（左冠状动脉前降支供血区）；其次为左室后壁、室间隔后 1/3 及右心室，约占 25%（右冠状动脉供血区）；少数见于左心室侧壁（左冠状动脉左旋支供血区）。右心室和心房发生心肌梗死者较为少见。

3. 心肌梗死的类型

根据梗死的范围和深度可将其分为心内膜下心肌梗死和透壁性（全层）心肌梗死。

（1）心内膜下心肌梗死　坏死主要累及心室壁心腔侧 1/3 的心肌，并波及肉柱及乳头肌，常为多发性、小灶性坏死，不规则地分布于左心室四周，严重者坏死灶扩大融合累及整个心内膜下心肌，称为环状梗死。

（2）透壁性心肌梗死　心肌坏死累及心室壁全层组织或未累及全层组织但已达心室壁 2/3，梗死范围常较大。

4. 病理变化

心肌梗死的形态变化是一个动态演变的过程。

大体观：属贫血性梗死。一般于梗死 6 小时后肉眼才能辨认，梗死灶形状不规则，呈苍白色或土黄色，干燥、无光泽，梗死边缘有充血、出血带。7 天～2 周，边缘出现肉芽组织，并向梗死灶内生长，呈红色，3～5 周后肉芽组织转变成瘢痕组织。

镜下观：属凝固性坏死（图 6－5）。坏死心肌细胞核碎裂、溶解，胞质均质红染，间质水肿，少量中性粒细胞浸润。

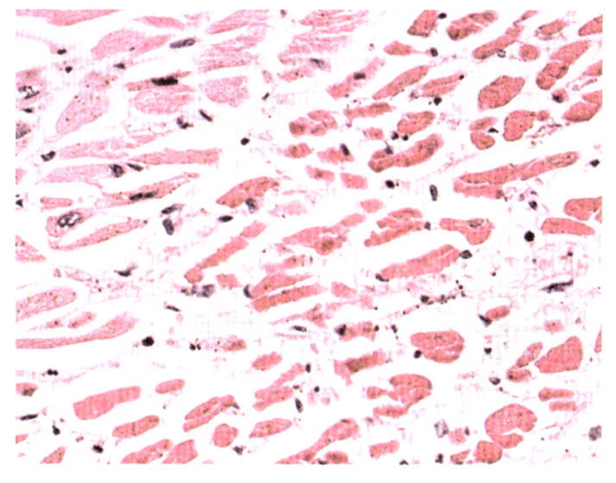

梗死心肌细胞核溶解消失，胞质嗜酸性染色增强，其间可见中性粒细胞浸润

图 6－5　心肌梗死（镜下观）

5. 生化变化

心肌细胞坏死后，细胞内的酶如谷氨酸-草酰乙酸转氨酶（SGOT）、谷氨酸－丙酮酸转氨酶（SGPT）、肌酸磷酸激酶（CPK）、乳酸脱氢酶（LDH）释放入血，引起相应酶在血中浓度升高，及时检测血中这些酶的变化，有助于心肌梗死的早期诊断，特别是测定 CPK 对心肌梗死具有诊断意义。

6. 并发症

心肌梗死，尤其是透壁性梗死，可合并下列病变。

（1）心力衰竭　梗死的心肌收缩力丧失，可引起左心、右心或全心衰竭，是患者常见的死亡原因之一。

（2）心源性休克　当心肌梗死的范围＞40%时，心肌收缩力极度减弱，心输出量显著减少，即可发生心源性休克，导致患者死亡。

(3)心脏破裂　是急性透壁性心肌梗死的严重并发症，约占心肌梗死死亡病例的10%，常发生于梗死后的2周内。破裂是由于梗死的心肌失去弹性，以及中性粒细胞释放蛋白水解酶溶解坏死的心肌所致。心脏破裂后血液流入心包腔，造成心包填塞而引起猝死。

知识链接

猝死是急性症状发生后即刻或24小时内发生的意外死亡。目前大多数学者倾向于将猝死的时间限定在发病1小时内。猝死的原因很多，临床上以心血管疾病所引起的猝死最为常见，所以把心血管疾病导致的猝死称为心源性猝死或心脏性猝死。猝死主要表现为意识丧失、心搏骤停和呼吸停止。一旦发生猝死应立即进行心肺复苏，并在抢救的同时查明病因，以便进行针对性治疗。

(4)室壁瘤　为梗死心肌或瘢痕组织在心室内压作用下形成的局限性向外膨隆。可发生在心肌梗死的急性期，但更多发生在愈合期。室壁瘤多发生于左心室前壁近心尖处，可引起心功能不全或继发附壁血栓形成。

(5)附壁血栓形成　梗死区心内膜粗糙或因室壁瘤形成处血流形成漩涡等，为血栓形成提供了条件。附壁血栓脱落可引起栓塞。

(6)心律失常　心肌梗死累及传导系统，引起传导阻滞，严重者可导致心搏骤停。

课堂互动

室壁瘤和动脉瘤是否为真性肿瘤?

三、心肌纤维化

心肌纤维化是由于冠状动脉粥样硬化时管腔中至重度狭窄引起心肌持续性和(或)反复加重的缺血缺氧所致的慢性缺血性心脏病，可逐渐发展为心力衰竭。大体观：心脏增大，所有心腔扩张，以左心室明显。光镜下以广泛性、多灶性心肌纤维化为特征。

四、冠状动脉性猝死

冠状动脉性猝死(sudden coronary death)较为常见，多见于39～49岁患者，男性比女性多见。

冠状动脉性猝死多发生在冠状动脉粥样硬化的基础上，由于冠状动脉中至重度粥样硬化、斑块内出血，引起冠状动脉狭窄或微循环血栓栓塞，导致心肌急性缺血。冠状动脉血流突然中断，引起心室纤颤等严重心律失常。无心肌梗死时也可以发生猝死，此类患者通常有致心律失常的基础性病变，如心室瘢痕或左心室功能不全。

诊断冠状动脉性猝死必须具备两个条件：①法医学检查排除自杀与他杀；②病理学检查除冠状动脉和相应的心肌病变外，无其他致死性疾病。

知识链接

冠状动脉造影术的出现，对冠心病的诊断起到里程碑式的作用，被医学界誉为诊断冠心病的“金标准”。它通过皮肤穿刺血管插入一根细小引导管，在X线引导下，运至冠状动脉开口，注射了在X线下能成像的药剂后，冠状动脉的病变情况就一目了然。通常所说的冠心病的介入治疗，在医学上称为“经皮冠状动脉介入治疗(PCI)”，这包括经皮冠状动脉成形术(PTCA)、冠状动脉支架置入术、冠状动脉斑块旋磨术、激光血管成形术等。

第三节　高血压

高血压(hypertension)分为原发性高血压(primary hypertension)和继发性高血压(secondary hypertension)。原发性高血压是一种病因未明的、以体循环动脉血压升高为特征的独立性疾病，其基本病变是全身细小动脉硬化，常引起心、脑、肾及眼底病变，并伴有临床表现，以往称为高血压病。继发性高血压是指继发于某个器官病变而出现的血压升高，如慢性肾小球肾炎、慢性肾盂肾炎、嗜铬细胞瘤等，血压升高是这些疾病的一个症状，故又称为症状性高血压。

原发性高血压是我国最常见的心血管疾病，多发生于中老年人。其诊断标准为：收缩压≥140mmHg(18.6kPa)和(或)舒张压≥90mmHg(12.0kPa)。

一、病因与发病机制

高血压的病因和发病机制尚未完全清楚，可能与下列因素有关。

1. 遗传因素

约75%的高血压患者具有遗传因素。双亲有高血压史者，其高血压患病率比无高血压家族史者高2～3倍，比单亲有高血压史者高1.5倍。近来研究发现，某些基因的变异或突变，或遗传缺陷，与高血压的发生有密切关系。

2. 职业、社会、心理因素

长期精神过度紧张或从事相应职业的人，大脑皮质功能紊乱，失去对皮质下血管舒缩中枢的调控能力，使其长期处于收缩冲动占优势的状态，引起全身细小动脉痉挛，导致外周阻力增加，血压升高。血管持久收缩，动脉血管缺氧，进一步引起细小动脉硬化，血压持续升高。

3. 饮食因素

摄入钠过多可引起高血压。日均摄盐量高的人群，其高血压的患病率明显高于日均摄盐量低的人群；限制盐的摄入或增加钠的排泄可降低已升高的血压。这是因为钠的潴留可增加血容量，使血管紧张素的产生增多，并且使血管对血管紧张素的敏感性增加，同时还可使激肽、前列腺素等扩血管物质的产生减少，从而使血压升高。

4. 肾源性因素

肾血流量减少可使肾素-血管紧张素-醛固酮系统的活性加强，一方面使全身细、小动脉强烈收缩，外周阻力增加；另一方面引起钠、水潴留，血容量增加而导致血压升高。

二、类型与病理变化

高血压分为缓进型高血压和急进型高血压两类。

(一)缓进型高血压

缓进型高血压(chronic hypertension)又称良性高血压,多发生于中老年人,病程长,进展缓慢,约占高血压的95%。患者早期多无明显临床症状,常被偶然发现。其病变发展过程分为三期。

1. 功能紊乱期

基本改变为全身细小动脉间歇性痉挛,当血管收缩时血压升高,当痉挛缓解后,血压可恢复正常,血管无明显器质性改变。临床表现为血压呈波动状态,可伴有头晕、头痛等表现,经适当休息和治疗,可恢复正常。

2. 动脉病变期

(1)细动脉硬化　是高血压的基本病变,表现为细动脉玻璃样变性。高血压时病变最易累及肾入球小动脉、视网膜动脉和脾中央动脉。由于细动脉长期痉挛,内皮细胞和基底膜受损,内膜通透性增加,血浆蛋白沉积于内皮下间隙;同时平滑肌细胞分泌大量细胞外基质并因缺氧而发生坏死,此时,血管壁由沉积的血浆蛋白、细胞外基质和坏死的平滑肌细胞产生的胶原蛋白、蛋白多糖凝固成均质红染的玻璃样物质所代替,致细动脉管壁增厚,管腔狭窄,失去弹性而变硬(图6-6)。

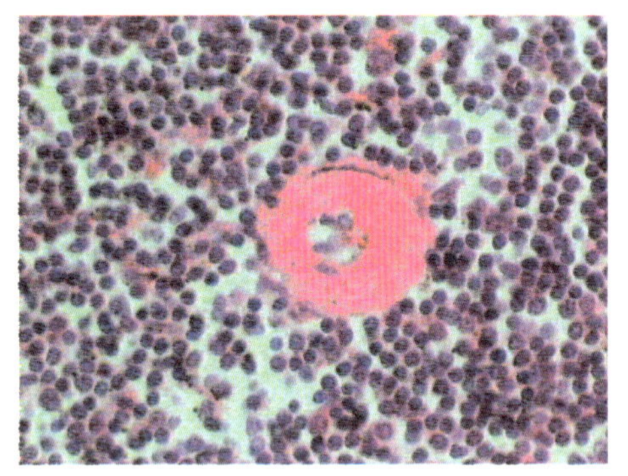

脾中央动脉管壁增厚,均匀红染,管腔狭窄

图6-6　脾动脉硬化(镜下观)

(2)小动脉硬化　表现为小动脉内膜胶原纤维及弹性纤维增生,中膜平滑肌细胞增生,致使管壁增厚、变硬和管腔狭窄。

此期,由于全身细小动脉的上述变化,致外周阻力持续增加,血压进一步升高,持续于较高水平,并可有心、脑、肾等器官的轻度器质性损伤。

3. 内脏病变期

(1)心脏　由于细小动脉硬化,外周阻力持续增高,左心室负荷增加,导致左心室代偿性肥大。大体观:心脏重量增加,可达400g以上(正常为250g左右),左心室壁增厚,可达1.5～2.0cm(正常为1cm),乳头肌和肉柱增粗,但心腔扩张不明显,称为向心性肥大。镜下观:心肌细胞肥大伴有较多分支。晚期左心室代偿失调,心肌收缩力减弱,心腔逐渐扩张,称为离心性肥大,甚至引起心力衰竭。

这种由高血压引起的心脏病称为高血压性心脏病。患者可出现心悸,心界扩大,严重者可发生心力衰竭。

(2)肾脏　因肾细小动脉硬化,管壁增厚,管腔狭窄,病变严重区的肾小球缺血、缺氧而发生萎缩、纤维化和玻璃样变性,相应的肾小管萎缩、消失。间质纤维组织增生伴淋巴细胞浸润。病变较轻区域健存的肾小球因功能代偿而肥大,相应的肾小管代偿性扩张。大体观:双侧肾脏对称性缩小,重量减轻,质地变硬,表面呈均匀弥漫的细颗粒状,切面肾皮质变薄,皮、髓质分界不清，具有以上特点的肾被称为原发性颗粒性固缩肾（图 6－7）。

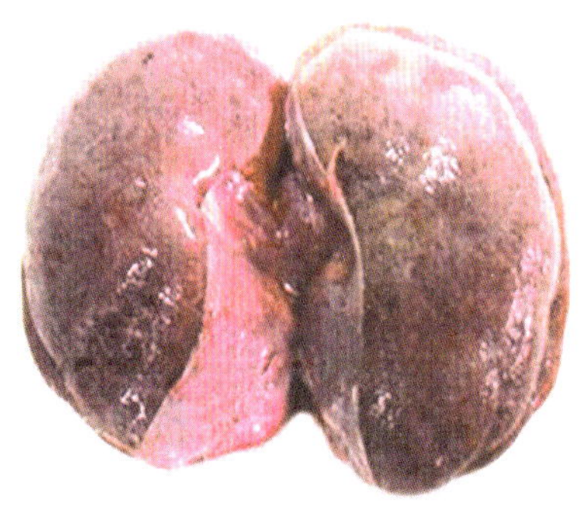
双侧肾脏对称性缩小，质地变硬，肾表面凹凸不平，呈细颗粒状

图 6－7　原发性颗粒性固缩肾（大体观）

临床上早期可无明显症状，但随着病情的加重，相对正常的肾单位越来越少，不足以排出体内代谢产物，可出现慢性肾衰竭，严重者可出现尿毒症。由高血压引起的肾脏病变，常称为高血压性肾病。

（3）脑　高血压时，由于脑细小动脉硬化，管腔狭窄，常引起下列病变。

①高血压脑病：由于脑细小动脉硬化，毛细血管壁通透性增加，引起脑水肿。表现为头痛、头晕、呕吐、视物模糊、心悸等症状。如患者血压急剧升高，可出现剧烈头痛、抽搐，甚至昏迷等，称为高血压危象。

②脑软化：由于脑细小动脉硬化、痉挛，局部脑组织缺血，发生液化性坏死，形成质地疏松的筛网状病灶。后期坏死组织被吸收，由胶质细胞增生修复。由于软化灶较小，一般不引起严重后果。

③脑出血：是高血压最常见、最严重的并发症。高血压时脑出血的原因是脑内细小动脉硬化，使管壁变脆，或血管壁弹性下降，形成微小动脉瘤，加之脑组织较软，对血管的支持作用弱，当血压突然升高时易引起血管破裂而出血。

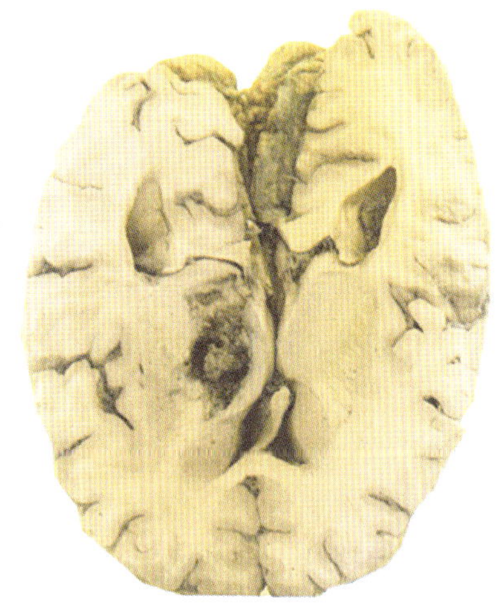
左侧内囊、基底节区域脑组织出血坏死形成含血囊腔

图 6－8　脑出血（大体观）

脑出血常发生于大脑基底节和内囊部，这是因为供应该区域的豆纹动脉从大脑中动脉呈直角分出，受到血流的冲击力较大，易发生破裂出血。少数可发生在大脑白质、脑桥和小脑。出血区的脑组织完全破坏，形成充满血凝块和坏死脑组织的囊腔（图 6－8）。当出血量大时，可破入侧脑室。

脑出血的临床表现取决于出血的部位和出血量的多少。内囊出血患者可出现对侧肢体偏瘫和感觉障碍；出血破入侧脑室时，患者常发生昏迷，甚至死亡；左侧脑出血常引起失语；脑桥出血可引起同侧面神经及对侧上、下肢瘫痪。脑出血可因血肿占位和脑水肿，引起颅内压升高，并发脑疝形成。

（4）视网膜　高血压时，视网膜血管的改变与各期细小动脉的病变相一致，临床上可通过检查视网膜血管的变化，判断高血压的程度及预后。眼底检查可见血管变细、变硬，呈银丝状迂曲，反光增强，动、静脉交叉处出现压痕。严重者可有视乳头水肿、视网膜出血、视力下降。

（二）急进型高血压

急进型高血压（accelerated hypertension）又称为恶性高血压。本病少见，约占高血压的 5%，多发生于青壮年。起病急，血压显著升高，常超过 230/130mmHg，病变发展迅速，可发生高血压脑病，较早出现肾衰竭。多数患者在一年内死于尿毒症、脑出血或心力衰竭。

特征性病变为增生性小动脉硬化和坏死性细动脉炎。病变主要累及肾、脑和视网膜。增生性小动脉硬化表现为动脉内膜显著增厚，伴平滑肌细胞增生，胶原纤维增多，致血管壁呈洋葱皮样增厚，血管腔狭窄。坏死性细动脉炎累及内膜和中膜，管壁发生纤维素样坏死，周围有单核细胞和中性粒细胞浸润。

第四节　风湿病

风湿病(rheumatism)是一种与咽喉部 A 组乙型溶血性链球菌感染有关的变态反应性疾病。病变主要侵犯结缔组织，以形成风湿小体为其病理特征，最常累及心脏(心脏炎)、关节(多关节炎)，其次为皮肤(环形红斑)、皮下组织(皮下结节)、脑(Sydenham 舞蹈症)和血管等，其中以心脏病变最为严重。本病常反复发作，急性期称为风湿热(rheumatic fever)，为风湿活动期，临床上除有上述脏器病变的症状、体征外，常伴有发热、关节痛、白细胞增多、血沉加快、血中抗链球菌溶血素“O”的滴度增高及心电图示 PR 间期延长等表现。风湿病多次反复发作后，常造成轻重不等的心瓣膜器质性损害，可带来严重后果。

风湿病在我国是一种常见疾病，初发年龄多在 5～15 岁，以 6～9 岁为发病高峰，男女患病率无明显差别。

一、病因与发病机制

风湿病的发生与 A 组乙型溶血性链球菌感染有关。其依据是：①患者在发病前 2～3 周有链球菌感染史，如急性扁桃体炎、咽峡炎等；②发病时多数患者血中抗链“O”升高；③多发生于链球菌感染盛行的冬、春季节和潮湿地区；④应用抗生素治疗链球菌感染可明显降低风湿病的发生和复发。

但是，风湿病并非由链球菌感染直接引起。其依据是：①风湿病发病不是在链球菌感染当时，而是在链球菌感染后 2～3 周；②患者血液或病灶中找不到链球菌；③风湿病的病变性质与链球菌感染所引起的化脓性炎完全不同。

关于风湿病的发病机制仍不十分清楚，目前多数学者倾向于抗原-抗体交叉反应学说，即链球菌细胞壁上的 M 蛋白和 C 抗原(糖蛋白)引起的抗体分别与心脏、关节及其他结缔组织中的糖蛋白发生交叉免疫反应，导致组织损伤。

二、基本病理变化

风湿病的病变可累及全身结缔组织，特别是心脏、关节和血管。其发展过程可分为三期。

(1)变质渗出期　为风湿病的早期阶段。在心脏、浆膜、关节、皮肤等处结缔组织发生黏液样变性、纤维素样坏死，浆液或浆液纤维素渗出，并有淋巴细胞、浆细胞、单核细胞等炎细胞浸润。此期约持续 1 个月。

(2)增生期或肉芽肿期　在变质渗出病变的基础上，巨噬细胞增生，吞噬纤维素样坏死物质后转变为风湿细胞，也称为阿少夫细胞(Aschoff cell)。风湿细胞体积大，呈圆形或多边形。胞质丰富，嗜碱性。单核或双核，核大，圆形或椭圆形，核膜清楚，染色质聚集于中央并以细丝与核膜相连，核的横切面如枭眼状，纵切面如毛虫状。风湿细胞聚集成团，其中央可见纤维素样坏死，外周有多少不等的淋巴细胞、浆细胞，共同构成的结构称为风湿小体，又称阿少夫小体

(Aschoff body)(图 6－9)，多分布于心肌间质、心内膜下和皮下结缔组织，是风湿病的特征性病变，具有病理诊断意义。此期为2～3个月。

(3)纤维化期或愈合期　纤维素样坏死物被溶解吸收，风湿细胞转变为成纤维细胞，使风湿小体逐渐纤维化，最终成为梭形瘢痕而愈合。此期持续2～3 个月。

上述整个病程为 4～6 个月。由于风湿病常常反复发作，故受累器官和组织可见新旧病变共存，纤维化的瘢痕不断形成，破坏组织结构，影响器官功能。

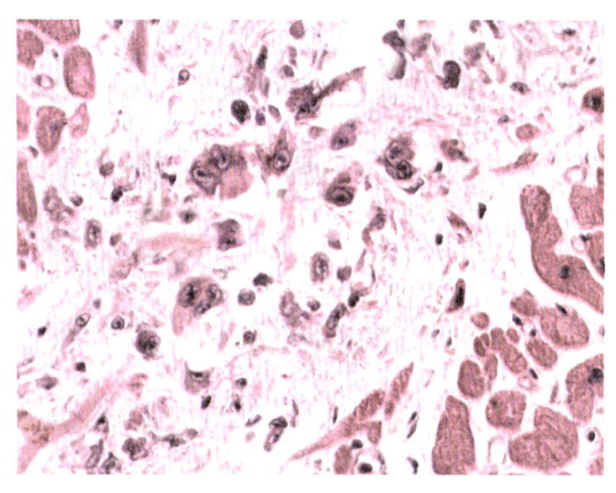

心肌间质内可见由纤维素样坏死和风湿细胞聚集形成的阿少夫小体

图 6－9　阿少夫小体(镜下观)

不同部位的风湿病，其病变性质常有所不同，如发生在浆膜的风湿病变，常以浆液和(或)纤维素渗出为主，愈合时，浆液可以完全吸收，但纤维素如渗出过多，常难以完全吸收而发生机化，易导致邻近器官、组织的粘连。

三、各器官风湿病变

(一)风湿性心脏病

风湿性心脏病(rheumatic heart disease，RHD)包括急性期的心脏炎(carditis)和静止期的慢性风湿性心脏病(chronic rheumatic heart disease，CRHD)(主要是心瓣膜病)。绝大多数风湿病患者都有心脏的炎症性病变，只是有的病变较轻不易被发现。

风湿性心脏病急性期可表现为风湿性心内膜炎、风湿性心肌炎及风湿性心包炎，若全层都有病变则称为风湿性全心炎。

1. 风湿性心内膜炎

病变常侵犯心瓣膜，以二尖瓣受累最常见，其次为二尖瓣和主动脉瓣同时受累，三尖瓣和肺动脉瓣很少受累。

大体观：受累瓣膜肿胀、增厚，瓣膜闭锁缘上有单行排列、粟粒大小、灰白色、半透明的疣状赘生物(图 6－10)。这些赘生物黏着牢固，不易脱落。镜下观：瓣膜内可见黏液样变性和纤维素样坏死，浆液渗出和炎细胞浸润，赘生物为血小板和纤维素构成的白色血栓，其周围可见少量散在的风湿细胞。

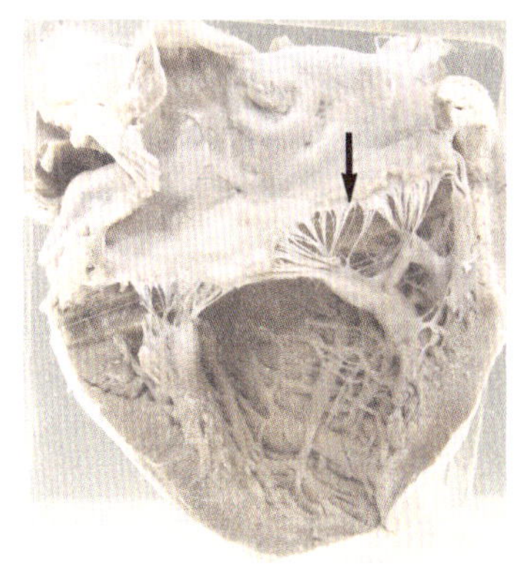

二尖瓣闭锁缘上有单行排列、粟粒大小、灰白色、半透明的疣状赘生物

图 6－10　风湿性心内膜炎(大体观)

赘生物的形成是因为瓣膜肿胀，尤其是闭锁缘不断受到血流冲击和瓣膜关闭、开启时的碰撞，使瓣膜表面的内皮细胞变性、坏死、脱落，暴露内皮下的胶原纤维，诱导血液中的血小板和纤维素黏附、凝聚于胶原纤维的表面，形成白色血栓。

病变后期，赘生物被机化，纤维组织大量增生，形成灰白色瘢痕。由于风湿病常反复发作，瘢痕形成越来越多，致使瓣膜增厚、变硬、卷曲、缩短、粘连,腱索亦缩短融合,最后导致瓣膜口狭窄或(和)关闭不全。

2. 风湿性心肌炎

风湿性心肌炎可单独发生,但一般与风湿性心内膜炎合并存在。病变主要累及心肌间质结缔组织,以小血管附近出现风湿小体为特征。风湿小体多见于室间隔和左室后壁上部,其次为左室后乳头肌、左房后壁及心耳。反复发作者,可致心肌间质小瘢痕形成。发生于儿童者,常表现为弥漫性间质性心肌炎。心肌间质明显水肿,有较多的淋巴细胞、嗜酸性粒细胞等炎细胞浸润,可继发心肌细胞水肿及脂肪变性,严重者常引起心力衰竭。

风湿性心肌炎常影响心肌收缩力,故可出现心率加快、第一心音减弱等表现,严重者可发生心力衰竭。心电图常表现为PR间期延长,如病变累及心脏传导系统,还可发生传导阻滞。儿童患者可发生急性充血性心力衰竭。

3. 风湿性心包炎

风湿性心包炎常与风湿性心内膜炎、风湿性心肌炎同时发生。病变主要累及心包脏层,呈浆液性炎或浆液纤维素性炎。当为浆液性炎时,心包腔内有大量浆液渗出形成心包积液,此时,叩诊时心界扩大,听诊时心音遥远。如渗出以纤维素为主时,形成绒毛心,听诊时可闻及心包摩擦音。若心包表面纤维素未被溶解吸收而发生机化,心包脏层和壁层粘连,则发展成缩窄性心包炎(图6-11)。

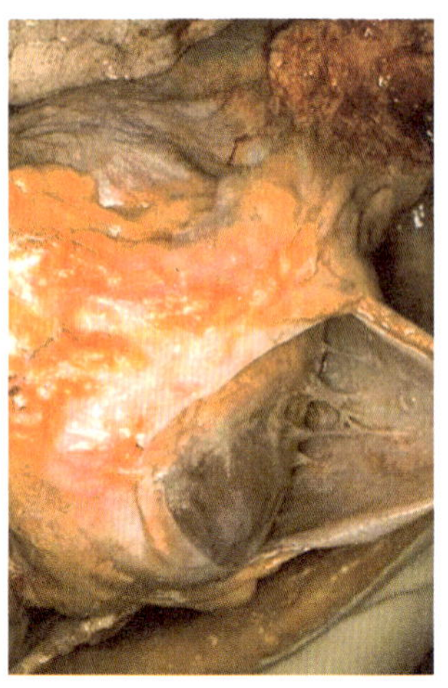

心脏壁层和脏层间有纤维素粘连

图6-11　缩窄性心包炎

(二)风湿性关节炎

风湿性关节炎(rheumatic arthritis)多见于成年患者,儿童少见。以游走性多关节炎为其临床特征。常侵犯膝、肩、腕、肘、髋等大关节,此伏彼起,相继发生。局部有红、肿、热、痛、活动受限等典型炎症症状。病变滑膜充血、肿胀,关节腔内有大量浆液渗出,邻近软组织内可以有不典型风湿性肉芽肿性病变。与风湿性心脏病相反,风湿性关节炎病变消退后,不遗留关节变形。因此,有人形容风湿病是“舔过关节,咬住心脏”。

(三)皮肤病变

风湿热时,皮肤出现环形红斑和皮下结节,具有诊断意义。

(1)环形红斑(erythema annullare)　多见于躯干和四肢皮肤,为环形或半环形淡红色斑,中央皮肤色泽正常。镜下观:红斑处真皮浅层充血、水肿及淋巴细胞和单核细胞浸润。1～2天后消退。

(2)皮下结节(subcutaneous nodules)　多见于四肢大关节附近伸侧面皮下组织,直径0.5～2cm,圆形或椭圆形,质硬,活动,无压痛。镜下观:以增生性病变为主,形成风湿小体。

(四)风湿性动脉炎

风湿性动脉炎多发生于冠状动脉、肾动脉、脑动脉和肺动脉等处。病变急性期,血管壁黏液样变性和纤维素样坏死,伴淋巴细胞浸润及风湿小体形成。病变后期,血管壁纤维化而形成瘢痕,致管壁不规则增厚和管腔狭窄,有时并发血栓形成。

(五)风湿性脑病

本病多见于5～12岁儿童,女童多见。主要病变为脑的风湿性动脉炎和皮质下脑炎。皮质下脑炎常累及大脑皮质、基底核、丘脑和小脑皮质,表现为神经细胞变性、胶质细胞增生及胶质结节形成。当锥体外系受累时可出现肢体不自主运动,称为小舞蹈症。

知识链接

在日常生活中,风湿病的注意事项有以下几点。

◆居住的房屋要通风、向阳,保持空气新鲜,不要在水泥地板及风口处睡卧。

◆患者出汗较多时,须用干毛巾及时擦干,衣服被汗浸湿后应及时更换。

◆注意保暖,避免受风、受潮、过度劳累及精神刺激,预防感冒。

◆风湿病患者在饮食方面要按自己所患病症的轻重,遵照医嘱,调理饮食。

◆风湿病在病情控制后可以参加日常劳动,增强体质,提高抗病能力,保持良好的精神状态,正确对待疾病,切不可急躁、焦虑。

第五节　感染性心内膜炎

感染性心内膜炎(infective endocarditis,IE)是由病原微生物感染引起的心内膜炎,主要由细菌引起,故也称细菌性心内膜炎(bacterial endocarditis,BE)。通常分为急性和亚急性两种。

一、急性感染性心内膜炎

急性感染性心内膜炎(acute infective endocarditis)通常是由致病力强的化脓菌(如金黄色葡萄球菌、溶血性链球菌、肺炎球菌等)引起的脓毒血症的并发症之一,心内膜病变突出并常直接引起严重后果。

病变多发生于原来心内膜无病变的心脏,主要侵犯二尖瓣或主动脉瓣,引起急性化脓性心瓣膜炎,并可致瓣膜溃烂、穿孔或破裂。有时,炎症累及瓣膜根部的心肌,产生环形脓肿。瓣膜表面常形成巨大的、松脆的含大量细菌的疣状赘生物,破碎后形成含菌栓子,引起远处器官的栓塞、感染性梗死和继发性脓肿。

本病起病急,发展快,约50%病例于数日内或数周内死亡。

二、亚急性感染性心内膜炎

亚急性感染性心内膜炎(subacute infective endocarditis)主要由细菌感染引起,也称为亚急性细菌性心内膜炎(subacute bacterial endocarditis, SBE),是由致病力相对弱的病原微生物引起的心内膜炎,常侵犯已有病变的心瓣膜。病程常在6周以上,甚至1年以上。

(一)病因与发病机制

最常见的致病菌为毒力较弱的草绿色链球菌(约占75%),其次为肠球菌、革兰氏阴性杆菌、立克次体、真菌等。这些病原体可自感染灶(扁桃体炎、牙周炎、咽喉炎、骨髓炎等)入血,随血流侵入瓣膜;也可因拔牙及心脏手术等医源性操作致细菌入血侵犯瓣膜。病变通常多发生于已有病变的瓣膜(如风湿性心内膜炎),其次是先天性心脏病或行修补术后的瓣膜。

(二)病理变化与临床病理联系

病变最常侵犯二尖瓣或主动脉瓣,也可累及其余心内膜。大体观:在病变瓣膜上形成单个或多个较大的息肉状或菜花状赘生物。赘生物呈灰黄色,干燥、松脆易脱落。瓣膜常有不同程度增厚,严重者可发生溃疡、穿孔。镜下观:赘生物由血小板、纤维素、细菌、坏死组织和中性粒细胞构成。

瓣膜损害可导致瓣膜口狭窄或关闭不全,临床上出现相应表现(见本章第六节),严重者可出现心力衰竭。如赘生物脱落,可引起动脉栓塞和血管炎。由于栓子常来自赘生物表层,不含细菌或含极少量的细菌,细菌毒力弱,故常为无菌性梗死。赘生物内的细菌进入血液可引起败血症,患者出现发热、脾大、出血点、白细胞增多等表现。此外,患者指、趾末节掌面皮肤还可出现红色、微隆起、有压痛的小结节,称为欧氏结节(Osler nodule),这可能与细菌感染引起的变态反应有关。

(三)结局

本病经及时治疗,绝大多数患者可治愈,特别是由毒力较弱的草绿色链球菌感染者治愈率可高达90%。但患者如瓣膜损害,可引起心瓣膜病,少数严重病例可发生心力衰竭而死亡。

第六节　心瓣膜病

心瓣膜病(valvular vitium of the heart)是指心瓣膜受到各种致病因素损伤后或先天性发育异常所造成的器质性病变,表现为瓣膜口狭窄和(或)关闭不全,最后常导致心功能不全,引起全身血液循环障碍。

瓣膜口狭窄(valvular stenosis)是指瓣膜在开放时不能充分张开,瓣膜口缩小,导致血液通过障碍,多由相邻瓣膜之间互相粘连、瓣膜纤维性增厚、弹性减弱或丧失、瓣膜环硬化和缩窄等引起。

瓣膜关闭不全(valvular insufficiency)是指瓣膜关闭时不能完全闭合,使一部分血液反流。瓣膜关闭不全是由于瓣膜增厚、变硬、卷曲、缩短,或由于瓣膜破裂和穿孔,亦可因腱索增粗、缩短和粘连而引起。

心瓣膜狭窄和关闭不全,可单独发生,但通常二者合并存在。病变可发生在一个瓣膜,也可两个或两个以上瓣膜同时或先后受累,后者称为联合瓣膜病。最多见于二尖瓣,其次为主动脉瓣。

一、二尖瓣狭窄

二尖瓣狭窄(mitral stenosis)大多由风湿性心内膜炎反复发作所致,少数由感染性心内膜炎引起。正常成人二尖瓣口面积4～6cm^2,可通过两个手指。当瓣膜口狭窄时,瓣口面积可缩小到1～2cm^2,甚至0.5cm^2。病变轻者,瓣膜轻度增厚;病变重者,瓣膜极度增厚、硬化,瓣叶间粘连,腱索缩短,使瓣膜口呈“鱼口状”。

二尖瓣口狭窄时,在左心室舒张期,左心房血液流入左心室受阻,以致舒张末期仍有部分血液滞留于左心房内，加上来自肺静脉的血液，使左心房内血容量比正常增多，左心房出现代偿性肥大、扩张，随着瓣膜病变的加重，左心房逐渐失代偿，心房收缩力明显减弱，左心房血液不能充分排入左心室，左心房血液淤积，肺静脉血液回流受阻，引起肺淤血。由于肺静脉压增高，反射性引起肺小动脉痉挛，使肺动脉压升高。

长期肺动脉高压，使右心负荷加重，右心室出现代偿性肥大、扩张，继而失代偿，出现肌源性扩张。右心室的高度扩张使瓣膜环随之扩大，可导致三尖瓣相对关闭不全。在收缩期，一部分血液自右心室回流至右心房，加重了右心房的负荷，最终引起右心衰竭及体循环淤血。

临床上，二尖瓣狭窄患者听诊时在心尖区可闻及隆隆样舒张期杂音，这是因为左心房血液通过狭窄的瓣膜口出现漩涡所致。由于肺淤血、水肿，患者可出现呼吸困难、发绀、咳嗽和咳粉红色泡沫痰等左心房衰竭的表现。右心衰竭时，因体循环淤血，可出现颈静脉怒张、肝淤血肿大、下肢水肿及浆膜腔积液等表现。X 线检查显示为倒置的“梨形心”。左心室一般没有改变。

二、二尖瓣关闭不全

二尖瓣关闭不全(mitral insufficiency)大多由风湿性心内膜炎引起，其次可由亚急性感染性心内膜炎引起。

二尖瓣关闭不全时，在心室收缩期，左心室的部分血液通过关闭不全的二尖瓣口反流到左心房，加上来自肺静脉的血液，左心房因容量负荷过重而发生代偿性肥大、扩张；在心室舒张期，左心房将多于正常的血量排入左心室，加大了左心室的负担，导致左心室代偿性肥大、扩张。久之，左心房、左心室均发生失代偿，导致左心衰竭，从而又可依次出现肺淤血、肺动脉高压，最终导致右心衰竭。二尖瓣狭窄和关闭不全常合并发生。

临床上听诊时心尖区可闻及收缩期吹风样杂音，系左心室血液经二尖瓣逆流入左心房时产生涡流所致。X 线检查，左、右心房、室均肥大、扩张，呈“球形心”。

三、主动脉瓣狭窄

主动脉瓣狭窄(aortic stenosis)主要由风湿性主动脉瓣膜炎引起，少数由先天性发育异常，或动脉粥样硬化引起主动脉瓣钙化所致。常与二尖瓣病变同时存在。

在心室收缩期，由于主动脉瓣狭窄，左心室血液排出受阻，压力负荷升高而发生代偿性肥大(向心性肥大)。后期，左心室失代偿而出现肌源性扩张，严重时可继发二尖瓣相对关闭不全，而增加左心房负荷。久之，出现左心衰竭，导致肺淤血、肺动脉高压及右心衰竭。

临床上，患者可出现心绞痛、脉压减小等冠状动脉供血不足的症状。听诊时，主动脉瓣听诊区可闻及吹风样收缩期杂音。X 线检查，心脏呈“靴形心”。

四、主动脉瓣关闭不全

主动脉瓣关闭不全(aortic insufficiency)主要由风湿性主动脉瓣膜炎引起，亦可由感染性主动脉瓣膜炎、主动脉粥样硬化和梅毒性主动脉炎等引起。此外，梅毒性主动脉炎、类风湿性主动脉炎及 Marfan 综合征均可引起瓣膜环扩大而造成主动脉瓣相对关闭不全。

在舒张期，由于瓣膜口关闭不全，主动脉的部分血液反流入左心室，使左心室容量负荷增加而代偿性肥大，后因左心衰竭而出现肺淤血、肺动脉高压、右心肥大和右心衰竭等一系列继发性改变。

临床上可发现脉压增大及周围血管体征，如水冲脉、股动脉枪击音等。

知识链接

心脏瓣膜置换术是应用外科手术的方法，切除严重病变的瓣膜，用人造瓣膜（主要包括机械瓣和生物瓣）替换，以恢复瓣膜的正常生理功能，改善临床症状。

第七章　呼吸系统疾病

呼吸系统包括鼻、咽、喉、气管、支气管和肺。以喉环状软骨为界呼吸道可分为上、下两部分，下呼吸道从气管分支为支气管、小支气管、细支气管至终末细支气管，构成气体出入的传导部分；其后呼吸性细支气管、肺泡管、肺泡囊至肺泡，构成肺的呼吸部。3～5个终末细支气管连同它们的分支及肺泡，称为肺小叶。肺小叶内的Ⅰ级呼吸性细支气管及其远端肺组织组成肺腺泡，是肺的基本功能单位。其主要功能是进行气体交换。正常情况下，呼吸道除了对吸入的空气具有过滤、加温和湿润的作用外，还具有较强的自净功能；气管、支气管黏膜上皮细胞、杯状细胞和腺体构成的纤毛-黏液排送系统，以及咳嗽反射等，能净化或排出进入呼吸道的异物和过多的分泌物；黏膜表面的黏液中还含有溶菌酶、补体、干扰素和分泌型免疫球蛋白IgA等免疫活性物质，与支气管黏膜和肺泡巨噬细胞共同构成强有力的防御系统，具有抗病毒和吞噬降解病原微生物的作用。当机体抵抗力和免疫功能下降，或者吸入的病原体、有害粉尘数量过多、毒力过强或肺处于高敏状态时，将导致呼吸系统疾病的发生。

第一节　慢性阻塞性肺疾病

慢性阻塞性肺疾病(chronic obstructive pulmonary disease，COPD)是一组以肺实质与小气道受到病理性损坏后，导致的以不可逆性慢性气道阻塞、呼气阻力增加、肺功能不全为共同病理特征的疾病的总称，主要包括慢性支气管炎、肺气肿、支气管扩张症和支气管哮喘等疾病。

一、慢性支气管炎

慢性支气管炎(chronic bronchitis)是指气管、支气管黏膜及其周围组织的慢性非特异性炎症，是一种常见的慢性呼吸系统疾病，任何年龄均可发病，但以中老年男性最为多见，故有“老慢支”之称。据不完全统计，50岁以上男性发病率可高达15%～20%。患者易在冬、春季节或受凉感冒后发病，多由急性支气管炎发展而来，也可一开始即为慢性。临床上以病程长、迁延不愈、反复发作为特点，以咳嗽、咳痰、喘息为主要症状，且症状每年至少持续3个月，连续两年以上。若病情进展可并发肺气肿、支气管扩张症和慢性肺源性心脏病等。

(一)病因与发病机制

慢性支气管炎是多种因素长期综合作用的结果。主要致病因素如下。

1. 感染因素

引起慢性支气管炎的病原微生物很多，其中主要是病毒和细菌。凡能引起上呼吸道感染的病毒均可引起本病的发病和复发。一般认为病毒(如鼻病毒、腺病毒)起重要作用，病毒感染后导致支气管黏膜上皮细胞损伤，破坏纤毛-黏液排送系统，降低局部防御功能，继发细菌感染后症状加重。常见的致病细菌有流感嗜血杆菌、肺炎球菌、甲型链球菌等。

2. 理化因素

(1)吸烟　吸烟是引起慢性支气管炎发生和发展的重要因素。据统计,吸烟者比不吸烟者的患病率高 2～8 倍。因为烟雾中的焦油、尼古丁等有害物质损伤呼吸道黏膜上皮细胞,促进腺体分泌增加,降低肺泡巨噬细胞的抗菌能力,从而削弱呼吸道的自净和免疫功能,极易继发细菌感染,加重病情。

(2)空气污染　吸入刺激性的烟雾、有害气体(如二氧化硫、二氧化氮、氯气、臭氧、氨等)和粉尘,反复刺激可损伤支气管黏膜;接触工业刺激性粉尘和有害气体的工人,患病率远较不接触者为高,故空气污染也是本病重要的诱因。

(3)气候因素　吸入冷空气及气温骤变时可引起呼吸道黏膜分泌功能亢进,纤毛排送黏液速度减慢,肺泡巨噬细胞吞噬功能减退。同时,寒冷空气刺激呼吸道,可反射性引起局部血液循环障碍,影响局部组织代谢,降低呼吸道的抗病能力。

3. 过敏因素

过敏主要见于喘息型慢性支气管炎患者,当吸入过敏性物质(如粉尘、烟草、花粉)后可发生Ⅰ型变态反应,引起器官黏膜充血、水肿,小气道平滑肌痉挛,出现喘息,此时易继发细菌感染,加重黏膜上皮损伤,形成恶性循环。

4. 其他因素

过度劳累、年老体弱、慢性消耗性疾病及自主神经功能紊乱等,可使全身抵抗力降低,呼吸道防御功能减弱而发病。

(二)病理变化

(1)黏膜上皮的损伤与修复　黏膜上皮纤毛粘连、倒伏、减少,甚至消失,纤毛-黏液排送系统受损,上皮细胞发生不同程度的变性、坏死、脱落。病变轻者,上皮再生,完全修复;病变重者,可发生灶状增生,上皮失去分化为纤毛的能力,甚至化生为鳞状上皮。

(2)腺体增生、肥大、黏液化和退变　黏膜上皮杯状细胞增生,黏膜下黏液腺肥大、增生,部分浆液腺发生黏液腺化生,使黏液分泌过多。晚期分泌亢进的腺细胞萎缩、消失。

(3)支气管管壁的损伤性病变　早期支气管黏膜下层血管充血、水肿,淋巴细胞和浆细胞浸润(图 7-1),反复发作,支气管管壁平滑肌、弹性纤维及软骨破坏,结缔组织增生,管壁塌陷、变硬,管壁巨噬细胞、淋巴细胞和浆细胞等浸润。喘息型慢性支气管炎患者支气管管壁平滑肌可增生、肥大,造成管壁狭窄,患者出现伴有哮鸣音的发作性呼气性呼吸困难。

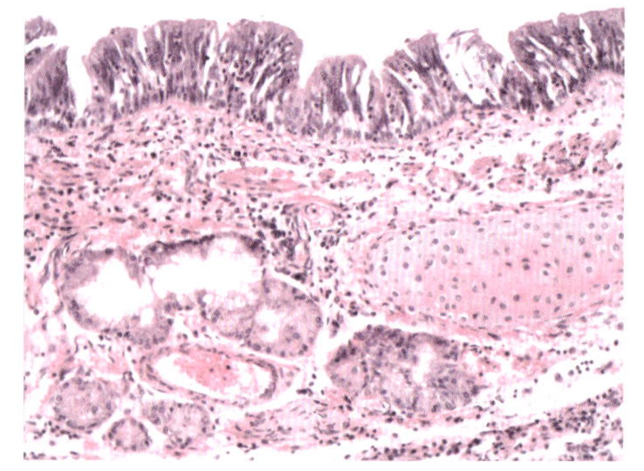

支气管黏膜上皮细胞部分脱落,管壁炎细胞浸润,腺体增生

图 7-1　慢性支气管炎(镜下观)

(三)临床病理联系

慢性支气管炎的主要临床症状是咳嗽、咳痰和喘息。这是由于炎症反复刺激支气管黏膜,使黏膜腺体分泌物增多所致。通常清晨和夜间较重,睡前常阵咳。痰液一般呈白色黏液泡沫状,黏稠不易咳出。并发感染时,咳嗽加重,痰量增多,出现黏液脓性痰。喘息型慢性支气管炎患者在

症状加重或继发感染时，因支气管平滑肌受刺激发生痉挛，出现哮喘样发作，气急不能平卧，双肺布满哮鸣音。部分慢性支气管炎患者后期，可因支气管黏液腺萎缩、分泌耗竭、气道狭窄使痰液不能排出，出现少痰甚至无痰干咳。

慢性支气管炎病变轻者如能积极预防感冒，及时控制感染，保持气道通畅，注意锻炼身体，增强呼吸道防御功能和抗菌能力，不仅能阻止病变发展，还能促进局部病变组织的恢复和愈合。病程久者，病变加重，引起通气功能障碍，可并发阻塞性肺气肿、支气管扩张症和慢性肺源性心脏病。年老体弱、机体抵抗力低下者，易并发支气管肺炎。

二、肺气肿

肺气肿（pulmonary emphysema）是指末梢肺组织（包括呼吸性细支气管、肺泡管、肺泡囊和肺泡）因过度充气而呈永久性扩张，并伴有肺泡间隔破坏的一种常见的慢性阻塞性肺疾病。

（一）病因与发病机制

肺气肿多继发于慢性支气管炎。吸烟、大气污染和某些感染因子（如流感病毒和上呼吸道常驻菌）在引起慢性支气管炎和小气道炎症时，都会并发阻塞性肺气肿。先天性 α_1-抗胰蛋白酶缺乏、老年性肺弹性减退等因素也可引起肺气肿，但较少见。目前大多数学者认为，肺气肿的发生大致有以下几个环节。

（1）细支气管阻塞性通气障碍　是引起肺气肿的主要原因。慢性支气管炎和细支气管炎时，由于细、小支气管炎性渗出物和黏液在气管腔内形成的黏液栓起“活瓣”样作用，吸气时，胸廓扩张，细支气管亦稍扩张，空气可通过扩张的细支气管进入肺泡；呼气时，胸廓回缩，细支气管腔内潴留的黏液栓引起细支气管不完全阻塞，使肺排气障碍，残气量增多，肺泡扩张，肺泡壁毛细血管受压，血流不畅，肺泡间隔变窄、变薄甚至断裂，相邻肺泡互相融合。

（2）细支气管壁和肺泡壁的结构损伤　正常情况下，细支气管管壁的弹力纤维呈放射状分布于周围肺泡上，对管壁的形态和口径大小起重要支撑作用。当受到炎症损害（如肺感染和细支气管周围炎）时，细支气管管壁和肺泡壁破坏，降低了管壁的弹力和肺泡壁在呼气时的弹性回缩力，失去了对管壁的支撑作用，使管壁塌陷，引起阻塞性通气障碍，导致末梢肺组织过度充气，逐渐形成肺气肿。

（3）蛋白酶-抗胰蛋白酶失衡　血清 α_1-抗胰蛋白酶广泛存在于组织和体液中，能抑制弹性蛋白酶的活性，具有保护弹力纤维免遭损伤的作用。慢性支气管炎伴有肺部感染时，可促使肺组织内中性粒细胞和巨噬细胞释放过多的弹性蛋白酶，降解肺组织中的弹性蛋白、结缔组织基质中的胶原和蛋白多糖，破坏肺泡壁结构，同时也能抑制 α_1-抗胰蛋白酶活性，使肺泡壁受到破坏甚至断裂，相邻肺泡互相融合，而形成肺气肿。临床资料也表明，遗传性的 α_1-抗胰蛋白酶缺乏者因血清中 α_1-抗胰蛋白酶水平较低，肺气肿的发病率是正常人的 15 倍。

（二）分类

引起肺气肿的原因很多，病理变化复杂，分类各异。通常根据病因和病变特点肺气肿可分为以下几个类型。

1. 肺泡型肺气肿

此型肺气肿包括腺泡中央型肺气肿、腺泡周围型肺气肿和全腺泡型肺气肿（图 7-2）。

（1）腺泡中央型肺气肿　最常见，病变主要是肺腺泡中央的呼吸性细支气管呈囊状扩张，而肺泡管和肺泡囊无明显扩张，多见于长期吸烟者。

（2）腺泡周围型肺气肿　腺泡的呼吸性细支气管基本正常，位于远侧端的周围肺泡管和肺泡囊扩张。一般不合并慢性阻塞性肺疾病，也称隔旁肺气肿。

（3）全腺泡型肺气肿　整个肺小叶包括呼吸性细支气管、肺泡管、肺泡囊和肺泡呈弥漫性扩张，形成小囊状。重者形成直径超过 1cm 的大囊泡，称为囊泡性肺气肿，可累及全肺，以肺脏的前部和下部多见，好发于青壮年。其发病可能与先天性 a_1-抗胰蛋白酶缺乏有关。

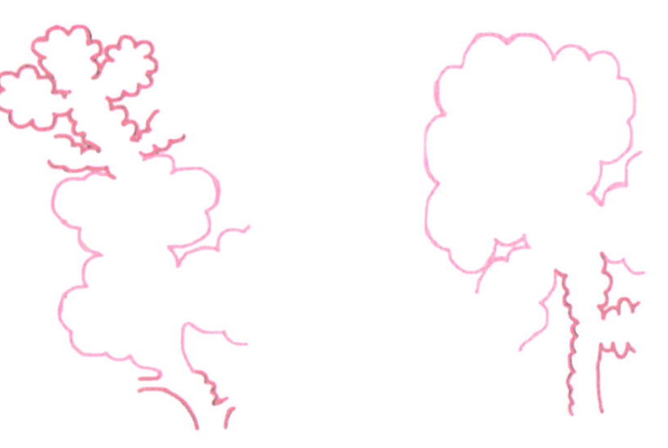

（腺泡中央型肺气肿）　（全腺泡型肺气肿）

图 7－2　肺气肿（示意图）

2. 间质性肺气肿

因咳嗽、哮喘等原因使肺泡内压突然增加，肺泡或细支气管管腔过度扩张、破裂，使空气进入肺间质所致。本型肺气肿呈别针头至豌豆大小的小泡状，分布在肺胸膜下，沿肺间隔扩散至肺门、纵隔，呈串珠状排列。

3. 老年性肺气肿

老年人肺组织常发生退行性改变，肺的弹性回缩力减弱，致使肺内残气量增多，形成肺气肿。

4. 代偿性肺气肿

代偿性肺气肿是指肺萎陷、肺结核、肺癌肺叶切除后，病灶周围残余组织的肺泡代偿性过度充气、膨胀形成代偿性肺气肿。

（三）病理变化与分类

大体观：双肺组织显著增大，边缘钝圆，肺组织因缺血而颜色苍白，肺表面可见肋骨压痕，质地柔软，弹性降低，有时表面可见气球状、大小不一的含气囊泡，切面呈海绵状（图 7－3）。严重者气肿囊腔直径可超过 2cm，破坏肺小叶间隔，称为肺大疱。镜下观：可见肺泡腔高度扩张，肺泡孔扩大，肺泡间隔变窄，肺泡壁毛细血管减少，部分肺泡壁发生断裂，相邻的多个肺泡互相融合成大小不等的囊泡腔（图 7－4），尤其肺边缘部更为明显。肺小动脉内膜呈纤维性增厚，小支气管和细支气管可见慢性炎症。

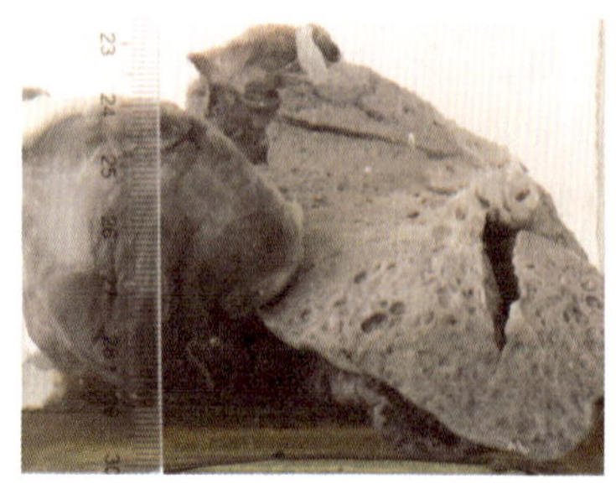

肺质地变软，切面呈海绵状

图 7－3　肺气肿（大体观）

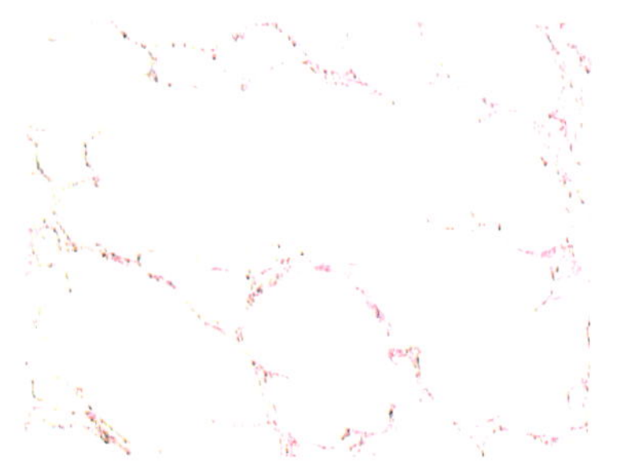

肺泡过度充气，肺泡间隔变薄、断裂，相邻的多个肺泡互相融合成大小不等的囊泡腔

图 7－4　肺气肿（镜下观）

（四）临床病理联系

慢性阻塞性肺气肿患者常出现气短症状，严重者休息时也可出现呼吸困难及胸闷，合并感染时症状加重，出现发绀、呼吸性酸中毒等阻塞性通气障碍和低氧症状。严重者胸廓前后径增大，肋间隙增宽，膈肌降低，呼吸运动减弱，形成“桶状胸”。听诊呼吸音减弱，呼气延长。叩诊呈过清音，心浊音界缩小或消失，肝浊音界下降。X线检查示两侧肺野透明度增加。随着病变发展，能呼吸的肺组织及所属毛细血管床越来越少，肺循环阻力越来越大，常可导致慢性肺源性心脏病；肺表面的肺大疱破裂后，空气进入胸腔可导致自发性气胸；严重的肺气肿，加之呼吸道感染，肺泡出现通气不足，通气/血流比例失调，最终引起呼吸衰竭。

三、支气管扩张症

支气管扩张症（bronchiectasis）是指肺内细、小支气管持久性扩张、管壁纤维性增厚，并可伴有长期反复感染的慢性疾病。本病多见于成人，但大多起病于儿童时期，常为麻疹、百日咳、流感等引起的支气管肺炎的并发症。临床表现为咳嗽、咳大量脓痰和反复咯血等症状。支气管碘油造影是临床确诊支气管扩张症的重要检查方法。

（一）病因与发病机制

在多数情况下，支气管扩张症是某些疾病的并发症，肺部感染之后最常见。支气管管壁的炎症破坏和支气管阻塞是本病的发病基础。如慢性支气管炎时，支气管管壁平滑肌和弹性纤维遭受破坏，当吸气和咳嗽时，管内压增高，在胸腔负压的牵引下引起支气管扩张，呼气时，管腔因弹性降低而不能充分回缩，久之逐渐形成支气管持续性扩张。当异物、肿瘤压迫或阻塞支气管时，管腔内因有分泌物潴留，支气管管腔引流不畅，常继发感染，加重管壁损伤，形成恶性循环。

（二）病理变化

病变主要发生在肺段支气管，多见于左肺下叶。

大体观：病变支气管呈管状及囊状扩张，可单发或多发。扩张的支气管和细支气管可继续延伸至胸膜下，呈节段性扩张。扩张的支气管管腔内常潴留黄绿色脓性或血性渗出物，支气管黏膜因管壁平滑肌萎缩、破坏及黏膜增生肥厚而形成纵行皱襞。周围肺组织呈程度不等的萎陷、纤维化和肺气肿（图7－5）。囊状扩张常发展为肺脓肿。炎症如波及胸膜，可引起纤维蛋白性胸膜炎或化脓性胸膜炎。

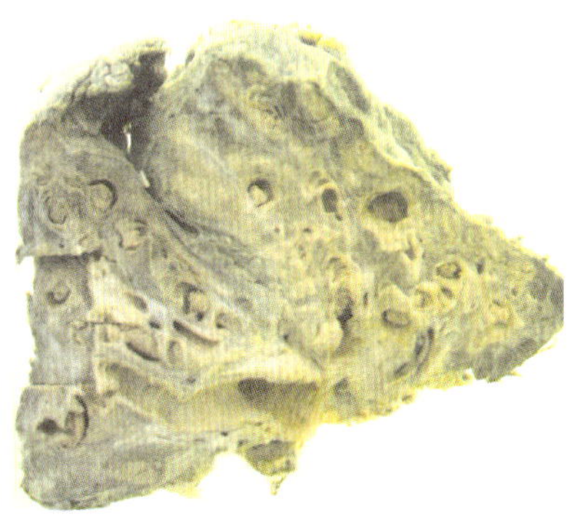

肺切面支气管呈管状、囊状扩张，周围肺组织呈程度不等的萎陷、纤维化和肺气肿

图7－5　支气管扩张症（大体观）

镜下观：支气管管壁呈慢性炎症改变并有不同程度的组织破坏，或仅见不完整的平滑肌、弹力纤维或软骨片，甚至完全消失。有时可见上皮鳞状化生。病变因其所处阶段和轻重程度不同而异。

（三）临床病理联系

因支气管长期扩张或合并感染，炎性渗出物和黏液分泌物均增多，所以患者表现为长期咳嗽、多痰。尤其在体位改变时,痰液引流至较大支气管或气管,刺激管壁引起剧烈阵咳,咳出多量脓性痰液。这种情况多以清晨或夜间为重。如支气管管壁血管受到炎性损伤时,可出现痰中带血或大量咯血。由于患者多有肺部化脓,故可引起发热、盗汗、食欲缺乏、消瘦等全身症状。当肺部广泛纤维化使肺血管床明显减少,或肺动脉与支气管动脉通过肉芽组织的毛细血管形成吻合支时,则导致肺动脉高压,引起肺源性心脏病。部分患者,由于长期呼吸困难、慢性缺氧,可引起杵状指(趾)。支气管黏膜上皮鳞状化生可恶变为鳞状细胞癌。多数患者最终死于支气管肺炎的反复发作。

四、支气管哮喘

支气管哮喘(bronchial asthma)是一种由于过敏反应或其他因素引起的支气管可逆性、发作性痉挛,出现咳嗽、胸闷,伴有呼气性呼吸困难和肺部哮鸣音的一种慢性疾病,也可视为慢性阻塞性支气管炎的一种特殊类型。本病多见于儿童和青年,好发于秋冬季节。

(一)病因与发病机制

本病的病因较复杂,诱发支气管哮喘的过敏原多种多样,如花粉、尘螨、动物毛屑、真菌、某些食品及药物等。过敏原主要经呼吸道吸入,但也可通过消化道或其他途径进入人体。患者往往有家族过敏史和个人过敏史,说明遗传因素起一定作用。

哮喘的发病机制涉及过敏原、机体、细胞、受体和炎症介质 5 个环节。经过外界抗原刺激后,诱发 B 细胞产生较多的特异性 IgE 抗体,IgE 抗体结合到气道黏膜内的肥大细胞上,当再次接触同种抗原时,肥大细胞脱颗粒,释放组胺等生物活性物质,引起支气管平滑肌痉挛、黏膜充血水肿、腺体分泌增加,使细支气管阻塞而引起哮喘发作。另外,呼吸道感染、寒冷空气、刺激性气体和精神因素等也可以诱发哮喘发作。

(二)病理变化

大体观:肺轻度膨胀,支气管管腔内含有黏液栓,偶见支气管扩张。镜下观:支气管黏膜下黏液腺增生,杯状细胞肥大、增生,管壁平滑肌肥厚,黏膜下水肿,有嗜酸性粒细胞、淋巴细胞浸润。支气管管壁和黏液栓中可见夏科-雷登(Charcot-Leyden)结晶(嗜酸性粒细胞的崩解产物)。

(三)临床病理联系

哮喘发作时,细支气管痉挛和黏液栓阻塞,引起呼气性呼吸困难并伴有哮鸣音,症状可自行缓解或经治疗缓解。哮喘反复发作可导致胸廓变形及弥漫性肺气肿,有时可并发自发性气胸。对支气管哮喘患者应积极查找过敏原,防止受凉,及时处理呼吸道感染病灶。

第二节　肺　炎

肺炎(pneumonia)主要是指肺的急性渗出性炎症,是呼吸系统的常见病和多发病。肺炎可以是原发独立性疾病,也可以是其他疾病的并发症。根据炎症累及的部位和范围,肺炎可分为大叶性、小叶性和间质性肺炎(图 7-6)。根据病因,肺炎可分为细菌性、病毒性、支原体性、真菌性及寄生虫性肺炎等。按病变的性质,肺炎可分为浆液性、纤维素性、化脓性、出血性、干酪性、肉芽肿性肺炎等不同类型。

一、细菌性肺炎

肺与外界相通，又是具有双重血液循环的脏器，因此各种致病微生物均易引起肺部感染，其中细菌性肺炎占各类病原体肺炎的80%。细菌性肺炎常见的致病菌为肺炎链球菌、流感嗜血杆菌、金黄色葡萄球菌、肺炎克雷伯杆菌、铜绿假单胞菌等。由于感染的病原菌不同，临床表现不同，预后及对策也不同。目前又根据感染肺炎的环境不同，将肺炎分为社区获得性肺炎（CAP）和医院获得性肺炎（HAP）。在全球范围内，肺部细菌感染仍是导致机体死亡的一个主要病因。在细菌性肺炎中以大叶性和小叶性肺炎多见。

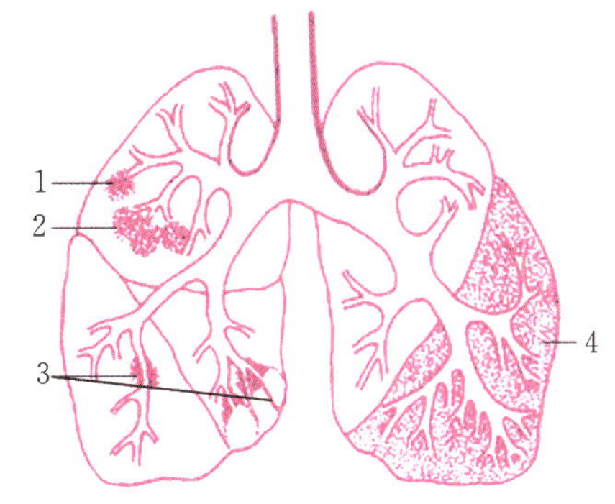

1. 小叶性肺炎；2. 融合性小叶性肺炎；3. 间质性肺炎；4. 大叶性肺炎。

图 7-6 肺炎病变范围（示意图）

知识链接

1998 年中华医学会呼吸学分会制定了我国社区获得性肺炎和医院获得性肺炎的诊治指南。

◆**社区获得性肺炎(CAP)** 指人群在社会活动中、医院外患的肺炎，多发生于健康的青壮年。常见致病菌有肺炎链球菌、金黄色葡萄球菌、流感嗜血杆菌。

临床特点及诊断：①发热；②咳嗽、咳痰或原有呼吸道症状加重；③肺实变体征或水泡音；④WBC>10×10^9/L 或<4×10^9/L，伴或不伴核左移；⑤胸部 X 线显示按肺叶、肺段分布的浸润性阴影。以上①～④项任何一项加第⑤项，其他病原体肺炎除外，肺结核、肺肿瘤除外，即可诊断。

◆**医院获得性肺炎(HAP)** 指患者入院 48 小时后在医院发生的肺炎（入院时不存在，也不处于潜伏期），病情重，并发症多，死亡率高。常见致病菌为 G^- 杆菌。此外，尚有铜绿假单胞菌、不动杆菌、肺炎克雷伯杆菌、金黄色葡萄球菌。

临床特点及诊断：①多有原发病；②症状重，预后差；③肺实变不典型，但有水泡音。胸部 X 线出现新的或进展的肺部浸润影加上发热、白细胞升高、脓痰中的 2 项即可诊断。

（一）大叶性肺炎

大叶性肺炎（lobar pneumonia）是由肺炎链球菌感染引起的以纤维素渗出为主的急性炎症，大多为社区获得性肺炎。病变开始于肺泡，但迅速通过肺泡间孔波及整个大叶或一叶的大部分，故称为大叶性肺炎。临床表现为起病急骤、寒战、高热、咳嗽、咳铁锈色痰，并有胸痛、肺实变体征及中性粒细胞显著增高。本病好发于冬、春季节，多见于青壮年男性。经过 5～10 天，体温下降，症状消退。

1. 病因与发病机制

大叶性肺炎 95%以上是由肺炎链球菌引起的，少数由金黄色葡萄球菌、溶血性链球菌、肺炎克雷伯杆菌和流感嗜血杆菌引起。肺炎链球菌可寄生在健康人的鼻咽部，但不一定都致病，当受寒、疲劳、酗酒、麻醉、雨淋、糖尿病等诱因使机体抵抗力降低和呼吸道防御功能减弱时，细菌可沿支气管、细支气管到达肺泡，在肺泡内迅速繁殖，并可沿肺泡间孔或呼吸性细支气管迅速向邻近肺泡蔓延，从而波及一个肺段，或整个肺叶，引起大叶性肺炎。病变以肺泡壁毛细血管通透性升高，渗出大量的纤维素为特点，因此认为本病的发生与机体对病原菌引起的过敏反应有关。

2. 病理变化与临床病理联系

病变特征是肺泡内大量纤维素渗出为主的炎症，病变部位以左肺下叶最常见，其次为右肺下叶。临床上在未用抗生素治疗的情况下，病变常表现出一个典型的自然发展过程，分为四期。

（1）充血水肿期　发病的第 1～2 天。大体观：病变肺叶充血肿大，重量增加，呈暗红色。切面可挤压出粉红色泡沫状液体。镜下观：肺泡壁毛细血管扩张、充血，肺泡腔内可见大量淡红色浆液渗出，有少量红细胞、中性粒细胞等，渗出液可检出肺炎链球菌。

此期患者表现为寒战、高热、咳嗽、咳粉红色泡沫样血痰，可闻及湿啰音，呼吸音减弱。X 线检查可见病变处肺纹理加重，显示淡薄而均匀的阴影。

（2）红色肝样变期　发病的第 3～4 天进入此期。大体观：病变肺叶明显肿大，重量显著增加，切面灰红，质实如肝，故称红色肝样变期。镜下观：肺泡壁毛细血管高度扩张、充血，肺泡腔内充满渗出物，内含大量纤维素、红细胞、一定数量的中性粒细胞和巨噬细胞。渗出的纤维素丝在肺泡腔中连接成网，并可穿过肺泡间孔与邻近肺泡腔中的纤维素网相连，限制细菌扩散，有利于中性粒细胞和巨噬细胞对细菌的吞噬（图 7－7）。此期在渗出物中可检出多量的肺炎链球菌。

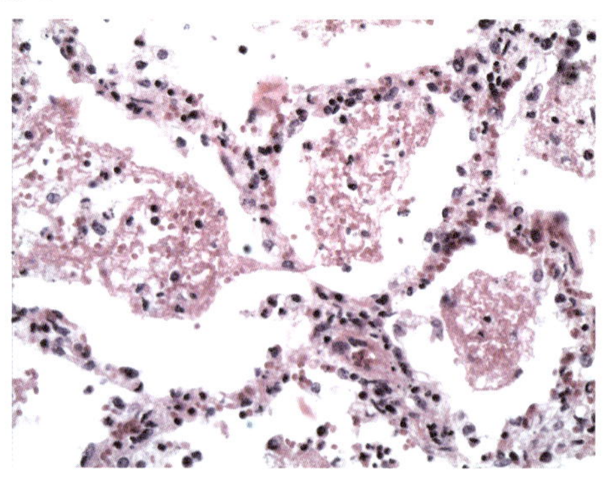

肺泡壁毛细血管扩张充血，肺泡腔内见大量红细胞、纤维素渗出，纤维素穿过肺泡间孔与相邻肺泡中的纤维素连接成网。

图 7－7　大叶性肺炎红色肝样变期（镜下观）

临床上，由于肺泡腔内的红细胞破坏与崩解，形成含铁血黄素使痰液呈铁锈色。由于病变波及胸膜，患者常感胸痛，此期可见肺叶实变，肺泡通气减少，但因肺泡壁毛细血管扩张，血液流经病变肺叶增多，通气/血流比例降低，故患者缺氧症状明显，可出现发绀和呼吸困难。叩诊呈浊音，触诊语颤增强，听诊出现支气管呼吸音。X 线检查病变肺叶可见大片致密阴影。

（3）灰色肝样变期　发病的第 5～6 天进入此期。大体观：病变肺叶仍肿大，由于充血减退，肺叶颜色由暗红色转为灰白色，切面干燥、呈颗粒状，质实如肝，故称灰色肝样变期（图 7－8）。镜下观：肺泡腔内炎性渗出物继续增加，充满大量中性粒细胞和致密的纤维素网（图 7－9），红细胞则大部分溶解消失，肺泡壁毛细血管由于受压使肺组织呈贫血状态。由于抗体的产生和吞噬作用的加强，病原体大多数被消灭，故渗出物中不易检出病原体。

患者症状基本同红色肝样变期，肺泡内气体很少甚至没有，但因肺泡壁毛细血管受压，流经实变区的血流大为减少，只有很少未经氧合的静脉血流入左心，故呼吸困难和发绀减轻，痰由铁锈色痰逐渐变成黏液脓性痰。

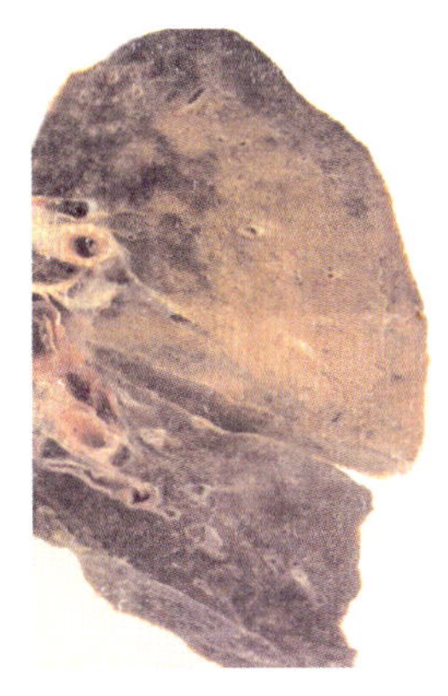

病变肺叶肿胀，色灰白，质实如肝

图 7-8　大叶性肺炎灰色肝样变期（大体观）

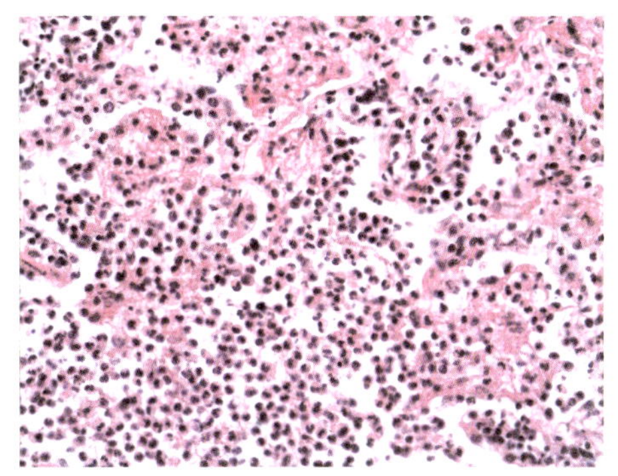

肺泡腔内见大量中性粒细胞、纤维素渗出，相邻肺泡内的纤维素连接成网

图 7-9　大叶性肺炎灰色肝样变期（镜下观）

（4）溶解消散期　发病的第 7 天进入此期。大体观：病变肺叶体积基本恢复正常，质地变软，切面可挤出少量脓性混浊液体，胸膜渗出物被吸收或机化。镜下观：肺泡腔内中性粒细胞大多变性、坏死、崩解，巨噬细胞数量明显增多，纤维素网在中性粒细胞释放的溶蛋白酶的作用下而逐渐被溶解。溶解物大部分由气道咳出，小部分经淋巴道吸收，炎症逐渐消退，肺泡重新充气。

由于此期肺泡腔内渗出物的溶解、液化，故患者咳痰量增多，呈稀薄状，肺部听诊可闻及湿啰音，肺实变体征逐渐消失，体温降到正常。X 线检查显示实变区阴影密度减低，透亮度增加。

大叶性肺炎上述各期病变的发展演变是一个连续过程，彼此间并无绝对界限，同一肺叶的不同部位可呈现不同阶段的病变，其典型经过只是在未经及时治疗的病例才能见到。现今由于临床上常在肺炎早期应用抗生素，大叶性肺炎的病程缩短，上述的典型经过多不存在，病变往往为阶段性。

课堂互动

大叶性肺炎咳铁锈色痰、胸痛的原因是什么？

3. 结局与并发症

绝大多数患者经及时治疗，一般可以痊愈。由于肺泡壁结构未被破坏，因此愈合后可完全恢复肺泡的正常结构和功能。少数病例，由于感染重，抵抗力过低，可发生以下并发症。

（1）感染性休克　是一种严重并发症，多见于年老体弱者。由肺炎链球菌或金黄色葡萄球菌感染引起严重毒血症时可发生休克，称休克型或中毒性肺炎，病死率较高。

（2）肺肉质变　又称机化性肺炎，是因渗出的中性粒细胞过少或功能缺陷，或纤维素渗出过多，肺泡腔内的纤维素等渗出物不能完全溶解吸收，则由肉芽组织取代而发生机化。大体观：病变部位肺组织呈褐色肉样，称肺肉质变。

（3）败血症或脓毒败血症　见于严重感染时，细菌侵入血流生长、繁殖，引起全身中毒症状，并可引起心内膜炎、关节炎和化脓性脑膜炎等。

（4）肺脓肿、脓胸或脓气胸　多见于合并金黄色葡萄球菌感染引起的肺炎。当机体抵抗力过低、细菌毒力较强时，病变组织发生变性、坏死、液化形成肺脓肿，脓肿如破入胸腔，可引起脓胸或脓气胸。

(5)胸膜肥厚或粘连　肺内炎症直接侵犯胸膜伴发纤维素性胸膜炎，若胸膜及胸膜腔内的纤维素不能完全溶解吸收而发生机化，则致胸膜肥厚或粘连。

(二)小叶性肺炎

小叶性肺炎(lobular pneumonia)是以肺小叶为病变单位的急性化脓性炎症。由于病灶多以细支气管为中心，故又称支气管肺炎(bronchopneumonia)。临床表现为发热、咳嗽、咳痰、呼吸困难等症状，肺部听诊可听到分散的湿啰音。本病可发生于任何年龄，但以小儿、年老体弱或久病卧床者多见。

1. 病因与发病机制

小叶性肺炎病因较为复杂，多由细菌感染引起，大多数为其他疾病的并发症。

(1)细菌感染　凡能引起支气管炎的细菌几乎都能引起本病，本病往往是多种细菌的混合感染所致。常由致病力较弱的肺炎球菌感染引起，其次为葡萄球菌、链球菌、流感嗜血杆菌等。这些细菌通常是口腔或上呼吸道内的常驻寄生菌，当全身及呼吸道局部抵抗力低下时，这些常驻细菌从支气管管腔蔓延至肺泡引起炎症。

(2)诱因　①继发于急性传染病：如麻疹、流行性感冒、白喉、百日咳。②长期卧床患者：如大手术后、心力衰竭患者、偏瘫患者，由于两肺下叶背侧容易发生坠积性淤血，引起局部血液循环障碍和防御功能减弱，故可并发坠积性肺炎。③全身麻醉及昏迷患者：由于吞咽反射减弱或消失，易将口腔及上呼吸道分泌物或呕吐物吸入肺，并发吸入性肺炎。

2. 病理变化

小叶性肺炎的病变特征是以细支气管为中心的急性化脓性炎症。

大体观：两肺表面及切面可见散在的灰黄色实变病灶，以下叶及背侧较为严重，病灶大小不一，直径多在0.5～1cm(相当于肺小叶范围)，形状不规则，呈灰红或灰黄色，质地变实。切面可见灰黄色实变病灶，略隆起，病灶中央常见病变的细支气管断面(图7-10)。幼儿及年老体弱者病变往往较严重，可见若干个病灶互相融合，形成融合性小叶性肺炎。有时可累及整个肺段甚至肺大叶，一般不累及胸膜。

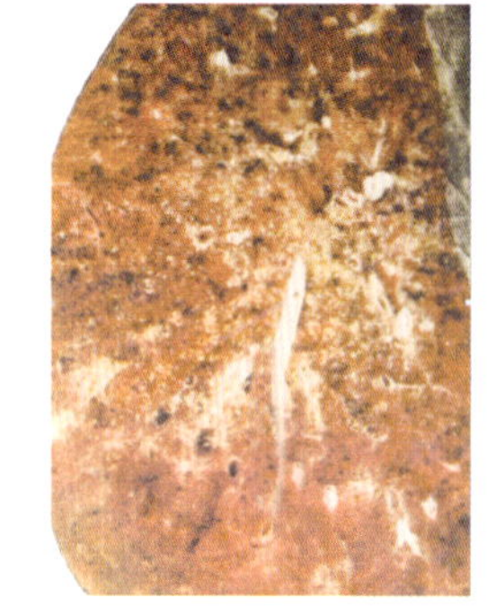

肺切面可见灰黄色实变灶，略隆起

图7-10　小叶性肺炎(大体观)

镜下观：病灶内细支气管黏膜充血水肿，黏膜表面附着黏液性渗出物。随着病变进展，细支气管及其周围肺泡腔内充满大量中性粒细胞、一些红细胞和脱落的肺泡上皮细胞，渗出物呈脓性，纤维素一般较少。病灶周围肺组织可正常，也可伴有不同程度的充血、代偿性肺气肿(图7-11)。

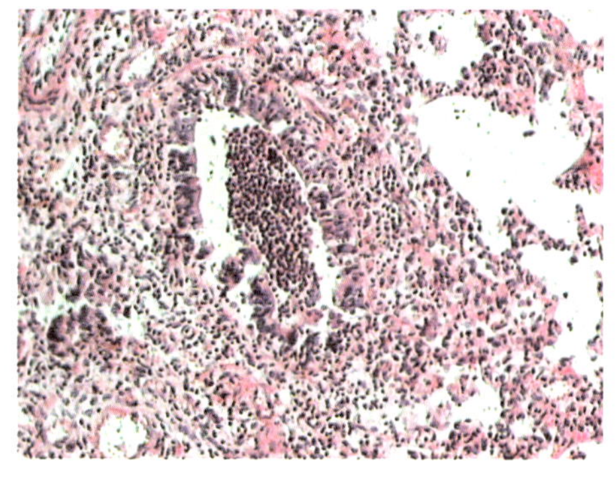

支气管及周围肺泡腔内可见大量中性粒细胞渗出，周围血管扩张充血

图7-11　小叶性肺炎(镜下观)

3. 临床病理联系

小叶性肺炎由于支气管管腔内有炎性渗出物，

刺激支气管黏膜，患者常出现咳嗽、咳黏液脓性痰。部分患者由于肺泡通气量减少、换气障碍而出现缺氧、呼吸困难及发绀。听诊可闻及湿啰音。病灶一般较小且散在分布，除融合性支气管肺炎外，肺实变的体征不明显。X线检查可见双肺散在灶状阴影。本病大多能够治愈，但幼儿及年老体弱者，特别是并发其他严重疾病时，预后不良。

4. 并发症

(1)呼吸衰竭　炎性渗出物可导致通气与换气功能障碍，若病变范围广泛，可出现明显缺氧及二氧化碳潴留，引起呼吸衰竭。

(2)心力衰竭　因肺部炎性淤血、缺氧使肺小动脉痉挛，致使肺循环阻力增加，右心负担加重；又因缺氧和中毒使心肌细胞变性、坏死，在幼儿常导致急性心力衰竭，危及生命。

(3)肺脓肿和脓胸　多见于金黄色葡萄球菌或混合感染引起的小叶性肺炎。

(4)支气管扩张症　支气管管壁破坏严重且病程较长者，可发生支气管扩张症。

二、支原体肺炎

支原体肺炎(mycoplasmal pneumonia)是由肺炎支原体引起的一种间质性肺炎。本病通常为散发，偶尔流行，主要经飞沫感染。本病多发生在儿童和青少年，秋、冬季节发病率较高。

(一)病理变化

肺炎支原体感染可引起整个呼吸道的炎症。病变主要为急性非化脓性炎。大体观：肺部病变常累及一个肺叶，以下叶多见，病灶呈节段性分布，暗红色，胸膜光滑。镜下观：病变主要发生在肺间质，肺泡间隔增宽，充血、水肿，有大量淋巴细胞、单核细胞浸润，肺泡腔内无渗出物或仅有少量浆液及单核细胞渗出。小支气管和细支气管壁及其周围组织有淋巴细胞、单核细胞浸润。重症病例，上皮可发生坏死、脱落。伴细菌感染时，可见中性粒细胞浸润。

(二)临床病理联系

临床上，患者起病较急，有乏力、头痛、发热等一般症状。突出的症状是支气管和细支气管的急性炎症引起顽固、剧烈的咳嗽，由于肺泡腔内渗出物很少，故常为干咳，咳痰不明显。X线检查示肺部呈节段性分布的纹理增加及网织、斑片状阴影。白细胞计数轻度升高，患者痰、鼻分泌物及咽拭子培养阳性。大多数支原体肺炎患者预后良好，自然病程约2周，患者可完全愈合。

三、病毒性肺炎

病毒性肺炎(viral pneumonia)多因上呼吸道病毒感染向下蔓延所致。引起肺炎的病毒种类较多，常见的是流感病毒，其次是腺病毒、呼吸道合胞病毒、麻疹病毒、巨细胞病毒等。本病一年四季均可发病，但冬、春季节多见，可散发流行或暴发流行。本病多见于儿童，成人相对少见(除流感病毒外)。病毒性肺炎占非细菌性肺炎的25%～50%。临床表现主要为发热、头痛、全身酸痛、干咳和肺部浸润等。肺炎的发生除与病毒本身的毒力、感染途径及感染量有关外，宿主的年龄、呼吸道局部及全身的免疫功能状态等也是主要的影响因素。

(一)病理变化

病毒性肺炎的病变主要发生于肺间质，表现为支气管、细支气管壁、小叶间隔及肺泡壁等肺间质充血、水肿，以及以淋巴细胞和单核细胞为主的炎细胞浸润。大体观：肺组织因充血、水肿而体积轻度增大。镜下观：通常表现为肺泡间隔明显增宽，肺泡腔内一般无渗出物（图 7－12）。病变较重者，肺泡腔内可出现浆液、少量纤维素、红细胞及巨噬细胞等炎性渗出物。在有些病毒性肺炎（如流感病毒肺炎、麻疹病毒肺炎等），肺泡腔内浆液渗出物浓缩形成一层红染的膜样物，即透明膜形成。有的伴有出血（如流感病毒肺炎），有的可引起细支气管及肺泡壁上皮细胞增生、肥大，并有多核巨细胞形成。在增生的上皮细胞和多核巨细胞内可见病毒包涵体。病毒包涵体可出现于胞质内（如呼吸道合胞病毒）或核内（如腺病毒），或两者兼有（如麻疹病毒），呈球形，约红细胞大小，呈嗜酸性染色，其周围有一清晰的透明晕。发现病毒包涵体是诊断病毒性肺炎的重要依据。某些病毒性肺炎因混合感染或继发细菌感染，病变更为严重，可出现坏死性支气管炎和坏死性支气管肺炎（主要见于腺病毒肺炎及麻疹病毒肺炎）。

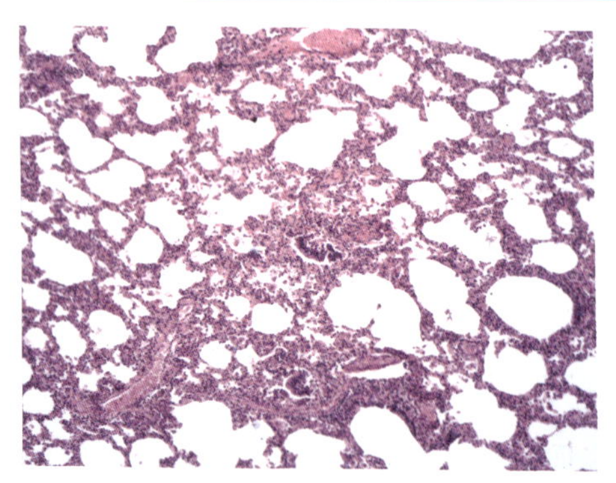

肺泡间隔明显增宽，肺泡腔内无渗出物。肺间质内可见大量淋巴细胞、单核细胞浸润

图 7－12　病毒性肺炎（镜下观）

（二）临床病理联系

患者临床症状轻重不等，除发热或全身中毒症状外，还有剧烈咳嗽、气促，甚至出现呼吸困难、发绀等。严重病例或继发细菌感染的病例，肺部可出现实变体征，甚至导致心力衰竭或中毒性脑病，预后不良。X 线检查显示肺部呈斑点状或片块状阴影。

大叶性肺炎、小叶性肺炎、间质性肺炎的比较见表 7－1。

表 7－1　大叶性、小叶性、间质性肺炎的比较

	大叶性肺炎	小叶性肺炎	间质性肺炎
病因	肺炎链球菌	多为毒力较弱的细菌，如肺炎球菌、葡萄球菌	病毒、肺炎支原体
发病情况	青壮年	幼儿、老年人、久病体弱者	儿童、青年
病变实质	急性纤维素性炎症	急性化脓性炎症	以淋巴细胞、单核细胞浸润为主的急性渗出性炎症
大体观察	肺实变，累及一个肺段或大叶，暗红或灰白色	病灶散在分布，双肺下叶背侧多见，灰黄色	病变常位于一侧肺，呈斑片状
镜下观察	肺泡腔内有大量纤维素渗出	以细支气管为中心的肺组织的急性化脓性炎症	肺泡壁增宽，充血，水肿，伴淋巴细胞、单核细胞浸润
临床表现	发病急，高热，寒战，咳嗽，咳铁锈色痰，胸痛，呼吸困难，肺实变征	发热、咳嗽、咳黏液脓性痰	发热、乏力、刺激性咳嗽
结局	绝大多数痊愈	多数痊愈，少数预后差	支原体肺炎预后好，病毒性肺炎预后差
并发症	肺肉质变、感染性休克	心力衰竭、呼吸衰竭	中毒性脑病

知识链接

严重急性呼吸综合征(severe acute respiratory syndrome,SARS)是2003年由世界卫生组织命名的以呼吸道传播为主的急性传染病。本病传染性极强,曾在我国部分地区和10多个国家发生及蔓延。我国医学家首先将SARS命名为"传染性非典型肺炎"(简称"非典")。SARS是由冠状病毒亚型变种引起的,主要通过近距离空气飞沫和密切接触传播,有较强的传染性,在家庭和医院有聚集感染现象。潜伏期为2~10天,通常为4~5天。本病起病急,以发热为首发症状,体温常高于38℃,偶有畏寒,可伴头痛、肌肉和关节酸痛,干咳,少痰,严重者出现呼吸窘迫。外周血白细胞计数不升高,或降低,常有淋巴细胞减少。用抗生素治疗无效,X线检查有片状、斑片状浸润性阴影,部分患者进展迅速,呈大片状阴影,常为多叶或双侧性改变。病理形态表现为急性非特异性间质性肺炎伴透明膜形成。肺泡上皮细胞被广泛破坏,Ⅱ型上皮细胞增生。肺泡壁毛细血管内皮细胞肿胀。大部分肺泡腔及肺泡管内透明膜形成,间质水肿并有较多的炎细胞浸润,成纤维细胞增生。现有部分SARS死亡病例尸检报告提示,该病以肺和免疫系统的病变最为突出,心、肝、肾、肾上腺等实质性器官也有不同程度受累。

我国抗击SARS的经验证明,SARS是可以预防和治疗的,只要切断传染链,执行严格的预防措施可以得到有效控制,中药治疗也有一定疗效。绝大多数患者经合理治疗可以康复,预后状况良好。

第三节　肺硅沉着病

肺硅沉着病(silicosis)简称硅肺,是因长期吸入大量含游离二氧化硅(SiO_2)的粉尘微粒而引起的一种职业病。长期从事开矿、采石、坑道作业以及在石英粉厂、玻璃厂、耐火材料厂、陶瓷厂等生产作业的工人易患本病。基本病变以肺内硅结节形成和肺间质广泛纤维化为特征,硅肺是严重危害心、肺功能的全身性疾病。患者多在接触硅尘10~15年后发病,病程进展缓慢,即使脱离硅尘接触后,肺部病变仍继续发展。若吸入高浓度、高游离SiO_2含量的粉尘,经1~2年也可发病。疾病早期即有肺功能损害,只因肺的代偿能力较强,患者自觉症状往往不明显。晚期重症病例,尤其是合并肺结核、肺心病时,则出现不同程度的心、肺功能障碍,甚至丧失劳动能力。

一、病因与发病机制

游离的SiO_2能否进入肺泡引起肺硅沉着病,取决于硅尘微粒的大小。硅尘微粒愈小,在空气中的沉降速度愈慢,被吸入的机会就愈多。一般来说,直径较大的硅尘,通常被上呼吸道黏膜所阻挡,不能进入肺内;小于5μm的硅尘才能被吸入肺泡,并进入肺泡间隔,引起病变,尤以1~2μm的硅尘粒子引起的病变最为严重。此外,肺硅沉着病的发生、发展还与硅尘中游离SiO_2的含量、生产环境中硅尘的浓度和分散度、从事硅尘作业工人的工龄以及机体的防御功能、肺脏的清除能力等因素有关。

肺硅沉着病的发生机制尚未完全清楚,目前主要有机械刺激学说、免疫学说和化学毒性(生物膜损伤)学说,比较一致的看法是生物膜损伤为发病的关键,即被肺泡和间质巨噬细胞吞噬的硅尘微粒，在细胞内形成吞噬体，继而与溶酶体相融合，形成次级溶酶体。硅尘表面 SiO_2 与水融合成硅酸，其羟基基团与溶酶体膜脂蛋白结构上的氢原子形成氢键，改变了溶酶体膜的脂质分子构型，从而破坏了膜的稳定性或完整性，改变了膜的通透性。溶酶体膜损害后，释放硅尘和细胞崩解产物，继而又吸引更多的巨噬细胞聚集，并形成结节。这种过程不断重复，使病变不断发展、加重。

二、病理变化

肺硅沉着病的基本病变是肺及肺门淋巴结内硅结节形成和弥散性肺间质纤维化。早期硅结节为细胞性结节，由吞噬硅尘的巨噬细胞组成，多位于肺小动脉周围。继而结节发生纤维化和玻璃样变性，成为纤维性硅结节。大体观：硅结节边界清楚，圆形或类圆形，灰白色，质坚实，触之有砂粒感。中央常因缺血发生坏死、液化，液化的坏死组织经支气管排出后形成肺硅沉着病性空洞。镜下观：典型硅结节从结节中央开始玻璃样变性，逐渐向周围发展，玻璃样变性的胶原纤维呈同心圆形层状排列（图7－13），随着病变的发展，硅结节可逐渐增大或互相融合成团块状，并发生坏死，形成空洞，肺间质也有不同程度的纤维结缔组织弥散性增生，肺泡壁增厚，弹性减退，严重纤维化者范围可累及2/3以上的肺组织。肺门淋巴结肿大、变硬。

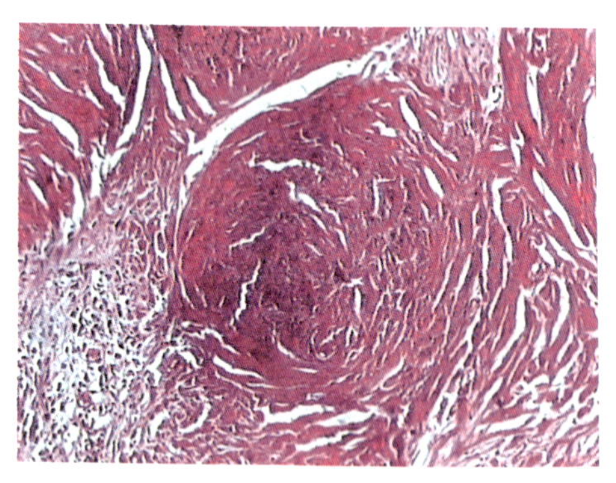

玻璃样变性的胶原纤维呈同心圆形层状排列，周围肺组织广泛纤维化

图 7－13　硅肺的典型硅结节（镜下观）

三、硅肺分期与病变特点

根据硅沉着病的肺部病变程度和范围，可将本病分为三期。

（一）Ⅰ期硅肺

硅结节主要表现为肺门淋巴结肿大。肺组织内硅结节直径一般在 1～3mm，数量少，主要分布在两肺中、下叶近肺门处。X 线检查，肺门阴影增大，密度增加，肺野内可见少量硅结节阴影。胸膜可有硅结节形成，但胸膜增厚不明显。肺的重量、体积和硬度无明显改变。

（二）Ⅱ期硅肺

硅结节数量增多，弥散于全肺，但仍以中、下肺叶靠近肺门附近比较集中，病变范围不超过全肺 1/3。X 线检查，肺门阴影增大、致密，肺野中硅结节阴影密集。肺的重量、体积、硬度均有增加。

（三）Ⅲ期硅肺

硅结节密集，肺纤维化融合成肿瘤样团块。X 线检查，在肺野内可见长超过 2cm、宽大于 1cm 的阴影，胸膜增厚，肺门淋巴结肿大、密度增大，出现蛋壳样钙化。肺的重量和硬度明显增加。

四、硅肺并发症

(一)肺结核

硅肺患者最易并发肺结核，愈是晚期、重症硅肺，肺结核的并发率愈高。这可能与硅尘对肺泡巨噬细胞造成损害，使机体对结核菌的防御功能降低有关。

(二)慢性肺源性心脏病

据统计，硅肺患者并发肺源性心脏病者达60%～70%。本病主要是由于弥散性肺间质纤维化等病变引起的肺动脉高压所致，严重者可因右心衰竭而死亡。

第四节　慢性肺源性心脏病

慢性肺源性心脏病(chronic pulmonary heart disease)是指由慢性肺部疾病、胸廓畸形或肺血管病变引起肺循环阻力增加、肺动脉高压以致右心室肥大与扩张的心脏病，简称肺心病。据统计，在我国肺心病的发病率较高，患病年龄多在40岁以上，寒冷季节好发，且随年龄增长患病率也增高。

一、病因与发病机制

凡能引起肺循环阻力持续增加、导致肺动脉高压的任何因素，都能引起本病的发生。其发病机制如下。

(一)原发性肺疾病

原发性肺疾病是引起肺心病的主要原因。最常见于慢性支气管炎并发阻塞性肺气肿。此外，还有支气管哮喘、支气管扩张症、肺硅沉着病、慢性纤维空洞型肺结核及肺广泛性纤维化等。这些疾病一方面因部分肺血管床破坏，使肺动脉血流受阻，引起肺动脉高压；另一方面则因肺阻塞性通气障碍，换气不足，导致动脉血氧分压下降和二氧化碳分压升高，引起肺小动脉反射性痉挛，使肺循环阻力增大，加重肺动脉高压，进而导致右心室肥大，最终发生右心衰竭。

(二)限制性肺疾病

限制性肺疾病也是引起肺心病的原因之一，如胸膜纤维化、胸廓和脊柱畸形及胸廓成形术后等。这些疾病不仅能导致肺的伸展或胸廓运动受限而引起限制性通气障碍，同时又使支气管和肺血管发生扭曲，导致肺循环阻力增加，引起肺动脉高压。

(三)肺血管疾病

肺血管疾病主要见于原因不明的原发性肺小动脉硬化症，因肺小动脉肥厚而使肺循环阻力增加。偶见于结节性多动脉炎、反复发生的肺小动脉栓塞等，这些疾病可直接导致肺动脉压升高。

二、病理变化

(一)肺部病变

肺心病多是各种慢性肺疾病的晚期并发症，因此，肺部可见到各种原发性肺疾病的晚期病变，如弥漫性肺纤维化、慢性阻塞性肺气肿等。肺心病时，肺血管病变主要表现为肺泡壁毛细血管显著减少；肺小动脉中膜平滑肌增生，内膜纤维组织增生，使血管壁增厚、管腔狭窄；还可发生肺小动脉炎，有时可见动脉内血栓形成，这些病变均能使肺循环阻力增加而引起肺动脉压升高。

（二）心脏病变

右心室因肺动脉压升高而发生代偿性肥厚，这是肺心病最主要的病理形态标志。大体观：心脏体积明显增大，重量增加，肺动脉圆锥显著膨隆。心尖钝圆，右心室明显肥厚。后期随着右心室收缩力不断下降，右心室腔明显扩张，肥厚的右心室内乳头肌、肉柱、室上嵴显著增粗，肺动脉圆锥处心壁增厚。通常以肺动脉瓣下 2cm 处右心室壁厚度超过 0.5cm（正常为 0.3～0.4cm）作为诊断肺心病的病理学标准。镜下观：心肌细胞肥大、增宽，核大深染，因缺氧导致部分心肌纤维萎缩、肌浆溶解、横纹消失，间质水肿，胶原纤维增生等。

三、临床病理联系

慢性肺源性心脏病发展缓慢，可持续数年，除原有肺疾病的临床表现外，患者主要有心悸、气急、肝大、全身淤血、下肢水肿等右心衰竭的症状和体征，此时，如伴有严重呼吸道感染可继发呼吸衰竭，引起肺性脑病，甚至死亡。本病若能早期发现和治疗，注意保暖并增强体质，戒烟，避开污染的空气，提高免疫力，预防诱发因素等，可延缓肺动脉高压和肺心病的发生和发展。控制病因是预防肺心病发生的根本措施。

第五节　呼吸系统常见肿瘤

一、鼻咽癌

鼻咽癌（nasopharyngeal carcinoma）是起源于鼻咽黏膜上皮和腺体的恶性肿瘤。本病可见于世界各地，但以我国南方各省发病率较高，特别是广东珠江三角洲和西江流域。发病年龄多在 40～50 岁，男性多于女性。患者早期可有头痛、鼻塞、鼻出血以及耳鸣、听力下降等症状，有些患者可无任何不适，仅出现颈部淋巴结肿大，如不认真进行鼻咽部检查，常被漏诊。

（一）病因

鼻咽癌的病因尚未完全清楚，可能与病毒、环境、遗传等方面因素有关。

1. 病毒感染

近年来的研究显示鼻咽癌的发生与 EB 病毒感染有非常密切的关系，已发现癌细胞内有整合于基因组内的 EB 病毒 DNA，癌细胞核内还有该病毒的基因产物 EB 抗原，患者血清内可检出高效价的抗 EB 病毒抗原的抗体。

2. 环境因素

研究发现，有些化学物质如多环芳烃类、亚硝胺类、微量元素镍等与鼻咽癌的发生有一定的关系。我国学者曾用亚硝胺诱发大鼠鼻咽癌，建立了此癌的动物模型，提示这类环境致癌物质可能是鼻咽癌的病因之一。

3. 遗传因素

流行病学调查已表明，鼻咽癌不仅有明显的地域性，部分病例也有明显的家族性。高发区居民移居外地或国外，其后裔发病率也远远高于当地居民。鼻咽癌患者某些染色体区段具有不稳定性，提示本病可能与遗传因素有关。

（二）病理变化

鼻咽癌最常见于鼻咽顶部，其次为外侧壁和咽隐窝，发生于前壁者最少，同时占据两个部位（如顶部和侧壁）者多见。

大体观：早期表现为局部黏膜粗糙或呈颗粒状，或隆起于黏膜形成小结节，癌肿继续发展可形成结节型、菜花型、黏膜下浸润型及溃疡型。镜下观：多数鼻咽癌起源于鼻咽黏膜柱状上皮的储备细胞，少数发生于黏膜鳞状上皮的基底细胞。一般分为以下几种基本组织学类型。

（1）鳞状细胞癌　分为分化性和未分化性两类。分化性鳞状细胞癌又分为角化型和非角化型鳞癌。常形成各种不规则癌巢，细胞分层不明显，癌细胞呈多角形或卵圆形，无细胞角化。

（2）腺癌　高、低分化两型腺癌均较少见，低分化腺癌稍多于高分化腺癌。癌细胞较小，呈不规则条索状或小片状排列，有时可见腺腔结构但不明显，癌巢不规则。

（三）蔓延与转移

1. 直接蔓延

肿瘤向上蔓延可破坏颅底骨，又可通过破裂孔侵犯海绵窦附近组织，易使第Ⅱ～Ⅵ对脑神经受损。肿瘤向外侧蔓延，可侵犯咽鼓管而进入中耳，亦可向前进入鼻腔，甚至侵入眼眶。还可向后侵犯颈椎，甚至侵犯颈段脊髓。

2. 淋巴道转移

癌细胞早期经淋巴道转移，先至咽后淋巴结，然后至颈上深淋巴结。颈淋巴结转移多在同侧，次为双侧，转移到对侧者极少。临床上，一般多在颈上部胸锁乳突肌上端内出现无痛结节，继而向下沿淋巴流向转移，受累的淋巴结相互融合形成较大肿块，可压迫第Ⅵ～Ⅺ对脑神经和颈交感神经而引起相应症状。

3. 血道转移

以肝、肺、骨转移为常见，亦可转移至纵隔、硬脑膜、肾、肾上腺和胰腺等处。

鼻咽癌因早期症状不明显而易被忽略，确诊时多为中、晚期，常有转移，治愈率低，对放射治疗比较敏感，其中以泡状核细胞癌最为敏感，其次为鳞癌。治疗后病情可明显缓解，但较易复发。

二、肺癌

肺癌（carcinoma of the lung）为起源于支气管黏膜或腺体的恶性肿瘤。近年来，在我国，特别是人口密度较高的工业城市，肺癌的发病率和死亡率成倍增长。肺癌多发生于40岁以后，60岁以上者明显增多，患者多为男性，男女之比为4∶1～5∶1。但近年来发现女性肺癌的患病率呈较快的上升趋势。患者早期可无明显临床症状，随着病情的进展，可出现刺激性干咳、痰中带血、胸痛、发热等症状。

（一）病因

研究表明，肺癌的发生与吸烟、环境致癌因素、职业因素有密切关系。

(1)吸烟　吸烟是国际上公认的引起肺癌的重要危险因素之一。日吸烟量越大，开始吸烟的年龄越小，患肺癌的危险性越大。戒烟后患肺癌的危险性随戒烟时间的延长而逐渐降低。烟雾中的3,4-苯并芘、尼古丁、亚硝胺和少量放射性元素钋等多种化学物质均有致癌作用。发病机制为支气管黏膜上皮长期受不同程度的慢性炎症刺激，在反复的破坏和修复过程中转为不典型增生和癌变。

(2)环境致癌因素　在大城市和工业区肺癌的发病率和死亡率较高，这与空气污染有密切关系。污染的空气中含有3,4-苯并芘、二乙基亚硝胺和砷等致癌物质。此外，室内空气污染，如高温烹饪油烟、被动吸烟、家居装饰材料散发的氡及氡子体等有害物质也是肺癌发病的危险因素。

(3)职业因素　肺癌的发生与某些职业有关，如长期吸入或接触一些有害物质(如石棉、铀、镍等化学致癌物和放射性物质)者肺癌的发生率较高。

(二)组织学发生

肺癌绝大多数起源于支气管黏膜上皮，而源于肺泡上皮细胞者极少，因而肺癌实为支气管源性癌。肺鳞癌主要起源于肺段以上的支气管黏膜上皮，在致癌因子长期作用下，支气管黏膜经鳞状上皮化生、不典型增生和原位癌等阶段再发展成浸润癌；肺腺癌来自支气管黏膜或腺体；小细胞癌来源于支气管黏液腺和支气管黏膜内的嗜银细胞，属神经内分泌瘤。

(三)病理变化

1. 肉眼类型

根据肺癌的发生部位及大体形态特点将其分为中央型、周围型和弥漫型三个主要类型。这种分型与临床X线分型基本一致。

(1)中央型　此型最常见，占肺癌总数的60%～70%。癌肿位于肺门部，主要发生在主支气管或叶支气管。癌组织常破坏支气管向周围浸润，致使在肺门或其附近逐渐形成形态不规则的灰白色巨大肿块(图7-14)。

(2)周围型　此型多见，占肺癌总数的30%～40%。癌肿发生于肺段及段以下支气管，故癌肿位于肺叶的周边部，呈边界不甚清楚的结节状或球形，无包膜，直径多在2～8cm，可侵犯胸膜。手术切除效果较好(图7-15)。

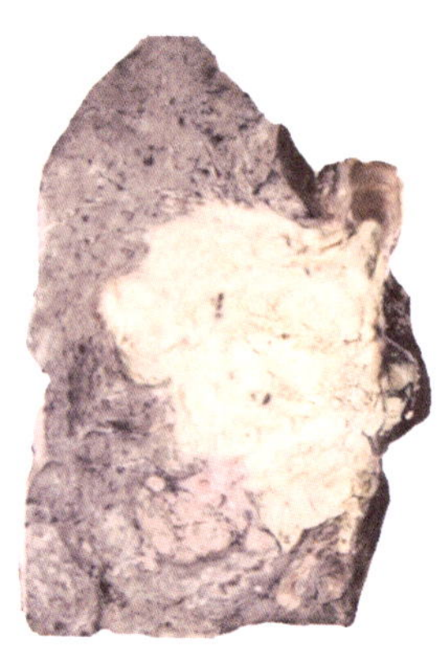

癌组织沿着支气管播散到周围肺组织，在肺门附近形成一个巨大的不规则的灰白色肿块

图7-14　中央型肺癌(大体观)

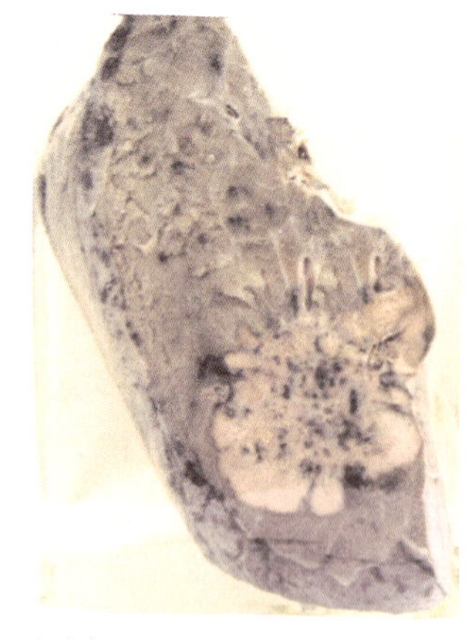

在肺的边缘部可见一界限不是很规则的肿块

图7-15　周围型肺癌(大体观)

(3)弥漫型　此型罕见，癌组织沿肺泡呈弥散性浸润性生长，很快侵犯肺大叶的一部分或整个肺大叶，外观似大叶性肺炎或呈无数小结节密布于一侧肺或两肺。此型易与肺转移癌混淆。

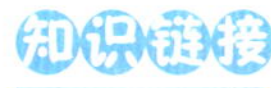

早期肺癌和隐性肺癌

早期肺癌可分为管内型、管壁浸润型和管壁周围型，无淋巴结转移。我国和日本的多数学者主张，癌肿直径小于2cm并局限于肺内的管内型和管壁浸润型为早期肺癌。所谓隐性肺癌是指痰脱落细胞学检查癌细胞阳性，临床及X线检查均阴性，而手术后经病理学检查证实为支气管黏膜原位癌或早期浸润癌，尚无淋巴结转移者。

2. 组织学类型

肺癌组织学表现复杂多样，现主要介绍以下四种常见类型。

(1)鳞状细胞癌　为肺癌中最常见的类型，约占60%，多属中央型肺癌。患者以老年男性占绝大多数，多有吸烟史。癌肿生长缓慢，转移较晚。依据癌组织的分化程度可分为高分化、低分化和未分化三型。

(2)腺癌　多为周围型肺癌。近十年来，肺腺癌的发病率仅次于鳞癌，女性多见，可能与厨房油烟及被动吸烟有关，腺癌肿块的直径多在4cm以上，常累及胸膜。其组织结构与其他器官的腺癌相似，亦可分为高分化、低分化、未分化三型。肺腺癌的特殊类型有肺泡细胞癌、胶样癌和瘢痕癌，均少见。肺腺癌临床治疗效果和预后不如鳞癌，手术切除后5年生存率不到10%。

(3)神经内分泌癌　占肺癌的15%～20%，多为中央型。神经内分泌癌包括小细胞癌、大细胞神经内分泌癌和类癌等。患者以中、老年男性多见。神经内分泌癌生长速度快，转移早。癌细胞呈短梭形或淋巴细胞样，胞质少，似裸核，深染，核分裂象多见。有时癌细胞一端稍尖，形如燕麦，称之为燕麦细胞癌。癌细胞呈片状、条索状排列，有时呈假菊形团及腺管状排列。电镜下，癌细胞内可见大量神经内分泌颗粒，属于异源性内分泌功能肿瘤，是肺癌中恶性程度最高的一种类型。手术切除效果差，存活率多不超过1年，但对放疗与化疗敏感。

(4)大细胞癌　又称大细胞未分化癌。半数发生于大支气管，肿块常较大。主要特点为癌细胞体积大，胞质丰富，异型性大。本型恶性度高，生长迅速，转移早且广泛，生存期在1年之内。

(四)扩散与转移

1. 直接扩散

中央型肺癌常直接侵入纵隔、心包及周围血管，或沿支气管蔓延。周围型肺癌可直接侵犯胸膜并长入胸壁。

2. 转移

肺癌发生转移较快，淋巴道转移早，首先至支气管肺门淋巴结，再扩散至纵隔、锁骨上及颈淋巴结。血道转移常见于脑、肾上腺、骨、肝、肾、胰、甲状腺和皮肤等处。临床上有些患者常常是首先发现颈部淋巴结肿大，然后才诊断出肺癌。

(五)临床病理联系

肺癌的病理类型比较复杂,加之发生部位、侵犯范围、生物学特性等情况常有不同,故临床表现多种多样。中央型肺癌起始于大支气管内,常造成对气管的刺激、阻塞或压迫,侵犯周围组织,患者出现呛咳、痰中带血或胸痛等症状。此外,由于侵犯、转移部位不同,患者还表现出某些特殊症状,如肺尖部肿瘤可累及颈交感神经丛,发生交感神经麻痹综合征,表现为同侧上眼睑下垂、瞳孔缩小、皮肤无汗等,侵犯喉返神经可引起声音嘶哑。小细胞癌可因分泌 5-羟色胺过多而引起类癌综合征,表现为哮鸣样支气管痉挛、阵发性心动过速、水样腹泻、皮肤潮红等。

肺癌患者症状隐匿,早期易被忽略,常在临床确诊时已属于晚期,预后大多不良,因此早发现、早诊断、早治疗至关重要。对 40 岁以上特别是有长期吸烟史,并有咳嗽、痰中带血和呼吸困难等症状者,或有无痰干咳及与体位有关的刺激性呛咳的患者,必须提高警惕,及时采取 X 线、痰脱落细胞学及支气管镜等检查,定期进行普查,有助于早期诊断。

第八章　消化系统疾病

消化系统包括消化管和消化腺，主要发挥消化、吸收、排泄、解毒及内分泌等功能。消化系统可发生炎症、肿瘤、代谢紊乱等疾病，发病率高。本章仅介绍一些消化系统的常见疾病。

第一节　胃　炎

胃炎(gastritis)是胃黏膜常见的炎症性病变，可分为急性胃炎和慢性胃炎两大类。

一、急性胃炎

病因不同，病理变化不同，常见的有以下四种。

(1)急性出血(糜烂)性胃炎(acute hemorrhagic gastritis)　此型胃炎与过量服用某些药物(如水杨酸制剂)、过度酗酒以及手术和创伤等应激反应有关。主要表现为胃黏膜出血、轻度坏死或多发应激性浅表溃疡形成。

(2)急性刺激性胃炎(acute irritated gastritis)　又称急性单纯性胃炎，主要由暴饮暴食或刺激性食物所引起，多见胃黏膜充血、水肿，有时可见糜烂，常伴有胃黏液分泌亢进，故也称为急性卡他性胃炎。

(3)急性腐蚀性胃炎(acute corrosive gastritis)　多由咽下强酸、强碱或其他腐蚀性化学物质引起。胃黏膜可出现坏死、溶解，病变较重者可累及深层组织，甚至穿孔。

(4)急性感染性胃炎(acute infective gastritis)　少见，病变较重，可由金黄色葡萄球菌、链球菌、大肠杆菌等化脓菌经血道(败血症或脓毒败血症)或胃外伤直接感染引起，是一种胃壁的弥漫性化脓性炎症，故又称急性蜂窝织炎性胃炎。

急性胃炎临床上有不同程度的上腹疼痛、恶心、呕吐或发生大量呕血和黑便。一般症状持续时间不长，数天后缓解，严重者并发穿孔，可引起腹膜炎。

二、慢性胃炎

慢性胃炎(chronic gastritis)指发生在胃黏膜的慢性非特异性炎症，多由急性胃炎反复发作迁延而来，是一种常见病、多发病。在胃镜检查中，80%～90%的病例为慢性胃炎患者，慢性胃炎发病率在胃病中居首位。

(一)病因与发病机制

病因目前尚未完全阐明，可能与以下因素有关。①幽门螺杆菌(helicobacter pylori，Hp)感染：幽门螺杆菌能适应胃内高酸环境，又能降解胃黏膜表面的黏液，目前被认为是慢性胃炎的病原体；②长期慢性刺激：如长期酗酒、过度吸烟、喜食辛辣食物、滥用水杨酸类药物等刺激急性胃炎反复发作；③胆汁、十二指肠液反流（又称胆汁反流性胃炎）破坏了胃黏膜的屏障功能；④自身免疫损伤：部分萎缩性胃炎患者血中可查到抗胃壁细胞抗体和抗内因子抗体，认为这些患者的发病与免疫应答有关，属于自身免疫性疾病。

（二）类型与病理变化

根据病变特点，一般可分为以下四种类型。

（1）非萎缩性胃炎（non-atrophic gastritis）　即慢性浅表性胃炎，为胃黏膜最常见的病变，以胃窦部最为常见。胃镜检查，病变呈多灶性或弥漫性，黏膜充血、水肿，可有点状出血或糜烂，表面有灰白或灰黄色黏液性渗出物覆盖。镜下观：炎性病变限于黏膜浅层，表现为充血、水肿、淋巴细胞和浆细胞浸润，胃腺体无异常。慢性浅表性胃炎多数可治愈，少数转化为慢性萎缩性胃炎。

（2）慢性萎缩性胃炎（chronic atrophic gastritis）　主要病变特征为胃黏膜固有膜腺体减少甚至消失，并伴有肠上皮化生。可由慢性浅表性胃炎发展而来，也可能与长期吸烟、酗酒或使用药物不当有关，有的与自身免疫有关。

①病理分型：慢性萎缩性胃炎分为A、B两型。A型较少见，与自身免疫有关，患者血中有抗胃壁细胞和抗内因子的自身抗体，多伴有恶性贫血，病变部位多在胃体部和胃底部；B型较多见，与自身免疫无关，多与吸烟、酗酒或滥用水杨酸类药物等有关，不伴有恶性贫血，病变以胃窦部多见，又称单纯性萎缩性胃炎，可发生癌变，我国患者大多数属于B型。

②病理变化：两型病变基本相同。胃镜检查，正常橘红色的胃黏膜变为灰色或灰绿色；病变胃黏膜明显变薄，皱襞变浅甚至消失，与周围正常胃黏膜界限清楚；病变部位黏膜下血管清晰可见。镜下观：病变处腺上皮萎缩，腺体变小，数目减少甚至消失，可伴有囊状扩张，黏膜间质内有淋巴细胞和浆细胞浸润。此外，常见腺上皮化生现象。在胃体和胃底部腺体的壁细胞和主细胞消失，被幽门腺的黏液分泌细胞代替，称为假幽门腺化生；在幽门窦病变区，黏膜上皮被含有杯状细胞、潘氏细胞的小肠上皮代替，称肠上皮化生（图8-1）。

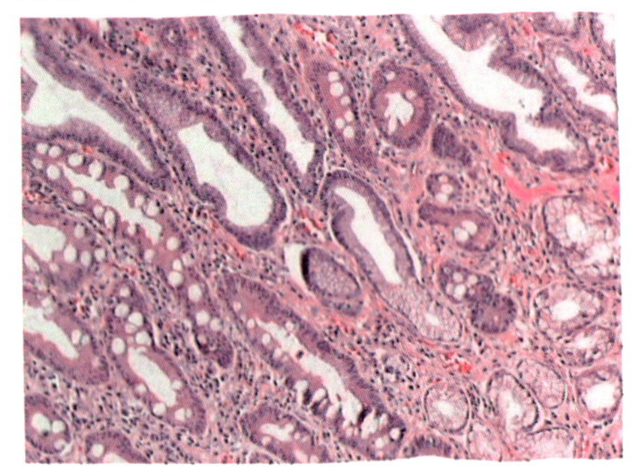

胃黏膜腺体萎缩，伴有肠上皮化生

图8-1　慢性萎缩性胃炎（镜下观）

③临床病理联系：慢性萎缩性胃炎常因腺体萎缩，胃酸和胃蛋白酶分泌减少而出现食欲下降、消化不良、上腹不适、腹痛、消瘦、恶性贫血等症状。少数B型胃炎，当伴有肠上皮化生时，在异常增生的基础上可能发生癌变，故有癌前病变之称。因此，防治慢性萎缩性胃炎，可降低胃癌的发病率。

（3）慢性肥厚性胃炎（chronic hypertrophic gastritis）　病因不明，病变主要累及胃底和胃体部。大体观：胃黏膜肥厚，皱襞肥大、加深、变宽，呈脑回状。镜下观：胃黏膜肥厚，腺体增生、肥大，腺管延长。黏膜表面黏液分泌细胞增多，黏膜固有层壁细胞和主细胞减少，炎细胞浸润不显著。临床上多数患者可因胃酸分泌减少、黏液形成增多而导致消化不良。大量蛋白质从胃液中丢失而导致低蛋白血症。

（4）疣状胃炎（gastritis verrucosa）　指胃黏膜表面有很多结节状、痘疹状突起的一种慢性

柏油样便；每日出血量达250～300mL积聚在胃内者可引起呕血。一次出血量在400mL以下时，一般无全身症状；一次出血量达400～500mL，可出现头昏、乏力、心悸等全身症状。如短期内出血量超过1000mL，可导致失血性休克。

(2)穿孔　发生率仅为5%左右，是溃疡病最危险的并发症，约占本病死亡原因的2/3。穿孔后常导致胃内容物漏入腹腔而引起腹膜炎。十二指肠壁薄，穿孔较胃溃疡常见。

(3)幽门梗阻　发生率约占3%，早期可因溃疡周围组织炎症导致充血、水肿及幽门括约肌痉挛而引起功能性梗阻；晚期可因溃疡底部瘢痕组织收缩导致机械性梗阻。严重梗阻时，可因胃逆蠕动，出现反复呕吐，引起水、电解质及酸碱平衡紊乱(脱水、碱中毒)及营养不良。

(4)癌变　少见，发生率仅为1%或以下，多为经久不愈的胃溃疡，十二指肠溃疡一般不恶变。

四、临床病理联系

上腹部周期性疼痛是溃疡病的主要临床表现，与饮食有较明显关系。胃溃疡疼痛出现在餐后0.5～2小时，是由于进食后食物刺激病灶引起胃壁平滑肌痉挛所致，2～3小时后缓解。十二指肠溃疡疼痛出现在午夜或空腹时，进食后缓解，与迷走神经兴奋性增高、胃酸分泌增多有关，进食后胃酸被中和，疼痛得以缓解或减轻。另外，由于胃酸刺激引起胃幽门括约肌痉挛或胃逆蠕动，使胃内容物向上反流，临床上常出现反酸或呕吐；因幽门括约肌痉挛，胃内容物排空困难而滞留于胃内发酵，出现嗳气及上腹部饱胀感。X线钡餐检查溃疡处可见龛影。

第三节　阑尾炎

阑尾炎(appendicitis)为消化系统最常见疾病之一。临床表现为转移性右下腹疼痛，并伴有发热、恶心、呕吐和中性粒细胞增高。阑尾炎可发生于任何年龄，以青壮年多见，男女发病率无差异。

一、病因与发病机制

一般认为，阑尾管腔的阻塞和随之继发的细菌感染是阑尾炎的两个主要致病因素。阑尾是一条细长的盲管，管腔及开口原本就狭窄，可因异物(谷物、毛发、果核、结石)、寄生虫、肿瘤等引起阑尾机械性阻塞，或可因阑尾痉挛而导致功能性阻塞，阑尾阻塞后使分泌物流出受阻，阑尾扩张，阑尾腔内压力升高，管壁因受压而发生血液循环障碍造成黏膜损伤，致使细菌感染引起炎症。

二、类型及病理变化

阑尾炎按临床病理特点可分为急性和慢性阑尾炎两大类。

(一)急性阑尾炎

1. 分类

急性阑尾炎(acute appendicitis)按病变的发展又可分为三种类型。

(1)急性单纯性阑尾炎(acute simple appendicitis)　为阑尾炎的早期改变。大体观：阑尾轻度充血和肿胀，失去正常光泽，病变仅限于黏膜层或黏膜下层，故又称为浅表性阑尾炎。镜下观：黏膜上皮有缺损，并有少量纤维蛋白渗出和中性粒细胞浸润，黏膜下各层仅见炎性水肿。

(2)急性蜂窝织炎性阑尾炎(acute phlegmonous appendicitis) 又称为急性化脓性阑尾炎，多由急性单纯性阑尾炎发展而来。大体观：阑尾肿胀明显，浆膜高度充血(图 8-4)，表面有灰黄色纤维蛋白性脓性渗出物覆盖(阑尾周围炎或局限性腹膜炎表现)，腔内有脓液渗出，病灶向外扩展可发生穿孔。镜下观：阑尾各层均有充血、水肿、大量中性粒细胞浸润(图 8-5)。

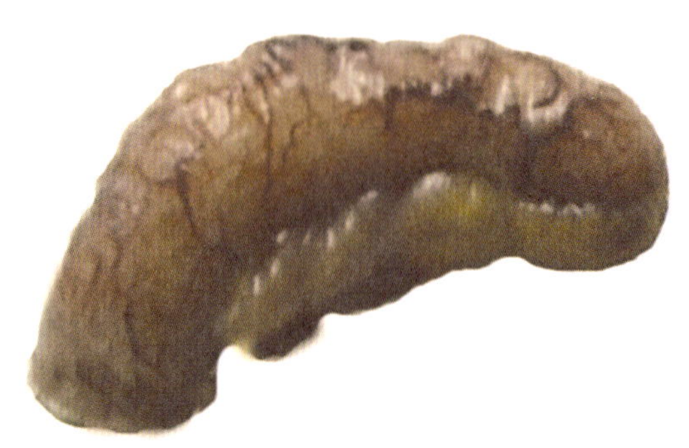

阑尾肿胀，表面血管扩张、充血

图 8-4 急性蜂窝织炎性阑尾炎(大体观)

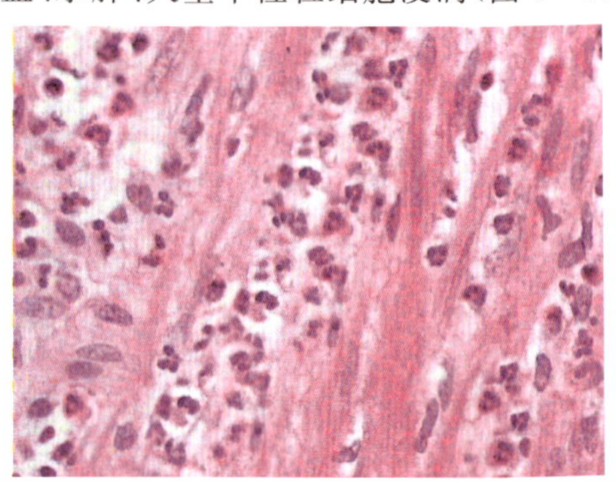

阑尾肌层可见大量中性粒细胞浸润

图 8-5 急性蜂窝织炎性阑尾炎(镜下观)

(3)坏疽性阑尾炎(gangrenous appendicitis) 病变最严重，可由急性蜂窝织炎性阑尾炎进一步发展而来，因阑尾腔阻塞、积脓而致腔内压增高，阑尾系膜发生血栓性静脉炎，导致阑尾壁血液循环障碍发生坏疽。此时，病变的阑尾呈暗红色或黑绿色，浆膜面有炎性渗出物覆盖。此期阑尾炎常扩展到周围的脂肪及结缔组织，易穿孔导致弥漫性腹膜炎或阑尾周围脓肿。

2. 临床病理联系

急性炎症早期，可有定位不明确的上腹部和脐周疼痛，以及由于阑尾痉挛和阑尾腔内压升高而引起的反射性疼痛。患者全身反应较轻，当炎性渗出物累及阑尾浆膜时(阑尾周围炎)，则可出现明显的转移性右下腹疼痛、压痛、反跳痛、肌紧张及发热、恶心、呕吐、血中白细胞计数升高等。

3. 结局及并发症

急性阑尾炎经合理治疗，大多数预后良好，少数因治疗不及时或机体抵抗力过低或治疗不当，可转为慢性或出现下列并发症。①穿孔：阑尾炎早期，如果未能及时诊断，炎症不断发展，引起化脓、坏死，甚至坏疽，可出现阑尾穿孔，引起急性弥漫性腹膜炎或阑尾周围脓肿。②肝脓肿：因并发阑尾系膜静脉的血栓性静脉炎，细菌和脱落的含菌血栓沿门静脉系统入肝而形成肝脓肿。③如果阑尾近端阻塞，阑尾远端高度膨胀，形成囊肿。根据囊内容物可分为脓性囊肿和黏液性囊肿两种。黏液性囊肿破裂，黏液进入腹腔，可在腹膜上形成假黏液瘤。④败血症：细菌进入血液循环生长繁殖，产生大量毒素，可造成败血症。这种全身性感染常发生于合并腹膜炎的病例，而单独由阑尾炎引起者少见。

(二)慢性阑尾炎

慢性阑尾炎(chronic appendicitis)多为急性阑尾炎转变而来，也可一开始即呈慢性经过。慢性阑尾炎主要病变为阑尾壁内有大量淋巴细胞、浆细胞和嗜酸性粒细胞浸润及肉芽组织增生。之后逐渐发生不同程度的纤维化，导致阑尾管腔狭窄、闭塞(闭塞性阑尾炎)，使阑尾体积缩小、质地变硬及浆膜粘连。慢性阑尾炎临床表现为有时出现右下腹疼痛及压痛，也可以急性发作。

第四节 病毒性肝炎

病毒性肝炎(viral hepatitis)是由多种肝炎病毒引起的，以肝细胞变性坏死为主要病变的一组传染病。世界各地均有发病和流行，且发病率呈上升趋势。其发病无性别和年龄差异。临床上，可为无症状性感染，也可表现为乏力、食欲减退、恶心、肝区疼痛和肝功能异常，部分患者出现黄疸和发热，急性病例数月后可恢复，慢性病例可发展成肝硬化。

一、病因与发病机制

本病是由肝炎病毒引起的。根据病原学诊断，目前已知的肝炎病毒包括甲(HAV)、乙(HBV)、丙(HCV)、丁(HDV)、戊(HEV)、庚(HGV)六型(表 8－1)，分别引起相应的病毒性肝炎。其中乙型病毒性肝炎多见，约占 50%。甲型、戊型肝炎病毒主要经肠道排出，由粪便污染食物、水源后，经粪-口途径传播；乙型肝炎病毒主要存在于患者的肝和血液内，也见于咽部分泌物、精液及粪、尿中，主要经输血或血制品、穿刺及手术等方式传播；丙型、丁型、庚型肝炎病毒的感染途径与乙型肝炎病毒相同，以血源传播为主；丁型肝炎病毒因属于缺陷性 RNA 病毒，要依赖乙型肝炎病毒才能复制，所以多与乙型肝炎病毒合并感染。除甲型肝炎多见于儿童和青少年外，其他类型均以青壮年为多。

表 8－1　各型肝炎病毒及其相应肝炎的特点

肝炎病毒类型	病毒大小、性质	潜伏期(周)	传染途径	转为慢性肝炎	暴发型肝炎
HAV	27nm，单链 RNA	2～6	肠道	无	0.1%～0.4%
HBV	43nm，DNA	4～26	密切接触、输血、注射	5%～10%	<1%
HCV	30～60nm，单链 RNA	2～26	同上	>70%	极少
HDV	缺陷性 RNA	4～7	同上	共同感染<5% 重叠感染 80%	共同感染 3%～4% 重叠感染 7%～10%
HEV	32～34nm，单链 RNA	2～8	肠道	无	合并妊娠 20%
HGV	单链 RNA	不详	输血、注射	无	不详

本病的发病机制尚不十分清楚。感染的病毒及宿主的免疫状态两方面均在发病中起重要作用。迄今研究较多的是乙型肝炎。目前认为，肝炎病毒是通过两种机制损害肝细胞的：一种是病毒在肝细胞内复制增生，直接导致肝细胞损害引起肝炎，以丙型、丁型和甲型肝炎多见；另一种是通过免疫机制引起肝细胞损伤，如乙型肝炎，乙型肝炎病毒在肝细胞内经复制后释放入血，部分病毒抗原附着于肝细胞表面，与肝细胞膜结合，致使肝细胞膜抗原发生改变而诱导免疫应答，产生致敏 T 细胞和特异性抗体，致敏 T 细胞除了与肝炎病毒作用外，还能识别与攻击

带有病毒的肝细胞。另外，抗体能与附着有病毒的肝细胞结合引起抗体依赖细胞介导的细胞毒作用（ADCC）。因此，细胞免疫反应强弱是决定肝炎病变发生发展的重要因素。

二、基本病理变化

各型肝炎病变基本相同，都是以肝细胞变性、坏死为主，同时伴有不同程度的炎细胞浸润、肝细胞再生及间质纤维结缔组织增生。

1. 肝细胞变性

（1）细胞水肿　肝细胞受损，细胞内水分增多，表现为肝细胞肿大，胞质疏松呈半透明网状，故称为肝细胞胞质疏松化。病变进一步发展，肝细胞体积进一步增大，呈圆球形，胞质几乎完全透明，似气球，称气球样变（图 8－6）。

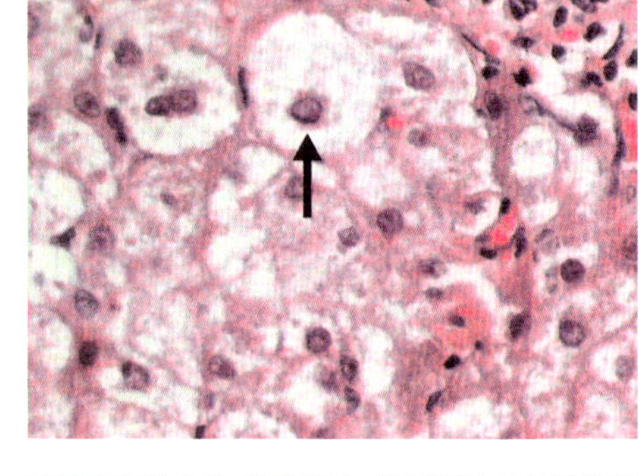

肝细胞高度水肿，胞质疏松，甚至透明，呈气球样变

图 8－6　肝细胞气球样变（镜下观）

（2）嗜酸性变　受损的肝细胞脱水，体积缩小，胞质浓缩，嗜酸性染色增强。病变常累及单个或几个肝细胞，散在于肝小叶内。

2. 肝细胞坏死

（1）凋亡　由嗜酸性变进一步发展而来，即胞质更加浓缩，细胞核也浓缩甚至消失，最后形成均匀红染的圆形小体，称为嗜酸性小体（acidophilic body）或凋亡小体，该小体常单个存在于肝细胞索中或脱落于肝窦内。多为单个细胞的坏死，属于细胞凋亡。

（2）溶解性坏死　由严重的细胞水肿和高度的气球样变发展而来，表现为胞核固缩、溶解或消失，导致整个细胞解体。在不同类型的肝炎，溶解性坏死的程度和范围也不同，可出现以下几种坏死。①点状坏死（spotty necrosis）：散在于肝小叶内的单个或数个相邻肝细胞的坏死，并伴有炎细胞的浸润，多见于急性普通型肝炎。②碎片状坏死（piecemeal necrosis）：为肝小叶周边界板处肝细胞的灶状坏死，依界板破坏的范围可分为轻、中、重度，常见于慢性肝炎。③桥接坏死（bridging necrosis）：指肝中央静脉与门管区之间或两个中央静脉之间，或门管区之间出现的相互连接的带状肝细胞坏死（图8－7），常见于中、重度慢性肝炎。④大片坏死（massive necrosis）：指波及几乎整个肝小叶的大范围肝细胞的坏死，见于重型肝炎。

3. 炎细胞浸润

肝炎时在汇管区或肝小叶内可有不同程度的淋巴细胞、单核细胞、浆细胞及中性粒细胞浸润，其中以淋巴细胞和单核细胞为主。

4. 肝细胞再生

肝细胞坏死后，邻近的肝细胞不断再生修复。再生的肝细胞体积大，核大而染色较深，有时可有双核，胞质偏碱性。肝细胞的增生在炎症早期即可出现，恢复期及慢性肝炎时更加明显。

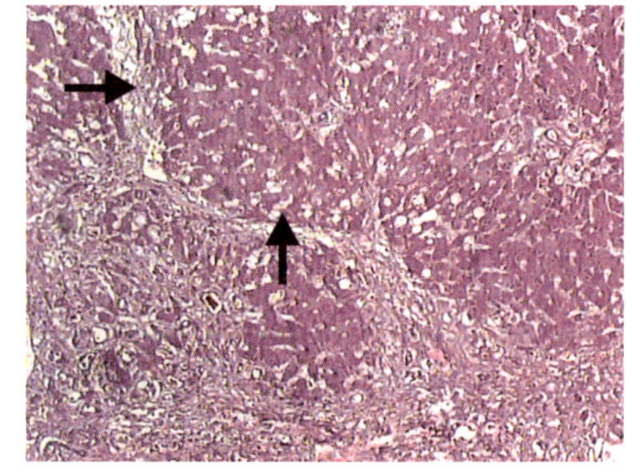

中央静脉与门管区之间，或两个中央静脉之间，或门管区之间出现相互连接的带状肝细胞坏死

图 8－7　慢性肝炎桥接坏死（镜下观）

5. 间质反应性增生

(1)Kupffer 细胞增生　增生的细胞呈棱形或多边形,胞质丰富,可脱入窦内成为游走的吞噬细胞,吞噬色素颗粒和坏死细胞碎片等物质。

(2)间叶细胞及成纤维细胞增生　间叶细胞具有多向分化潜能,肝炎早期,肝间质内的间叶细胞增生并分化为吞噬细胞,参与炎细胞浸润;炎症后期,反复发生严重坏死,大量成纤维细胞增生可导致肝纤维化或肝硬化。慢性炎症且严重坏死者,在门管区或大片坏死灶内,可见细小胆管的增生。

三、临床病理类型

病毒性肝炎除了按病原学进行分类外,还可以根据病程、病变程度及临床表现分为普通型及重型肝炎两大类。普通型又分为急性及慢性两类。重型又分为急性及亚急性两种。

(一)急性(普通型)肝炎

此型最常见,临床上根据有无黄疸又分为黄疸型和无黄疸型两种。我国以无黄疸型多见,且多为乙型肝炎,病变较轻。黄疸型肝炎的病变略重,病程较短。

1. 病理变化

两型的病变基本相同。大体观:病变肝脏肿大,包膜紧张。镜下观:肝细胞广泛变性,以胞质疏松化和气球样变为主。肝细胞的坏死较轻,多为点状坏死,嗜酸性小体少见。在坏死区可见炎细胞呈灶状浸润和肝细胞再生。汇管区及小叶内可见较轻的炎细胞浸润。

2. 临床病理联系

患者可出现发热、乏力、食欲下降、厌油、呕吐等症状。由于弥漫性肝细胞肿大,使肝脏体积变大,包膜紧张,可引起肝区疼痛。因肝细胞坏死,可引起多种肝功能异常。当肝细胞内酶释放入血时,血清谷丙转氨酶(SGPT)升高,病变严重者出现黄疸。

3. 结局

患者多数在 6 个月内治愈。甲型肝炎预后好,但乙型、丙型肝炎往往恢复较慢,其中乙型肝炎 5%～10%、丙型肝炎约 70%可转变为慢性肝炎。

(二)慢性(普通型)肝炎

病程持续在半年以上的病毒性肝炎称为慢性肝炎。根据病理变化程度,可将慢性病毒性肝炎分为轻、中、重度三类。

1. 轻度慢性肝炎

肝细胞呈点状、小灶状坏死,偶见轻度碎片状坏死,门管区周围有轻度纤维组织增生,肝小叶结构完整。

2. 中度慢性肝炎

肝细胞坏死明显,有中度碎片状坏死及典型的桥接坏死。门管区纤维增生明显,小叶内有纤维间隔形成,但肝小叶结构基本完整。

3. 重度慢性肝炎

肝细胞坏死严重而且广泛,有重度碎片状坏死及大范围桥接坏死。坏死区出现排列不规则的肝细胞再生结节,肝小叶内及门管区纤维组织增生并相互连接,分割肝小叶,使小叶结构被破坏。此类肝炎有时是在原有病变的基础上发生大片新鲜坏死转变而来的。

(三)重型肝炎

此型肺炎病情严重。根据起病的快慢及病变的程度可分为两型。

1. 急性重型肝炎

本型肺炎少见。发病急,病变发展迅速,病程短,多数在10天左右,死亡率高,故临床上又称为暴发型、电击型或恶性肝炎。

(1)病理变化　大体观:病变肝脏体积明显缩小,重量减轻,包膜皱缩,切面呈黄色或红褐色,故又称急性黄色肝萎缩或急性红色肝萎缩(图8-8)。镜下观:肝细胞大片坏死,仅在小叶周边残留少数变性的肝细胞。肝血窦明显扩张充血及出血。残存的肝细胞再生现象不明显,坏死区及汇管区大量炎细胞浸润,以淋巴细胞和单核细胞为主(图8-9)。

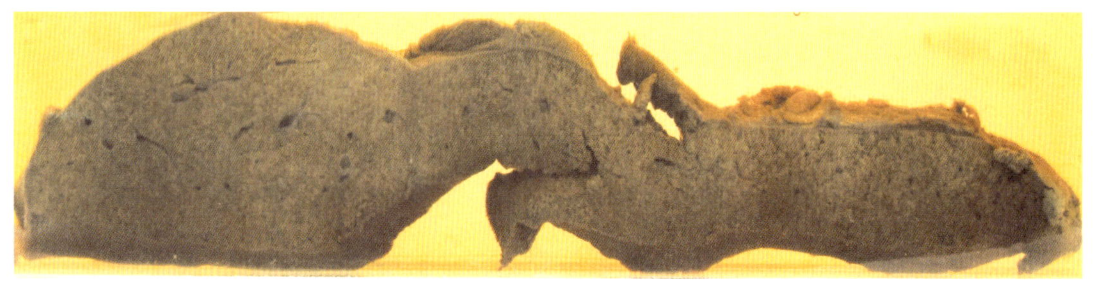

病变肝脏体积明显缩小,重量减轻,包膜皱缩,切面呈黄色

图8-8　急性重型肝炎(大体观)

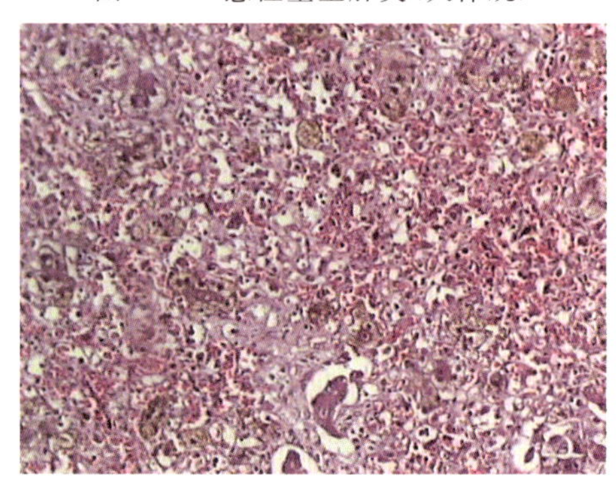

肝细胞大片坏死,仅在小叶周边残留少数变性的肝细胞。肝窦明显扩张充血及出血。坏死区及汇管区有大量炎细胞浸润

图8-9　急性重型肝炎(镜下观)

(2)临床病理联系　大量肝细胞坏死,可导致:①胆红素大量入血,患者出现严重的肝细胞性黄疸;②凝血因子合成障碍引起明显的出血倾向,如皮肤或黏膜的瘀点、瘀斑;③肝功能衰竭,肝脏对各种代谢产物的解毒功能障碍导致肝性脑病。此外,由于胆红素代谢障碍及血循环障碍等,还可诱发肾衰竭,此时称为肝肾综合征(hepatorenal syndrome)。

(3)结局　此型肝炎患者多数因快速出现肝性脑病、肝肾综合征及DIC而在短期内死亡,少数可迁延发展为亚急性重型肝炎。

2. 亚急性重型肝炎

本型肝炎病程较长,可达数周至数月,起病稍缓慢,多数由急性重型肝炎迁延而来,少数也可由急性普通型肝炎直接恶化发展而来。

大体观：肝体积不同程度的缩小，重量减轻，质地软硬程度不一，表面包膜皱缩不平，部分区域呈大小不一的结节状。切面见坏死区呈红褐色或土黄色。再生的结节因胆汁淤积而呈黄绿色（图8-10）。镜下观：既有大片肝细胞坏死，又有残存的肝细胞呈结节状再生，坏死区网状纤维支架塌陷及胶原纤维化，使再生的肝细胞失去原有的小叶结构。小叶内、外有明显的淋巴细胞及单核细胞浸润。小叶周边细小胆管增生并有胆汁淤积，形成胆栓（图8-11）。

肝体积缩小，重量减轻，表面包膜皱缩不平，切面可见大小不一的结节

图8-10　亚急性重型肝炎（大体观）

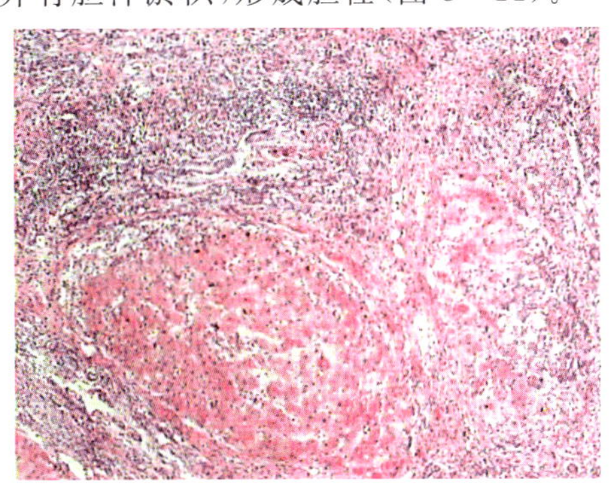

既有大片肝细胞坏死，又有残存的肝细胞呈结节状再生

图8-11　亚急性重型肝炎（镜下观）

由于肝实质有较大范围的坏死，临床上常出现较重的肝功能不全表现。如治疗及时，病变可停止发展，也可能治愈，否则将发生严重肝功能衰竭而死亡，或转变为坏死后性肝硬化。

第五节　肝硬化

肝硬化（liver cirrhosis）是指在多种病因作用下，肝细胞弥漫性变性坏死，继发纤维组织增生和肝细胞结节状再生，三种改变反复交替发生，从而导致肝小叶结构及肝内血液循环被破坏和改建，使肝脏变形、变硬。肝硬化是一种常见的慢性进行性疾病，多见于20～50岁，男性多于女性，早期可无明显症状，后期可出现不同程度的门静脉高压和肝功能障碍。

肝硬化种类较多，按病因分为肝炎性、酒精性、胆汁性、淤血性、寄生虫性和隐源性肝硬化；按病理形态分为小结节型、大结节型、大小结节混合型及不完全分隔型肝硬化等。我国常用的分类是结合病因、病变及临床表现的综合分类，分为门脉性、坏死后性、胆汁性、淤血性、寄生虫性和色素性肝硬化等。其中以门脉性肝硬化最常见，其次为坏死后性肝硬化，其他类型较少。

一、门脉性肝硬化

门脉性肝硬化是肝硬化中最常见的一种类型，相当于小结节型，约占所有肝硬化的50%。

（一）病因与发病机制

（1）病毒性肝炎　在我国病毒性肝炎是引起门脉性肝硬化的主要原因，尤其是乙型肝炎和丙型肝炎。

（2）慢性酒精中毒　是欧美发达国家引起门脉性肝硬化的主要原因，近年来我国因酒精中毒而致肝硬化的发病率也呈上升趋势。

（3）营养缺乏　动物实验研究表明，食物中长期缺乏胆碱和蛋氨酸，可引起肝脂肪变性而发展到肝硬化。

(4)毒物中毒　某些化学物质，如砷、四氯化碳、磷、辛可芬及黄曲霉毒素等，慢性中毒可引起肝硬化。

在上述因素的长期作用下，一方面引起肝细胞脂肪变性、坏死，导致网状纤维支架的破坏和塌陷，肝细胞再生排列不规则；另一方面坏死区成纤维细胞和贮脂细胞增生并合成胶原纤维，与肝细胞坏死后塌陷的网状纤维聚集融合，形成细小的纤维条索向小叶周边延伸。早期纤维组织较少，尚未完全改建肝小叶结构时，称肝纤维化，为可复性病变。如果病变继续进展，在肝小叶中央区和汇管区等处的纤维组织彼此连接将原有的肝小叶分割或包绕成大小不等的肝细胞团，使肝小叶结构和肝内血管被破坏和改建，导致肝硬化。

(二)病理变化

大体观：早、中期由于肝实质减少不明显，并伴有脂肪变性，故肝脏体积可正常或略增大，质地稍硬。晚期肝脏体积缩小，重量减轻，可减至1000g以下，包膜增厚皱缩，质地变硬，肝表面和切面呈小结节状，结节大小较一致(图8－12)，直径多在0.15～0.5cm，最大结节不超过1.0cm。切面可见结节间有狭窄而均匀的纤维组织间隔包绕，结节呈黄褐色(脂肪变性)或黄绿色(淤胆)。

镜下观：正常肝小叶结构被破坏，被广泛增生的纤维组织分割包绕成大小不等、圆形或椭圆形的肝细胞团，这些肝细胞团不具有正常的肝小叶结构，故称假小叶。假小叶内肝细胞索排列紊乱，不呈放射状，肝细胞大小不一，有变性、坏死及再生的肝细胞，再生的肝细胞体积较大，核大，染色深，可见双核。假小叶内中央静脉常缺如、偏位或出现两个以上。假小叶周围增生的纤维间隔宽窄较一致，其内见小胆管增生和假胆管形成及淤胆现象，并有淋巴细胞、浆细胞浸润(图8－13)。

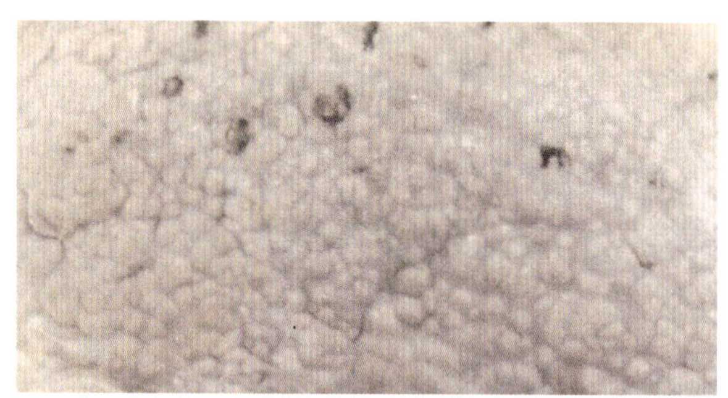

肝体积减小，变硬，表面可见弥漫分布的大小相仿的小结节

图8－12　门脉性肝硬化(大体观)

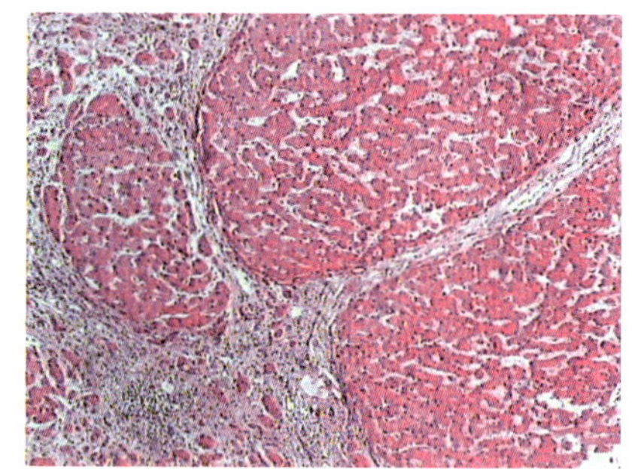

正常肝小叶结构被破坏，形成假小叶

图8－13　门脉性肝硬化(镜下观)

(三)临床病理联系

由于肝小叶的结构和肝内血管系统被破坏和改建，可引起门静脉高压和肝功能不全。

1.门静脉高压

肝硬化时因肝结构的改建而使门静脉压升高。产生门静脉压升高的原因有：①假小叶的形成及肝内纤维化压迫小叶下静脉(窦后)，使门静脉回流受阻；②肝内结缔组织广泛增生，使肝窦闭塞或窦周纤维化，肝内血管网减少，致门静脉回流受阻(窦性)；③肝动脉与门静脉之间形成异常吻合支，使压力高的动脉血流入门静脉，加重门静脉高压的发生(窦前)。主要临床病理表现如下。

（1）脾大　多由脾静脉回流受阻，脾窦淤血所致。表现为脾大，质地变硬，临床上常有脾功能亢进的表现（如贫血、白细胞和血小板减少等）。

（2）胃肠淤血、水肿　由胃肠静脉回流受阻引起。表现为胃肠黏膜肿胀，皱襞增宽，引起消化功能障碍，出现食欲减退、消化不良、腹泻等症状。

（3）腹水　晚期患者常出现腹水，为淡黄色、清亮透明的漏出液。其形成的原因主要有：①门静脉高压使门静脉系统的毛细血管流体静压升高，同时又因缺氧，血管壁通透性升高，液体漏入腹腔；②肝细胞受损后，肝脏合成蛋白的功能降低，以及食物消化吸收障碍，导致低蛋白血症，血浆胶体渗透压降低；③肝内血流受阻，导致肝窦内压力增高，使淋巴生成增多而回流障碍，可自肝包膜漏出到腹腔；④肝硬化时，肝脏灭活激素的能力降低，使血中醛固酮、抗利尿激素释放增多，引起钠、水潴留，促进腹水形成。

（4）侧支循环形成　当门静脉高压时，门静脉与体静脉之间的吻合支发生代偿性扩张，建立侧支循环，部分门静脉血通过侧支循环绕过肝脏直接回流至右心（图 8－14）。由侧支循环形成引起的并发症主要有：①食管下端静脉丛曲张，在临床上最常见。分流途径为门静脉血经胃左冠状静脉、食管下端静脉丛、奇静脉入上腔静脉。如果食管静脉丛曲张突然破裂可引起上消化道大出血，是肝硬化患者常见的死亡原因之一。②直肠静脉（痔静脉）丛曲张，分流途径为门静脉血经肠系膜下静脉、痔静脉、髂内静脉回流到下腔静脉。直肠静脉丛曲张破裂发生便血，长期便血可致贫血。③脐周及腹壁浅静脉曲张，分流途径为门静脉血经附脐静脉、脐周静脉网，向上经胸、腹壁静脉入上腔静脉，向下经腹壁下静脉入下腔静脉。由于脐周浅静脉高度扩张，在腹部形成“海蛇头”现象。

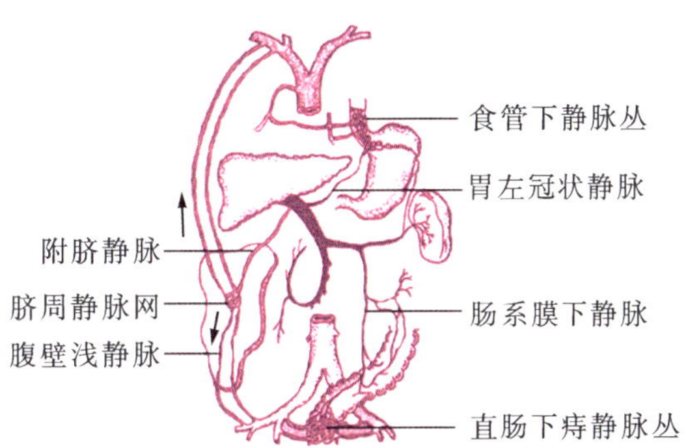

图 8－14　门静脉高压侧支循环形成（示意图）

2. 肝功能不全

肝功能不全主要是肝实质细胞破坏的结果。表现如下。

（1）蛋白质合成障碍　因肝细胞受损后，合成血清白蛋白减少，同时肝细胞受损，从胃肠道吸收的一些抗原物质直接进入体循环，刺激机体免疫系统产生球蛋白，故白蛋白/球蛋白比值下降，甚至倒置。

（2）出血倾向　由于肝脏合成的凝血因子减少以及脾功能亢进，对血小板的破坏增多所致。患者表现为鼻衄，牙龈出血，黏膜、浆膜出血及皮下瘀斑等。

（3）对激素的灭活作用减弱　由于对雌激素的灭活作用减弱，使血中雌激素水平升高，可引起皮肤小动脉末梢扩张而出现肝掌和蜘蛛痣，蜘蛛痣好发于颈部、面部、上胸部、前臂及手背等处。男性患者可出现乳房发育、睾丸萎缩，女性患者可出现月经失调、不孕等。

（4）黄疸　晚期，由于肝细胞坏死及肝内胆管的不同程度阻塞，引起胆红素代谢障碍而出现黄疸。

（5）血清酶活性改变　肝细胞坏死时，肝细胞内谷丙转氨酶等释放入血，使血清转氨酶增高。

(6)肝性脑病(肝昏迷) 是肝功能极度衰竭,肠内有毒物质不能在肝内解毒直接进入体循环,而引起中枢神经系统功能障碍的结果,常为肝硬化患者死亡原因之一。

二、坏死后性肝硬化

坏死后性肝硬化(postnecrotic cirrhosis)相当于大结节型肝硬化和大小结节混合型肝硬化,是在肝细胞发生大片坏死的基础上形成的。

(一)病因与发病机制

(1)肝炎病毒感染 乙型、丙型肝炎病毒引起的亚急性重型肝炎是本型肝硬化的主要原因。慢性重度肝炎坏死严重、反复发作也可发展为本型肝硬化。

(2)药物及化学物质中毒 某些药物或化学物质可引起肝细胞弥漫性中毒坏死,网状纤维支架塌陷,继之肝细胞结节状再生和纤维组织增生,长期反复交错进行,可形成大结节型肝硬化。

(二)病理变化

大体观:病变肝体积缩小,尤以肝左叶明显,重量减轻,变形,质地变硬。表面和切面见大小不等的结节,直径多超过 1cm,大的结节直径可达 6cm。切面可见结节由较宽大的纤维间隔包绕,颜色呈黄褐色或黄绿色(图 8-15)。

镜下观:正常肝小叶结构被破坏,代之以大小不等、形状不一的假小叶。假小叶内有不同程度的肝细胞变性、坏死和胆色素沉着。假小叶间的纤维间隔较宽,厚薄不均,其中炎细胞浸润、小胆管增生较显著。

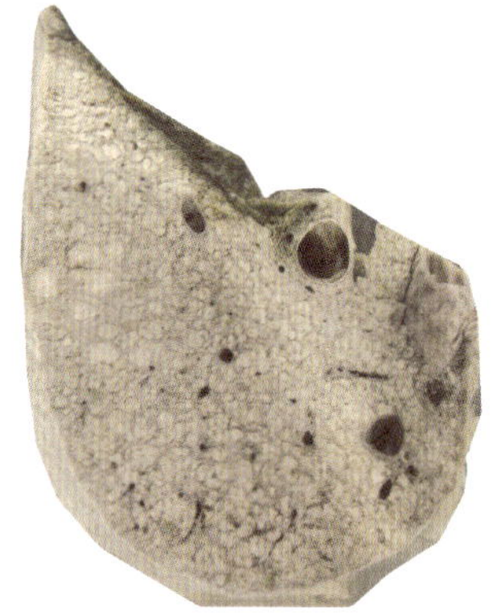

表面和切面见大小不等的结节

图 8-15 坏死后性肝硬化(大体观)

(三)结局

坏死后性肝硬化因肝细胞严重坏死,故肝功能障碍比门脉性肝硬化严重,病程较短,且出现症状较早,而门静脉高压出现较晚,癌变率较门脉性肝硬化高。

第六节 胆囊炎与胆石症

一、胆囊炎

胆囊炎(cholecystitis)是指胆囊发生的炎症,一般多由细菌感染引起,主要细菌为大肠杆菌、葡萄球菌等。胆汁淤滞常为胆囊炎的发病基础,因为淤胆可使胆道黏膜抵抗力降低,有利于细菌的侵入繁殖。胆囊炎临床上常分为急性胆囊炎和慢性胆囊炎两类。

(一)急性胆囊炎

急性胆囊炎时,胆囊肿大,黏膜充血、水肿。上皮细胞变性、坏死、脱落,伴有不同程度的中性粒细胞浸润。黏膜腺体分泌亢进,常形成卡他性胆囊炎。如继续发展,胆囊壁各层均有大量中性粒细胞浸润形成蜂窝织炎性胆囊炎。浆膜面有纤维素和脓性渗出物覆盖。在胆管阻塞时可引起胆囊积脓，如有痉挛、水肿、梗阻及淤胆等导致胆囊壁血液循环障碍时，可发生出血性坏死（即坏疽性胆囊炎），甚至穿孔，引起胆汁性腹膜炎。

(二)慢性胆囊炎

慢性胆囊炎常因急性胆囊炎反复发作迁延而来。胆囊黏膜最终发生萎缩、纤维化并伴有淋巴细胞、单核细胞浸润。

二、胆石症

在胆道系统中，胆汁的某些成分，如胆固醇、胆色素、黏液物质、钙等，在多种因素的作用下析出、凝集而形成结石。发生在各级胆管内的结石称为胆管结石，发生于胆囊内的结石称为胆囊结石，二者合称为胆石症。

(一)病因与发病机制

结石形成的原因有胆汁理化性状的改变、胆汁淤滞及细菌感染三种。临床上常为两种或两种以上因素联合致病。

(1)胆汁理化性状的改变　当胆汁理化性状改变时，胆红素和胆固醇易析出而形成结石。长期摄入高蛋白、高脂肪食物时，体内胆固醇增加并呈过饱和状态，则易析出形成胆固醇结石。在某些肠道疾病丧失胆盐时更易促进胆固醇胆石形成。

(2)胆汁淤滞　多种原因可使胆汁在胆道中长期淤滞，胆汁中的水分被过多吸收而使胆汁浓缩，胆红素浓度增高，胆固醇过饱和而促进结石形成。

(3)细菌感染　胆道感染时的炎性水肿和慢性期的纤维组织增生可使胆道壁增厚，胆道狭窄甚至闭塞，造成胆汁淤滞。炎症时渗出的细胞、脱落的上皮、细菌团、蛔虫残体及虫卵等常成为结石的核心，促进胆石形成。

(二)结石的种类及特点

按组成成分不同，将结石分为三种类型。

(1)色素性结石　结石主要成分为胆红素钙，含少量胆固醇，有泥沙样及砂粒状两种。以胆管多见。

(2)胆固醇性结石　我国较少见。结石成分主要为胆固醇。结石多呈圆形或椭圆形，淡黄色或黄白色，表面光滑，剖面呈放射状。常为单个，较大，直径可达数厘米。多位于胆囊。

(3)混合性结石　由胆红素、胆固醇、钙等多种成分混合而成。在我国以胆红素为主的混合性胆石多见。多位于胆囊或较大的胆管，常为多个，大小及数目不等。结石呈多面形，少数呈球形，表面光滑或粗糙，外层较硬，切面分层。

第七节　胰腺炎

胰腺炎(pancreatitis)是由多种原因引起的胰蛋白酶溢出而致胰腺自身消化的一种炎症性疾病。胰腺炎有急性胰腺炎和慢性胰腺炎两型。

一、急性胰腺炎

急性胰腺炎好发于中年男性,发病前常有暴饮暴食、酗酒或胆道疾病史。根据病变表现不同急性胰腺炎又分为急性水肿性(间质性)胰腺炎和急性出血性胰腺炎两种类型。

(一)病因与发病机制

其病因与胰蛋白酶原被激活转变为有活性的胰蛋白酶有关,多见于以下情况。

(1)胆汁、十二指肠液反流　胆总管和胰管共同开口于十二指肠壶腹部,如此处发生阻塞或括约肌痉挛则可引起胆汁反流进入胰管,将无活性的胰蛋白酶原激活成胰蛋白酶,再诱发一系列的酶反应,引起胰腺出血、坏死。另外,胆石、蛔虫、暴饮暴食等也可引起壶腹部括约肌痉挛或十二指肠乳头水肿,从而使十二指肠液进入胰腺内。

(2)胰液分泌亢进　胰管痉挛、水肿或胰石、十二指肠炎等可引起胰管梗阻,若同时伴有酗酒、暴饮暴食及迷走神经亢进等因素,可促使胰腺分泌旺盛,胰管内压力增高,以致胰腺小导管及腺泡破裂,使细胞溶酶体内的蛋白水解酶释出,激活胰蛋白酶原而引起胰腺炎。

(3)胰腺损伤　创伤、药物等可造成腺泡细胞的直接损伤,使胰蛋白酶渗出,引起胰腺炎。

(4)感染　急性胰腺炎可并发于各种传染性疾病(如流行性腮腺炎、传染性肝炎),也可见于病毒感染、胆囊炎、败血症等时,细菌经血液、淋巴液或直接播散至胰腺,从而引起胰腺炎。

(二)病理变化

1. 急性水肿性(间质性)胰腺炎

此型较多见,占全部急性胰腺炎的3/4以上。病变多累及胰尾。大体观:胰腺肿胀、变硬,呈淡红色或淡灰色。镜下观:间质充血、水肿,并有中性粒细胞、单核细胞浸润。有的病例可见局限性脂肪坏死,但无出血改变,故大体观仅见胰腺稍肿大、变硬。本型预后较好,大多数经治疗可治愈,少数病例可转变为急性出血性胰腺炎。

2. 急性出血性胰腺炎

本型较少见。起病急剧,病情重,预后较急性水肿性胰腺炎严重。病变主要以胰腺广泛的坏死、出血为特征,炎症反应较轻。

大体观:胰腺肿大,质软,呈暗红色或紫黑色,胰腺的分叶结构模糊,光泽消失。在胰腺、大网膜和肠系膜等处可见散在的黄白色脂肪坏死灶。镜下观:胰腺组织呈大片凝固性坏死,细胞结构模糊不清。间质小血管壁坏死,可见大量红细胞。在坏死组织周围可见中性粒细胞及单核细胞浸润。

由于胰腺腺体坏死,细胞破裂,胰液外溢,刺激腹膜,可引起上腹部剧烈疼痛,并放射到肩背部。胰腺坏死时,由于胰液外溢,其中所含的大量淀粉酶和酯酶可被吸收入血并从尿中排出。大量出血及呕吐,造成机体体液丢失及电解质紊乱。组织坏死,蛋白质分解引起机体中毒性休克。休克严重者如抢救不及时可致死。

二、慢性胰腺炎

慢性胰腺炎多是由于急性胰腺炎反复发作造成的一种胰腺慢性进行性破坏的疾病。糖尿病、慢性酒精中毒也可引起慢性胰腺炎。

慢性胰腺炎的病理变化主要为胰腺渐进性灶状坏死及广泛纤维化。大体观:胰腺萎缩,呈结节状，质硬。切面可见胰腺间质纤维组织增生，胰管扩张，胰腺导管内偶见结石形成。有时胰腺实质坏死、液化后，被纤维组织包围形成假囊肿。镜下观：胰腺腺泡和胰腺组织发生不同程度萎缩、消失，导管扩张，上皮增生或鳞状上皮化生，间质大量纤维组织增生，有淋巴细胞和浆细胞浸润。

临床上，患者常出现上腹部疼痛、脂性泻，如胰岛遭到破坏，胰岛素分泌减少，可继发糖尿病。

第八节　消化系统常见肿瘤

一、食管癌

食管癌(carcinoma of esophagus)是食管黏膜鳞状上皮或腺体发生的恶性肿瘤。发病年龄多在 40 岁以上，以 60～70 岁居多，男性多于女性。在我国华北及西北地区多发。

(一)病因

(1)饮食因素　经过对食管癌高发区域进行病因学调查，发现长期进食过热、过硬或粗糙食物以及吸烟、饮酒等，可使食管黏膜遭受刺激和损伤，与食管癌的发生有关。

(2)环境因素　据调查，本病高发地区食物中亚硝酸盐的检出率较高或土壤中钼含量低。钼是硝酸盐还原酶的成分，可降低植物中硝酸盐的含量，缺钼可使农作物中硝酸盐含量增高。

(3)遗传因素　近年来还发现食管癌具有明显的家族史，有连续三代数人患病的现象。

(二)病理变化

食管癌主要发生于食管的三个生理狭窄处，以中段最多，下段次之，上段最少。食管癌分为早期癌和中晚期癌两类。

1. 早期癌

病变累及黏膜层或黏膜下层，多为原位癌或黏膜内癌，未侵及肌层，淋巴结无转移。大体观：病变处黏膜轻度糜烂，有的仅表面稍隆起，呈细颗粒状或微小乳头状。镜下观：大部分为鳞状细胞癌。病变发展较慢，病程较长，预后较中晚期癌好，一般 5 年存活率达 90%以上。但此期临床表现轻微，易被忽略，发现率较低。

知识链接

世界卫生组织(WHO)用浅表性食管癌表示肿瘤仅限于黏膜层或黏膜下层，不管是否存在区域性淋巴结转移。在中国和日本，早期食管癌一词表示肿瘤浸润深度未超过黏膜下层，并且没有转移。

2. 中晚期癌

此期患者有较明显的吞咽困难的临床症状，且以鳞状细胞癌最多见，占食管癌的 90%，腺癌次之。根据肉眼形态特点可分为四种类型(图 8－16)：髓质型、蕈伞型、溃疡型和缩窄型(表 8－2)。

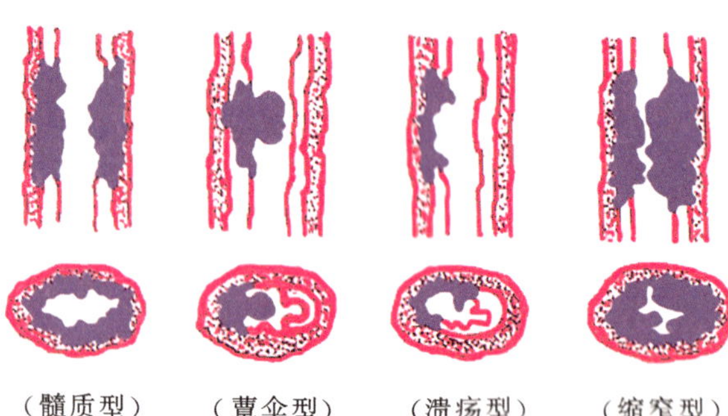

图 8－16　食管癌类型（示意图）

表 8－2　中晚期食管癌类型及病变特点

	病　变　特　点
髓质型	最多见，肿瘤在管壁内浸润生长，管壁均匀增厚，累及管壁全周或大部，管腔狭窄，质地较软，似脑髓，多已穿透肌层达食管外膜（图 8－17）
溃疡型	较多见，肿瘤表面可形成溃疡，边缘隆起，底部凹凸不平，深达食管肌层，多累及管周的大部，可侵及周围组织和器官（图 8－18）
蕈伞型	较少见，肿瘤向管腔隆起呈蕈伞状，累及管壁一部分或大部，极少侵犯肌层
缩窄型	少见，癌组织波及食管全周，并形成环状狭窄，狭窄上端食管管腔扩张，癌组织质地较硬

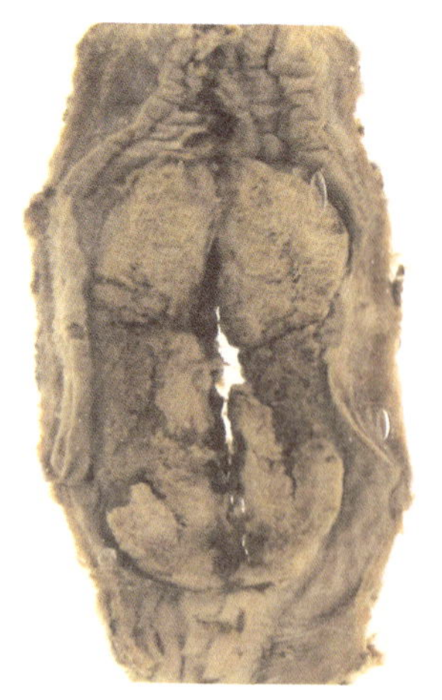

癌组织在食管管壁内浸润生长。管壁均匀增厚，管腔变窄，癌组织切面呈灰白色，质软

图 8－17　髓质型食管癌（大体观）

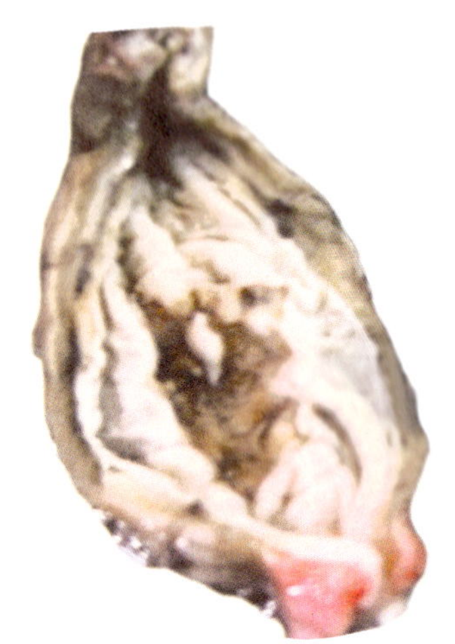

癌组织表面坏死、脱落形成溃疡，边缘隆起，底部凹凸不平

图 8－18　溃疡型食管癌（大体观）

（三）扩散方式

（1）直接蔓延　癌组织可穿透食管壁直接侵入邻近组织、器官，如喉、气管、支气管、肺门、心包、胃贲门等，从而破坏相应组织、器官。

（2）淋巴道转移　为主要转移方式，与食管淋巴引流途径一致。上段可转移至颈和淋巴结;中段常转移到食管旁或肺门淋巴结;下段常转移至食管旁、贲门旁及腹腔上部淋巴结。

(3)血道转移 主要见于晚期患者,以肺、肝转移最常见。

(四)临床病理联系

早期病变较局限且表浅,症状轻微或不明显。部分患者可有胸骨后疼痛、烧灼感或哽噎感,钡餐检查显示管壁呈轻度局限性僵硬。中晚期癌以进行性吞咽困难为典型症状,甚至不能进食。晚期,因进食困难,加上癌肿侵蚀和消耗,患者逐渐出现恶病质,最终因全身衰竭而死亡。对可疑患者应采取活体组织检查和细胞学检查,争取早诊断和早治疗。

二、胃癌

胃癌(carcinoma of stomach)起源于胃黏膜上皮和腺体,是消化系统最常见的恶性肿瘤之一。发病年龄以 40~60 岁多见,男性多于女性。本病好发于胃窦部,特别是小弯侧,胃体部少见。

(一)病因

(1)饮食和环境因素 据大量资料表明,胃癌的发生与饮食习惯和食物调制方式有关。如胃癌的发生与日常大量摄取熏制鱼、肉类食品有关。用黄曲霉毒素污染或含亚硝酸盐的食物饲喂动物也可诱发胃癌。另外,胃癌的发生也有一定的地理分布特点,据调查,我国及日本等某些地区胃癌的发生率远高于欧美的一些国家。

(2)幽门螺杆菌感染 据统计,胃癌患者幽门螺杆菌阳性率可达 66.7%。幽门螺杆菌感染可增加细胞的增殖活性,癌基因激活,抑癌基因失活,诱发胃黏膜上皮细胞癌变。

(3)其他 某些慢性胃疾病,如慢性萎缩性胃炎(B 型)、胃息肉、慢性胃溃疡等,长期未治愈,反复发作可导致异型增生而癌变。

(二)病理变化及类型

按病理变化进程可分为早期胃癌与中晚期胃癌两大类。

1. 早期胃癌

早期胃癌是指癌组织浸润仅限于黏膜层及黏膜下层,未达肌层,无论有无淋巴结转移。近年来,随着纤维胃镜活检和脱落细胞学检查方法的推广应用,早期胃癌的发现率有了明显提高。大体观:可将早期胃癌分为三种类型(图 8-19)。

(1)隆起型(Ⅰ型) 肿瘤组织明显隆起于胃黏膜表面,有时呈息肉状,较少见。

(2)表浅型(Ⅱ型) 肿瘤表面较平坦,此型又可根据形态分为表浅隆起型、表浅平坦型及表浅凹陷型。

(3)凹陷型(Ⅲ型) 又称溃疡周边癌性糜烂,为溃疡周边黏膜的早期癌。此型最常见。

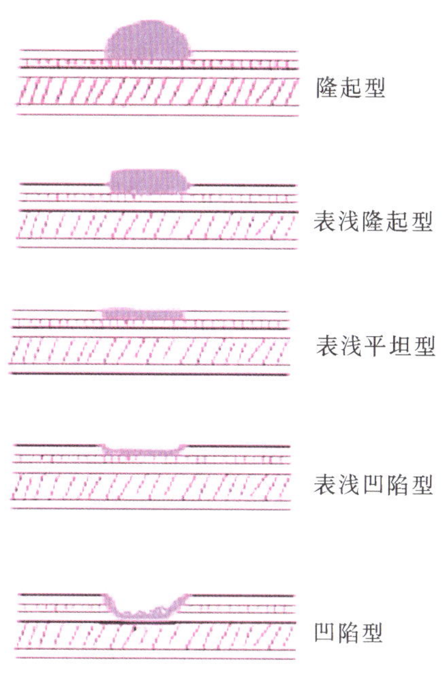

图 8-19 早期胃癌类型(示意图)

早期胃癌以胃管状腺癌最多见,乳头状腺癌次之,未分化癌最少。此型胃癌经手术治疗预后较好，5 年存活率达 85%以上。

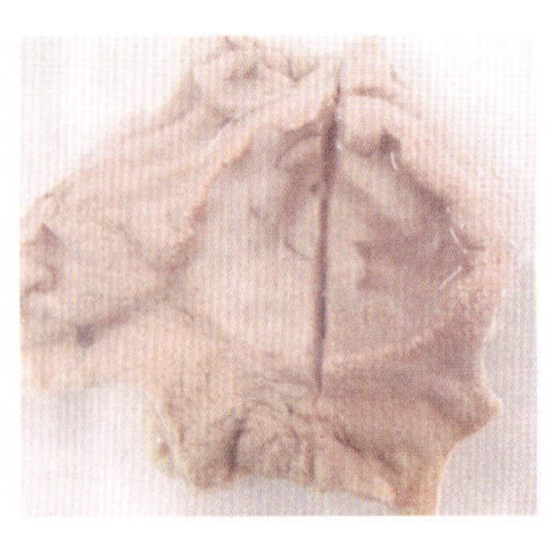

癌组织表面坏死、脱落形成溃疡，边缘隆起，底部凹凸不平

图 8-20 溃疡型胃癌(大体观)

2. 中晚期胃癌

癌组织浸润达肌层或胃壁全层，常有局部蔓延或转移，又称为进展期胃癌。癌肿侵袭越深，患者预后越差。

大体观：可分为四种类型。

(1)息肉型或蕈伞型　癌组织向胃黏膜表面生长，呈息肉状或蕈伞状突入胃腔。

(2)溃疡型　部分癌组织坏死、脱落形成边缘隆起的溃疡，溃疡一般较大，边缘不整齐，多呈皿状或火山口样，底部凹凸不平(图 8-20)。周围黏膜皱襞中断，与消化性溃疡不同(表 8-3)。

表 8-3　良、恶性溃疡的肉眼形态鉴别

	胃溃疡	溃疡型胃癌
外形	圆形或椭圆形	不规则形、皿状或火山口状
大小	溃疡直径一般<2cm	溃疡直径一般>2cm
深度	较深	较浅
边缘	整齐、不隆起	不整齐、隆起
底部	较平坦	凹凸不平，有坏死、出血
周围黏膜	黏膜皱襞向溃疡集中	黏膜皱襞中断、结节状肥厚

(3)浸润型　癌组织在胃壁各层呈局限性或弥漫性浸润，与周围正常组织分界不清。弥漫性浸润及纤维组织增生导致胃壁增厚变硬、胃腔缩小，皱襞大部消失，似皮革制成的囊袋，故有“革囊胃”之称。

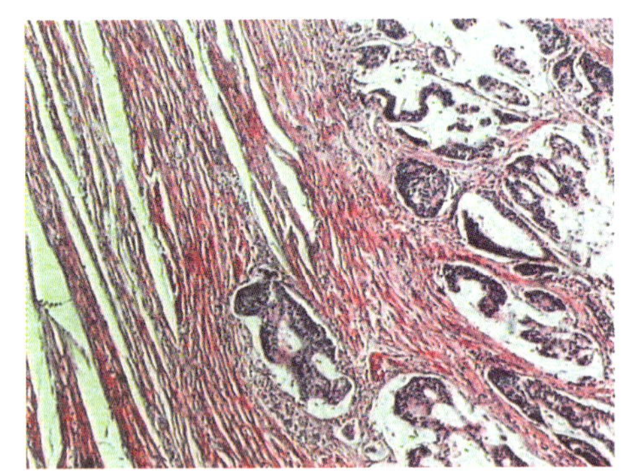

癌组织呈不规则的腺管状浸润到胃壁肌层

图 8-21　胃管状腺癌(镜下观)

(4)胶样癌　当以上类型胃癌因癌细胞产生大量的黏液呈胶冻状外观时，称为胶样癌。

镜下观：胃癌常有以下几种组织学类型。

(1)管状腺癌　癌组织呈腺管状结构，分化程度较高，恶性度较低(图 8-21)。

(2)乳头状腺癌　癌细胞形成乳头状，向腺管内突起。

(3)黏液腺癌　癌细胞产生大量黏液，黏液分泌到细胞外或间质中，形成“黏液湖”，癌细胞可漂浮在黏液中(图 8-22)。

(4)印戒细胞癌　由于癌细胞胞质内含大量黏液，将核挤向一侧，状似印戒，故又称黏液细胞癌。癌细胞弥漫分布，不形成腺管，恶性程度高。

(5)未分化癌　癌细胞小，大小基本一致，胞质较少，恶性程度最高。

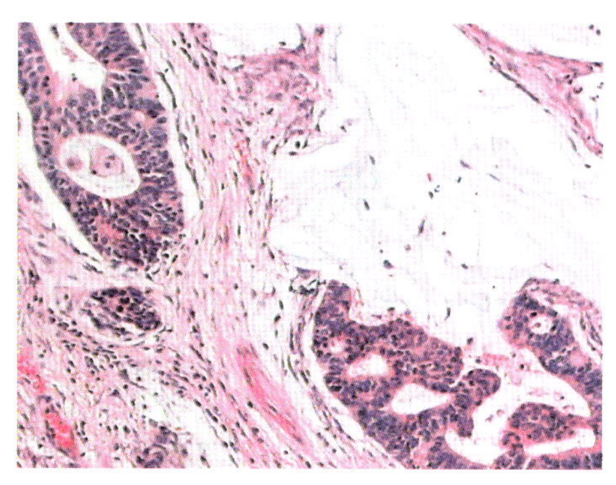

癌细胞分泌黏液到组织中，黏液聚集形成黏液湖

图 8－22　胃黏液腺癌（镜下观）

（三）扩散方式

（1）直接蔓延　癌组织浸润胃壁各层，当穿透浆膜层后可直接扩散至邻近器官和组织，如肝、胰腺及大网膜等。

（2）淋巴道转移　是胃癌转移的主要途径，首先转移到胃小弯侧及幽门下等局部淋巴结，也可进一步发展扩散到腹主动脉旁、肝门或肠系膜根部淋巴结。晚期癌细胞经胸导管转移至左锁骨上淋巴结。

（3）血道转移　多发生在晚期，常经门静脉转移至肝，其次是肺、骨及脑等器官。

（4）种植性转移　癌细胞浸润至浆膜面时，可发生脱落，种植于腹壁及盆腔器官的腹膜上。女性常在双侧卵巢形成转移性黏液癌，称 Krukenberg 瘤。

（四）临床病理联系

早期胃癌无明显症状。随着病变进展，患者可出现上腹部不适、疼痛、呕血、便血、消瘦、贫血等。癌组织侵蚀大血管可引起上消化道大出血，位于贲门、幽门等部位的肿块可引起吞咽困难、呕吐等梗阻症状。晚期表现为恶病质及癌症转移的症状和体征。

三、大肠癌

大肠癌（carcinoma of large intestine）是大肠黏膜上皮和腺体发生的恶性肿瘤。大肠癌发病率在消化道恶性肿瘤中仅次于胃癌。随着饮食结构的变化，近年来大肠癌的发病率有增高趋势。发病年龄以 40 岁以上中、老年人多见，但中青年人发病率在逐渐上升。

（一）病因

（1）饮食因素　与本病的发生关系较为密切。高营养低纤维饮食不利于有规律排便，延长了肠黏膜与饮食中可能含有的致癌物质的接触时间。此外，高脂肪饮食人群的大肠癌发病率较高，因肠道内较易生长的厌氧菌能分解其粪便中的胆汁酸、中性类固醇物质等，生成促癌物质或致癌物质。

（2）遗传因素　曾有家族性大肠癌高发现象的报告，特别是家族性多发性息肉病的癌变率高，在患者体内检出 APC 基因突变，如不治疗，40 岁左右常发生癌变；遗传性非息肉病性大肠癌，其家族中大肠癌或其他恶性肿瘤的发病率较高，与错配修复基因突变有关。

（3）其他病变　一些慢性肠道疾病，如肠息肉状腺瘤、慢性溃疡性结肠炎、绒毛状腺瘤及肠道慢性血吸虫病等，由于长期慢性炎症刺激，易使肠黏膜上皮异型性增生而发展为大肠癌。

(二)病理变化

大肠癌发病部位以直肠最多(50%)，其次为乙状结肠、盲肠、升结肠、横结肠和降结肠。大体观：分为以下四种类型。

(1)隆起型　肿瘤向肠腔内突起呈结节状、息肉状或菜花状(图 8－23)。表面常有坏死、出血及溃疡形成。

(2)溃疡型　最多见，肿瘤表面形成较深溃疡，边缘隆起，呈火山喷口状。

(3)浸润型　肿瘤组织向肠壁各层弥漫性浸润，常累及肠管全层，表面多无明显溃疡。由于常伴有纤维组织增生，肠壁局部增厚、变硬，肠管缩小，形成环形狭窄。

(4)胶样型　肿瘤外观及切面呈半透明、胶冻状。多见于青年人，预后较差。

镜下观：主要为高分化的管状腺癌和乳头状腺癌(图 8－24)，其次为低分化腺癌、黏液腺癌和印戒细胞癌，未分化癌和鳞状细胞癌少见。

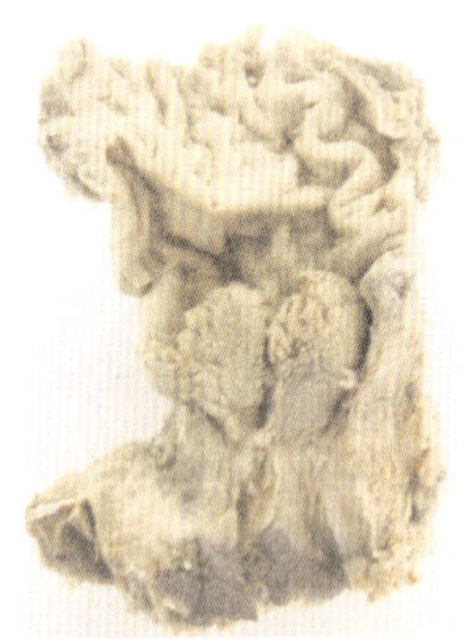

癌组织呈菜花状生长

图 8－23　直肠癌(大体观)

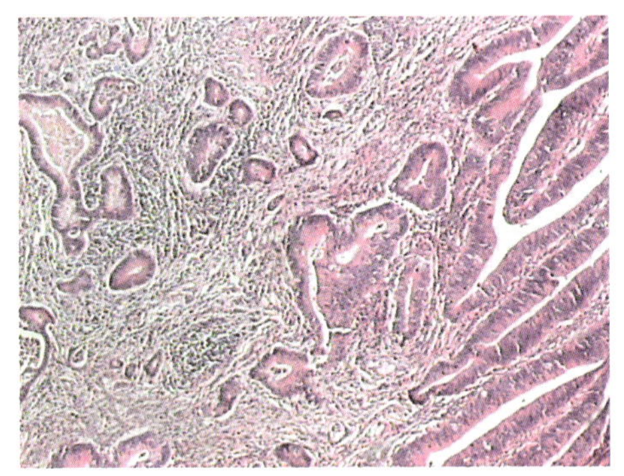

癌细胞呈腺管状，大小、形状不一，排列紊乱，呈浸润性生长，细胞异型性明显

图 8－24　肠腺癌(镜下观)

(三)扩散方式

(1)直接蔓延　大肠癌组织沿肠壁呈环形浸润到达浆膜后，可穿透肠壁蔓延至邻近器官，如前列腺、膀胱、子宫、阴道、腹膜以及肝、胰等。

(2)淋巴道转移　是最常见的转移途径。癌细胞沿淋巴道首先转移到附近淋巴结，如结肠癌首先转移到结肠上、旁、中间和末端淋巴结，直肠癌首先转移到直肠旁淋巴结，之后可扩散到远处淋巴结，甚至经胸导管转移到锁骨上淋巴结。

(3)血道转移　晚期癌细胞可经血道转移至肝、肺、骨等处。

(四)临床病理联系

早期常无明显症状，随着病变的发展，常表现为贫血、消瘦、腹部不适、大便次数增多、大便变形和黏液血便等，易误诊为细菌性痢疾，临床上可做直肠指检和纤维肠镜检查。另外，大肠癌因发生部位和累及范围不同，临床表现也有所不同。如右侧大肠管腔大，癌组织很少引起肠梗阻，而左侧大肠管腔小，癌组织多呈环状生长，常引起肠腔狭窄。结肠癌细胞可产生癌胚抗原(CEA)，并能从患者血清中检出，可作为肿瘤切除后随诊的指标，CEA 水平下降后又见升高，提示肿瘤有复发或转移。

四、原发性肝癌

原发性肝癌(primary carcinoma of liver)是指肝细胞或肝内胆管上皮细胞发生的恶性肿瘤,简称肝癌。我国肝癌的发病率较高,发病年龄多在中年以上,男性多于女性。

(一)病因

本病的发生可能与下列因素有关。

(1)病毒性肝炎 调查发现,肝癌患者 HBsAg 阳性率显著高于非肝癌患者或健康者。研究发现,肝癌患者常见有 HBV 基因整合到肝癌细胞基因组内。HBV 基因经过一系列的反应,可活化原癌基因,诱导肝癌发生。最近研究认为丙型肝炎与肝癌的发生也有一定的关系。

(2)肝硬化 肝癌与肝硬化之间有较密切的关系。其中坏死后性肝硬化癌变率最高,其次是肝炎后肝硬化。

(3)致癌物质的作用 真菌及其毒素、黄曲霉毒素、亚硝胺类化合物与杂色曲霉菌等都可引起实验性肝癌。其中以黄曲霉菌及其毒素最为重要。在肝癌高发区,食物被黄曲霉菌污染的情况较严重。此外,华支睾吸虫寄生在肝内胆管分支,能刺激胆管上皮增生发展为胆管细胞癌。

(二)病理变化

1. 早期肝癌

早期肝癌是指单个癌结节最大直径<3cm 或两个以内癌结节直径总和<3cm 的原发性肝癌,又称小肝癌。肿瘤结节呈球形或分叶状,与周围组织分界清楚,质较软,灰白色,切面无出血、坏死。

2. 中晚期肝癌

大体观:分为三型。①巨块型:肿瘤形成巨大肿块,直径常>15cm,圆形,质地较软,中心常有出血、坏死。多位于肝右叶。瘤体周边常有多少不等的卫星状瘤结节。②结节型:最多见,常继发于肝硬化。癌结节呈多个散在,圆形或椭圆形,大小不等,有的相互融合形成较大的结节(图 8-25)。③弥漫型:较为少见。癌组织弥散分布于肝内,多为极小结节,或无明显结节形成。

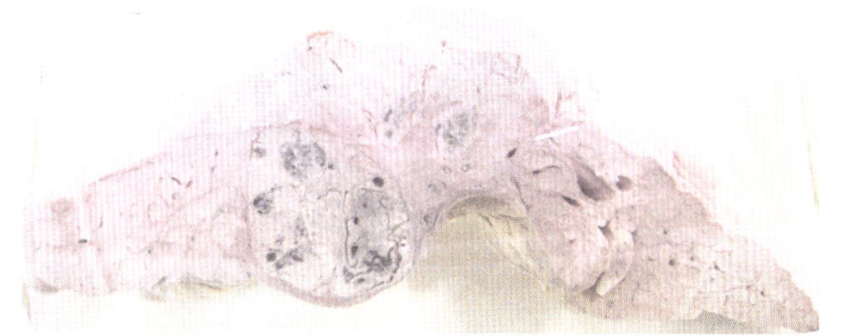

癌结节呈多个散在,圆形或椭圆形,大小不等,有的相互融合形成较大的结节

图 8-25 肝硬化合并肝癌(大体观)

镜下观:组织类型有三种。①肝细胞癌:由肝细胞起源,最多见。分化较好者,癌细胞与正常肝细胞相似。分化差者,癌细胞异型性明显,常有巨核及多核癌细胞,排列呈条索状、腺管状

或实体团块状。血管多，似肝血窦，间质少（图 8－26）。②胆管细胞癌：由肝内胆管上皮起源，较为少见。③混合细胞性肝癌：癌组织中具有肝细胞癌和胆管细胞癌两种结构，最为少见。

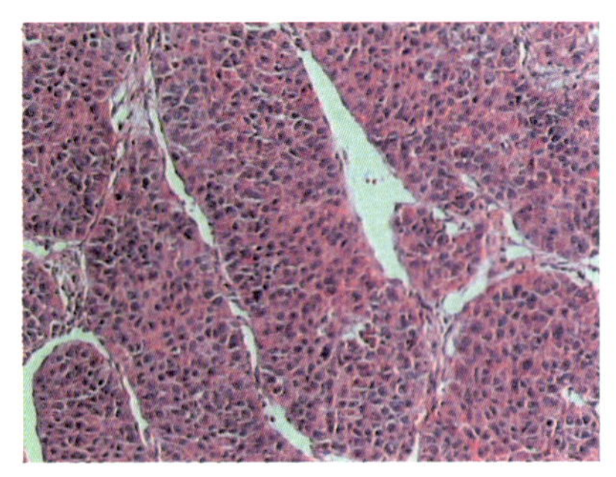

癌细胞与正常肝细胞相似，呈条索状。肝细胞索之间似肝血窦，间质少

图 8－26　肝细胞癌（镜下观）

（三）扩散方式

1. 肝内蔓延和转移

肝癌首先在肝内直接蔓延，也可沿门静脉分支在肝内播散、转移，形成多处转移结节，甚至逆行至肝外门静脉主干形成癌栓。

2. 肝外转移

（1）血道转移　经肝静脉转移到肺、脑、骨等处，其中以肺转移最多见。

（2）淋巴道转移　经淋巴道转移至肝门、上腹部及腹膜后淋巴结。

（3）种植性转移　癌细胞可从肝表面脱落直接种植在腹膜及腹部器官表面。

（四）临床病理联系

早期肝癌可无明显表现。随着病变的发展，患者表现为进行性消瘦、肝区疼痛、食欲减退、乏力、黄疸、腹水等。血清甲胎蛋白含量增高是临床诊断肝癌的依据之一。肝癌恶性程度高，晚期肝癌患者的死亡率极高，可死于肝功能衰竭、肝表面癌结节自发破裂或癌组织侵蚀大血管引起的腹腔大出血等。

第九章　泌尿系统疾病

泌尿系统包括肾脏、输尿管、膀胱和尿道四部分。肾的基本结构和功能单位是肾单位，由肾小球和与之相连的肾小管构成。肾脏的主要功能是形成尿液，将代谢产物和毒物通过尿液排出体外，维持体内水、电解质和酸碱平衡，并具有内分泌功能，分泌促红细胞生成素、肾素、前列腺素、1,25-二羟维生素 D_3 等多种生物活性物质。

肾小球是尿液的滤过结构，肾小管起再吸收和浓缩的作用。肾小球包括血管球和肾球囊。血管球由入球小动脉再分支盘曲为毛细血管袢组成，然后汇合成出球小动脉离开肾小球；毛细血管丛之间为血管系膜，由系膜细胞和系膜基质组成，系膜细胞除能形成基质外，还有收缩、吞噬功能，并参与炎症反应及损伤后的修复。肾球囊是肾小管的盲端凹陷而成的杯状双层囊，两层间的狭窄腔隙称为肾球囊腔。球囊的壁层由单层扁平上皮细胞构成，其脏层上皮细胞为有许多突起的足突细胞，紧贴附于毛细血管丛的外侧。毛细血管内皮细胞、基底膜和足突细胞共同构成肾小球的滤过膜或滤过屏障（图 9－1）。

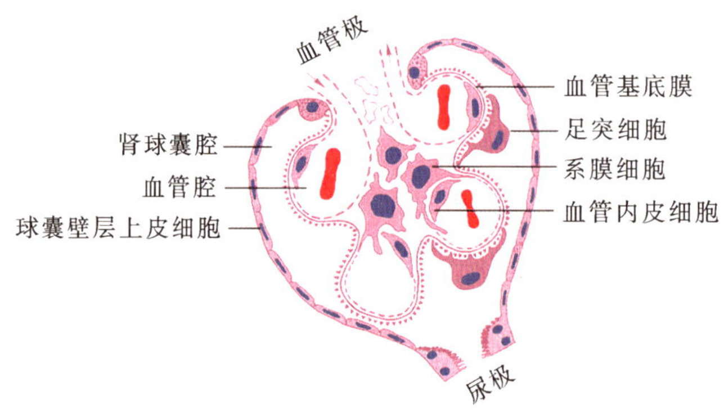

图 9－1　肾小球超微结构（示意图）

泌尿系统疾病包括肾和尿路的病变，常见的类型有炎症、肿瘤、代谢性疾病、尿路梗阻、血管性疾病和先天性畸形等。肾脏疾病可根据病变主要累及部位分为肾小球疾病、肾小管疾病、间质疾病和累及血管的疾病。本章主要介绍肾小球肾炎、肾盂肾炎及肾和膀胱的常见肿瘤。

第一节　肾小球肾炎

肾小球肾炎（glomerulonephritis）简称肾炎，是以肾小球炎症性改变为主的一组常见疾病。主要表现为尿的变化、水肿和高血压等。一般早期症状不明显，容易被忽略，发展到晚期可出现肾衰竭，严重威胁患者的健康和生命。

肾小球肾炎可分为原发性和继发性两种类型，原发性肾小球肾炎指原发于肾脏的独立性

疾病，多数是由抗原-抗体反应引起的免疫性疾病，肾脏为唯一或主要受累的脏器；继发性肾小球肾炎是继发于其他疾病或全身疾病所引起的肾炎，如狼疮性肾炎、过敏性紫癜性肾炎、糖尿病性肾病等。本节仅介绍原发性肾小球肾炎。

一、病因与发病机制

原发性肾小球肾炎的确切病因和发病机制尚未完全阐明，但近年来大量动物实验和临床研究证明，大多数类型的肾小球肾炎是由免疫机制引起的。

（一）病因

引起肾小球肾炎的抗原很多，根据其来源分为两大类。

1. 内源性抗原

抗原存在于机体内，包括：①肾性抗原，如肾小球基底膜抗原、内皮细胞和系膜细胞的细胞膜抗原、足细胞的足突抗原等。②非肾性抗原，如核抗原、DNA 抗原、免疫球蛋白抗原、肿瘤抗原等。

2. 外源性抗原

抗原来自于外界环境，包括：①生物性抗原，如各种细菌、病毒、真菌、寄生虫和螺旋体等。②非生物性抗原，如异种血清、外源性凝集素及某些药物等。

（二）发病机制

抗原-抗体反应是引起肾小球损伤的主要原因。与抗体有关的损伤主要通过两种机制。

1. 原位免疫复合物的形成

抗体直接与肾小球本身的抗原成分或经血液循环植入肾小球的抗原成分发生反应，在肾小球内形成免疫复合物（图 9－2），引起肾小球损伤。抗原性质不同引起的肾炎类型也不同。

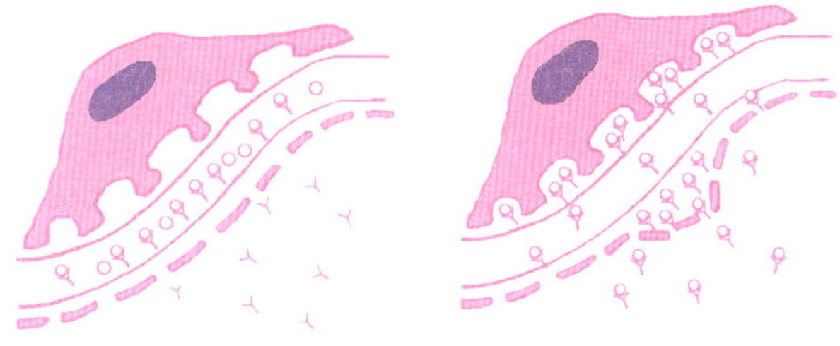

图 9－2　肾小球肾炎免疫复合物形成（示意图）

（1）肾小球基底膜抗原　肾小球基底膜在感染或某些因素的作用下，结构发生改变产生自身抗原；或者细菌、病毒或其他物质与肾小球基底膜有相同的抗原性而引起交叉反应，引起肾小球损伤。抗体沿肾小球基底膜沉积，免疫荧光检查显示特征性的连续的线性荧光。

（2）植入性抗原　内源性和外源性非肾小球抗原（如免疫球蛋白、聚合的 IgG 等大分子物质）进入肾小球内可与肾小球内的某种成分结合，形成植入性抗原，抗体与植入性抗原在肾小球内原位结合形成免疫复合物，引起肾小球肾炎。免疫荧光检查显示散在的颗粒状荧光。

2. 循环免疫复合物沉积

内源性非肾性抗原或外源性抗原和相应抗体在血液循环中结合形成免疫复合物，随血液流经肾脏时沉积在肾小球（图 9-2），并常与补体结合，引起肾小球病变。

循环免疫复合物是否在肾小球内沉积，沉积的部位和数量受多种因素的影响，其中两个最重要的因素是复合物分子的大小和复合物所携带的电荷。免疫复合物可分别沉积在内皮细胞下（基底膜与内皮细胞之间）、上皮细胞下（基底膜与足细胞之间）、基底膜内或系膜区内（图 9-3），引起不同类型的肾炎。

电子显微镜下，肾小球内有电子致密物沉积。免疫荧光法证实免疫复合物为免疫球蛋白和补体，用免疫荧光检查可见免疫复合物在肾小球内不同部位呈颗粒状荧光或线性荧光。

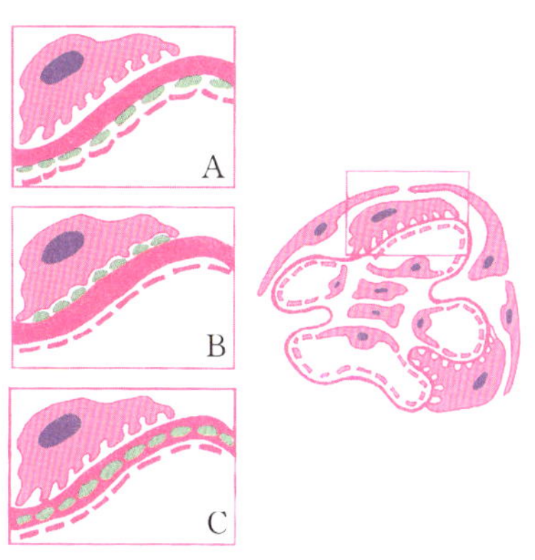

A：免疫复合物沉积在内皮细胞下；
B：免疫复合物沉积在上皮细胞下；
C：免疫复合物沉积在基底膜内。

图 9-3　肾小球肾炎免疫复合物沉积部位（示意图）

免疫复合物无论是通过血液循环沉积还是肾小球原位形成都不能直接引起肾小球损伤，主要是通过各种炎症介质的释放导致肾小球受损而发生肾炎。其中激活补体系统，产生多种炎症介质在肾炎的发生中起重要作用。如补体在激活过程中产生的 C3a 和 C5a 具有过敏毒素作用，可使肥大细胞、嗜碱性粒细胞脱颗粒释放组胺、5-HT 等血管活性物质，使毛细血管壁通透性增加；C5a 具有趋化性，能吸引中性粒细胞积聚在肾小球内，中性粒细胞又可释放溶酶体内的蛋白酶，损伤内皮细胞和基底膜；C5b～C9 可直接使基底膜溶解。补体的激活可使细胞溶解破坏。中性粒细胞、巨噬细胞、淋巴细胞、自然杀伤细胞和血小板可产生多种蛋白溶解酶、血管活性物质，参与肾小球肾炎的病理变化过程。

二、临床病理类型

原发性肾小球肾炎进行分类主要依据光学显微镜、免疫荧光或免疫组织化学及电子显微镜检查等综合所见。根据病变累及肾小球的数量和比例，分为弥漫性和局灶性。弥漫性指病变累及全部或大多数（通常为 50%以上）肾小球；局灶性指病变仅累及部分（50%以下）肾小球。其中弥漫性肾小球肾炎在临床上常见，现仅介绍几种常见的弥漫性肾小球肾炎（表 9-1）。

表 9-1　常见弥漫性肾小球肾炎

	光镜	电镜	免疫荧光	临床表现	预后
急性弥漫性增生性肾小球肾炎	系膜细胞、内皮细胞增生	上皮下有驼峰状或小丘状电子致密物	毛细血管壁有粗颗粒状 IgG、IgM 和 C3 沉积	儿童多发，急性肾炎综合征	多数预后较好

续表

	光镜	电镜	免疫荧光	临床表现	预后
新月体性肾小球肾炎	肾球囊壁层上皮细胞增生形成新月体	基底膜不规则增厚、断裂、缺损	IgG、C3沿毛细血管壁呈线状或颗粒状沉积，或呈阴性	急进性肾炎综合征	新月体越多，预后越差
膜性肾小球肾炎	弥漫性基底膜增厚	上皮下沉积物，基底膜钉状突起，融合增厚	IgG、C3沿毛细血管壁呈颗粒状沉积	主要见于成人，肾病综合征	慢性肾功能不全
微小病变性肾小球肾炎	近曲小管上皮细胞脂肪变性、玻璃样变性	足细胞的足突融合	未见阳性反应	主要见于儿童，肾病综合征	预后较好，皮质类固醇治疗效果好
慢性硬化性肾小球肾炎	肾小球纤维化、玻璃样变性	因肾炎起始类型而异	因肾炎起始类型而异	慢性肾炎综合征	肾功能不全

（一）急性弥漫性增生性肾小球肾炎

急性弥漫性增生性肾小球肾炎（acute diffuse proliferative glomerulonephritis）是指以弥漫性毛细血管内皮细胞及系膜细胞增生为特征的肾小球肾炎，是临床最常见的肾炎类型，又称毛细血管内增生性肾小球肾炎。大多数病例与感染有关，又有感染后肾小球肾炎之称。根据感染病原体的不同，分为链球菌感染后肾炎和非链球菌感染后肾炎。前者较常见，多见于5～14岁儿童，起病急，预后较好；成人也可发生，但病变一般比儿童严重。

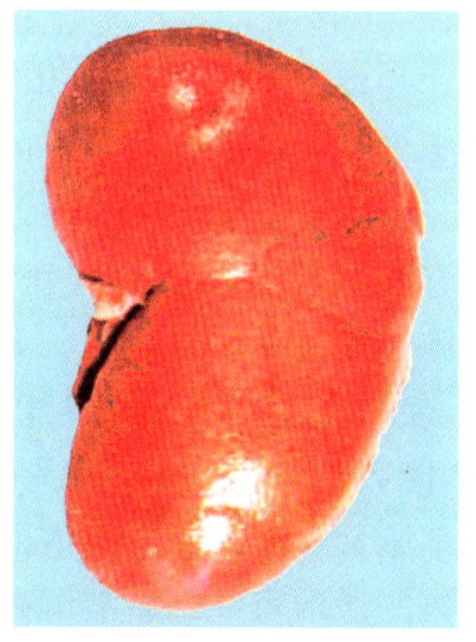

肾脏肿大，表面光滑、充血变红

图9-4　大红肾（大体观）

1. 病理变化

大体观：双侧肾脏轻度或中度肿大，被膜紧张，表面光滑充血，称为大红肾（图9-4）。如果肾小球毛细血管破裂出血，肾表面和切面均可见散在的小出血点，如蚤咬状，称为蚤咬肾。切面见肾皮质增厚，但皮、髓质分界清楚。

镜下观：病变为弥漫性，两侧肾脏同时受累，肾小球体积增大。肾小球内细胞数目增多（图9-5），内皮细胞和系膜细胞增生，并有少量中性粒细胞及单核细胞浸润。病变严重时，毛细血管壁可发生纤维素样坏死，导致血管袢破裂出血。近曲小管上皮细胞可见细胞水肿、脂肪变性等，管腔内含有蛋白管型。肾间质常有不同程度的充血、水肿和少量炎细胞浸润。

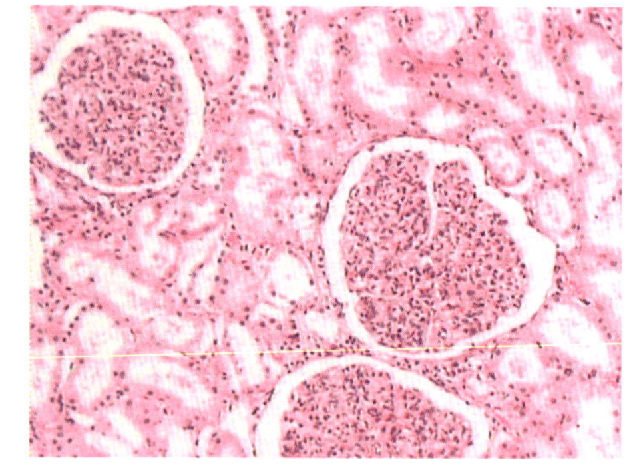

肾小球体积增大，细胞数目增多

图9-5　急性弥漫性增生性肾小球肾炎（镜下观）

电镜下：肾小球基底膜和脏层上皮细胞间有电子致密物沉积，呈驼峰状或小丘状。免疫荧光检查，在肾小球毛细血管壁表面有免疫球蛋白和补体沉积（主要为 IgG 和 C3），呈颗粒状荧光。

2. 临床病理联系

本型肾炎起病急，临床主要表现为急性肾炎综合征。

（1）尿的改变　包括尿量和尿质两方面的改变。

①尿量的变化：表现为少尿甚至无尿。主要由于内皮细胞及系膜细胞的增生肿胀，压迫肾小球毛细血管，使肾小球的血流量减少，滤过率降低，而肾小管的重吸收功能基本正常，出现少尿或无尿。少数严重患者，因氮的代谢产物在血液中潴留引起氮质血症。

②尿质的变化：表现为血尿、蛋白尿和各种管型尿，多由肾小球毛细血管壁损伤，滤过膜通透性增强引起。一般蛋白尿较轻，血尿较常见，轻者为镜下血尿，重者为肉眼血尿，呈洗肉水样。

知识链接

尿量的改变包括少尿、无尿、多尿或夜尿。24 小时尿量少于 400mL 为少尿，少于 100mL 为无尿。24 小时尿量超过 2500mL 为多尿。正常成人夜间尿量和白天尿量分别占每日尿量的 1/3 和 2/3，如果夜间尿量接近甚至超过白天尿量，称夜尿。

尿质的改变包括血尿、蛋白尿和管型尿。血尿分为肉眼血尿和镜下血尿。尿中蛋白含量超过 150mg/d 为蛋白尿，超过 3.5g/d 则为大量蛋白尿。管型由蛋白质、细胞或细胞碎片在肾小管凝集形成，尿中出现管型称为管型尿。

（2）水肿　因肾小球滤过率降低，而肾小管的重吸收功能相对正常，使钠、水潴留。另外，由于变态反应使全身毛细血管壁的通透性增强，导致患者出现轻至中度水肿。水肿首先出现在组织疏松部位如眼睑或面部，严重时可遍及全身。

（3）高血压　由于钠、水潴留，引起血容量增加所致，多数患者表现为轻至中度高血压。

3. 结局

儿童链球菌感染后肾小球肾炎的预后很好，95%以上可在数周或数月内症状消失，完全恢复。少数患者逐渐发展为慢性硬化性肾小球肾炎。极少数转为新月体性肾小球肾炎。成人患者预后较差，仅 60%可以治愈。

（二）新月体性肾小球肾炎

新月体性肾小球肾炎（crescentic glomerulonephritis）是指以肾球囊壁层上皮细胞增生，形成新月体为主要病变特点的肾小球肾炎，又称为毛细血管外增生性肾小球肾炎。本病较为少见，多数原因不明。临床上，大多见于青年人和中年人，起病急骤，病变严重，进展迅速，又称为急进性或快速进行性肾小球肾炎（rapidly progressive glomerulonephritis），如不及时治疗，患者常在数周至数月内发生肾衰竭而死亡。

1. 病理变化

大体观：可见双侧肾脏对称性体积增大，颜色苍白，有时可见散在的点状出血。

镜下观：病变呈弥漫分布，大部分肾小球内形成具有特征性的新月体（crescent）。新月体主要由增生的球囊壁层上皮细胞和渗出的单核细胞构成，有时还可见中性粒细胞、纤维素等渗出，在球囊的一侧形成月牙状或环状（图 9－6）。纤维素渗出是刺激新月体形成的主要因素。早期的新月体以细胞成分为主，称为细胞性新月体。随病变发展，纤维成分逐渐增多，称为纤维-细胞性新月体。最后整个新月体发生纤维化，称为纤维性新月体。

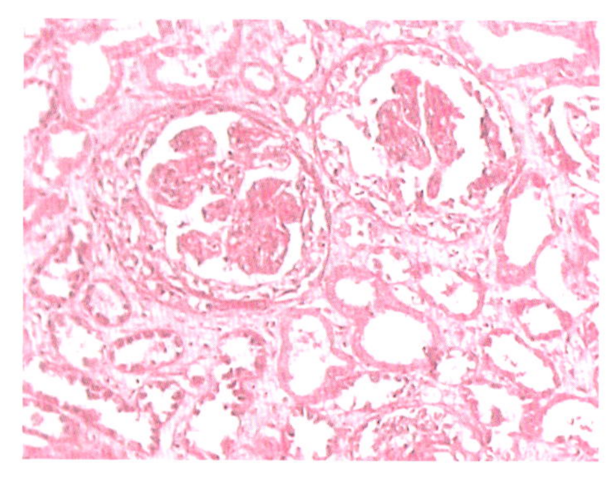

肾球囊壁层上皮细胞显著增生，单核细胞浸润，在球囊的左侧大部形成新月体

图 9－6　新月体性肾小球肾炎（镜下观）

新月体形成后，可压迫毛细血管丛，又可与毛细血管丛粘连，使肾球囊腔闭塞，肾小球的结构和功能严重破坏，最后毛细血管丛萎缩，整个肾小球发生纤维化、玻璃样变性，功能丧失。部分患者，肾小球毛细血管壁发生纤维素样坏死和出血。肾小管上皮细胞常有变性，肾间质水肿及炎细胞浸润。

电镜下：肾小球毛细血管基底膜不规则增厚，部分变薄，并可见肾小球毛细血管基底膜出现裂孔或缺损。免疫荧光检查，部分病例可见在肾小球毛细血管基底膜下呈连续的线性荧光；部分病例可见在肾小球毛细血管基底膜上出现不规则的粗颗粒状荧光；但约半数病例免疫荧光检测阴性。

2. 临床病理联系

临床主要表现为急进性肾炎综合征。

（1）尿的改变　肾小球毛细血管纤维素样坏死，基底膜出现缺损和裂孔，因此血尿常比较明显，蛋白尿相对较轻，水肿不明显。大量新月体形成后，阻塞肾小球囊腔，出现少尿甚至无尿。

（2）氮质血症及肾衰竭　代谢废物不能排出，在体内潴留引起氮质血症，血清尿素氮、肌酐等持续升高，水、电解质和酸碱平衡紊乱，最后发展为肾衰竭。

（3）高血压　晚期大量肾单位纤维化、玻璃样变性，肾组织缺血，通过肾素-血管紧张素的作用，出现高血压的临床表现。

3. 结局

若形成新月体的肾小球不超过全部肾小球的 70%，患者预后稍好；反之预后极差，部分患者于数周至数月内因尿毒症而死亡。严重病例需进行长期的血液透析或肾移植治疗。

（三）膜性肾小球肾炎

膜性肾小球肾炎（membranous glomerulonephritis）是指以肾小球毛细血管基底膜显著增厚为主，而肾小球炎症变化不明显为特征的肾小球肾炎，又称膜性肾病（membranous nephropathy）。多见于 30～50 岁，是临床上引起成人肾病综合征最常见的病理类型。大多数患者原因不明，起病缓慢，病程长。

1. 病理变化

大体观：双侧肾脏明显肿胀，色苍白，故称大白肾。切面皮质明显增宽，髓质无明显变化。

镜下观：大多数肾小球毛细血管壁增厚（图 9－7），肾小球内细胞无增生，也无渗出现象。PAS 染色使增厚的基底膜明显易见。用六胺银染色显示毛细血管基底膜上有许多与基底膜表面垂直的钉状突起，钉突逐渐增粗并相互融合，致使基底膜高度增厚，通透性显著增高。晚期因基底膜显著增厚，毛细血管管腔变窄，大部分肾小球缺血发生纤维化和玻璃样变性。

电镜下：上皮细胞肿胀，足突消失，基底膜与上皮细胞间有大量电子致密物，沉积物之间基底膜样物质增多，形成钉状突起，钉突向沉积物表面延伸，逐渐将沉积物包埋于基底膜内，使基底膜显著增厚、不规则。其中的沉积物逐渐被溶解吸收，形成虫蛀状空隙(图9－8)。免疫荧光检查，病变各期均有 IgG 和补体 C3 沿肾小球基底膜外侧沉积，呈不连续的颗粒荧光。

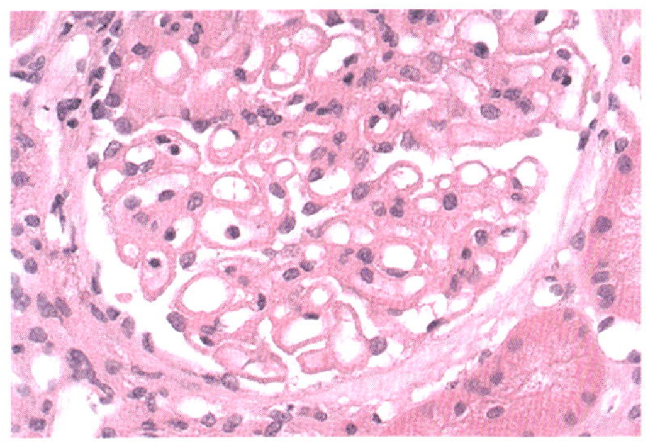

肾小球基底膜显著增厚，部分毛细血管腔狭窄、闭塞

图 9－7 弥漫性膜性肾小球肾炎(镜下观)

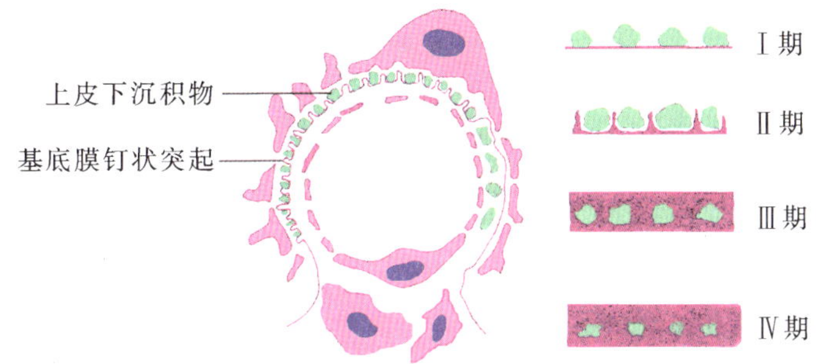

脏层上皮下小丘状电子致密物沉积，基底膜形成钉状突起插入沉积物之间。

Ⅰ期：基底膜表面小丘状沉积物；

Ⅱ期：基底膜表面形成钉状突起插入沉积物之间，六胺银染色呈齿梳状；

Ⅲ期：沉积物被增生的基底膜包埋于其中；

Ⅳ期：基底膜极度增厚，部分沉积物溶解呈虫蚀状。

图 9－8 膜性肾小球肾炎(示意图)

2. 临床病理联系

临床表现为肾病综合征(nephrotic syndrome)，常简称为“三高一低”。

(1)大量蛋白尿 由于基底膜损伤严重，通透性显著增加，大量血浆蛋白(包括大分子蛋白)由肾小球滤出，引起严重的非选择性蛋白尿。

(2)低蛋白血症 因大量蛋白质从尿液流失，导致血浆蛋白明显降低。

(3)高度水肿 主要是低蛋白血症使血浆胶体渗透压降低所致，同时因组织间液增多，继发血容量减少，刺激醛固酮和抗利尿激素分泌增多，导致钠、水潴留进而加重水肿。

(4)高脂血症 其发生机制尚不明确，一般认为低蛋白血症可刺激肝脏合成更多脂蛋白，还可能与血液循环中脂质颗粒运送障碍和外周脂蛋白的分解障碍有关，从而导致高脂血症。血脂过高，肾小球基底膜通透性增高，还可使脂蛋白由肾小球滤出而继发脂尿症。

3. 结局

膜性肾小球肾炎是一种慢性进行性疾病，起病缓慢，病程较长，肾上腺皮质激素疗效不明显，常逐渐出现肾衰竭。部分病变轻者，症状可消退或部分缓解。

(四)微小病变性肾小球肾炎

微小病变性肾小球肾炎(minimal change glomerulonephritis)是指在光镜下,肾小球无明显变化或病变轻微的肾小球肾炎,因肾小管上皮细胞发生脂肪变性,又称为脂性肾病,是引起儿童肾病综合征最常见的病理类型。主要见于2～6岁的儿童,发病可能与T细胞功能异常或病毒感染有关,还可能与遗传因素有一定关系。

1. 病理变化

大体观:肾脏体积增大,颜色苍白,切面皮质增厚,因肾小管上皮细胞脂肪变性可见黄白色条纹。

光镜下:肾小球基本正常,主要改变是近曲小管上皮细胞内出现大量脂滴和较多玻璃样小滴,这是因为近曲小管上皮细胞重吸收脂蛋白所致。肾小管管腔内可见蛋白管型。

电镜下:肾小球基底膜正常,无沉积物,主要改变是弥漫性脏层上皮细胞足突消失,故又有足突病(foot process disease)之称。免疫荧光检查也未见阳性反应。

2. 临床病理联系

临床上表现为肾病综合征。尿内蛋白主要为小分子的白蛋白,属于选择性蛋白尿,是足细胞损伤所致。肾小球的病变轻微,故一般无血尿和高血压,肾功能也不受影响。

3. 结局

此型肾炎临床表现突出,但预后较好。经肾上腺皮质激素治疗后,足细胞的改变可恢复正常,90%以上患儿可以在数周内完全恢复正常。成人患者恢复较慢,复发率较高,但预后也很好,一般不发展成慢性。

(五)硬化性肾小球肾炎

硬化性肾小球肾炎(sclerosing glomerulonephritis)以多数肾小球纤维化及玻璃样变性等硬化性病变为特征,是各型肾小球肾炎发展到晚期的终末阶段,临床上常称为慢性肾小球肾炎(chronic glomerulonephritis)。起始病变的类型多不能辨认。多见于成人,预后差,是引起慢性肾衰竭最常见的病理类型。

1. 病理变化

大体观:两侧肾脏对称性缩小,苍白,质地变硬,表面呈较均匀的细颗粒状,称为颗粒性固缩肾(图9-9)。切面见肾皮质萎缩变薄,纹理模糊不清。肾盂周围脂肪组织增多。小动脉壁硬化、增厚,切面呈哆开状。

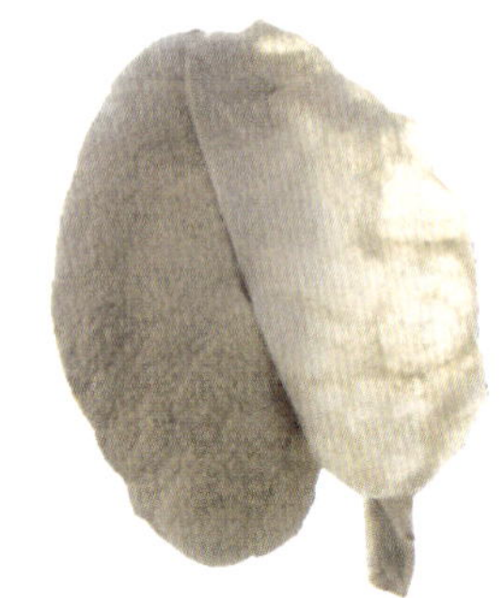

肾脏体积缩小,表面呈弥漫性细颗粒状

图9-9　颗粒性固缩肾(大体观)

镜下观:病变弥漫分布于双侧肾脏。多数肾小球纤维化、玻璃样变性,相应肾小管萎缩消失(图9-10)。间质的纤维组织增生、收缩使病变肾小球相互集中。残存的相对正常的肾小球代偿性肥大,肾小管扩张。肾间质内有淋巴细胞、浆细胞浸润。肾内细小动脉硬化,管腔狭窄。

2. 临床病理联系

临床主要表现为慢性肾炎综合征。

(1)尿的变化　主要为多尿、夜尿、低比重尿,系大量肾单位结构破坏,功能丧失,血液在通过残存的肾单位时因代偿而速度加快,肾小球滤过率增加,但肾小管重吸收功能有限,尿浓缩功能降低所致。此外，由于残留肾单位相对正常，故血尿、蛋白尿和管型尿不明显，水肿也较轻。

(2)高血压　由于大量肾单位纤维化，肾组织严重缺血，肾素分泌增加，患者出现高血压。晚期患者发生细动脉硬化可使血压保持在较高水平。长期高血压可引起左心室肥大，甚至导致左心衰竭。

(3)氮质血症和尿毒症　由于大量肾单位破坏，残留的相对正常的肾单位逐渐减少，使体内代谢废物不能充分排出，引起水电解质代谢紊乱、酸碱平衡失调和氮质血症，最终可致尿毒症。

(4)贫血　由于肾组织大量破坏，促红细胞生成素分泌减少，加之毒性代谢产物在体内积聚，抑制骨髓造血功能，患者常出现贫血。

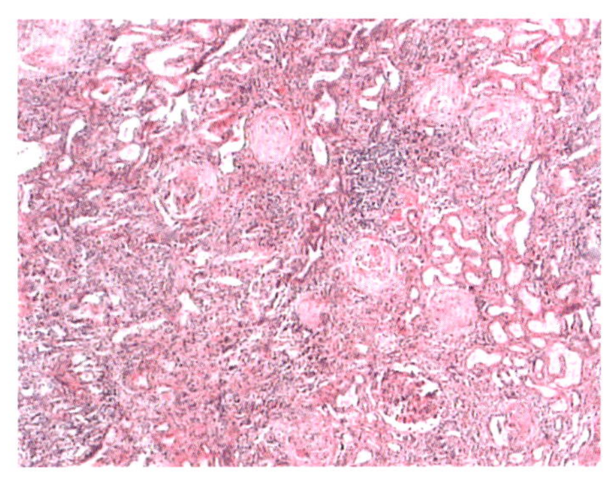

大量肾小球纤维化、玻璃样变性，相互靠近、集中，相应肾小管萎缩、消失，间质纤维增生，并有大量慢性炎细胞浸润

图 9－10　硬化性肾小球肾炎(镜下观)

3. 结局

早期进行合理治疗，可控制疾病发展。晚期预后不佳，常因慢性肾功能不全导致尿毒症、高血压引起脑出血和心力衰竭，或因机体抵抗力降低继发感染而死亡。有效的治疗手段是血液透析和肾脏移植。

知识链接

血液透析俗称“人工肾或洗肾”，是将血液与透析液分置于人工合成的半透膜两侧，利用各自不同的浓度和渗透压互相进行扩散和渗透的治疗方法。通过扩散、渗透将体内各种有害物质以及多余的代谢废物和过多的电解质排出体外，达到净化血液，纠正水、电解质及酸碱平衡紊乱的目的。常用于急、慢性肾衰竭的患者。

第二节　肾盂肾炎

肾盂肾炎(pyelonephritis)是由细菌感染引起的，以肾盂、肾间质和肾小管化脓性炎症为特征的疾病，是肾脏最常见的感染性疾病。好发于 20～40 岁的女性，女性发病率为男性的9～10倍。临床表现主要有发热、腰部酸痛、菌尿、脓尿及尿路刺激症状等。

一、病因与发病机制

肾盂肾炎是由细菌直接感染引起的，感染途径主要有两种。

(一)上行性感染

上行性感染是最主要的感染途径，病原菌从尿道口侵入，经膀胱、输尿管逆行到达肾盂、肾盏及肾间质引起炎症。病变常累及一侧肾脏，先开始于肾盂，然后向肾间质发展。致病菌主要是大肠杆菌。

女性发病率高，与其尿道口距肛门较近、尿道短而宽易受细菌污染有关。

(二)血行感染

血行感染较为少见。病原菌从体内某感染灶侵入血流，随血流到达肾组织引起炎症，又称为下行性感染。病变常累及双侧肾脏，先开始于肾间质，然后再蔓延至肾盏、肾盂。病原菌以葡萄球菌为多见。

细菌能否引起肾盂肾炎，还取决于机体的防御能力及是否存在诱因。①尿路阻塞：尿路完全或不完全阻塞是引起肾盂肾炎的主要诱因。如妊娠子宫、泌尿道结石、肿瘤、前列腺增生等均可引起尿路的阻塞或压迫，有利于细菌生长繁殖。②医源性因素：如导尿、膀胱镜检查和其他尿道手术等，由于操作不当将细菌带入膀胱，可致尿路黏膜损伤，细菌乘机侵入而诱发肾盂肾炎。③慢性消耗性疾病：如糖尿病和截瘫等导致全身抵抗力低下时常并发肾盂肾炎。④膀胱输尿管反流：正常情况下，输尿管斜插入膀胱壁，在膀胱壁开口处缺乏括约肌，靠膀胱壁的收缩和充盈来关闭输尿管开口，以阻止尿液反流。如果膀胱三角区发育不良（如膀胱壁变薄）或输尿管开口异常（如输尿管进入膀胱壁的部分变短），当膀胱收缩时，输尿管开口不能关闭而致尿液反流到输尿管，细菌得以侵入并生长繁殖。

二、类型及病理变化

根据临床表现和病理变化，可将肾盂肾炎分为急性和慢性两种。其中急性肾盂肾炎常由单一细菌感染引起，而慢性肾盂肾炎常为多种病菌混合感染所致。

(一)急性肾盂肾炎

1. 病理变化

病变可累及单侧或双侧肾脏。

大体观：病变肾脏肿大、充血，表面散在分布大小不等的黄白色脓肿灶。切面髓质内可见黄色条纹向皮质伸展，或融合形成脓肿。肾盂黏膜充血、水肿，表面可见脓性渗出物及散在小出血点。

镜下观：肾间质内有大量中性粒细胞浸润（图9-11）和较多大小不等的脓肿，脓肿破坏肾小管，可使管腔内充满脓细胞和细菌。肾盂黏膜充血、水肿，大量中性粒细胞浸润，病变严重时可破坏肾小球。

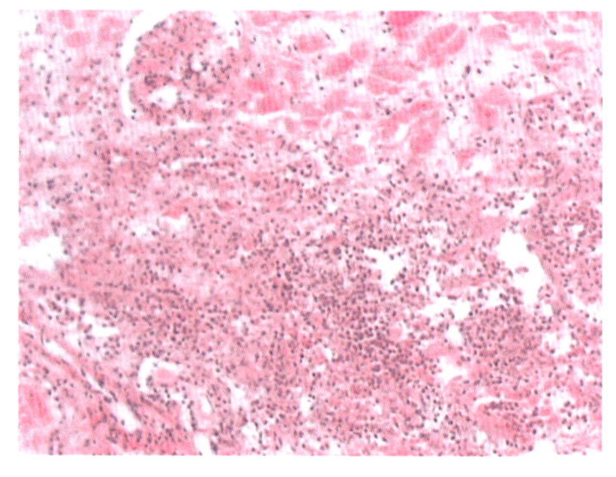

肾间质及肾小管坏死，伴大量中性粒细胞浸润，肾小血管扩张充血

图9-11　急性肾盂肾炎（镜下观）

2. 临床病理联系

(1)全身急性感染的症状　由于细菌大量生长繁殖，可致菌血症或毒血症，故起病急，患者出现发热、寒战，血中白细胞增多。

(2)局部症状及体征　由于肾肿大使肾包膜紧张，可引起腰部酸痛和肾区叩击痛。

(3)尿质变化　①脓尿：由于肾间质脓肿破坏肾小管和肾盂黏膜化脓，使脓细胞随尿排出所致。②菌尿：细菌随脓液进入肾小管经尿排出所致。③血尿：当肾间质和肾盂黏膜的化脓性病变累及血管时，可导致出血，红细胞随尿排出而形成血尿。依据出血程度不同，可表现为肉眼血尿或镜下血尿。④蛋白尿：由于细胞、脓液进入肾小管，患者可出现不同程度的蛋白尿。

(4)尿路刺激征　由于炎症刺激膀胱、尿道黏膜，患者常有尿频、尿急、尿痛等症状。

3. 结局

急性肾盂肾炎如能及时彻底治疗，大多数患者可在短期内治愈。如治疗不彻底或尿路阻塞等诱因未消除，则易反复发作而转为慢性肾盂肾炎。

(二)慢性肾盂肾炎

慢性肾盂肾炎(chronic pyelonephritis)常由急性肾盂肾炎反复发作转变而来，以显著的肾间质慢性炎症和肾实质的瘢痕形成为特征。慢性肾盂肾炎是慢性肾衰竭的常见原因之一。

1. 病理变化

大体观：两侧肾不对称，大小不等。病变肾脏体积缩小，质地变硬，表面高低不平，有不规则斑片状凹陷性瘢痕(图 9－12)。切面可见皮、髓质界限模糊，肾乳头萎缩。肾盂、肾盏因瘢痕收缩和积尿而扩张变形，肾盂黏膜增厚、粗糙。

镜下观：病变以肾间质和肾小管最为严重，呈不规则灶状分布。肾间质弥漫性或多灶性纤维组织增生，大量慢性炎细胞浸润，偶见中性粒细胞。肾小管萎缩、坏死，由纤维组织替代。有些肾小管腔扩张，腔内有红染的蛋白管型。早期肾小球尚完好，由于间质的慢性炎症，肾球囊或球囊周围纤维化，使球囊壁增厚，此为慢性肾盂肾炎的特点(图 9－13)，有别于慢性硬化性肾小球肾炎。部分肾单位呈代偿性肥大。

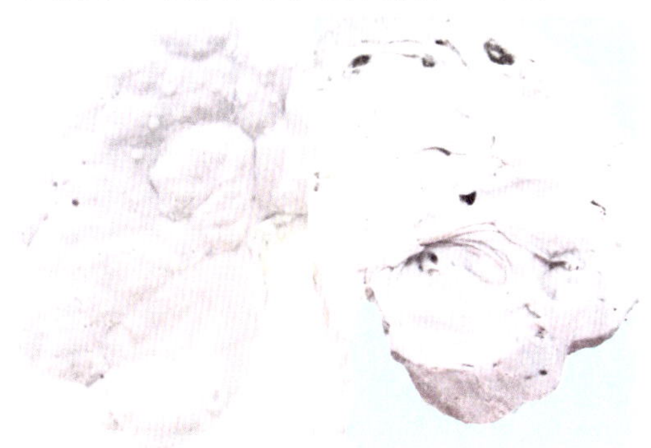

肾脏体积缩小，质地变硬。左侧示：肾表面凹凸不平，形成不规则的凹陷性瘢痕；右侧示：肾脏切面，见肾盂黏膜增厚，肾盂、肾盏变形

图 9－12　慢性肾盂肾炎(大体观)

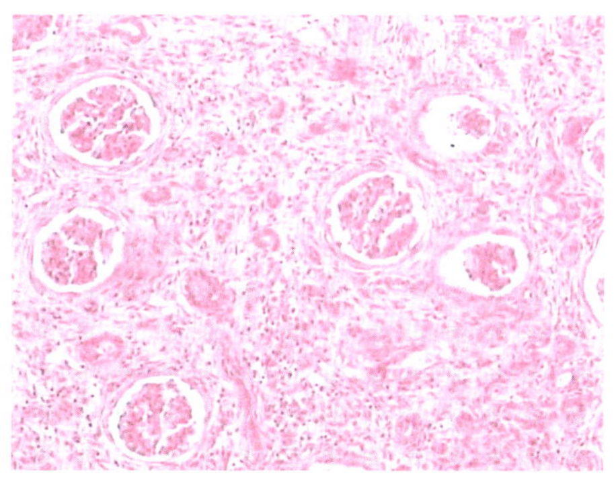

肾间质弥漫性或多灶性纤维组织增生，大量慢性炎细胞浸润，肾球囊壁同心层状纤维化，肾小管萎缩、消失

图 9－13　慢性肾盂肾炎(镜下观)

2. 临床病理联系

慢性肾盂肾炎由于肾小管损伤较重，肾小管浓缩功能降低，患者可有多尿和夜尿。体内电解质因多尿而丢失过多，患者可有低钠、低钾血症和代谢性酸中毒。晚期肾组织广泛纤维化、缺血，肾素分泌增加，引起高血压、氮质血症及尿毒症。在急性发作时，出现与急性肾盂肾炎相似的临床表现。肾盂 X 线造影可见肾盂、肾盏因瘢痕收缩而变形，有助于临床诊断。

3. 结局

慢性肾盂肾炎病程长，常反复发作。如能及时去除诱因，尽早彻底治疗，可控制病变的发展。如病变广泛且频繁发作，晚期可引起高血压、心力衰竭和尿毒症等严重后果。

第三节　泌尿系统常见肿瘤

一、肾细胞癌

肾细胞癌(renal cell carcinoma)是由肾小管上皮细胞发生的恶性肿瘤，又称肾腺癌，简称肾癌，是最常见的肾脏恶性肿瘤，多见于50～60岁的老年人，男性多发，男女发病之比约为2∶1。血尿、疼痛和腹部包块是最常见的临床症状。

(一)病因与发病机制

化学性致癌物是常见的致癌因素。据流行病学调查，吸烟是引起肾细胞癌的重要危险因素。另外，肥胖(特别是女性)、高血压和长期接触石棉、石油产物和重金属等也是肾细胞癌发生的危险因素。由于发现一些患者有染色体异常，因此认为遗传因素在肾细胞癌的发生中也起一定作用。

(二)病理变化

大体观：肾细胞癌大都发生于一侧肾脏，少数同时原发于两侧肾脏。可发生在肾脏任何部位，但多见于肾脏上、下两极，尤以上极居多。肿瘤一般为单个、圆形，大小差别较大，直径3～15cm。癌组织界限分明，可有假包膜形成。因肿瘤细胞富含脂质和糖原，并有坏死、钙化及出血等继发性变化，肿瘤切面呈灰黄色、灰白色或红棕色等多彩状(图9-14)。晚期肿瘤还可侵入肾静脉，形成肾静脉内瘤栓，这是肾细胞癌的特点之一。

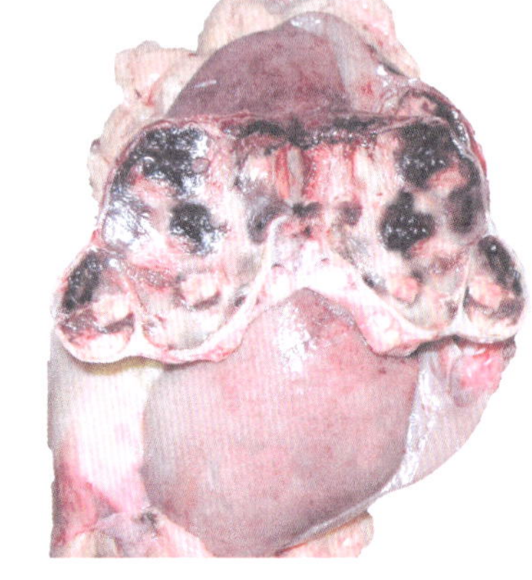

肾脏上中极肿物，界限较清，切面呈多彩状，伴有明显的出血、坏死

图9-14　肾癌(大体观)

镜下观：肿瘤细胞排列呈腺泡状、管状、乳头状、条索状或巢状，腺泡状或管状结构与近端肾小管相似，多种结构可出现于同一肿瘤中。

按照WHO泌尿系统肿瘤分类(2004年)，肾细胞癌可分为：①透明细胞癌，最为常见，癌细胞呈圆形或多角形，胞质透明，胞核较小，深染，圆形，位于细胞中央或边缘。排列呈片状、梁状或管状，无乳头结构(图9-15)。②乳头状癌，癌细胞呈立方或矮柱状，有明显乳头结构形成。③嫌色细胞癌，癌细胞有明显胞膜，胞质淡或略嗜酸性，核周常有空晕，排列呈实性片状结构，比透明细胞癌或乳头状癌预后好。肾细胞癌间质很少，但血管丰富。④多房性囊性肾细胞癌及未分类的肾细胞癌。

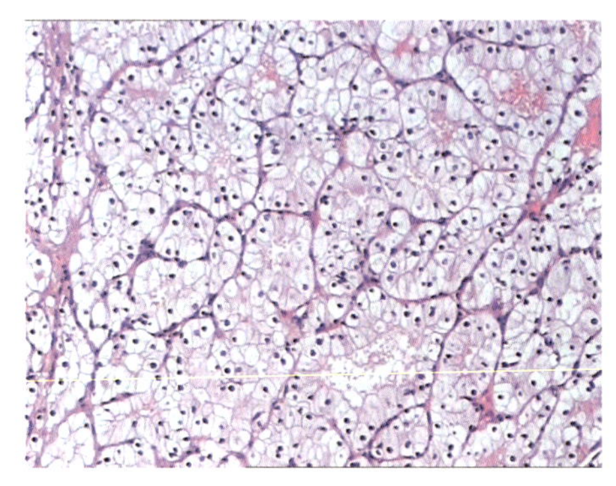

癌细胞呈圆形或多角形，胞质透明，胞核较小，深染，圆形，位于细胞中央或边缘。癌细胞排列呈片状，无乳头结构

图9-15　肾透明细胞癌(镜下观)

(三)扩散及转移

肾细胞癌可直接蔓延至肾盂、肾盏或突入输尿管引起尿路阻塞。如癌组织突破肾包膜可向邻近

组织扩散。因肾细胞癌间质血管丰富，而且半数以上病例有侵犯血管（肾静脉）倾向，故以血道转移更为重要和常见，甚至在原发灶发现前已经发生血道转移，其中以肺转移最常见，其次是骨、肝、肾上腺和脑。淋巴道转移常先至肾门及主动脉旁淋巴结。

（四）临床病理联系

肾细胞癌的早期常无明显症状，发现时肿瘤体积常已较大。血尿、腰痛和肾区肿块为具有诊断意义的典型症状，即肾癌三联征。①无痛性血尿是肾癌主要的首发症状，常为间歇性，是癌组织浸润血管或侵犯肾盂、肾盏而引起的。②腰痛：肿瘤体积增大，肾包膜紧张或肿瘤侵犯肾包膜都可引起腰部疼痛。③肾区肿块：肿瘤增大到一定体积，或癌组织继发出血、坏死、液化等使癌肿突然增大时，可扪及肿块。患者可出现发热、乏力等全身症状。

肾癌可产生异位激素和激素样物质，引起副肿瘤综合征，如促红细胞生成素增多，可引起红细胞增多症；甲状旁腺素分泌增多引起高钙血症；肾素增多可引起高血压；肾上腺皮质激素增多可引起库欣综合征；促性腺激素增多可引起女性化或男性化等。

（五）预后

肾细胞癌容易发生血道转移，预后较差，5 年生存率约为 45%，肿瘤侵及肾静脉和肾周围组织时 5 年生存率降至 15%～20%。如无转移，早期手术彻底切除，则预后较好。

二、肾母细胞瘤

肾母细胞瘤（nephroblastoma）又称 Wilms 瘤，起源于肾内残留的后肾胚芽组织，是儿童期肾脏最常见的恶性肿瘤。成人偶见，多数为散发，但也有家族性病例报道。已知 11p13 和 11p15.5 位置上基因缺失或突变，在肾母细胞瘤的发生中起重要作用。

（一）病理变化

肿瘤常为单个实性肿块，体积较大，质软，呈圆形，边界清楚，有假包膜。切面灰白或灰红色，可见灶状出血、坏死，有时也可有囊性变。

镜下观：肾母细胞瘤由上皮样细胞、间叶组织和胚基的幼稚细胞三种成分组成。上皮样细胞体积小，圆形、多边形或立方形，可形成幼稚的肾小球样或肾小管样的结构，是其组织学特征，也可见鳞状上皮分化。间叶细胞多为纤维性或黏液性，可出现横纹肌、软骨、骨或脂肪成分等分化。胚基幼稚细胞为小圆形或卵圆形的原始细胞，胞质少。

（二）扩散及转移

肾母细胞瘤可较长时期在局部生长，可直接侵及邻近组织和器官，也可经血道和淋巴道转移。血道转移较多见，且以肺转移最多，其次为肝脏。淋巴道转移主要发生在肾门淋巴结和主动脉旁淋巴结。

（三）临床病理联系

大多数患儿的主要症状是腹部肿块，肿块巨大时可越过中线并深入盆腔，压迫邻近组织，引起腹痛、呕吐，甚至肠梗阻。经手术切除和化疗的综合治疗方法，可取得良好效果。

三、膀胱尿路上皮肿瘤

尿路上皮肿瘤绝大多数来源于膀胱黏膜上皮（即移行上皮），按 WHO 泌尿系统肿瘤分类

(2004 年),将尿路上皮肿瘤分为尿路上皮乳头状瘤、低恶性潜能尿路上皮乳头状瘤、低级别尿路上皮乳头状癌、高级别尿路上皮乳头状癌。

尿路上皮癌旧称移行细胞癌,分为浸润性和非浸润性两种。以膀胱侧壁和三角区多见,可单发,也可多发,常呈乳头状或息肉状生长。由于肿瘤乳头纤细、脆弱,易折断脱落,因此,易引起无痛性血尿。

(一)病理变化

1. 尿路上皮乳头状瘤

尿路上皮乳头状瘤即传统分类中的良性乳头状瘤,极少见,来自膀胱移行上皮,故又称移行上皮乳头状瘤。肿瘤呈绒毛状或纤细的乳头状突起,乳头纤维血管轴心外覆的上皮与正常尿路上皮相似,上皮细胞没有异型性。

2. 低恶性潜能尿路上皮乳头状瘤

低恶性潜能尿路上皮乳头状瘤属于交界性肿瘤。与乳头状瘤的根本区别是其上皮增生,且厚度超过正常尿路上皮,并可伴有很小的异型性。乳头偶有分支但不融合,极性清楚,没有核分裂象或仅在基底层偶见正常核分裂象。手术切除后,有局部复发的倾向,易发生癌变。

3. 低级别尿路上皮乳头状癌

肿瘤组织大多呈乳头状结构,乳头分支较多,与正常移行上皮细胞相似,上皮层数增加,极性基本上保存,肿瘤细胞有一定的异型性(图 9-16),且有明显的小灶性核异型性改变,表现为核浓染,大小、形状不一,可见少量核分裂象(多位于基底部)。术后易复发,不到 10%的低级别尿路上皮乳头状癌可发生浸润。

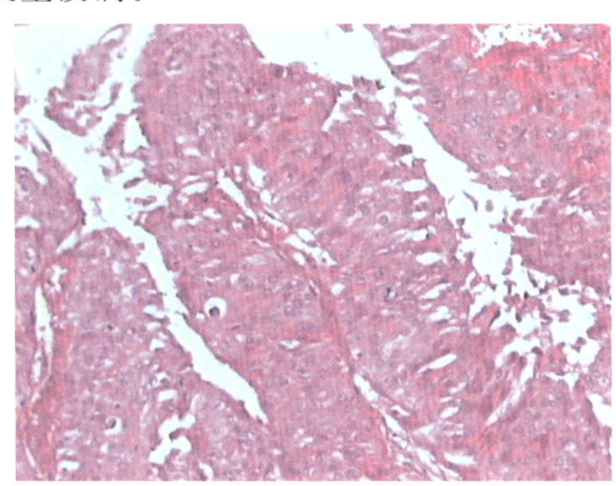

肿瘤呈乳头状结构,分支较多,与正常移行上皮细胞相似,上皮层数增加,极性基本上保存,肿瘤细胞有一定的异型性

图 9-16　低级别尿路上皮乳头状癌(镜下观)

4. 高级别尿路上皮乳头状癌

癌细胞分化较差,细胞和细胞核的大小、形状不一,核深染,核分裂象多。细胞排列紊乱,极性消失。癌细胞弥漫分布或形成不规则的实性巢状结构,很少看到乳头状结构。约 80%的高级别尿路上皮乳头状癌为浸润性癌。

浸润性强的肿瘤可侵袭邻近的组织、器官,如前列腺、输卵管等。约 40%浸润性癌可发生局部淋巴结转移,高度间变性肿瘤晚期可发生血道转移。

(二)临床病理联系

膀胱黏膜上皮肿瘤的典型表现早期为无痛性血尿。血尿是由于肿瘤乳头状结构折断、肿瘤组织坏死或膀胱炎症所致。癌组织浸润膀胱壁或继发感染可出现尿频、疼痛等症状。如输尿管开口处受累,尿路阻塞,可导致肾盂肾炎和肾盂、输尿管积水。

膀胱黏膜上皮肿瘤无论分化程度如何,手术后均易复发,且复发肿瘤的分化可能较手术前的肿瘤差。患者预后与肿瘤的组织学分级和肿瘤浸润深度密切相关。早期诊断、早期治疗、密切随访是诊治本病的关键,膀胱镜检查和活检为其主要诊断方法。

第十章　生殖与内分泌系统疾病

第一节　子宫颈疾病

一、慢性子宫颈炎

子宫颈炎分为急性和慢性两种，其中慢性子宫颈炎（chronic cervicitis）是由病原微生物引起的子宫颈慢性非特异性炎症，为妇科最常见的疾病，多见于已婚妇女，经产妇最易发生。

（一）病因与发病机制

慢性子宫颈炎常由链球菌、肠球菌、大肠杆菌、葡萄球菌和厌氧菌等引起。另外，衣原体、淋球菌、疱疹病毒、人乳头瘤病毒亦可引起本病。由于子宫颈腺体分支复杂，颈管内膜皱襞多且深，急性感染时不易被彻底清除，因此，慢性炎症多由急性炎症未及时治愈反复发作而来。分娩及机械损伤是慢性子宫颈炎发生的诱发因素。

（二）病理变化

慢性子宫颈炎的病变表现多样，根据临床病理特征，分为以下四种类型。

1. 子宫颈糜烂

宫颈阴道部的鳞状上皮坏死、脱落，形成表浅缺损，称之为真性糜烂。而临床常见的宫颈糜烂不是真性糜烂，而是假性糜烂，是慢性子宫颈炎时子宫颈阴道部受损的鳞状上皮被柱状上皮替代，由于柱状上皮较薄，上皮下血管易见。大体观：黏膜颜色鲜红，边界清楚，好像缺乏上皮覆盖而呈糜烂样（图 10－1），故称为子宫颈糜烂（cervical erosion）。病程较长时，糜烂处的组织增生，使糜烂面呈细颗粒状或乳头状。镜下观：糜烂处覆以单层柱状上皮，固有膜充血、水肿，并可见以淋巴细胞、浆细胞为主的慢性炎细胞浸润。此外，还常见增生的鳞状上皮向其深面的腺体延伸，取代部分或全部腺上皮，发生鳞状上皮化生。

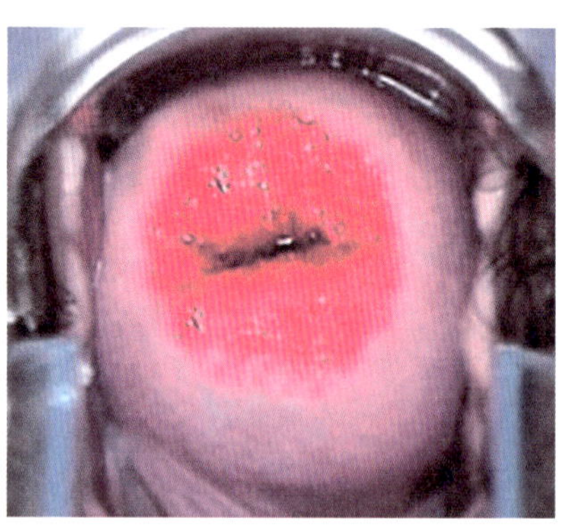

糜烂面呈鲜红色，表面平坦、光滑，部分区域呈颗粒状

图 10－1　子宫颈糜烂（大体观）

知识链接

子宫颈糜烂属于癌前病变，可在非典型增生的基础上发展为子宫颈癌。临床上，根据宫颈糜烂面积大小及糜烂程度将宫颈糜烂分为三度：①轻度，糜烂面积小于整个宫颈面积的 1/3；

②中度，糜烂面积大于整个宫颈面积的 1/3，小于 2/3；③重度，糜烂面积大于整个宫颈面积的 2/3。增生明显时，糜烂处可呈颗粒状或乳头状。

2. 子宫颈息肉

由于慢性炎症的刺激，子宫颈局部黏膜上皮、腺体和间质结缔组织显著增生，形成突起于黏膜表面的带蒂肿物，称为子宫颈息肉（cervical polyp）。息肉为一个或多个，直径一般在 1cm 以内，色红，呈舌形，质软，湿润，蒂细长，根部多附着于宫颈外口（图 10－2）。镜下观：息肉主要由增生的腺体、结缔组织组成，表面被覆单层柱状上皮和（或）鳞状上皮。结缔组织间质有充血、水肿和慢性炎细胞浸润。

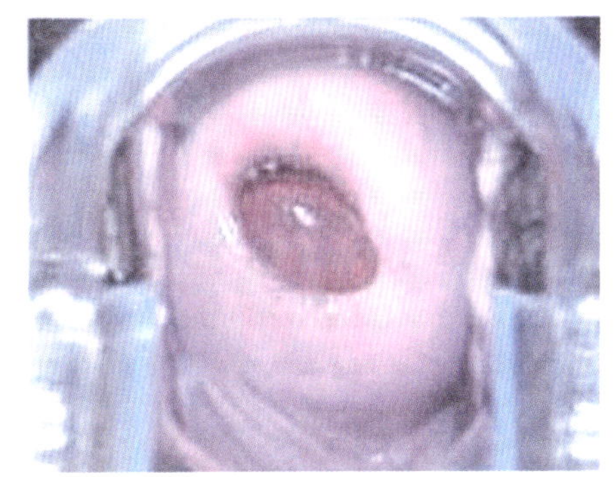

子宫颈口见一舌形突起，有蒂附着于子宫颈口，色红，质软，湿润

图 10－2　子宫颈息肉（大体观）

3. 子宫颈腺囊肿

慢性子宫颈炎时，增生的结缔组织或化生的鳞状上皮覆盖子宫颈腺管开口，使腺体分泌物潴留，腺腔逐渐扩张形成囊肿，称为子宫颈腺囊肿，又称纳博特囊肿（Nabothian cyst）。囊肿常为多个，一般较小，直径多在 1cm 以内，灰白色，囊内含无色黏液。镜下观：囊壁被覆单层扁平、立方或柱状上皮。

4. 子宫颈肥大

由于长期慢性炎症刺激，引起子宫颈腺体和间质弥漫性增生，致使子宫颈变大，称为子宫颈肥大（cervical hypertrophy）。大体观：子宫颈均匀增大，表面光滑，质地变硬。

（三）临床病理联系

由于慢性炎症刺激，黏膜腺体增生，导致腺体分泌增多，临床上常表现为白带增多。白带的量、性质、颜色和气味与感染的病原体种类和炎症的严重程度有关，通常呈乳白色黏液状，有时也呈淡黄色脓性，或伴血性。炎症扩散至盆腔时，可有腰骶部疼痛、下腹部坠痛的感觉。

二、子宫颈上皮内瘤变

子宫颈上皮内瘤变（cervical intraepithelial neoplasia，CIN）是子宫颈上皮异型增生发展至原位癌的连续演变过程。

根据病变严重程度不同，分为三级：①CIN Ⅰ级，相当于轻度非典型增生，病变局限在上皮下 1/3。②CIN Ⅱ级，相当于中度非典型增生，病变未超过上皮下 2/3。③CIN Ⅲ级，相当于重度非典型增生和原位癌，病变超过上皮下 2/3 以上，甚至达全层。如果原位癌的癌细胞沿基底膜通过宫颈腺口蔓延至子宫颈腺体内，取代部分或全部腺上皮，但未突破腺体的基底膜，称为原位癌累及腺体，仍属于原位癌的范畴。

CIN Ⅰ和 CIN Ⅱ不一定都发展为 CIN Ⅲ或浸润癌，经适当治疗绝大多数 CIN 可逆转或治愈。大约一半的 CIN Ⅰ可以自然消退，约 10％的 CIN Ⅰ需 10 年以上时间逐渐发展为 CIN Ⅲ，仅有不到 2％的 CIN Ⅰ发展为浸润癌。而 CIN Ⅲ在 10 年内发展为浸润癌的概率高达 20％。

知识链接

子宫颈上皮内瘤变多无自觉症状，一般表现为子宫颈鳞状上皮和柱状上皮交界处黏膜糜烂。临床可用碘剂和醋酸试验进行鉴别，碘剂可使含糖原丰富的正常子宫颈鳞状上皮着色，不着色处提示有病变；醋酸可使子宫颈 CIN 区域呈白色斑片状。确诊需要活检送病理检查。

三、子宫颈癌

子宫颈癌(cervical carcinoma)是发生于子宫颈被覆上皮或腺上皮的恶性肿瘤，为最常见的女性生殖系统恶性肿瘤。好发年龄呈双峰状，即 35～39 岁、60～64 岁多见。由于目前广泛开展普查工作，做到早发现、早诊断、早治疗，子宫颈癌的 5 年生存率有了明显提高。

(一)病因与发病机制

子宫颈癌的病因和发病机制尚未完全明了。一般认为与性生活过早、性生活紊乱、早婚、早育、多产、密产、子宫颈裂伤、局部卫生不良、包皮垢刺激等因素有关。近年来的研究表明，人乳头瘤病毒(HPV)与子宫颈癌的关系密切，尤其是 HPV 16、18、31、33 型。目前，国内已将 HPV 疫苗用于预防子宫颈癌。

(二)病理变化

大体观：根据子宫颈癌的肉眼形态特点分为四型。

(1)糜烂型　癌变处黏膜潮红、粗糙或呈细颗粒状，质脆，触之易出血，似宫颈糜烂，易误诊。组织学上多属原位癌或早期浸润癌。

(2)外生型　癌组织向子宫颈表面生长，呈息肉状、乳头状或菜花状突起，表面常有表浅溃疡形成。

(3)内生型　癌组织主要向子宫颈深部呈浸润性生长，使子宫颈前后唇增大、变硬，表面常较光滑(图 10－3)，易漏诊。

(4)溃疡型　表面癌组织大块坏死、脱落，形成边缘隆起、底部凹凸不平的不规则溃疡，似火山喷口状，常继发出血和感染。

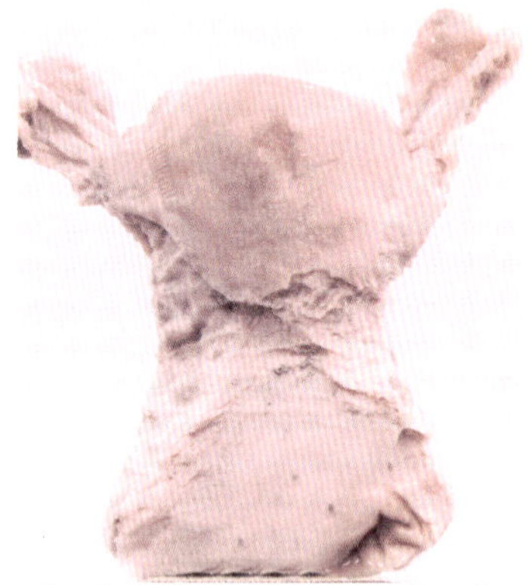

癌组织向子宫颈深部呈浸润性生长，子宫颈肥大，切面灰白干燥

图 10－3　内生型子宫颈癌(大体观)

镜下观：子宫颈癌的组织学类型以鳞状细胞癌居多，占 90％以上；其次为腺癌，占5％～8％。

知识链接

宫颈鳞状上皮内病变反映了 HPV 感染的临床状态。WHO 将其分为低级别鳞状上皮内病变(low-grade squamous intraepithelial lesion, LSIL)和高级别鳞状上皮内病变(high-grade squamous intraepithelial lesion, HSIL)。LSIL 提示 HPV 感染未整合至宿主 DNA 中，意味着发展为癌的风险性较低，HSIL 则相反。

(1)鳞状细胞癌　多累及子宫颈鳞状上皮和柱状上皮交界处，或来源于宫颈内膜化生的鳞状上皮。①早期浸润癌：原位癌的癌细胞突破基底膜向间质浸润，其浸润深度不超过基底膜下5mm，同时浸润宽度不超过7mm，形成不规则的癌细胞条索或小团块，称为早期浸润癌或微小浸润癌。大体观：通常不见肿块，多误认为是子宫颈糜烂，需做活检才能确诊。②浸润癌：癌组织向间质内浸润，浸润深度超过基底膜下5mm，或浸润宽度超过7mm，称为浸润癌。根据分化程度不同，可分为高分化(约占20%)、中分化(约占60%)和低分化(约占20%)三型。

(2)腺癌　大体观与鳞癌无明显区别。主要来源于子宫颈内膜柱状上皮和子宫颈腺上皮。镜下观与一般腺癌相同。根据腺癌组织结构和细胞分化程度也可分为高分化、中分化和低分化三型。

(三)扩散及转移

(1)直接蔓延　子宫颈癌可向上浸润子宫颈管，向下直接蔓延到阴道穹隆，浸润阴道壁，向两侧浸润主韧带及其他宫旁组织，向前浸润膀胱，向后浸润直肠，可造成膀胱阴道瘘或直肠阴道瘘。

(2)淋巴道转移　是子宫颈癌最常见和重要的扩散途径。癌细胞首先经淋巴道转移至子宫旁淋巴结，然后转移至闭孔、髂内、髂外、髂总淋巴结，腹股沟深、浅淋巴结及腹主动脉旁淋巴结，晚期可转移至锁骨上淋巴结。

(3)血道转移　癌细胞侵入血管后可经血道转移至肺、肝、骨、脑等器官，但较少见，多见于晚期患者。

(四)临床病理联系

子宫颈癌患者早期多无自觉症状，常在细胞学检查时偶然发现。癌组织质脆，易发生接触性出血。当癌组织坏死、脱落或破坏血管时，可发生阴道不规则流血。若继发感染，可有大量脓性白带，并伴有特殊腥臭味。晚期癌组织浸润、压迫盆腔内神经时，可引起腰骶部疼痛。累及膀胱、直肠时，可出现排尿困难、血尿、便秘、血便等症状，甚至出现膀胱阴道瘘或直肠阴道瘘的临床表现。

临床上，根据子宫颈癌累及的范围分期。0期：原位癌(浸润前癌)。Ⅰ期：癌灶局限在宫颈。Ⅱ期：癌灶超出宫颈，但未达盆壁。癌灶累及阴道，但未达阴道下1/3。Ⅲ期：癌灶超出宫颈，阴道浸润已达下1/3，宫旁浸润已达盆壁，有癌所致的肾积水或肾无功能者。Ⅳ期：癌浸润膀胱及直肠黏膜，或癌播散超出真骨盆。分级、分期决定了临床手术方式和患者的预后，定期做子宫颈脱落细胞学检查是早期发现子宫颈癌的有效措施。

第二节　子宫体疾病

一、子宫内膜异位症

子宫内膜腺体和间质出现在正常子宫内膜以外的部位，称为子宫内膜异位症(endometriosis)，是常见的妇科疾病，一般多发生在育龄期，以30～50岁居多。可发生于卵巢、输卵管、子宫韧带、子宫直肠窝、子宫颈、阴道壁、外阴、腹壁手术瘢痕、肺脏和胸膜等处，但以卵巢最为多见，约占80%。如子宫内膜组织长入子宫肌层并在平滑肌束间不断生长，称为子宫腺肌病(adenomyosis)。

子宫内膜异位症的临床表现因异位的子宫内膜位置不同而表现不一,常表现为痛经、月经不调和不孕等。

(一)病因与发病机制

子宫内膜异位症的病因与发病机制至今尚未完全明了。一般认为,多次妊娠和分娩对子宫壁的损伤是导致子宫内膜异位症的主要原因。另外,雌激素水平增高也可能与本病发生有关。当子宫壁损伤或受到高水平雌激素的刺激时,子宫内膜的基底层直接向子宫肌层呈良性浸润并逐渐向深层生长,弥漫性或局限性侵入平滑肌肌束间,从而导致本病的发生。

目前有以下几种学说:①子宫内膜种植学说,即月经期脱落的子宫内膜经输卵管逆流至盆腔而发生种植,或正常分娩、剖宫产时人为地将子宫内膜种植于会阴侧切口或腹壁切口处。②淋巴及静脉播散学说,子宫内膜侵入淋巴管或静脉血管,被淋巴液或血液带到子宫以外的部位。③体腔上皮化生学说,卵巢生发上皮、盆腔腹膜在反复受到经血、慢性炎症或持续卵巢激素刺激后被激活而化生为子宫内膜样组织。

(二)病理变化

大体观:子宫对称或不对称性增大,由于异位的子宫内膜受卵巢分泌的激素的影响反复出现周期性出血,继之纤维化、粘连,肌壁间出现瘤样结节或团块,部分肌纤维束增粗并呈漩涡状排列,其中散布着一些囊状出血灶,其周围无包膜(图 10-4)。如发生在子宫以外,病变处见暗红色或紫红色结节,在卵巢可形成含巧克力样物质的囊肿,称为巧克力囊肿。巧克力样物质由陈旧性血液与脱落、坏死的子宫内膜混合而成,囊肿可继续增大甚至穿破,引起盆腔出血和周围组织粘连。

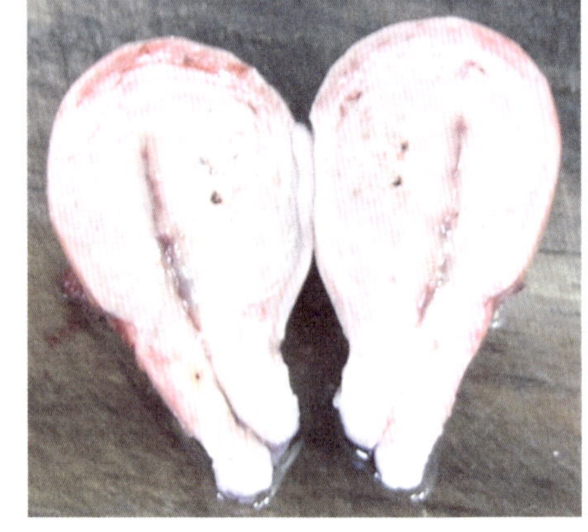

子宫不对称性增大,肌壁间一些纤维呈漩涡状排列,可见囊状出血灶,周围无包膜

图 10-4 子宫腺肌病(大体观)

镜下观:在距正常内膜基底层 2mm 以上的肌层中出现与子宫内膜相似的腺体和间质(图 10-5)或在子宫以外的病变部位见子宫内膜腺体和间质,常伴有出血,并见含铁血黄素沉积和含有含铁血黄素的巨噬细胞。

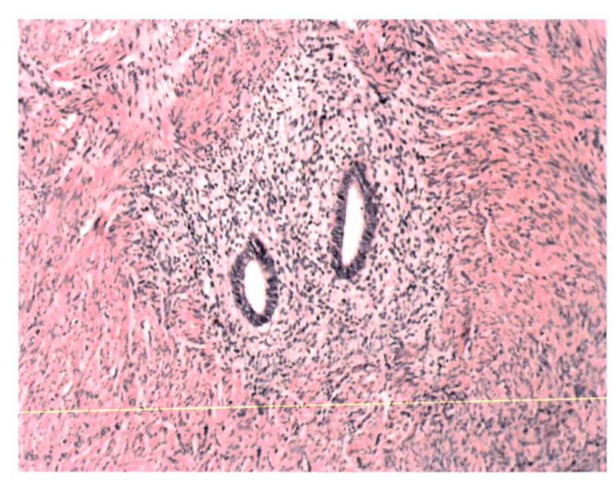

子宫肌层中见子宫内膜腺体和间质,其形态与正常子宫内膜相似

图 10-5 子宫腺肌病(镜下观)

(三)临床病理联系

临床主要表现为子宫体积增大,质地变硬。由于异位的子宫内膜妨碍肌壁收缩,可导致月经紊乱。因异位的子宫内膜受雌激素作用而发生周期性出血,可导致痛经或异位部位出血。检查时,在病变局部可见到或扪及结节或肿块,在月经来潮时增大并伴有疼痛。

二、子宫内膜增生症

子宫内膜增生症(endometrial hyperplasia)是雌激素水平增高引起子宫内膜腺体和间质的过度增生,又称为子宫内膜增生过长。临床上主要表现为功能性子宫出血,多见于青春期和更年期女性,是妇科常见病。

(一)病因与发病机制

病因至今尚不十分清楚,一般认为其发生与年龄、精神过度紧张、恐惧、忧虑等因素导致卵巢激素分泌紊乱有关。如青春期卵巢发育尚未完全成熟,更年期卵巢功能渐趋衰退,下丘脑-垂体-卵巢轴功能障碍,垂体前叶分泌卵泡刺激素和黄体生成素的比例失调,导致雌激素分泌过多而孕激素分泌不足。由于缺乏孕激素的拮抗,在增多的雌激素作用下,子宫内膜过度增生。过多的雌激素又使卵泡刺激素的分泌受到抑制,导致雌激素的分泌急剧下降,突然失去雌激素支持的子宫内膜发生坏死、脱落,引起子宫内膜出血,或因增生过长的内膜缺乏致密坚韧的间质支持而自发剥脱出血。

(二)病理变化

根据形态结构和分化程度不同分为三种类型。

(1)单纯性增生(simple hyperplasia)　内膜弥漫增厚,表面光滑或呈息肉状,切面可见小孔(扩大的腺体),子宫内膜腺体数量增加,腺体与间质的比例大于1∶1,小于3∶1。最明显的镜下特点是腺体数量增多,大小不等,大腺腔可比小腺腔大数十倍。腺上皮细胞呈柱状,排列成单层或假复层,无异型性,似增生期子宫内膜(图10-6)。1%的患者可发展为腺癌。

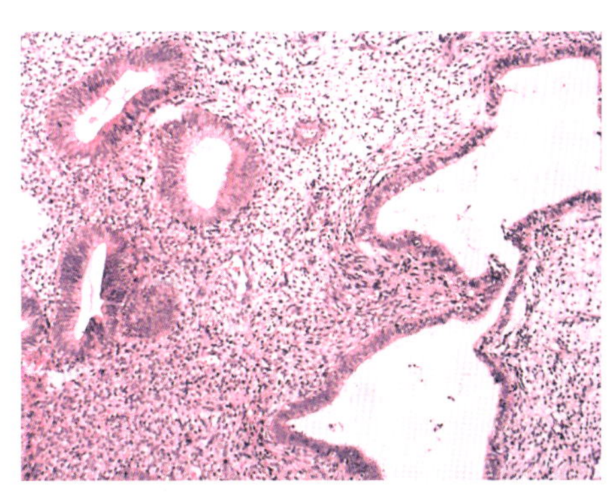

腺体数量增多且大小不等、分布不均,腺上皮细胞呈柱状,无异型性

图10-6　子宫内膜单纯性增生(镜下观)

(2)复杂性增生(complex hyperplasia)　内膜厚薄不一,有的呈息肉状,有的厚度并不增加,仅表面较为粗糙,呈颗粒状。子宫内膜腺体数量增加,腺体与间质的比例大于3∶1。镜下最具特征性的表现为腺体增生明显,间质稀少。腺体数量显著增多,结构复杂,腺上皮向腺腔内呈乳头状增生或向间质内呈出芽状增生。腺上皮细胞呈高柱状,排列成假复层,但无细胞异型性。当间质极少时,增生的腺体形成"背靠背"现象。约3%的患者可发展为腺癌。

(3)非典型增生(atypical hyperplasia)　在复杂的腺体形态结构异常的基础上再有腺上皮细胞的非典型增生。在腺体明显增生的同时,腺上皮细胞层次增多,排列不规则,极向紊乱,体积增大,胞质红染,核大、大小不一,染色质凝块,核仁明显,可见巨核、畸形核和多少不等的核分裂象(图10-7)。子宫内膜非典型增生与高分化子宫内膜癌鉴别困

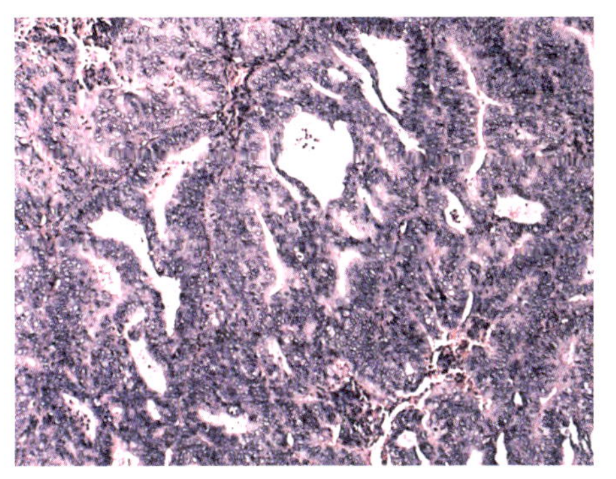

腺体层次增多,排列不规则,极向紊乱,细胞具有一定异型性

图10-7　子宫内膜非典型增生(镜下观)

难，有学者认为如果病变范围超过 2mm 或者出现间质浸润则可判断为癌。1/3 的患者可发展为腺癌。

(三)临床病理联系

子宫内膜增生症主要表现为月经周期紊乱、经期延长和月经量过多。若病程较长，可继发贫血。由于卵巢无排卵，患者不孕。

三、子宫内膜癌

子宫内膜癌(endometrial carcinoma)又称子宫体癌，是指子宫内膜上皮发生的恶性肿瘤，发病率仅次于子宫颈癌，位居女性生殖系统恶性肿瘤的第二位，多见于绝经期后的妇女，55～65 岁为发病高峰。近年来发病率有上升趋势。

(一)病因与发病机制

病因不明，子宫内膜癌与子宫内膜增生症有关。另外，更年期激素替代疗法的应用、肥胖、糖尿病、不孕、吸烟也是其高危因素。卵巢功能性肿瘤或乳腺癌患者合并子宫内膜癌的概率比较高，说明子宫内膜癌的发生可能与长期过量的雌激素刺激有关。

(二)类型及病理变化

大体观：子宫内膜癌分为局限型和弥漫型两种。局限型多见于早期，常位于子宫底或子宫角，呈颗粒状、息肉状或结节状突向宫腔。弥漫型子宫内膜弥漫增厚，粗糙不平，伴出血、坏死，肿块呈灰白、灰黄、灰褐色，质脆，并不同程度地浸润子宫肌层，甚至浆膜层。

镜下观：最常见的为子宫内膜样腺癌，根据分化程度分为高分化、中分化、低分化腺癌，其中多数为高分化腺癌，结构似子宫内膜腺体，腺体密集，紊乱，细胞轻度异型性(图 10 - 8)。中分化腺癌部分形成腺体，部分形成实性细胞团，细胞异型性较明显。少部分为低分化腺癌，大部分区域为实性片状或条索状，细胞异型性明显，腺体结构很少。

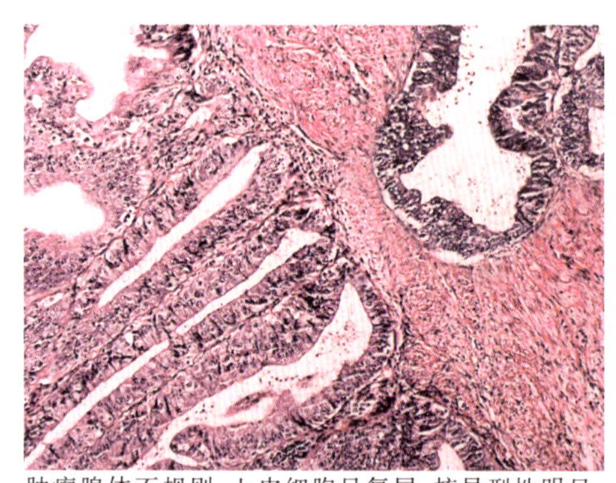

肿瘤腺体不规则，上皮细胞呈复层，核异型性明显，向肌层浸润

图 10 - 8　子宫内膜样腺癌侵及浅肌层(镜下观)

子宫内膜样腺癌伴有鳞状上皮化生时称为腺棘皮癌(adenoacanthoma)，腺癌组织中混杂有鳞癌成分时称为腺鳞癌(adenosquamous carcinoma)。

(三)扩散及转移

子宫内膜癌主要发生直接浸润及淋巴道转移，晚期发生血道转移。

(1)直接浸润　子宫内膜癌向下直接浸润子宫颈和阴道，向外侧扩展浸润输卵管、卵巢和腹膜。

(2)淋巴道转移　最常见的转移部位为主动脉旁淋巴结，其次为闭孔及髂总、髂外和子宫旁淋巴结。发生在子宫体上部和底部的子宫内膜癌常转移至主动脉旁淋巴结。发生在子宫角处的子宫内膜癌可沿圆韧带转移至腹股沟淋巴结。

(3)血道转移　少见，晚期可转移至肺、肝和骨骼。

(四)临床病理联系

患者主要症状是阴道不规则流血。癌组织坏死、脱落时，阴道可排出米汤样或脓性物，伴有恶臭。晚期，由于肿瘤压迫神经可发生腰骶部及下腹部疼痛，并向腿部放射。诊刮进行组织学检查，可早期诊断。预后较好。

临床上，根据子宫内膜癌累及的范围分期。Ⅰ期：癌灶局限在子宫内；Ⅱ期：子宫颈受侵犯；Ⅲ期：盆腔受累及；Ⅳ期：盆腔外转移。分期越高，术后5年存活率越低。Ⅰ期5年存活率接近90%，Ⅱ期降至30%～50%，Ⅲ期及Ⅳ期低于20%。

第三节　滋养层细胞疾病

滋养层细胞疾病(gestational trophoblastic disease，GTD)包括葡萄胎、侵袭性葡萄胎、绒毛膜癌及胎盘部位滋养细胞肿瘤。共同表现为滋养层细胞异常增生，患者血清及尿液中人绒毛膜促性腺激素(HCG)水平升高。检测患者HCG水平可作为这组疾病的临床辅助诊断。

一、葡萄胎

葡萄胎(hydatidiform mole)是胎盘绒毛滋养层细胞增生，终末绒毛肿胀所引起的一种良性病变，因绒毛水肿似成串的葡萄而得名，又称良性葡萄胎或水泡状胎块。若所有绒毛均呈葡萄状，称为完全性葡萄胎。若仅有部分绒毛呈葡萄状，仍有部分绒毛正常或有胚胎成分存在，称为部分性葡萄胎。常发生于妊娠早、中期，多见于20岁以下和40岁以上孕妇，我国葡萄胎的发病率约为1/1500。

(一)病因与发病机制

病因未明，可能与卵巢功能不足或衰退有关。细胞遗传学研究显示，染色体异常在完全性和部分性葡萄胎的发生中起主要作用。完全性葡萄胎的核型80%以上为46 XX，可能是受精时父方的单倍体精子在母方空卵中自我复制而成。因无母方染色体，不形成胚胎或胎儿。部分性葡萄胎核型常为69 XXY，是一个正常卵子与两个单倍体精子结合所致，常出现胎儿或胎膜。

(二)病理变化

大体观：大量成串透明或半透明的薄壁水肿绒毛如水泡局限在子宫腔内，肌层未受侵犯，水泡间有蒂连接，状似葡萄，大小不等，小者如粟粒，大者直径可达1cm左右，内含清亮液体。

镜下观：葡萄胎有三个特点。①绒毛高度水肿；②绒毛间质血管消失或见少许无功能的毛细血管；③滋养层细胞不同程度增生，并有轻度异型性，此为葡萄胎最重要的特征(图10-9)。

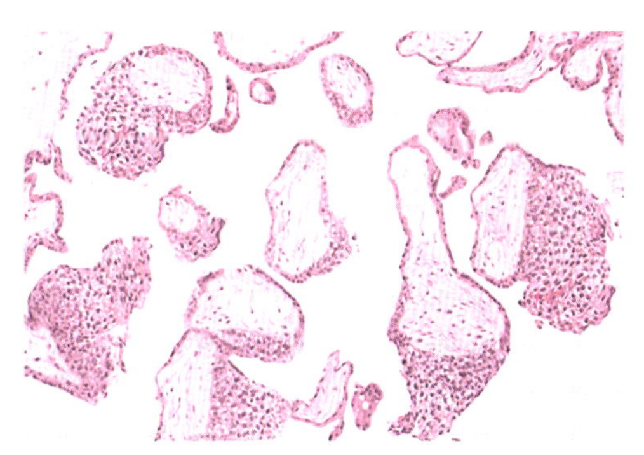

绒毛水肿，间质血管消失，滋养层细胞增生

图10-9　葡萄胎(镜下观)

(三)临床病理联系

由于胎盘绒毛高度水肿,使子宫明显增大,检查时发现子宫增大的程度远超过妊娠月份,部分性葡萄胎的胚胎多在妊娠的第10周死亡。增生的滋养层细胞有较强的侵袭血管能力,患者妊娠早期就有阴道少量流血,偶有葡萄状物流出。因滋养层细胞增生,HCG分泌增多,检查血、尿HCG具有重要临床意义。多数患者可经超声检查确诊。

绝大多数患者经彻底清宫手术后,即可痊愈。完全性葡萄胎约10%可发展为侵袭性葡萄胎,2.5%恶变为绒毛膜癌。部分性葡萄胎很少恶变。

二、侵袭性葡萄胎

侵袭性葡萄胎(invasive mole)是由于胎盘绒毛滋养层细胞异常增生并侵入子宫肌层的一种具有恶性倾向的交界性肿瘤,又称恶性葡萄胎。其生物学行为界于葡萄胎和绒毛膜癌之间,可继发于葡萄胎,也可一开始即为侵袭性葡萄胎。

(一)病理变化

大体观:子宫肌层有水泡状绒毛呈葡萄状局限浸润,形成紫蓝色出血、坏死结节,这是与良性葡萄胎最主要的区别点,甚至可侵入子宫外组织。

镜下观:子宫肌层中可见水肿绒毛,滋养层细胞明显增生,并具有一定异型性,常伴有出血、坏死。

(二)临床病理联系

临床上,患者常有阴道持续或间断性不规则出血,尿和血中HCG持续阳性。部分患者可经血道转移至肺、脑等器官,或转移至阴道壁、外阴等处,形成暗红色出血结节。多数恶性葡萄胎对化疗敏感,预后良好,转移结节可自然消失。

三、绒毛膜癌

绒毛膜癌(choriocarcinoma)简称绒癌,是来源于绒毛滋养层细胞的高度恶性肿瘤。好发于育龄期妇女,尤以30岁左右的妇女居多。大多与妊娠有关,约50%继发于葡萄胎,25%发生于自然流产后,20%发生于正常分娩之后,其余发生于早产、异位妊娠之后,极少数病例与妊娠无关。其病因及发病机制不明。

(一)病理变化

大体观:癌组织呈结节状,单个或多个突入子宫腔内。切面,肌层受侵,甚至穿透子宫肌壁达浆膜外,常有坏死、出血,故癌结节呈暗红色或紫蓝色,似血肿。

镜下观:癌组织由高度异型性的细胞滋养层细胞和合体滋养层细胞组成,二者常混合排列成巢状、条索状,易见核分裂象。癌细胞巢或条索之间无血管或间质,也无绒毛和水泡状结构形成(图10-10)。癌组织靠侵袭宿主血管获取营养,故出血、坏死明显。

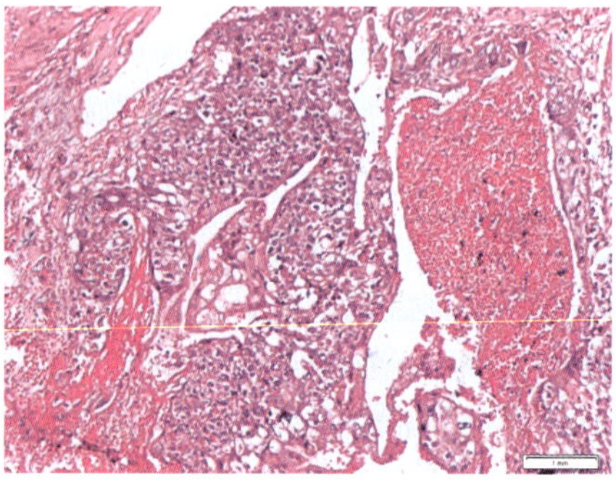

癌组织由细胞滋养层细胞和合体滋养层细胞组成,异型性明显,无绒毛和水泡状结构

图10-10　绒毛膜癌(镜下观)

(二)扩散及转移

肿瘤向下可直接浸润子宫颈,或穿透子宫壁蔓延至阔韧带及腹腔。绒癌侵袭破坏血管的能力很强,极易发生血道转移,最常转移至肺,其次为脑、肝、脾、肾、肠和阴道壁,形成暗红色血肿样结节。

(三)临床病理联系

主要表现为葡萄胎、流产或妊娠数月、数年后出现阴道持续不规则流血,这是癌组织侵袭血管的缘故。若癌组织穿透子宫壁,可导致腹腔大出血。发生肺、脑、肝、肾等器官转移时,可出现相应的临床症状。因癌细胞分泌绒毛膜促性腺激素(HCG),故血、尿 HCG 持续升高。

课堂互动

葡萄胎、侵袭性葡萄胎、绒毛膜癌有何异同?

第四节　卵巢常见肿瘤

根据组织起源不同,卵巢肿瘤可分为三大类:①上皮性肿瘤;②生殖细胞肿瘤;③性索间质肿瘤。其中上皮性肿瘤最常见,占所有卵巢肿瘤的 90%,来源于卵巢生发上皮,可分为浆液性和黏液性两类,常呈囊性生长,并有良性、交界性和恶性之分。本节仅介绍卵巢上皮性肿瘤。

一、浆液性肿瘤

(一)浆液性囊腺瘤

浆液性囊腺瘤(serous cystadenoma)是指卵巢生发上皮向输卵管上皮分化形成的良性肿瘤,因分泌浆液、呈囊性生长而得名,是最常见的一种卵巢肿瘤,约 15% 为双侧发生。多见于 20～40 岁女性。

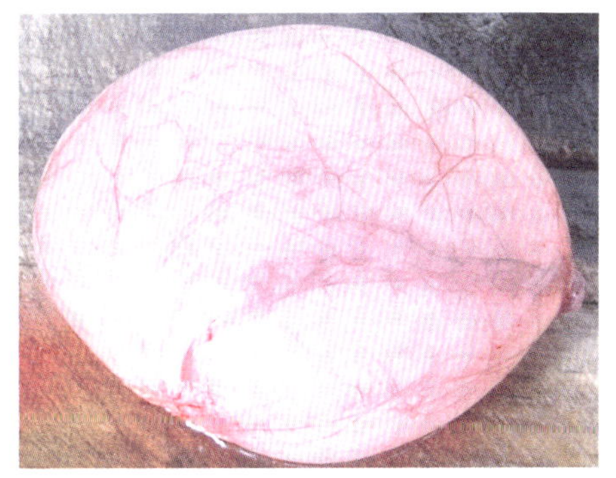

肿瘤呈囊性,卵圆形,体积较大,表面光滑

图 10-11　卵巢浆液性囊腺瘤(大体观)

1. 病理变化

大体观:圆形或卵圆形,大小不等,大者可达数十千克,表面光滑(图 10-11)。切面,肿瘤多呈单房囊性,囊内有淡黄色、清澈透亮的液体。囊壁较薄,内壁光滑或伴有乳头形成。当伴有乳头生长时,则称为浆液性乳头状囊腺瘤。镜下观:囊内壁表面衬以单层立方或低柱状上皮,有纤毛,大小较一致,核多位于细胞中央,似输卵管上皮,细胞无异型性。上皮一般无增生,无乳头状突起。

2. 临床病理联系

较大肿瘤可产生压迫症状,患者常感腹胀,下腹部可扪及肿块。超声检查有助于诊断。肿瘤蒂扭转或发生感染时,可出现急性腹痛。浆液性乳头状囊腺瘤可发展为交界性浆液性囊腺瘤。

(二)交界性浆液性囊腺瘤

交界性浆液性囊腺瘤(borderline serous cystadenoma)界于良、恶性之间。5年存活率达90%以上。34%的病例双侧发生。

大体观:肿瘤囊壁内多伴有乳头生长,与浆液性乳头状囊腺瘤相比乳头更加丰富而广泛。镜下观:乳头上皮细胞常达2~3层,有异型性,核分裂象易见,但无间质浸润。肿瘤易在多年后复发,应注意随访。如果细胞簇和乳头上皮出现在卵巢组织中应疑为癌。

(三)浆液性囊腺癌

浆液性囊腺癌(serous cystadenocarcinoma)为最常见的卵巢恶性肿瘤,发病率为40%~50%,多为双侧。预后较差,5年存活率仅为20%~30%。

1. 病理变化

大体观:肿瘤常呈囊实性,囊内液体混浊,乳头丰富,质脆。实性区呈灰白色、细颗粒状,可有出血、坏死。镜下观:癌细胞层次超过3层,异型性明显,核分裂象多见,并常见病理性核分裂象,有间质浸润。乳头分支多且复杂,似树枝状分布(图10-12),可见砂粒体。分为低级别和高级别两个类型。低级别癌来源于良性或交界性肿瘤,多具有KRAS或BRAF基因突变。高级别癌起源于输卵管末端上皮,存在广泛的TP53突变。

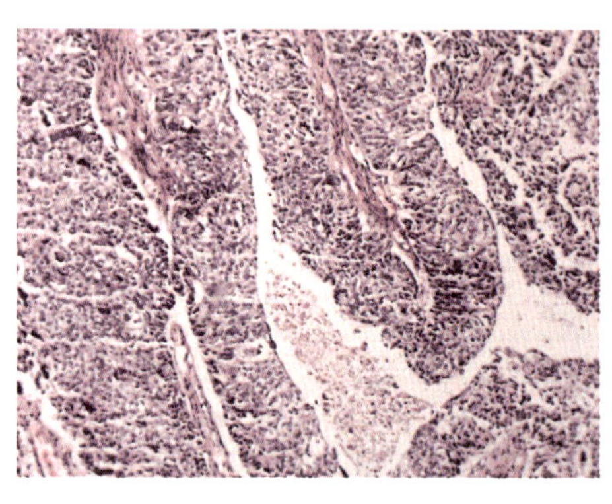

癌细胞为复层,异型性明显,核分裂象多见,呈乳头状生长

图10-12 卵巢浆液性囊腺癌(镜下观)

2. 扩散及转移

肿瘤可直接蔓延至输卵管、子宫等处,也常穿透卵巢包膜发生腹腔、盆腔脏器、网膜的种植性转移,引起腹水。当肿瘤侵入淋巴管时,可致腹股沟、纵隔和锁骨上等处发生淋巴道转移。晚期可经血道转移至肝、胰、肺、骨等处。

二、黏液性肿瘤

(一)黏液性囊腺瘤

黏液性囊腺瘤(mucinous cystadenoma)是指卵巢生发上皮向子宫颈黏膜上皮分化所形成的良性肿瘤,因分泌黏液、呈囊性生长而得名,约占卵巢良性肿瘤的25%,单侧多见。好发年龄在30~50岁。

1. 病理变化

大体观:肿瘤呈圆形或卵圆形,表面光滑,直径多在15~30cm。切面,呈多房囊性,内含灰白色、半透明、胶冻状的黏液,囊壁略厚,囊壁光滑,很少有乳头形成。镜下观:囊内壁表面衬以单层柱状上皮,胞质空亮,细胞形态、大小较一致,胞核位于细胞基底部。间质主要由纤维结缔组织构成(图10-13)。

2. 临床病理联系

肿瘤发展慢,较大时可在下腹部扪及肿块,有腹胀和压迫症状。超声检查有助于诊断。肿瘤发生蒂扭转时,可引起急性腹痛。若囊肿破裂,瘤细胞种植于腹膜上形成胶冻样肿块,称腹膜假黏液瘤。黏液性乳头状囊腺瘤可发生癌变，癌变率为5%～10%。

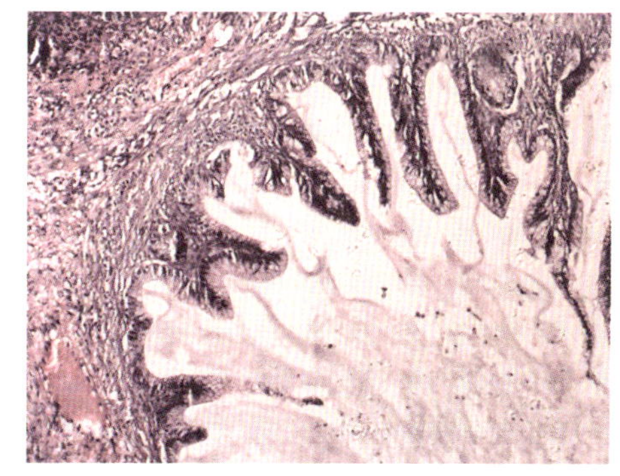

囊内壁表面衬以单层柱状上皮，细胞形态、大小较一致，胞质空亮，胞核位于细胞基底部，呈乳头状生长

图10-13　卵巢黏液性乳头状囊腺瘤（镜下观）

（二）交界性黏液性囊腺瘤

交界性黏液性囊腺瘤（borderline mucinous cystadenoma）界于良、恶性之间，单侧多见。

大体观：与黏液性囊腺瘤无明显区别。切面，囊壁较厚，常见实性区和乳头形成。镜下观：上皮细胞为2～3层，极性消失，有异型性，不侵袭间质，预后较好。

（三）黏液性囊腺癌

黏液性囊腺癌（mucinous cystadenocarcinoma）约占卵巢恶性肿瘤的10%，多为单侧。好发年龄为40～60岁。预后较好，5年存活率可达40%～50%。

1. 病理变化

大体观：肿瘤呈囊性或实性，体积较大，表面光滑，常伴出血、坏死。镜下观：腺体密集，有出芽，实性区为乳头状结构，癌细胞异型性明显，上皮细胞超过3层，有明显间质浸润。

2. 扩散及转移

肿瘤可直接蔓延至阔韧带、输卵管和子宫等处生长。当癌细胞穿透包膜时，可发生腹腔、盆腔器官的种植性转移。

第五节　前列腺疾病

一、前列腺增生症

前列腺增生症（prostatic hyperplasia）又称前列腺肥大，多发生于50岁以上的老年人，随着年龄增加发病率也增高，80岁老人约80%有程度不等的前列腺肥大。

（一）病因

一般认为，前列腺增生症主要与男性更年期后雄激素和雌激素水平失衡有关。雄激素主要促进前列腺上皮细胞分泌前列腺液，雌激素则主要促进前列腺间质结缔组织、平滑肌和部分腺体增生。尿道周围前列腺内区系由Muller管分化而来，对雌激素敏感。当雄激素减少，雌激素相对或绝对增高时，可引起前列腺内各种组织的增生。

（二）病理变化

大体观：增生的前列腺体积增大，重量增加，可达40g以上，有的可达300g，主要为尿道周围的中叶和移行区增生。增生的前列腺质硬、韧，呈多发结节状，常挤压外层前列腺组织呈膜状。切面，结节周围被灰白色纤维组织和平滑肌围绕，其内增生的腺体呈蜂窝状结构（图10-14），挤压时可见乳汁样溢液。

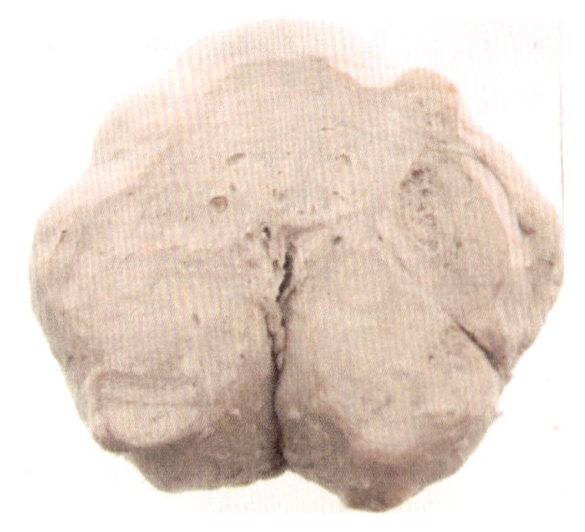

前列腺体积增大，直径约5cm，切面可见增生的灰白色纤维组织和平滑肌围绕

图10-14 前列腺增生症(大体观)

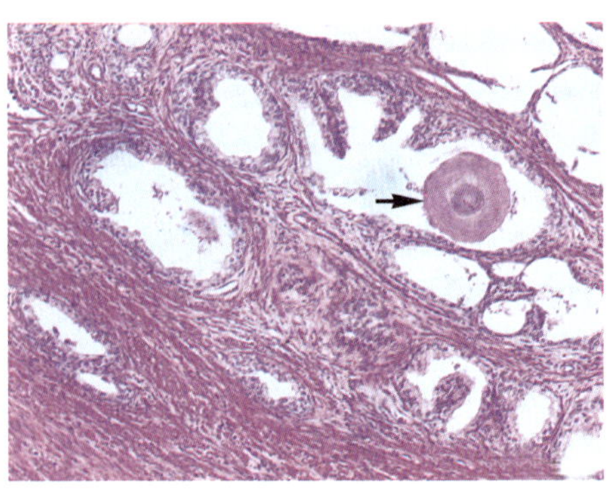

腺体、纤维组织和平滑肌呈不同比例增生，并见淀粉样小体

图10-15 前列腺增生症(镜下观)

镜下观：主要表现为腺体、纤维组织和平滑肌呈不同比例增生，无异型性。增生的腺上皮多呈高柱状，可形成乳头突入腺腔内。腺腔内可见红染、同心层状的浓缩分泌物(即淀粉样小体)(图10-15)，有时伴有钙盐沉着。一些腺泡破裂时，彼此融合成小囊。增生的腺体之间可见平滑肌和纤维组织围绕。间质中可有淋巴细胞浸润。

(三)临床病理联系

发生前列腺增生症时，由于增生的中叶压迫尿道，增生的移行区组织似球瓣状突入膀胱内阻塞尿道内口，在临床上主要表现为排尿困难、尿潴留等尿道阻塞症状。增生的前列腺还可使尿道括约肌受到牵拉，过度紧张，排尿时不易放松，以致发生滴尿现象。由于尿路不畅可继发膀胱壁高度肥厚和扩张，继而双侧输尿管积水及肾盂积水，后期两侧肾实质发生压迫性萎缩，甚至引起尿毒症。尿路阻塞易继发感染，引起尿频、尿急、尿痛等膀胱炎症状。一般认为，前列腺增生极少发生恶变。

二、前列腺癌

前列腺癌(prostatic carcinoma)为来源于前列腺外区腺上皮的恶性肿瘤，多发生于50岁以上的老年人，发病率随年龄增长而显著增加。

(一)病因与发病机制

本病的病因和发生机制不十分清楚。去势手术(切除睾丸)或服用雌激素可抑制肿瘤生长，推测与老年人激素紊乱、雄激素刺激有关。目前认为，前列腺增生和前列腺癌的发生无直接关系，前列腺增生症病变位于前列腺内区，而前列腺癌位于外区，以后叶包膜下区多见，两者的定位非常明确。但前列腺增生症对前列腺癌的发生可能起一定的促进作用。

(二)病理变化

大体观：70%的前列腺癌发生于前列腺外区。初期为单个或多个质硬结节，与周围前列腺组织界限不清。晚期可扩展到全部前列腺，使前列腺明显增大、变硬，切面呈灰白色或淡黄色。

镜下观：前列腺癌多为腺癌，少数为鳞状细胞癌和移行细胞癌。其中高分化腺癌最多见，癌细胞排列成大小不等的腺样结构，似前列腺增生腺体，癌细胞呈立方或多角形，核深染，上皮细胞往往呈多层排列且不规则，有时呈乳头腺癌或腺泡腺癌结构，并常见癌组织浸润间质或包膜;中分化腺癌全部或部分呈腺样结构,有时形成筛状结构,核异型性较明显;低分化腺癌的癌细胞较小,排列成实体团块或条索状,腺腔样结构很少。

(三)临床病理联系

前列腺癌扩散的快慢和癌细胞的分化程度有一定关系,高分化腺癌的局部蔓延和转移较慢,可长期局限于前列腺内,预后较好。低分化腺癌的局部蔓延和转移较快而广泛,预后较差。前列腺癌淋巴道转移首先转移到盆腔局部淋巴结。血道转移主要转移到骨,以脊椎骨最多见。成年男性骨内转移性腺癌首先应除外前列腺癌。

知识链接

前列腺腺癌的癌细胞与正常前列腺上皮细胞均可分泌一种特殊的酸性磷酸酶及前列腺特异性抗原,前列腺腺癌患者可出现血清酸性磷酸酶活性升高及前列腺特异性抗原血清值升高,临床上常以此作为前列腺腺癌的一个检测指标。

第六节　乳腺常见疾病

一、乳腺增生症

乳腺增生症(hyperplastic disease of the breast)又称乳腺腺病或乳腺结构不良。

(一)乳腺纤维囊性变

一般认为,其发病与卵巢内分泌紊乱,导致雌激素分泌过多而孕激素分泌减少,长期、反复作用于乳腺组织,使乳腺增生复旧失衡有关,最终导致乳腺导管、腺体和间质过度增生,形成肿瘤样病变。乳腺纤维囊性变是女性最常见的乳腺疾病,与乳腺癌有比较密切的关系。25～40岁多见,绝经前达发病高峰。

大体观:病变多为双侧,呈多结节状,与正常组织分界不清。切面可见半透明的细小颗粒或小囊泡,囊液清亮或淡棕色,大囊肿内因含半透明混浊液体,呈蓝色,称为蓝顶囊肿(blue domed cyst)。

镜下观:小叶内终末导管和腺泡扩张,形成囊肿。囊壁上皮细胞呈立方或扁平状,部分上皮呈乳头状增生突入囊内。有时上皮可完全缺如,仅见纤维性囊壁或可发生大汗腺化生。如囊肿破裂,内容物溢入周围间质,可引起炎症反应和间质纤维组织增生、玻璃样变性。当多数扩张的导管和囊肿内均有乳头状增生时,称为乳头状瘤病。囊肿上皮细胞伴有非典型增生时易恶变。

临床主要表现为肿块,双侧多见,一般发生于乳房外上象限,单个或多个结节,或呈边界不清的硬块状,或有细小的颗粒感。由于受雌激素的刺激,部分患者乳房胀痛或触痛,并与月经有明显的关联,行经前疼痛明显,行经后疼痛减轻或消失。

(二)硬化性腺病

有时在乳腺增生症中间质纤维组织增生显著,同时伴小叶内管泡数目增多,无囊肿结构,称硬化性腺病(sclerosing adenosis)。其特点是小叶内明显纤维化,小导管上皮、腺泡上皮及肌上皮增生。增生的小管因纤维化受压、变形,并逐渐萎缩,形成假浸润现象,易与乳腺硬癌混淆。细胞异型性不明显和肌上皮细胞的存在有助于与乳腺癌相区别。硬化性腺病属于良性病变,癌变率较高。

二、乳腺纤维腺瘤

乳腺纤维腺瘤(fibroadenoma)是最常见的乳腺良性肿瘤,起源于乳腺上皮和结缔组织。多见于20～35岁的女性。好发于乳腺外上象限,多为单个,常为单侧发生,恶变率极低。

大体观:肿瘤为圆形或卵圆形结节,大小不一,表面光滑,包膜完整,边界清楚(图10-16)。切面灰白,质硬,富有一定弹性,可见裂隙或黏液样外观。

镜下观:肿瘤实质由增生的腺体和纤维组织组成(图10-17),表面被覆薄层纤维性包膜。腺体呈圆形或卵圆形,或被增生的纤维结缔组织挤压呈裂隙状。纤维组织通常呈疏松水肿状,也可较致密,甚至发生玻璃样变性或钙化。腺体与纤维组织的比例在不同的病例有所不同。

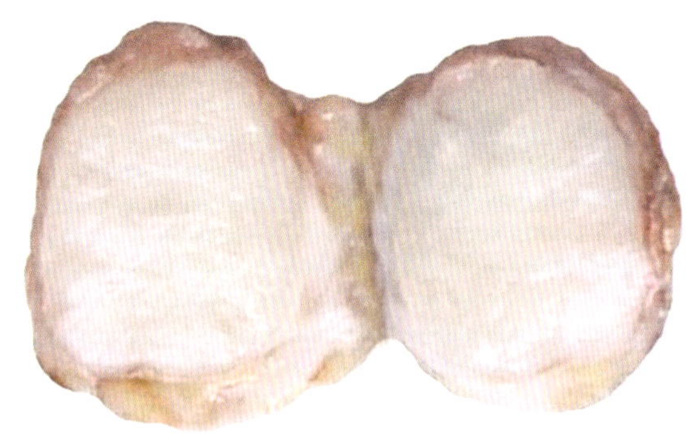

肿瘤呈椭圆形,界限清楚,包膜完整

图10-16 乳腺纤维腺瘤(大体观)

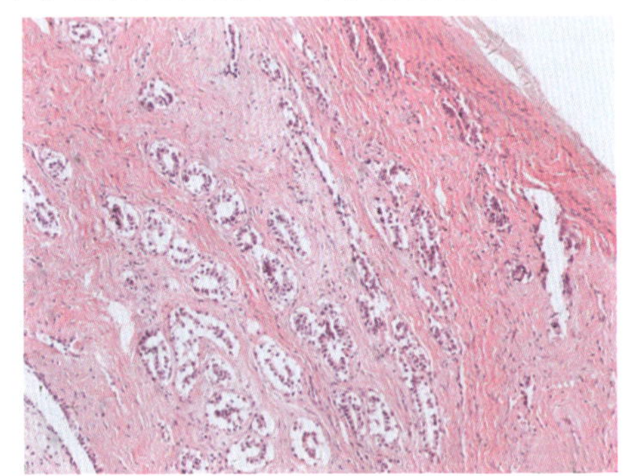

肿瘤实质由增生的腺体和纤维组织组成,包膜完整

图10-17 乳腺纤维腺瘤(镜下观)

三、乳腺癌

乳腺癌(carcinoma of the breast)是女性最常见的恶性肿瘤之一,多数起源于乳腺导管上皮,发病率有逐年增高的趋势。在我国的一些大城市,乳腺癌已跃居女性恶性肿瘤发病率的首位。乳腺癌在女性青春期前罕见,25岁以后发病率增加。我国妇女乳腺癌发病的高峰年龄段为40～50岁,比西方国家妇女乳腺癌发病的高峰年龄段低5～10岁。癌肿半数以上发生于乳腺外上象限。

(一)病因

乳腺癌的病因尚未明了。目前发现雌激素分泌过多、某些病毒感染、未生育、晚生育、未哺乳、遗传、月经初潮早、闭经晚、营养摄入量高、肥胖、缺乏运动和乳腺增生症等因素与本病的发生有一定的关系。

(二)类型及病理变化

乳腺癌根据癌细胞是否浸润间质,分为非浸润性癌和浸润性癌两大类。

1. 非浸润性癌

非浸润性癌(noninfiltrating carcinoma)是指癌组织未突破基底膜,镜下无间质浸润。

(1)导管内原位癌　发生于中、小导管，导管不同程度扩张，其中可见轻到中度异型的癌细胞局限于导管内，管壁基底膜完整。根据镜下癌细胞的排列和组织结构，可分为粉刺型、实性型、筛状型、低乳头型、管状型五个亚型。粉刺型导管内癌细胞呈实性排列，体积较大，核分裂象多见，无结缔组织间质，中央发生大片坏死(图 10-18)，坏死的癌细胞形成大量嗜酸性颗粒状物质和大小不等的核碎片，形成粉刺样物，并常伴有颗粒状钙化。癌变导管周围常出现间质向心性纤维化及轻、中度慢性炎细胞浸润。其他亚型一般无坏死或只有轻度坏死，癌细胞在导管内排列成实性、筛状、乳头状或管状等。管周纤维组织增生也不如粉刺型明显。

(2)小叶原位癌　发生于乳腺小叶的末梢导管和腺泡，癌组织一般无坏死，体积小，大小、形状较一致，核圆形或卵圆形，核分裂象罕见，未突破基底膜，镜下无间质浸润(图 10-19)。临床上触诊与乳腺小叶增生不易区别。

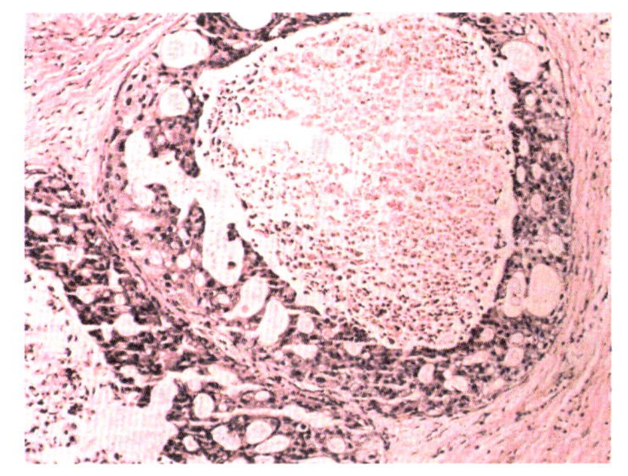

导管明显扩张，癌细胞局限于导管内，中央癌细胞大片坏死

图 10-18　导管内粉刺型癌(镜下观)

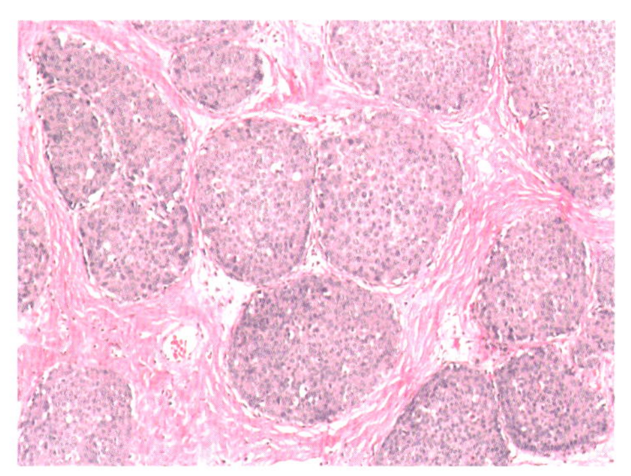

乳腺小叶末梢导管和腺泡内充满癌细胞，基底膜完整，镜下无间质浸润。细胞体积小，大小、形状较为一致

图 10-19　乳腺小叶原位癌(镜下观)

2. 浸润性癌

浸润性癌(infiltrating carcinoma)是指癌组织突破基底膜，在间质中呈浸润性生长。

(1)浸润性导管癌　是最常见的类型，又称非特殊浸润性癌。本型占浸润癌的 75%～80%，发病高峰为 40～60 岁，约半数发生于乳腺外上象限，其次发生于乳腺中央区、外下象限、内下象限。

大体观：常单发，切面灰白色，边界不清，常见癌组织向周围脂肪组织呈放射状伸展，质硬，可有出血、坏死及囊性变。癌组织侵及乳头，可导致乳头回缩下陷(图 10-20)。癌组织阻塞真皮淋巴管，可致皮肤水肿，毛囊汗腺处皮肤相对下陷，呈橘皮样外观。晚期形成巨大肿块，可穿破皮肤形成溃疡。

镜下观：癌细胞形态及结构多种多样，可形成条索状、片状、巢状或有单个细胞浸润。可有或无腺管结构，细胞大小不一，异型性明显，核分裂象多见，间质多少不等(图 10-21)。

(2)浸润性小叶癌　小叶原位癌的癌细胞向间质浸润生长所致。

大体观：癌组织呈不规则形，质硬，边界不清，切面灰白色，不具备特异的形态学特征。

镜下观：癌细胞体积较小，大小、形态一致，胞质少，核呈圆形或不规则卵圆形，大小亦较一致，核仁不明显，核分裂象较少见。癌细胞常呈单行线状浸润于致密的纤维间质中，或围绕导管呈靶环状排列，亦可弥散浸润在纤维间质中，有时可见残存的小叶原位癌成分。本癌又称小细胞癌，预后极差。

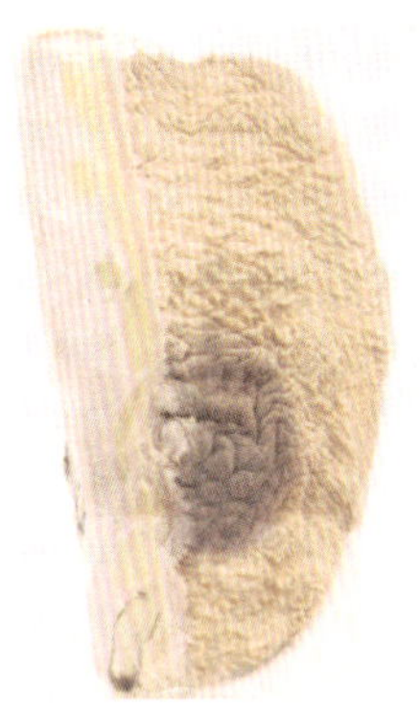

肿瘤呈不规则团块状，色灰白，边界不清，无包膜，乳头因受侵犯而内陷

图 10－20　乳腺浸润性导管癌（大体观）

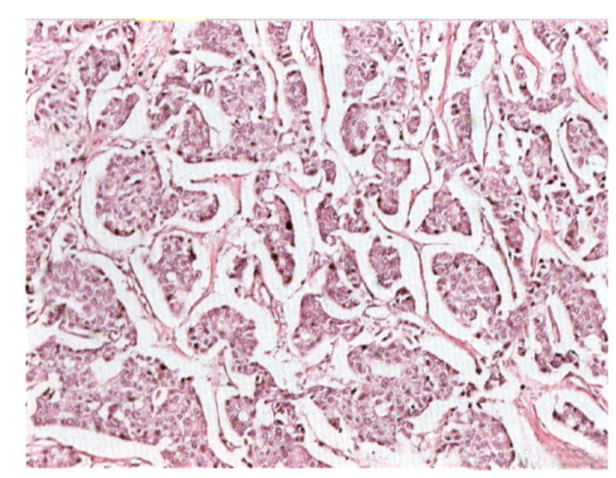

癌细胞异型性明显，呈巢状或条索状排列，间质纤维组织增生

图 10－21　乳腺浸润性导管癌（镜下观）

（3）特殊型浸润性癌　为具有特殊组织学形态的浸润性癌，临床少见。主要包括典型髓样癌（伴大量淋巴细胞浸润）、黏液癌、小管癌、佩吉特病等。

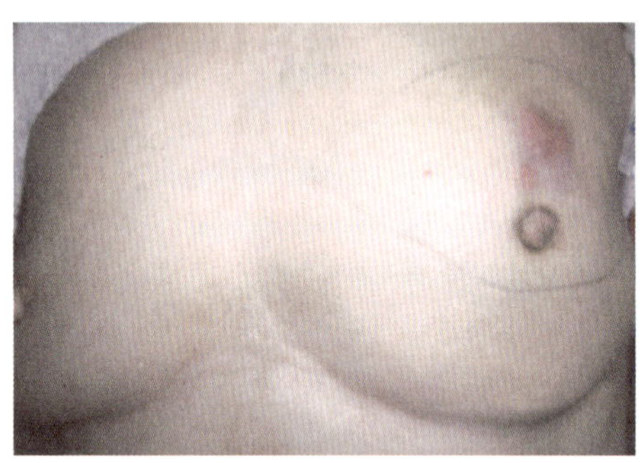

乳头回缩下陷，乳头上皮肤受累形成肿块

图 10－22　乳腺癌侵犯皮肤（大体观）

（三）扩散

（1）直接蔓延　早期，癌细胞可沿导管扩散，累及相应的腺泡。继而沿结缔组织间隙扩散，侵犯皮肤（图 10－22）、脂肪组织及其深面的胸肌等。

（2）淋巴道转移　是乳腺癌最常见的转移途径。癌细胞侵入淋巴管，首先转移至同侧腋窝淋巴结，随后可至锁骨下淋巴结、锁骨上淋巴结。或者经乳房内侧淋巴管转移至胸骨旁淋巴结，少数病例亦可转移至对侧腋窝淋巴结。

（3）血道转移　晚期，癌细胞侵入血管，经血道转移到肺、肝、骨、肾上腺和脑等处。

（四）临床病理联系

乳腺癌单侧多见，常在局部扪及肿块。癌组织如浸润至乳管可使乳头内陷，并可有血性或浆液性乳头溢液。皮内和皮下淋巴管如被癌细胞阻塞可使局部皮肤呈橘皮样外观。癌组织浸润周围组织时，致使肿块固定于胸壁。晚期，若大块皮肤受浸润，可发生破溃而呈弹坑状或菜花状，并易出血和继发感染。

知识链接

◆ 雌、孕激素受体

乳腺是女性激素的靶器官，其上皮细胞内存在雌激素受体（ER）和孕激素受体（PR）。当细胞发生癌变时，可以部分或全部保留 ER、PR，也可以部分或全部丢失。

临床上，ER 和 PR 通常作为乳腺癌的预测因子，同时也可以作为预后因子。表达 ER、PR 的癌细胞，往往分化较高、细胞分裂象少，发展慢，内分泌治疗效果好，预后好；而 ER、PR 阴性的乳腺癌则分化差，侵袭性强，恶性度高，内分泌治疗效果差，预后差。

◆ **乳腺癌相关基因**

Her－2基因为乳腺癌的主要相关基因，一般在正常乳腺组织及良性病变组织中不表达，在乳腺非典型增生及癌细胞中表达。乳腺癌中Her－2的过度表达预示恶性程度较高，预后差，与淋巴结转移呈正相关，与ER、PR的表达呈负相关，而乳腺癌的分化程度与ER表达水平呈正相关，提示Her－2表达与ER表达之间存在相关性，影响乳腺癌的生物学行为。两者的联合检测有助于乳腺癌治疗方案的选择和预后判断。

第七节 甲状腺疾病

一、甲状腺肿

（一）弥漫性非毒性甲状腺肿

弥漫性非毒性甲状腺肿（diffuse nontoxic goiter）亦称单纯性甲状腺肿（simple goiter），因常呈地方性分布，又称地方性甲状腺肿（endemic goiter），也可为散发。据统计，目前全世界约有10亿人生活在缺碘地区，我国病区人口已超过3亿，多位于内陆山区及半山区。本病主要表现为甲状腺肿大，早期多无其他症状，后期可引起压迫、窒息、吞咽和呼吸困难。少数患者可伴甲状腺功能亢进或低下症状。

1. 病因与发病机制

（1）缺碘　地方性饮食中缺碘及青春期、妊娠期和哺乳期对碘需求量增加而相对缺碘，可使甲状腺素合成减少，通过反馈刺激垂体促甲状腺素分泌增多，甲状腺滤泡上皮增生，摄碘功能增强，以达到缓解。如果持续缺碘，一方面滤泡上皮增生，另一方面合成的甲状腺球蛋白不能充分碘化、吸收、利用，则以胶质形式堆积在滤泡内，使甲状腺肿大。食用碘化食盐和其他含碘食品可治疗和预防本病。

（2）致甲状腺肿因子的作用　①水中钙、氟可影响肠道碘的吸收，同时使滤泡上皮细胞质内的钙离子增多，从而抑制甲状腺素分泌，引起甲状腺肿；②某些食物如卷心菜、菜花、木薯、大头菜中的氰化物等能抑制碘化物在甲状腺内的运送；③硫氰酸盐及过氯酸盐妨碍碘向甲状腺聚集；④药物如磺胺药、硫脲类药、锂、钴及高氯酸盐等可抑制碘离子的浓集或碘离子有机化。

（3）高碘　常年饮用含高碘的水，因碘摄入过高，过氧化物酶的功能基过多被占用，可影响酪氨酸氧化，使碘的有机化过程受阻，甲状腺代偿性肿大。

（4）遗传与免疫　家族性甲状腺肿患者常伴有激素合成中酶的遗传性缺乏，如去卤化酶、过氧化物酶缺陷等。

2. 病理变化

根据本病发生、发展过程可分为三期。

（1）增生期　又称弥漫性增生性甲状腺肿（diffuse hyperplastic goiter）。大体观：甲状腺弥漫、对称性中度增大，一般不超过150g（正常20～40g），表面光滑。镜下观：滤泡上皮细胞增生呈立方或低柱状，伴小滤泡形成，胶质较少，间质充血。此期甲状腺功能无明显改变。

（2）胶质贮积期　又称弥漫性胶样甲状腺肿（diffuse colloid goiter）。因长期缺碘，胶质大量贮积。大体观：甲状腺弥漫、对称性显著增大，重200～300g，甚至可达500g以上，表面光滑，切面呈淡褐色，半透明胶冻状。镜下观：部分上皮增生，形成小滤泡或假乳头，大部分滤泡上皮复旧变扁平，滤泡腔高度扩大，大量胶质贮积（图 10－23）。

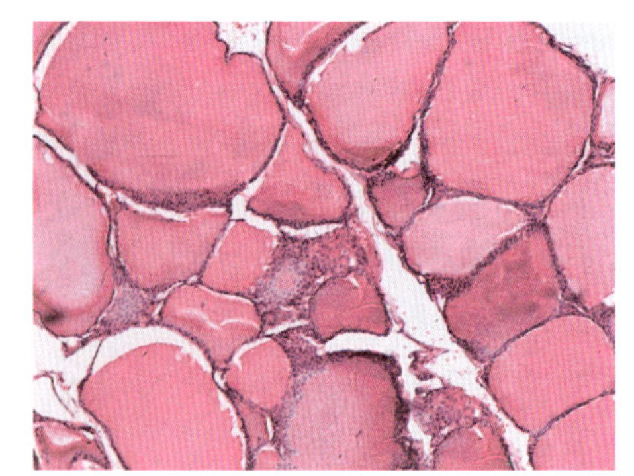

部分上皮增生，有小滤泡形成，大部分滤泡上皮复旧变扁平，滤泡腔高度扩大，大量胶质贮积

图 10－23　非毒性甲状腺肿胶质贮积期（镜下观）

（3）结节期　又称结节性甲状腺肿（nodular goiter）。本期滤泡上皮增生与复旧反复交替进行。大体观：甲状腺形成不对称结节，结节大小不一、无完整包膜。切面可见出血、坏死、囊性变、钙化和瘢痕。镜下观：部分滤泡上皮呈乳头状增生，小滤泡形成；部分上皮复旧或萎缩，胶质贮积。间质纤维组织间隔包绕形成大小不一的结节状病灶。

3. 临床病理联系

本病主要表现为甲状腺不同程度肿大，一般无内分泌功能失调。若肿大的甲状腺压迫气管、食管及喉返神经，可导致呼吸困难、吞咽困难及声音嘶哑。1％～2％结节性甲状腺肿可发生恶变。

（二）弥漫性毒性甲状腺肿

弥漫性毒性甲状腺肿（diffuse toxic goiter）是指血中甲状腺素过多所引起的临床综合征，主要表现为甲状腺肿大、基础代谢率升高和神经兴奋性升高，称为甲状腺功能亢进（hyperthyroidism），简称“甲亢”。临床上约有 1/3 患者有眼球突出，又称为突眼性甲状腺肿，也有人称之为 Graves 病或 Basedow 病。男女之比约为 1∶5，以 20～40 岁女性多见。

1. 病因与发病机制

目前一般认为本病属于自身免疫性疾病，根据是：①血中球蛋白增高，有多种抗甲状腺的自身抗体，常与一些自身免疫性疾病并存；②血中存在与 TSH 受体结合的抗体，具有类似 TSH 的作用；③发现某些患者亲属中也患有此病或其他自身免疫性疾病；④精神创伤干扰免疫系统也可促进本病发生。

2. 病理变化

大体观：甲状腺弥漫、对称性增大，为正常的 2～4 倍，表面光滑，质地较软，切面呈分叶状，色灰红，胶质少。镜下观：滤泡上皮增生呈高柱状或乳头状，并有小滤泡形成。滤泡内胶质稀薄，在胶质周边可见许多大小不一的吸收空泡。间质血管丰富、充血，淋巴细胞增生。临床上，在甲亢手术前须经碘治疗，治疗后甲状腺病变减轻，甲状腺体积缩小，质地变实，似牛肉样。镜下观：上皮细胞变矮，胶质增多变浓，吸收空泡减少。间质血管减少、充血减轻，淋巴细胞也减少。

除甲状腺病变外，患者还可伴有全身淋巴组织增生，胸腺和脾增大，心脏肥大、心腔扩张，心肌纤维灶性坏死和纤维化，肝细胞也可有脂肪变性、坏死及纤维化。

3. 临床病理联系

临床上主要表现为甲状腺肿大、甲状腺功能亢进和眼球突出三大症状。由于患者血中 T_3、T_4 增高，致使基础代谢增强、中枢神经兴奋性增高，表现为易激动、脉搏加快、手震颤、易饥多食但消瘦。由于眼球后组织水肿、脂肪增生和淋巴细胞浸润，导致眼球突出。

二、甲状腺炎

甲状腺炎分为急性、亚急性、慢性三类。急性甲状腺炎较少见，是由细菌感染引起的化脓性炎症；亚急性甲状腺炎多与病毒感染有关，属于肉芽肿性炎；慢性甲状腺炎最常见，包括慢性淋巴细胞性甲状腺炎和慢性纤维性甲状腺炎两种类型。

（一）慢性淋巴细胞性甲状腺炎

慢性淋巴细胞性甲状腺炎（chronic lymphocytic thyroiditis）又称桥本甲状腺炎（hashimoto's thyroiditis）或桥本病，属于自身免疫性疾病，中年女性多见，患者甲状腺弥漫性肿大，晚期一般表现为甲状腺功能低下。

大体观：甲状腺弥漫、对称性肿大，质韧，切面呈分叶状，灰白或灰黄色。镜下观：甲状腺实质成分广泛破坏、萎缩，大量淋巴细胞浸润，淋巴滤泡形成，纤维组织增生，有时可见多核巨细胞。

（二）慢性纤维性甲状腺炎

慢性纤维性甲状腺炎（fibrous thyroiditis）又称慢性木样甲状腺炎或 Riedel 甲状腺肿，罕见，原因不明。中年妇女多见，早期症状不明显，晚期常表现为甲状腺功能低下，增生的纤维组织压迫可产生声音嘶哑、呼吸困难及吞咽困难。

大体观：甲状腺中度肿大，病变呈结节状，质硬似木样，与周围组织粘连明显，切面灰白色。镜下观：甲状腺滤泡萎缩，大量纤维组织增生、玻璃样变性，伴有少量淋巴细胞浸润。

本病与淋巴细胞性甲状腺炎的主要区别为：①病灶向周围组织侵犯、粘连，后者只限于甲状腺内；②病灶虽有淋巴细胞浸润，但没有淋巴滤泡形成；③病灶因有显著的纤维化及玻璃样变性，质地硬。

三、甲状腺肿瘤

（一）甲状腺腺瘤

甲状腺腺瘤（thyroid adenoma）是甲状腺滤泡上皮发生的良性肿瘤，患者常在无意中发现，多见于中青年女性。肿瘤生长缓慢，随吞咽上下移动。

大体观：肿瘤多为单发，呈圆形或卵圆形，有完整的包膜（图 10－24），常压迫周围组织，直径 3～5cm，切面多为实性，暗红或棕黄色，可并发出血、囊性变、纤维化和钙化。

镜下观：根据组织形态特点，甲状腺腺瘤分为以下类型。

（1）单纯性腺瘤　肿瘤由与成人甲状腺相似的滤泡构成，大小较一致，排列拥挤，内含胶质（图 10－25）。

（2）胶样型腺瘤　滤泡较大，大小不一，充满胶质，并可互相融合成囊，间质少。

（3）胚胎型腺瘤　瘤细胞体积小，大小较一致，呈片状或条索状排列，偶见不完整小滤泡，无胶质，间质疏松呈水肿状。

（4）胎儿型腺瘤　瘤细胞呈立方形，似胎儿甲状腺组织，滤泡小而一致，仅含少量胶质。间质呈水肿状、黏液样，易发生出血、囊性变。

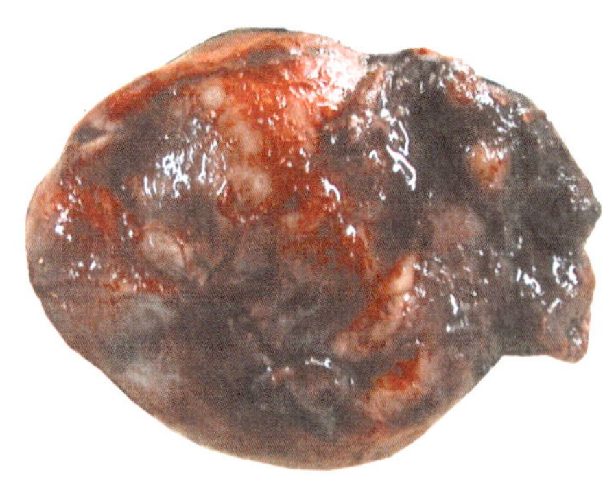

肿瘤单发，呈椭圆形，包膜完整

图 10－24　单纯性腺瘤（大体观）

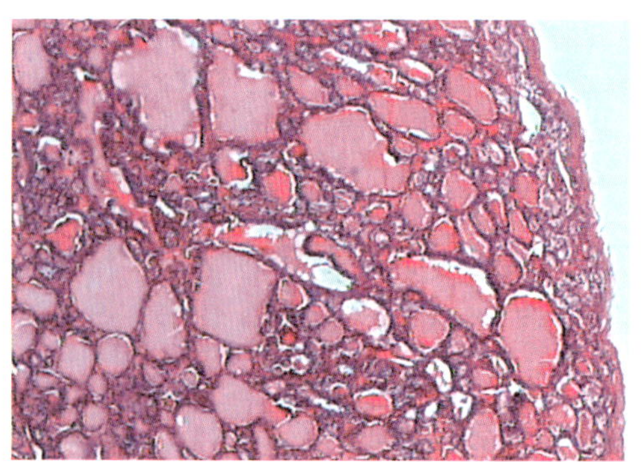

肿瘤组织由大小较一致的滤泡构成，内含大量胶质，似正常成人甲状腺滤泡

图 10－25　单纯性腺瘤（镜下观）

（5）嗜酸性细胞腺瘤　又称许特莱细胞腺瘤，较少见。瘤细胞大，呈多角形，核小，胞质丰富，嗜酸性。瘤细胞排列成索网状或巢状，很少有滤泡形成。

（6）非典型腺瘤　瘤细胞生长较活跃，有轻度非典型增生，可见核分裂象，应注意与甲状腺癌鉴别。瘤细胞排列成条索状或巢片状，很少形成完整滤泡，间质少，但无包膜和血管侵犯。

（二）甲状腺癌

1. 乳头状癌

乳头状癌是最常见的类型，占甲状腺癌的40%～60%，30～40岁女性多见，肿瘤生长速度慢，局部淋巴结转移较早，约50%患者在发现原发灶时已有颈部淋巴结转移。此癌恶性程度较低，预后较好。10年生存率达80%以上。大体观：肿瘤一般为单个，呈圆形，直径为2～3cm，无明显包膜，边界不清，质较硬，切面灰白，部分病例有囊腔形成，并伴乳头生长（图10－26），故称乳头状囊腺癌。肿瘤常伴有出血、坏死、钙化和纤维化。肿瘤直径小于1cm，称为微小癌。镜下观：癌细胞排列成乳头状结构，乳头分支多，乳头中心有纤维脉管间质，间质内常见呈同心圆状的钙化小体，即砂粒体（psammoma bodies），有助于诊断。乳头上皮呈单层或多层，癌细胞分化程度不一，核呈透明状或毛玻璃状，无核仁（图10－27）。

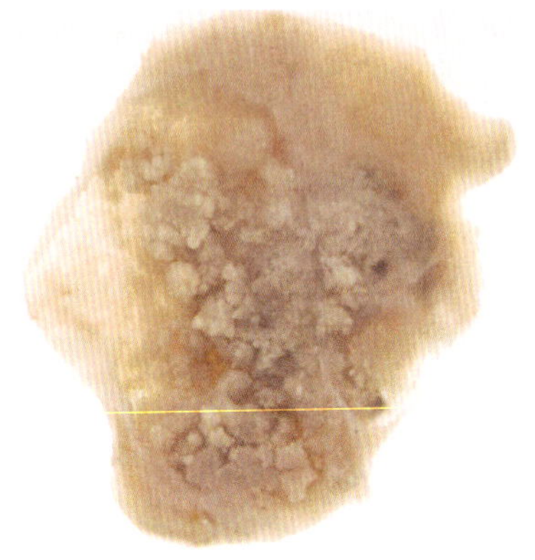

肿瘤单发，呈囊性生长，囊内可见乳头

图 10－26　甲状腺乳头状癌（大体观）

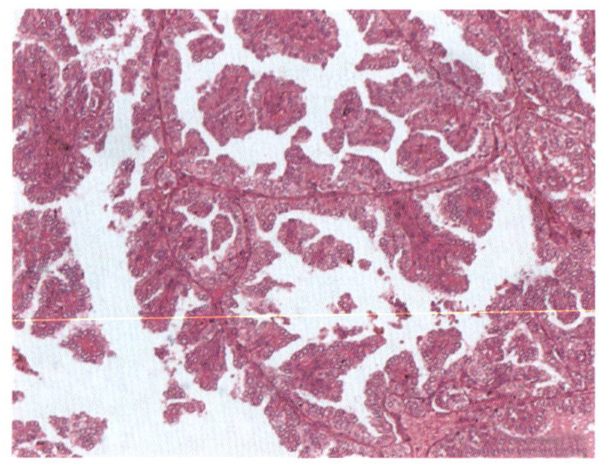

癌组织由大小不等的乳头状分支组成，乳头中心有纤维血管间质

图 10－27　甲状腺乳头状癌（镜下观）

2. 滤泡癌

滤泡癌比乳头状癌恶性程度高，预后差，占甲状腺癌的15%～20%，多发生于40岁以上女性，早期易发生血道转移，以肺、骨多见。大体观：肿瘤多为单个，呈结节状，包膜不完整，边界较清楚，切面灰白，质软。镜下观：癌细胞构成不同分化程度的滤泡，分化好的与腺瘤难以区别，需注意观察有无包膜和血管浸润。分化差的瘤细胞异型性明显，呈实性巢片状，滤泡少且不完整。滤泡癌若由嗜酸性癌细胞构成，则称为嗜酸性细胞癌。

3. 髓样癌

髓样癌是由滤泡旁细胞（即C细胞）发生的恶性肿瘤，属于APUD（amine precursor uptake and decarboxylation）瘤，占甲状腺癌的5%～10%，多见于40～60岁女性，部分患者具有家族性常染色体显性遗传。90%的肿瘤组织分泌降钙素，产生严重腹泻和低钙血症，有的还同时分泌其他激素和物质。大体观：肿瘤单发或多发，可有假包膜，直径为1～11cm，切面灰白或黄褐色，质实而软。镜下观：瘤细胞呈圆形、梭形或多角形，核圆形或卵圆形，核仁不明显。瘤细胞呈实体巢片状或乳头状、滤泡状排列，间质中常有淀粉样物质沉着。

4. 未分化癌

未分化癌又称间变性癌或肉瘤性癌，较少见，多发生于50岁以上女性，生长快，浸润和转移出现较早，恶性程度高，预后差。大体观：癌肿较大，不规则，无包膜，切面灰白，常有出血、坏死。镜下观：癌细胞大小、形态、染色深浅不一，核分裂象多见。组织学上可分为小细胞型、梭形细胞型、巨细胞型和混合型。

第十一章　传染病与寄生虫病

传染病是由病原微生物经一定的传播途径进入易感机体所引起的一组具有传染性的疾病，在一定条件下可造成广泛流行，对人类的健康威胁很大。其中由寄生虫感染所致者又称为寄生虫病。传染病可在人与人、人与动物或动物与动物之间相互传播，其发生和发展与社会卫生条件、人群教育水平和生活习惯等有一定的关系。中华人民共和国成立后，传染病的发病率和死亡率均已明显下降，天花、麻风、脊髓灰质炎等传染病已经消灭或接近消灭，而结核病、梅毒等由于种种原因又死灰复燃，其发生率又趋上升，并出现了艾滋病、严重急性呼吸综合征等一些新的传染病。

传染病在人群中发生或流行是一个复杂过程，必须具备传染源、传播途径和易感人群三个基本环节。病原体入侵人体常有一定的传播途径和方式，并往往定位于一定的部位引起炎症性病理改变。

第一节　结 核 病

一、概述

结核病(tuberculosis)是由结核分枝杆菌引起的一种常见慢性传染病。其病变本质为慢性肉芽肿性炎，典型病变常表现为结核结节形成并伴有不同程度的组织干酪样坏死。全身各脏器均可累及，但以肺结核最为多见。

20 世纪 80 年代以来，由于结核耐药菌株的出现，结核病的发病率又趋上升。我国结核病人数位居世界第二，仅次于印度。1993 年世界卫生组织宣布“全球结核病处于紧急状态”，将结核病作为重点控制的传染病之一。

(一)病因与发病机制

结核病的病原菌是结核分枝杆菌(图 11－1)，对人体有致病作用的主要是人型和牛型。结核杆菌菌体有三种主要成分：①脂质，与结核杆菌的毒力和形成特征性病变有关。②蛋白，具有抗原性，可使机体产生变态反应。③多糖，作为半抗原参与免疫反应并引起局部中性粒细胞浸润。脂质与糖及蛋白质结合成为糖脂(索状因子)和糖肽脂(蜡质 D)。索状因子能破坏线粒体膜，影响细胞呼吸，对组织和细胞有强烈的损伤作用；蜡质 D 能引起宿主对结核杆菌产生

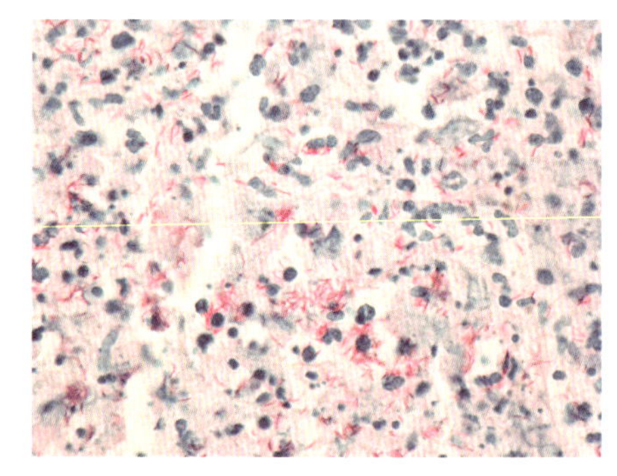

图 11－1　结核分枝杆菌(镜下观)

剧烈的变态反应，还能抑制吞噬细胞的吞噬体与溶酶体融合，使结核杆菌在吞噬细胞中长期生存；脂质中的磷脂能刺激单核细胞增生，并使病灶中巨噬细胞转变为上皮样细胞而形成结核结节。

结核病主要经呼吸道传播，肺结核患者（主要是空洞型肺结核）从呼吸道排出大量带菌微滴，吸入这些带菌微滴即可造成感染。少数可经消化道感染（食入带菌的食物，包括含菌牛奶），极少数经皮肤伤口感染。

结核杆菌的数量、毒力，以及机体的反应性（主要是免疫力和变态反应）在本病的发病中起重要作用。人对结核杆菌的免疫力主要是感染后的获得性免疫，这种免疫以细胞免疫为主，即机体受到结核杆菌抗原刺激后，T 淋巴细胞转化为致敏淋巴细胞。当再次接受抗原刺激时，可很快分裂、增殖，并释放各种淋巴因子，使巨噬细胞向感染部位聚集并演变形成结核性肉芽肿，试图杀灭结核杆菌，使病变局限。机体在产生细胞免疫的同时，也形成了对结核杆菌的强烈的变态反应，引起广泛组织损伤。

总之，免疫反应与变态反应贯穿在结核病始终。两者的彼此消长则取决于结核杆菌的数量、毒力的大小及机体抵抗力等因素。年龄、营养状况、有无全身性疾病（尤其是硅沉着病、糖尿病、细胞免疫缺陷、先天性心脏病等）均可影响抵抗力。当菌量少、毒力弱、机体抵抗力强时，以免疫反应占优势，病变局限，疾病向痊愈方向发展；反之，则以变态反应为主，局部病变恶化。

知识链接

卡介苗是一种经处理后无毒力的牛型结核杆菌疫苗，将它接种于未感染结核杆菌人（主要是新生儿）的皮内，以代替初次结核杆菌感染，使机体获得免疫力，这是目前预防结核病的有效方法。

基因诊断技术应用于结核病是结核病诊断方面的重大突破，借助于结核杆菌的遗传物质核酸的特异性，可快速鉴定和诊断结核病。

（二）基本病变

结核病的基本病变为炎症，常呈慢性经过。由于侵入的菌量、毒力和组织的特性不同，以及机体在感染过程中不同时期免疫力和变态反应的不同，故病变复杂，可有不同的病变类型。

1. 渗出为主的病变

当细菌数量多、毒力强，机体的免疫力低和变态反应明显时，常出现渗出性病变，多发生在疾病早期或病变恶化时。好发于肺、浆膜、滑膜、脑膜等处。渗出的成分主要是浆液和纤维素，早期有中性粒细胞浸润，但很快被巨噬细胞所取代，渗出液中可查见结核杆菌。渗出为主的病变，其渗出物可完全吸收，也可转变为增生或坏死为主的病变。

2. 增生为主的病变

当细菌量少、毒力低或机体免疫力强时，则发生以增生为主的病变。由于细胞免疫反应的作用，病变局部的巨噬细胞增生，吞噬、消化结核杆菌，并转变为上皮样细胞。上皮样细胞呈多角形或梭形，胞质丰富，边界不清，核呈圆形或卵圆形，染色质甚少，甚至可呈空泡状，核内有1～2个核仁。多个上皮样细胞互相融合或细胞核分裂而胞质不分裂形成朗格汉斯巨细胞（langhans giant cell）。朗格汉斯巨细胞体积巨大，直径可达 300μm，胞质丰富，多核（似上皮样细胞核)，由十几个到几十个不等，常排列在细胞质周围呈花环状、马蹄形或密集在胞体一端。由上皮样细胞、朗格汉斯巨细胞以及外周的淋巴细胞和少量的成纤维细胞等聚集成边界较清楚的结节状肉芽肿，称结核结节(tubercle)(图 11-2)，为结核病的特征性病变，具有病理学诊断价值。当变态反应较强时，结核结节中央可发生干酪样坏死。单个结核结节肉眼不易看到，几个结节融合成较大结节时，肉眼才能见到，病灶边界清楚，呈灰白色、粟粒大小。结节内干酪样坏死多时呈淡黄色。病变好转时，上皮样细胞变为成纤维细胞，结核结节发生纤维化。

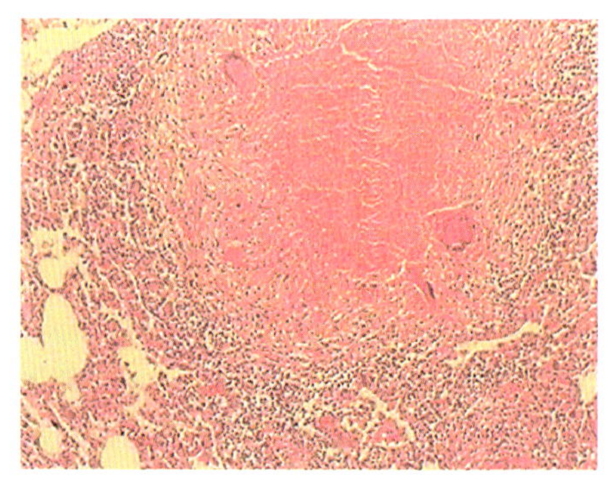

中央为大片红染无结构的干酪样坏死，周围有类上皮细胞及朗格汉斯巨细胞，最外围是体积较小的淋巴细胞

图 11-2　结核结节(镜下观)

3. 变质为主的病变

当细菌量多、毒力强、机体免疫力低下或变态反应强烈时，增生、渗出病变均可发生干酪样坏死。大体观：结核坏死灶因含脂质较多而呈淡黄色，均匀细腻，质地较实，似奶酪，故称干酪样坏死。镜下观：为红染无结构的颗粒状物。干酪样坏死对结核病也有病理学诊断意义。干酪样坏死不易液化，一旦液化则有利于坏死物排出而消除病变，但由于坏死灶内含有大量结核杆菌，因而也常造成结核杆菌播散和病灶恶化。

渗出、增生和变质三种变化常同时存在，以一种病变为主，且可互相转化。

(三)结核病的转归

结核病的发展和结局取决于机体抵抗力和结核杆菌致病力之间的矛盾关系。机体抵抗力增强时，结核杆菌被杀灭，病变转向愈合；反之，转向恶化。

1. 转向愈合

(1)吸收、消散　是渗出性病变的主要愈合方式。渗出物可通过淋巴管吸收使病灶缩小或消散。小的干酪样坏死及小范围的增生性病变也有吸收的可能。

(2)纤维化、纤维包裹及钙化　增生性病变和较小的干酪样坏死灶，可通过机化、纤维化而愈合。较大的干酪样坏死灶难以全部纤维化，则在病灶周围发生纤维性包裹，继而中央的干酪样坏死逐渐干燥，或有钙盐沉积而发生钙化。被包裹或发生钙化的干酪样坏死灶中，可有少量结核杆菌存活，当机体免疫力下降时，可致疾病复发。

2. 转向恶化

(1)浸润进展　当疾病恶化时，在原有病灶的周围发生渗出性病变，使病灶范围不断扩大，并继发干酪样坏死。X 线检查示原有病灶周围出现边缘模糊的絮状阴影。

(2)液化播散　含有大量结核杆菌的干酪样坏死物发生液化，形成半流体物质，通过自然管道(如支气管、输尿管)、血道和淋巴道播散到其他一个或多个部位，形成新的结核病灶。干酪样坏死物通过自然管道排出后，局部可形成空洞。

二、肺结核

结核杆菌主要经呼吸道传播，故结核病中以肺结核最常见。由于机体对初次和再次感染结核杆菌的反应性不同，因而肺部病变的发生、发展也不相同，一般将肺结核分为原发性肺结核和继发性肺结核两大类。

(一)原发性肺结核

机体第一次感染结核杆菌引起的肺结核称原发性肺结核(primary pulmonary tuberculosis)。多见于儿童,也可见于未感染过结核杆菌的成人。免疫功能严重受抑制的成年人由于丧失对结核杆菌的免疫力,可多次发生原发性肺结核。

1. 病理变化

结核杆菌随空气吸入,到达通气良好的支气管系统的末端,所以最初的病灶常出现于肺叶的边缘区,即靠近胸膜处,以右肺上叶下部、下叶上部为多见,称原发病灶。原发病灶一般呈圆形,直径多在1cm左右,色灰黄。病灶开始为渗出性,随后病灶中央发生干酪样坏死。由于是初次感染,机体缺乏对结核杆菌特异性的免疫力,原发病灶内的结核杆菌迅速侵入淋巴管,随淋巴引流到肺门淋巴结,分别引起肺内结核性淋巴管炎和肺门淋巴结结核,致肺门淋巴结肿大和干酪样坏死。肺的原发病灶、肺内结核性淋巴管炎和肺门淋巴结结核被称为原发综合征(primary complex),是原发性肺结核的特征性病变(图11-3)。X线片上呈哑铃状阴影。

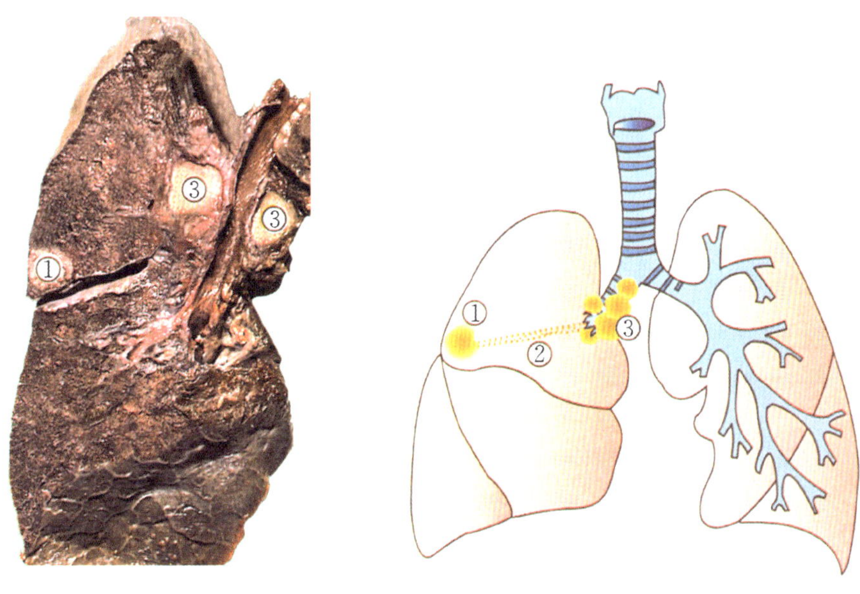

A. 大体观　　B. 示意图

①肺内原发病灶;②结核性淋巴管炎;③肺门淋巴结结核。

图11-3　肺结核原发综合征

2. 临床病理联系

临床症状和体征常不明显,患者多在不知不觉中度过,仅结核菌素试验阳性。少数病情较重者,可出现潮热、盗汗等中毒症状。

3. 转归

(1)愈合　绝大多数的原发性肺结核因机体对结核杆菌的特异性免疫逐渐增强而自然痊愈,病灶可完全吸收或纤维化,较大的坏死灶则经纤维包裹或钙化而愈合。有时肺内原发病灶已愈合,而肺门淋巴结病变仍存在,但经适当治疗,病变大多仍可痊愈。

(2)恶化　少数患者由于营养不良或同时患有其他疾病(如麻疹、百日咳、肺炎等)使机体免疫力低下，病情恶化，肺内原发病灶及肺门淋巴结病变继续扩大，并通过支气管、淋巴道和血道播散(图 11－4)。此时临床上出现较明显的中毒症状，如发热、盗汗、食欲减退、消瘦等。

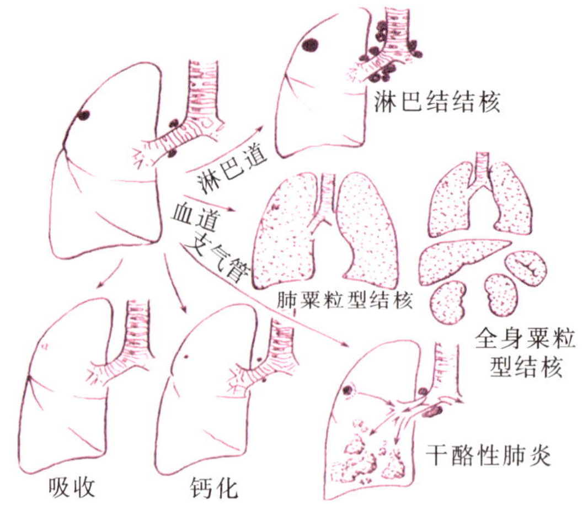

左肺上叶下部近胸膜处可见黄白色原发病灶，同侧肺门淋巴结肿大，二者间隐约可见结核性淋巴管炎病灶

图 11－4　原发性肺结核及其转归(示意图)

1)淋巴道播散：病变恶化进展时，肺门淋巴结的结核杆菌可沿淋巴管蔓延到气管分叉处、气管旁、纵隔及颈部等处淋巴结，也可逆流至腹膜后及肠系膜淋巴结。初期淋巴结肿大，结核结节形成，随后发生干酪样坏死，互相粘连呈块状或串状。经适当治疗可愈合，重者干酪样坏死液化，并穿破局部皮肤，形成经久不愈的窦道。

2)血道播散：肺部或淋巴结的干酪样坏死可侵蚀附近血管壁，结核杆菌侵入血流，或由淋巴道经胸导管入血。血道播散可引起以下结核病：①全身粟粒型结核。当机体免疫力很差，大量结核杆菌短期内侵入肺静脉及其分支，可出现急性全身粟粒型结核。其病理特点是全身多器官(如肺、肝、脾、肾、脑和腹膜等)密布大小一致、灰白色、粟粒大小的结核病灶。每个粟粒病灶由几个结核结节组成，可进一步发生干酪样坏死。患者有明显的中毒症状，如高热、寒战、烦躁、衰竭、神志不清等。如果细菌少量多次进入体循环，则粟粒性病灶大小不等，新旧各异，称慢性全身粟粒型结核。②肺粟粒型结核。结核病变仅局限于肺内播散，病灶的形态与全身粟粒型结核相同(图 11－5)。由肺门、纵隔、支气管旁淋巴结中的干酪样坏死侵入附近的静脉系统，或因含有结核杆菌的淋巴液由胸导管入血所致。③肺外结核。少量结核杆菌经原发病灶处的毛细血管侵入血流播散至肺外某些器官(如骨、关节、泌尿生殖器官、中枢神经系统等)，形成个别或少数结核病灶，由于机体抵抗力强，病灶中的结核杆菌受到抑制而潜伏下来，当机体抵抗力下降时，结核杆菌大量繁殖，引发潜伏处器官的结核病。

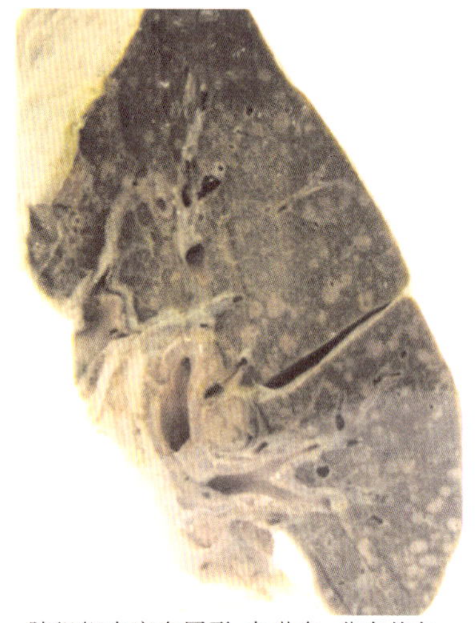

肺组织内密布圆形、灰黄色、分布均匀、粟粒大小的结核病灶

图 11－5　肺粟粒型结核(大体观)

3）支气管播散：病灶中的干酪样坏死扩大和液化后侵入附近支气管，结核杆菌经支气管播散于肺内，可形成大叶或小叶性干酪性肺炎。支气管播散在儿童原发性肺结核较少见，可能与儿童支气管尚未充分发育、管径较小，易受周围病变压迫和阻塞有关。

（二）继发性肺结核

继发性肺结核（secondary pulmonary tuberculosis）是指人体再次感染结核杆菌而发生的肺结核。多见于成年人，故又称成人型肺结核。其感染来源有二：一是内源性再感染，即细菌从体内原有病灶（原发性肺结核或肺外结核）经血行播散至肺，当免疫力下降时，病灶活动而成为继发性肺结核；二是外源性感染，即细菌由外界再次侵入肺内而发病。一般以内源性再感染为主。

1. 病变特点

由于继发性肺结核是再次感染，发生在已有一定免疫力的机体，故有以下病变特点：①病变多开始于肺尖。这是由于人体直立位时该处动脉压低，局部血液循环较差，且通气不畅，以致局部组织抵抗力较低，结核杆菌易于在该处繁殖而发病。②由于患者免疫反应较强，病变往往以增生为主，免疫反应使病变局限化，抑制结核杆菌繁殖，并有助于防止其沿淋巴道和血道播散；同时由于变态反应，病变发生迅速且剧烈，易发生干酪样坏死。③病变易经支气管在肺内播散。④病程较长，随着机体免疫力和变态反应消长，病情时好时坏，病变复杂多样，增生、渗出、变质交叉存在，新旧病变混杂。继发性肺结核与原发性肺结核比较见表 11－1。

表 11－1　原发性肺结核和继发性肺结核的比较

	原发性肺结核	继发性肺结核
感染	第一次感染（外源性）	再感染（主要为内源性）
好发人群	儿童	成人
特异性免疫力	低	一般较高
起始病灶	上叶下部或下叶上部近肺膜处	肺尖部
病理特征	原发综合征 病变以渗出和坏死为主，不易局限	病变多样，常新旧并存 病变以增生和坏死为主，较局限
病程	较短（急性经过），大多自愈	长（慢性经过），需治疗
播散方式	淋巴道或血道为主	支气管播散为主

2. 病变类型

根据其病理变化及病程经过，分为以下几种类型。

（1）局灶型肺结核　为继发性肺结核的早期病变。大体观：病灶多位于肺尖部，右肺多见，常为单个，边界清楚，大小为 0.5～1cm。镜下观：病灶以增生性病变为主，中央为干酪样坏死。患者多无症状，X 线摄片示边界清楚的结节状阴影。如患者免疫力较强，病灶多发生纤维化、纤维包裹或钙化而痊愈。少数患者可发展为浸润型肺结核。

（2）浸润型肺结核　是继发性肺结核中最常见的类型，可由局灶型肺结核发展而来，少数病例也可一开始即为浸润型。病变多在肺尖或锁骨下区域，以渗出为主，病灶中央有干酪样坏死。X 线摄片示锁骨下区域见边缘模糊的絮状阴影。干酪样坏死物经支气管排出后可形成急性空洞。X线检查,在锁骨下区域见边缘模糊的不规则阴影中出现透亮区。这种空洞一般较小,形状不规则,洞壁薄,洞内壁附含有结核杆菌的干酪样坏死物,细菌可随坏死物向外排出。患者常有咳嗽、咯血和结核中毒症状,痰检结核杆菌阳性。靠近胸膜的急性空洞可穿破胸膜脏层引起自发性气胸。急性空洞易于愈合,常经过洞壁肉芽组织增生、填满洞腔而愈合。若空洞经久不愈,则可发展为慢性纤维空洞型肺结核。

(3)慢性纤维空洞型肺结核　多在浸润型肺结核急性空洞的基础上经久不愈发展而来。病理改变有两个明显特征:一是肺内有一个或多个、大小不一、形状不规则的厚壁空洞形成(图11-6)。镜下洞壁分三层:内层为干酪样坏死物,其中有大量结核杆菌,中层为结核性肉芽组织,外层为纤维结缔组织。二是空洞内的干酪样坏死液化物不断通过支气管在肺内播散,形成新旧不一、大小不等的病灶,广泛破坏肺组织。

如洞内壁的干酪样坏死侵蚀较大血管,可引起大咯血,患者可因吸入大量血液而窒息死亡。空洞突破胸膜可引起气胸。严重的慢性纤维空洞型肺结核,由于肺组织大量破坏,纤维组织广泛增生,可使肺缩小、变形、变硬,胸膜广泛增厚,胸壁粘连,成为结核性肺硬化。此时肺内血管明显减少,肺循环阻力增加,肺动脉压升高,使右心负荷增加,可发展为慢性肺源性心脏病。由于慢性空洞长期与支气管相通,不断排菌,故此型属开放性肺结核,是结核病最重要的传染源。患者可因自身咳出含菌痰液发生喉结核,咽下含菌痰液可引起肠结核。

较小的厚壁空洞经适当治疗后可通过纤维组织增生、瘢痕形成而愈合。也可因内壁坏死物质脱落,洞壁结核性肉芽组织变成纤维瘢痕组织并由邻近的支气管上皮增生覆盖而愈合,称开放性愈合。

(4)干酪样肺炎　常发生于机体免疫力降低、变态反应过高的患者,可由浸润型肺结核恶化、进展而来,或由急、慢性空洞内的结核杆菌经支气管播散所致。病变表现为小叶性或大叶性肺炎改变。大体观:病变肺叶肿大实变,切面呈黄色干酪样(图11-7)。镜下观:肺内干酪样坏死分布广泛,肺泡腔内有大量浆液纤维素性渗出物。临床上病情危重,全身中毒症状明显,预后很差,病死率高。

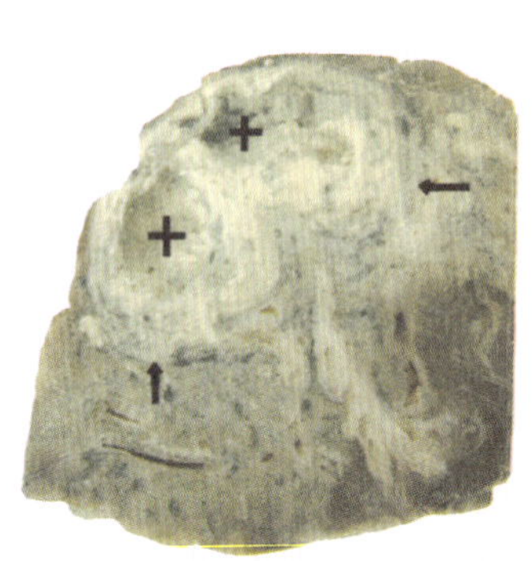

肺叶上方有两个厚壁空洞形成(+处)

图11-6　慢性纤维空洞型肺结核厚壁空洞(大体观)

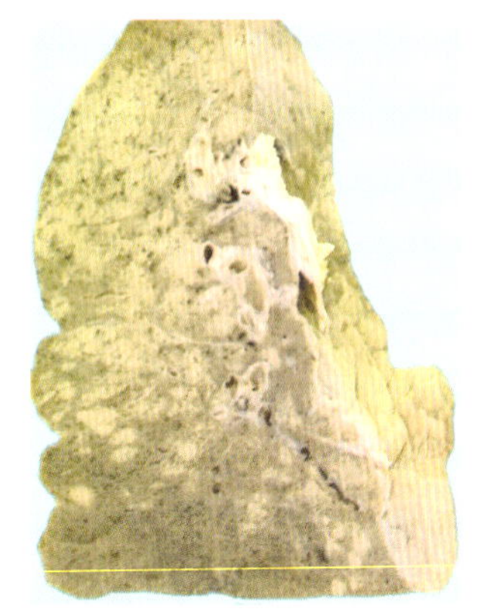

肺组织内可见灰黄色干酪样坏死物相互融合呈片状

图11-7　干酪样肺炎(大体观)

(5)结核球　又称结核瘤(tuberculoma),由干酪样坏死病灶经纤维组织包裹而形成。多位于肺的上叶,常为单个,直径多在2cm以上,边界分明(图11-8)。结核球可来自:①浸润型肺结核的干酪样坏死灶纤维包裹；②结核空洞引流支气管阻塞，空洞由干酪样坏死物填充；③多个干酪样坏死病灶融合并由纤维包裹。结核球是相对稳定的病灶，常无临床症状，但由于坏死较大，又有纤维环绕，药物不易进入，难以治愈，可手术局部切除。当机体免疫力下降时，病变可恶化，干酪样坏死病灶液化、扩大，纤维包膜破溃，造成播散。

(6)结核性胸膜炎　按病变性质可分为两种。①渗出性：又称湿性结核性胸膜炎。多见于青壮年，病变常为浆液纤维素性炎。临床表现为胸腔积液。经有效治疗后，渗出液可吸收；但若纤维素渗出过多，未被溶解吸收可被机化，造成胸膜粘连和增厚。②增生性：又称干性结核性胸膜炎。病变以增生为主，呈局限性，常位于肺尖或肺内病灶邻近的胸膜。当呼吸活动时，患处有针刺样痛，深呼吸或咳嗽时加重。一般经纤维化而痊愈，并常使局部胸膜增厚、粘连。

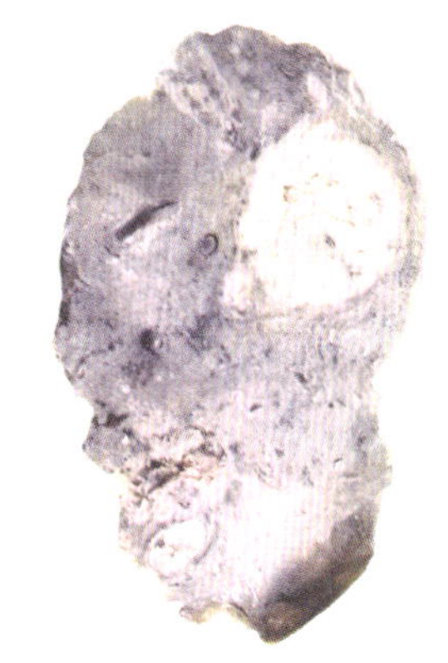

肺内可见一个孤立的、有纤维包裹的球形干酪样坏死物，直径约 4cm

图 11－8　肺结核球(大体观)

课堂互动

结核瘤是不是肿瘤？怎样与肺部肿瘤相鉴别？结核瘤形成有几种方式？能否扩散？

三、肺外器官结核

肺外器官的结核除消化道及皮肤结核可源于直接感染外，多为原发性肺结核经血道和淋巴道播散到肺外器官所致。继发性肺结核引起者少见。

(一)肠结核

肠结核的病变多发生在回盲部，可分为原发性和继发性两型。原发性肠结核很少见，常发生于小儿，一般由饮用带有结核杆菌的牛奶或乳制品而感染，可形成与肺原发综合征相似的肠原发综合征(肠的原发性结核性溃疡、结核性淋巴管炎和肠系膜淋巴结炎)。绝大多数肠结核继发于活动性空洞型肺结核，因反复咽下含菌的痰液所致。依其病变特点不同，肠结核分为两型。

1. 溃疡型

溃疡型肠结核较多见。结核杆菌侵入肠壁淋巴组织，形成结核结节，结节逐渐融合并发生干酪样坏死，破溃形成溃疡。由于肠壁淋巴管环肠管分布，细菌沿淋巴管扩散，因而肠结核溃疡多呈环形，其长径与肠管纵轴垂直。溃疡一般较浅，边缘不整齐，溃疡底部为干酪样坏死及结核性肉芽组织。溃疡愈合后因瘢痕收缩易致肠狭窄，但出血、穿孔少见。

2. 增生型

增生型肠结核以肠壁形成大量结核结节和纤维组织显著增生为其病变特征。肠壁增厚、肠腔狭窄。黏膜面可有浅表溃疡或息肉形成。临床上表现为慢性不完全低位肠梗阻。右下腹可触及肿块，故需与肠癌相鉴别。

(二)结核性腹膜炎

结核性腹膜炎通常由肠结核、肠系膜淋巴结结核、输卵管结核直接蔓延而来，也可为全身粟粒型结核的一部分。根据病理特征可分为干、湿两型，但多为混合型。干型的特点为腹膜上除见结核结节外，尚有大量纤维素性渗出物，机化后引起腹腔脏器广泛粘连，患者常因腹膜增厚，触诊时有腹壁柔韧感或橡皮样抗力。湿型结核性腹膜炎以大量浆液渗出引起腹水为特征，肠道粘连、狭窄少见。

(三)结核性脑膜炎

结核性脑膜炎常见于儿童，多由原发性肺结核经血道播散而来。病变以脑底部(如脑桥、脚间池、视神经交叉等处)的脑膜最为严重。大体观：蛛网膜混浊、增厚，偶见细小的灰白色结核结节，蛛网膜下腔积聚大量炎性渗出物，呈灰黄色，混浊而黏稠。镜下观：渗出物内主要有浆液、纤维素、巨噬细胞、淋巴细胞。当渗出物压迫、损害颅底脑神经(视神经、动眼神经等)时，则引起相应的颅神经损害症状。渗出物机化后可使蛛网膜下腔阻塞，影响脑脊液循环，尤其是第四脑室正中孔和外侧孔阻塞，可引起脑积水。脑脊液内可查到结核杆菌。

(四)肾结核

泌尿系统结核多由肾结核开始，常为单侧。结核杆菌主要由原发性肺结核血道播散而来。病变大多起始于皮质和髓质交界处或肾乳头内，最初为局灶性结核病变，继而病灶扩大并发生干酪样坏死，一方面向皮质扩展，另一方面坏死物破入肾盂，形成空洞。随着干酪样坏死扩大，肾组织遭到广泛破坏，肾内可有多数空洞形成，空洞内壁有灰白色或灰黄色干酪样坏死物附着(图 11－9)。由于干酪样坏死物大量从尿排出，尿液中多有结核杆菌，致使输尿管、膀胱相继受累；也可逆行至对侧输尿管和肾。因输尿管黏膜可发生溃疡和结核结节形成，致管壁增厚、管腔狭窄，甚至阻塞。

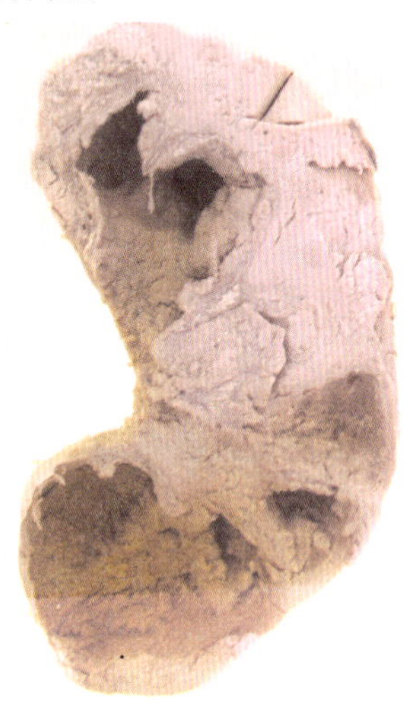

肾脏切面上可见多个较大、不规则的空洞形成

图 11－9　肾结核(大体观)

(五)生殖系统结核

男性生殖系统结核主要发生在附睾，结核杆菌多由泌尿系统结核直接蔓延而来，血源感染偶见。病变的附睾肿大变硬，常与阴囊壁粘连，可形成结核结节和干酪样坏死，坏死物液化后可穿破阴囊皮肤，形成经久不愈的窦道。女性生殖系统结核主要发生在输卵管，多由肺结核病灶内的结核杆菌通过血道播散而来，少数来自腹膜结核。子宫内膜和卵巢的结核则常为输卵管结核蔓延的结果。生殖系统结核是导致男、女不育的常见原因。

(六)骨与关节结核

骨与关节结核常由血源播散所致，多见于儿童和青少年。

1. 骨结核

骨结核常发生于负重或活动性较大的骨，以脊椎骨、长骨的骨骺端最多见。病变常始于松质骨及红骨髓，然后上、下扩展。按病变性质分为两型：①干酪样坏死型，以骨质破坏形成干酪样坏死及死骨为特征，坏死物液化后可在骨旁形成结核性脓肿，由于这种脓肿没有红、痛、热，故又称为“冷脓肿”。②增生型，以形成结核结节为主要特征，较干酪样坏死型少见。

脊椎结核在骨结核中最常见，多发生于第 10 胸椎至第 2 腰椎。病变始于椎体，常发生干酪样坏死，之后破坏椎间盘和邻近椎体。由于病变椎体不能负重而发生塌陷，引起脊椎后突畸形（图 11－10），可压迫脊髓引起截瘫。

2. 关节结核

关节结核以髋、膝、踝、肘等处关节多见，多继发于骨结核，由骨再累及附近关节软骨和滑膜。病变处软骨破坏，肉芽组织增生，骨膜增厚，结核结节形成，纤维素渗出。炎症波及周围软组织时可使关节明显肿胀。当干酪样坏死穿破软组织及皮肤时，可形成经久不愈的窦道。病变痊愈后，由于关节腔内纤维组织增生，致使关节强直。

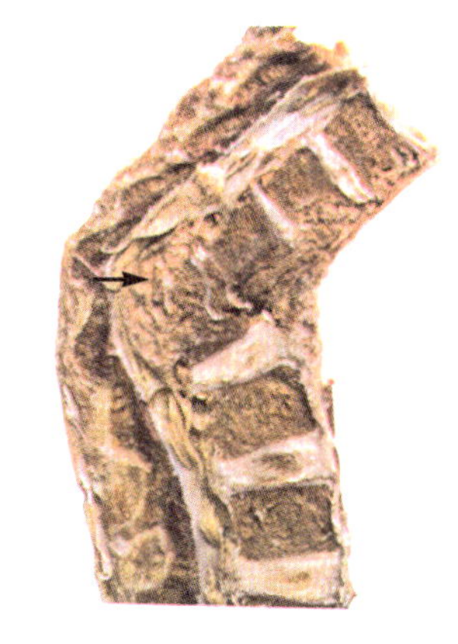

椎体和椎间盘干酪样坏死，造成椎体塌陷及后突畸形

图 11－10　脊柱结核（大体观）

（七）淋巴结结核

淋巴结结核多见于儿童和青年，以颈部淋巴结结核（中医称为瘰病）多见，其次是支气管旁和肠系膜淋巴结结核。病变淋巴结内有结核结节和干酪样坏死形成，淋巴结逐渐肿大，彼此粘连，形成较大的包块。颈淋巴结结核干酪样坏死物液化后可穿破颈部皮肤，造成经久不愈的窦道。

第二节　伤　寒

伤寒（typhoid fever）是由伤寒杆菌引起的一种急性传染病。病变特征是全身单核-巨噬细胞系统反应性增生，形成特征性的伤寒肉芽肿，尤以回肠淋巴组织处的病变最为显著，故有肠伤寒之称。患者以儿童和青壮年居多。全年均可发病，但以夏、秋两季最多。临床上以持续高热、相对缓脉、脾大、皮肤玫瑰疹及中性粒细胞和嗜酸性粒细胞减少等为主要表现。病愈后可获得较稳固的免疫力。

一、病因与发病机制

伤寒杆菌属沙门菌属，革兰氏阴性。菌体“O”抗原、鞭毛“H”抗原和表面“Vi”抗原可使机体产生相应抗体，可用于血清凝集试验（肥达反应）来测定血清中抗体的效价，以辅助临床诊断。人体对伤寒杆菌易感性强，菌体裂解时释放的内毒素是致病的重要因素。

伤寒患者和带菌者为本病的传染源。细菌随粪便和尿排出体外，污染食品、水源等或以苍蝇为媒介污染食品经口入消化道而感染。

伤寒杆菌随污染的食物或饮水进入消化道后，菌量少时，可被胃酸杀灭；当机体抵抗力低下或菌量多时，未被杀灭的细菌进入肠腔，通过小肠黏膜上皮细胞侵入肠壁淋巴组织，特别是回肠下段的集合淋巴小结和孤立淋巴小结，进一步沿淋巴管到达肠系膜淋巴结，并在其中生长繁殖。部分伤寒杆菌经胸导管进入血液，引起菌血症。血液中的细菌很快被全身单核巨噬细胞系统的细胞吞噬，并在其内大量生长繁殖，致肝、脾、淋巴结肿大。随后，细菌及其内毒素再次大量进入血液，引起败血症，表现出全身中毒症状和各器官的病理改变。进入胆囊内的伤寒杆菌生长繁殖并随胆汁再次进入小肠，穿过肠黏膜再次侵入肠壁淋巴组织，使已经致敏的肠黏膜淋巴组织坏死、脱落并形成溃疡。

二、病理变化与临床病理联系

伤寒杆菌引起的炎症是以巨噬细胞增生为特征的急性增生性炎。病变突出表现为肠道淋巴组织、肠系膜淋巴结、肝、脾、骨髓等处的单核巨噬细胞反应性增生。增生的巨噬细胞体积大，吞噬功能十分活跃，胞质中常见吞噬的伤寒杆菌、淋巴细胞、红细胞和坏死的细胞碎屑，这种巨噬细胞称为伤寒细胞。伤寒细胞聚集形成的结节状病灶，称为伤寒小结(typhoid nodule)或伤寒肉芽肿(图 11－11)，是伤寒的特征性病变。伤寒小结和伤寒细胞均具有病理学诊断意义。伤寒的病灶内一般不见中性粒细胞浸润。

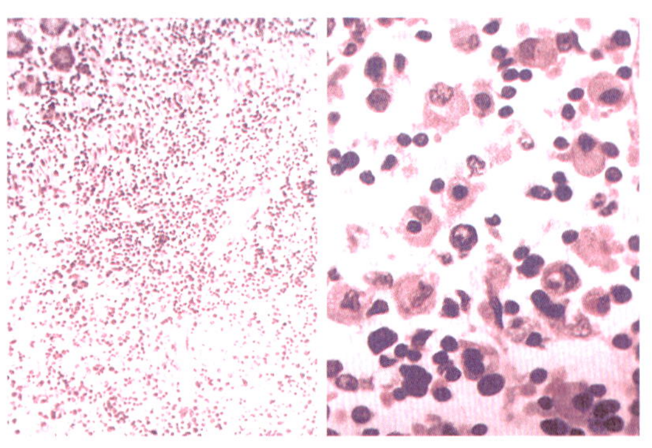

大量伤寒细胞增生，伤寒细胞内可见吞噬的淋巴细胞、红细胞及组织碎片

图 11－11　伤寒肉芽肿和伤寒细胞(镜下观)

(一)单核巨噬细胞系统病变

1. 肠道病变

以回肠末段集合淋巴小结和孤立淋巴小结的病变最具特征性。按其病变发展过程分为四期，每期约持续 1 周。

(1)髓样肿胀期　起病第 1 周。大体观：肠壁充血、水肿，淋巴组织明显增生、肿胀，突出于黏膜表面，质软，色灰红，呈圆形或卵圆形，表面凹凸不平，似脑回(图 11－12)。镜下观：肠壁淋巴组织内伤寒细胞增生，形成伤寒小结。病变周围肠壁组织充血、水肿，有淋巴细胞、浆细胞浸润。

(2)坏死期　起病第 2 周。肠壁内淋巴组织明显增生，压迫周围血管，导致局部组织缺血，加上致敏后的淋巴组织对细菌及其毒素产生强烈的过敏反应，进而造成淋巴组织中心部位发生多数小灶性坏死。大体观：肿胀的淋巴组织及其表面的黏膜坏死，失去正常肿胀的光泽，呈灰黄或灰绿色(图 11－12)。镜下观：坏死组织呈一片红染无结构物质，周边及底部仍可见典型的伤寒小结。

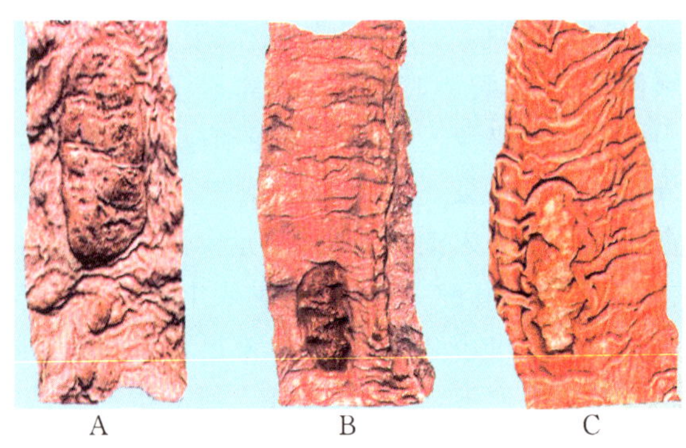

A　　　　B　　　　C

A. 髓样肿胀期：肠道集合淋巴小结和孤立淋巴小结增生、肿胀，向肠腔面隆起；

B. 坏死期：淋巴组织及其表面的黏膜坏死，失去正常的光泽；

C. 溃疡期：坏死组织崩解、脱落形成溃疡，溃疡的长径与肠管长轴平行。

图 11－12　伤寒肠道病变(大体观)

(3)溃疡期　起病第3周。坏死组织崩解、脱落而形成溃疡，溃疡的外形与淋巴小结的分布及形态一致，呈圆形或卵圆形，溃疡的长径与肠管长轴平行，此为肠伤寒溃疡的特点(图11－12)。溃疡深浅不一，常穿透黏膜肌层达黏膜下层，严重者可穿透肌层和浆膜层，引起穿孔，这是伤寒最严重的并发症。穿孔多为一个，有时也可为多个。如累及血管，则可引起严重的肠出血。

(4)愈合期　起病第4周，溃疡底部及边缘生长出肉芽组织将溃疡填平，而后由周围的肠黏膜上皮再生进行覆盖。由于病灶的长径与肠管长轴相平行，故不会因为瘢痕收缩而引起肠管狭窄。

2. 其他单核巨噬细胞系统病变

(1)肠系膜淋巴结　回肠下段的肠系膜淋巴结明显肿大，充血，质软。镜下观：淋巴窦扩大，充满伤寒细胞，并有伤寒小结形成，严重者可有灶状坏死。

(2)肝脏　体积增大，质软，边缘钝圆。镜下观：肝细胞水肿、脂肪变性及散在灶状坏死和伤寒小结。肝窦扩张、充血，汇管区可见巨噬细胞及淋巴细胞浸润。

(3)脾脏　呈中度肿大，包膜紧张，质软，切面呈暗红色。镜下观：脾窦高度充血，脾髓及脾窦内有大量巨噬细胞增生，形成伤寒小结及散在坏死灶。发病1周左右可触及肿大的脾脏，并有压痛。

(4)骨髓　出现伤寒小结和局灶性坏死，粒细胞系统由增生的巨噬细胞所代替，致使中性粒细胞减少。由于骨髓内巨噬细胞吞噬的细菌较多，故骨髓细菌培养阳性率可高达90%。

(二)其他脏器病变

(1)胆囊　胆囊病变不明显，但胆汁是伤寒杆菌良好的培养基。伤寒杆菌经血液到达胆囊，大量繁殖，再通过胆汁不断向肠道排放。即使患者痊愈，细菌仍可在胆汁中生存并由肠道排出。有的甚至成为终身带菌者，这是伤寒的重要传染源。

(2)心脏　心肌纤维可发生颗粒变性，严重者可发生心肌坏死及中毒性心肌炎，致心肌收缩力减弱，加之毒素的作用使迷走神经兴奋性增高，故临床上出现可相对缓脉。

(3)中枢神经系统　细菌毒素可引起脑的小血管内膜炎，脑神经细胞发生变性、坏死，胶质细胞增生。

(4)肾脏　肾近曲小管上皮细胞可发生水变性。

(5)皮肤　在发病1～2周时，由于皮肤浅层毛细血管细菌栓塞，引起小灶性炎症和毛细血管扩张充血，导致皮肤出现玫瑰疹，以胸腹及背部多见。皮疹中可检出伤寒杆菌。

(6)肌肉　膈肌、腹直肌和股内收肌常发生凝固性坏死(蜡样变性)。临床上常出现肌痛和皮肤知觉过敏。

伤寒患者可有肠出血、肠穿孔、支气管肺炎等并发症。如无并发症，一般经过4～5周即可以痊愈，病后可获得较强的免疫力。慢性感染病例也可累及关节、骨、脑膜及其他部位。

知识链接

伤寒的预防方法

◆控制传染源：及时发现和隔离患者及带菌者。同时患者大小便、便器、食具、衣物、生活用品均须做适当消毒处理。

◆切断传播途径：做好卫生宣教，搞好粪便、水源和饮食卫生管理，消灭苍蝇，养成个人良好的卫生习惯，改善给水卫生，严格执行水的卫生监督。

◆保护易感者：预防接种伤寒杆菌疫苗对易感人群能够起到一定的保护作用。

第三节　细菌性痢疾

细菌性痢疾(bacillary dysentery)是由痢疾杆菌引起的一种肠道传染病，简称菌痢。以大肠黏膜的纤维素渗出形成假膜为主要特征。全年均可发病，但以夏、秋季多见。儿童发病率较高，其次为青壮年。临床上常表现为腹痛、腹泻、里急后重和黏液脓血便。

一、病因与发病机制

痢疾杆菌是革兰氏阴性短杆菌。按抗原结构和生化反应的不同分为四群，即志贺氏菌、福氏菌、鲍氏菌、宋内氏菌，四群均能产生内毒素，志贺菌还可产生外毒素。我国常见的致病菌为福氏和宋内氏痢疾杆菌。

菌痢患者和带菌者是本病的传染源。痢疾杆菌随粪便排出后可直接或间接(通过苍蝇、蟑螂等)污染食物、食具、水源、日常生活用品和手等，经口传染给健康人群。食物和饮水的污染有时可引起菌痢暴发流行。

痢疾杆菌经口进入胃，大部分被胃酸杀灭，仅少部分进入肠道，在小肠末端或结肠内侵入肠黏膜上皮，并在黏膜固有层内进一步繁殖，随之细菌释放具有破坏细胞作用的内毒素，使肠黏膜产生溃疡。痢疾杆菌进入人体后是否发病，还取决于机体抵抗力的强弱、侵入细菌数量的多少和毒力的大小。当受凉、暴饮、暴食、过度疲劳等诱因使机体抵抗力降低时，即使感染少量痢疾杆菌也会致病。

二、病理变化与临床病理联系

菌痢病变主要发生于大肠，尤以乙状结肠和直肠为重。根据肠道炎症的特征和临床经过，可分为三种类型。

(一)急性细菌性痢疾

1. 病理变化

病变早期为肠黏膜的急性卡他性炎，表现为黏液分泌亢进，黏膜充血、水肿、点状出血、中性粒细胞和巨噬细胞浸润。随着病变发展，肠黏膜上皮坏死、脱落，并伴大量纤维素渗出。坏死组织与渗出的纤维素、红细胞、中性粒细胞和细菌凝集成假膜(图 11－13)。假膜附着于肠黏膜皱襞的顶端，先呈糠皮状，随着病变范围的扩大，相互融合呈片状、灰白色。如出血严重或被胆色素浸染时，假膜则分别呈暗红色或灰绿色。发病1周左右，在中性粒细胞释放的蛋白水解酶作用下，假膜溶解，呈片状脱落，

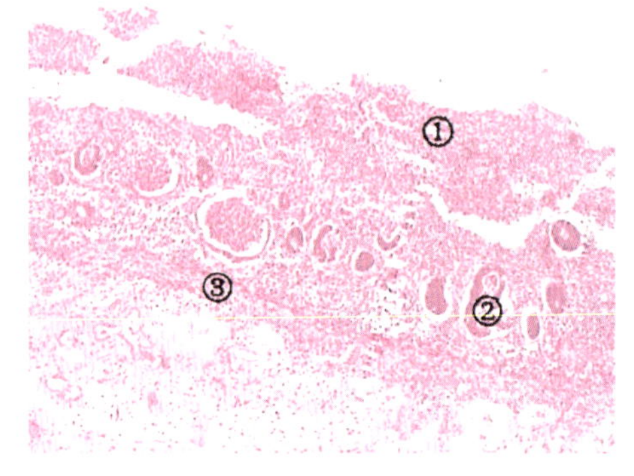

结肠黏膜表层坏死、炎性渗出、假膜形成
①假膜；②黏膜腺体；③黏膜肌层。
图 11－13　细菌性痢疾(镜下观)

形成大小不等、形状不一的“地图状”溃疡。溃疡多较浅表，当病变趋向愈合时，经周围健康组织再生修复，不形成明显瘢痕，一般不引起肠狭窄。少数患者经久不愈转为慢性。

2. 临床病理联系

由于毒素的吸收，患者可出现头痛、发热、乏力、食欲减退等全身中毒症状。病变肠管蠕动增强，患者出现阵发性腹痛、腹泻等症状。由于炎症刺激直肠壁内的神经末梢及肛门括约肌，导致里急后重和排便次数增多。由于黏液分泌亢进及假膜脱落伴少量出血，患者可有黏液脓血便。急性菌痢经适当治疗，大多数病例可痊愈，病程为 1～2 周，很少引起严重的肠出血、肠穿孔等并发症，少数病例病程迁延可转为慢性。

(二)慢性细菌性痢疾

菌痢病程持续 2 个月以上者即为慢性菌痢。以福氏菌感染者居多。

1. 病理变化

肠道病变常随患者全身及局部抵抗力的波动而此起彼伏，新旧病变混杂。肠壁黏膜原有的溃疡尚未愈合，又有新的溃疡形成。由于组织的损伤、修复反复进行，导致慢性溃疡形成，溃疡边缘不规则，多深达肌层，底部高低不平，溃疡边缘处黏膜常过度增生而形成息肉。由于肠壁反复受损，大量纤维组织增生使肠壁不规则增厚、变硬，严重者可致肠腔狭窄。

2. 临床病理联系

由于肠道病变时好时坏，患者可出现腹痛、腹胀、腹泻或便秘与腹泻交替出现，大便常带有黏液或少量脓血。在急性发作期间，则可出现急性菌痢的症状。大便细菌培养有时阳性，有时阴性。有少数患者无明显的临床症状和体征，仅为痢疾杆菌的携带者，常为菌痢的重要传染源。

(三)中毒性细菌性痢疾

中毒性细菌性痢疾多见于 2～7 岁儿童，为细菌性痢疾中最严重的一型。其特征为发病急剧，肠道病变和临床症状不明显，但全身中毒症状严重，发病后数小时内即可出现中毒性休克或呼吸衰竭。常由毒力较低的福氏或宋内氏痢疾杆菌引起。

中毒性菌痢的肠道病变一般轻微，呈卡他性肠炎改变。有时因肠壁集合淋巴小结和孤立淋巴小结滤泡增生、肿胀，而呈滤泡性肠炎改变。

本病发病机制尚不清楚，可能与特异性体质对细菌毒素发生强烈过敏反应有关。

第四节　流行性脑脊髓膜炎

流行性脑脊髓膜炎(cpidcmic cerebrospinal meningitis)简称流脑，是由脑膜炎双球菌引起的急性脑脊髓膜的化脓性炎，又称化脓性脑膜炎。多为散发，冬、春季可引起流行，好发于儿童及青少年。临床表现为寒战、高热、头痛、呕吐、皮肤瘀点和脑膜刺激症状等。

一、病因与发病机制

脑膜炎双球菌存在于患者和带菌者的鼻咽部，借飞沫经呼吸道传染。细菌进入上呼吸道后，大多数感染者只引起局限性的上呼吸道炎症而不发病，成为带菌者。当机体抵抗力低下或感染细菌数量多时，细菌从上呼吸道黏膜侵入血液并生长繁殖，引起短暂的败血症，再进一步到达脑脊髓膜，在蛛网膜下腔的脑脊液中迅速繁殖、播散，引起化脓性炎症。

二、病理变化

(一)普通型流脑

根据病情进展，可分为三期。

(1)上呼吸道感染期　细菌在鼻咽部黏膜繁殖，经潜伏期后，出现上呼吸道感染症状。主要病理改变为黏膜充血、水肿，炎细胞浸润和分泌物增多。1～2 天后，部分患者进入败血症期。

(2)败血症期　细菌从上呼吸道黏膜侵入血液引起败血症。大部分患者的皮肤、黏膜出现瘀点或瘀斑，为细菌栓塞在小血管或细菌毒素对血管壁的损伤所致。

(3)脑脊髓膜炎期　细菌随血流到达脑脊髓膜引起特征性的脑脊髓膜化脓性炎症。大体观：病变以大脑额叶、顶叶最为明显。表现为脑脊髓膜血管高度扩张、充血，蛛网膜下腔有脓性渗出物堆集，脑沟、脑回因脓性渗出物覆盖而模糊不清(图 11－14)。由于渗出物阻塞致脑脊液循环障碍，可引起不同程度的脑室扩张并有混浊液体。镜下观：蛛网膜下腔增宽，内有大量中性粒细胞、少量单核细胞、淋巴细胞和纤维素渗出，血管高度扩张充血(图 11－15)。脑实质一般不受累，邻近的脑皮质可有轻度水肿。严重病例可累及邻近脑膜的脑实质，使神经元变性，称脑膜脑炎。

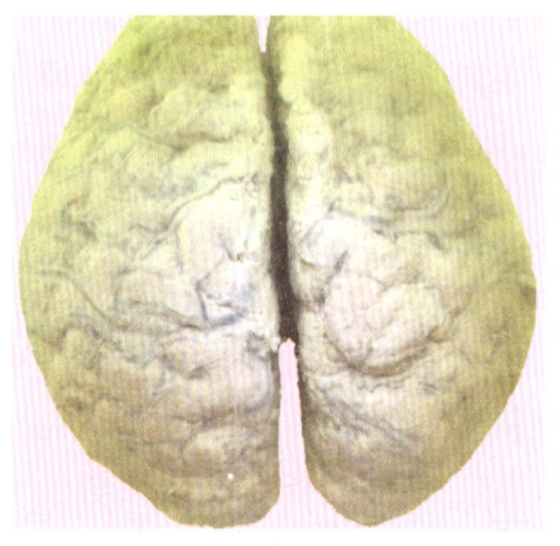

脑膜血管高度扩张、充血，脑沟、脑回因灰黄色的脓性渗出物覆盖而模糊不清

图 11－14　化脓性脑膜炎(大体观)

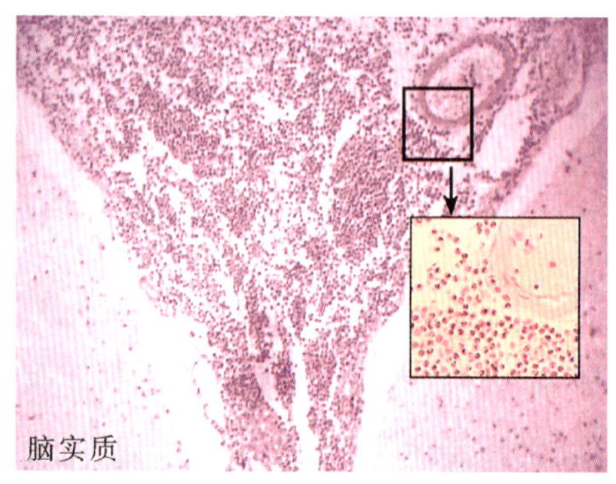

脑膜血管扩张、充血，蛛网膜下腔内大量中性粒细胞浸润

图 11－15　化脓性脑膜炎(镜下观)

(二)暴发型流脑

少数病例(主要是儿童)起病急骤，病情危重，称为暴发性流脑。根据临床病理特点，又分为以下两型。

(1)败血症型　是流行性脑脊髓膜炎的一种超急性类型，多见于儿童。主要特点是脑膜病变轻微，患者以周围循环衰竭、休克、皮肤出现大片紫癜及两侧肾上腺皮质广泛出血、功能衰竭为特征，称为沃-弗综合征(Waterhouse-Friderichsen syndrome)。其发生机制是脑膜炎双球菌引起败血症时，大量细菌内毒素释放入血，引起中毒性休克及弥散性血管内凝血。病情凶险，病死率高。

(2)脑膜脑炎型　脑膜炎症波及软脑膜下的脑实质，并由于微循环障碍、血管通透性增高，引起脑组织淤血，进而发生严重的脑水肿和神经细胞损伤，颅内压急骤升高和神经功能障碍。临床表现为突发高热、剧烈头痛、频繁呕吐，常伴惊厥、抽搐、昏迷或脑疝形成。若抢救不及时，可危及生命。

三、临床病理联系

流脑在临床上除了发热等全身症状外，常有一系列神经系统症状和体征。

(1)颅内压升高　患者表现为头痛、喷射性呕吐、视乳头水肿、小儿前囟饱满等。这是由于脑膜血管扩张充血，蛛网膜下腔渗出物堆积，蛛网膜颗粒因脓性渗出物阻塞而影响脑脊液回流所致。如伴有脑水肿，则颅内压升高更明显。

(2)脑膜刺激症状　表现为颈项强直、角弓反张和屈髋伸膝征(Kernig 征)阳性。由于炎症累及脊髓神经根周围的蛛网膜、软脑膜及软脊膜，使脊神经根在通过椎间孔处受压，当颈部或背部肌肉运动时牵引受压的神经根而产生疼痛，因而颈部肌肉发生保护性痉挛而呈僵硬状态，称为颈项强直。在婴幼儿，常因腰背部肌肉发生保护性痉挛而呈“角弓反张”。当屈髋伸膝时，因坐骨神经受到牵拉，引起腰神经根压痛的表现，称为屈髋伸膝征阳性。

(3)脑神经麻痹　由于大脑基底部脑膜炎累及该处的脑神经，引起相应的脑神经麻痹征。

(4)脑脊液的变化　早期脑脊液澄清，随后则因蛛网膜下腔有大量脓性渗出物，而呈混浊脓样，含大量脓细胞，蛋白增多，含糖量减少，涂片或培养可查见致病菌。脑脊液检查是本病诊断的一个重要依据。

四、结局与并发症

若能及时给予治疗，大多数患者均能痊愈。少数患者治疗不当，可发生以下并发症：①脑积水，由于蛛网膜下腔渗出物机化，脑膜粘连，导致脑脊液循环障碍所致；②脑神经受损麻痹，由于大脑基底部脑膜炎症累及自该处出颅的Ⅲ、Ⅳ、Ⅴ、Ⅵ和Ⅶ对脑神经，因而引起相应的神经麻痹征，如耳聋、视力障碍、斜视及面神经麻痹等；③脑梗死，脑底部脉管炎导致管腔狭窄、阻塞，相应部位的脑组织因缺血发生梗死。

知识链接

脑膜炎包括硬脑膜炎和软脑膜炎。硬脑膜炎多继发于颅骨感染。由于抗生素的广泛应用，该病发病率已大为降低。因此，目前所谓的脑膜炎一般是指软脑膜炎，包括软脑膜、蛛网膜和脑脊液的感染。严重及病程较长者可累及其下的脑实质导致脑膜脑炎。

脑膜炎有三种基本类型：化脓性脑膜炎(多由细菌引起)、淋巴细胞性脑膜炎(一般为病毒感染所致)和慢性脑膜炎(可由结核杆菌、梅毒螺旋体及真菌引起)。

第五节　流行性乙型脑炎

流行性乙型脑炎(epidemic encephalitis B)简称乙脑，是由乙型脑炎病毒感染引起的脑实质变质性炎症，多在夏、秋季流行。起病急，发展快，病情重，死亡率高。临床主要表现为高热、意识障碍、抽搐等。好发于 10 岁以下儿童。

一、病因与发病机制

本病的病原体为乙型脑炎病毒，传染源为患者和中间宿主（如牛、马、猪等家畜），蚊子是乙脑的主要传播媒介。在我国主要是三节吻库蚊和伊蚊。带病毒的蚊虫叮咬人时，先在局部血管内皮细胞及全身单核巨噬细胞系统繁殖，然后侵入血液引起短暂的病毒血症。病毒能否进入中枢神经系统，取决于机体免疫反应和血脑屏障功能状态。若机体免疫功能强，血脑屏障正常，病毒则不易进入脑组织致病，仅成为隐性感染。但在免疫功能低下时，血脑屏障功能不健全，病毒则可侵入中枢神经系统而致病。由于受感染的神经细胞表面有膜抗原存在，从而激发体液免疫和细胞免疫，导致神经细胞损伤。

二、病理变化

病变广泛累及整个中枢神经系统，主要发生在脑脊髓灰质，以大脑皮质、基底核、视丘最为严重，小脑皮质、脑桥及延髓次之，脊髓病变最轻。

大体观：脑膜血管明显充血、水肿，脑回宽，脑沟窄。切面皮质深层、基底核、视丘等部位可见粟粒大小的软化灶，界限清楚，呈弥漫性或灶性分布。

镜下观：通常出现以下病变。

（1）血管病变　脑内血管明显扩张、充血，血管周围间隙增宽，以淋巴细胞为主的炎细胞围绕血管呈袖套状浸润，称为淋巴细胞套（图 11－16）。

（2）神经细胞变性、坏死　表现为神经细胞肿胀，尼氏小体消失，胞质出现空泡、核偏位等。严重时神经细胞可发生坏死。在变性、坏死的神经细胞周围，常有增生的少突胶质细胞围绕，称为神经细胞卫星现象（图 11－17）。小胶质细胞、中性粒细胞侵入神经细胞内，称为噬神经细胞现象（图 11－18）。

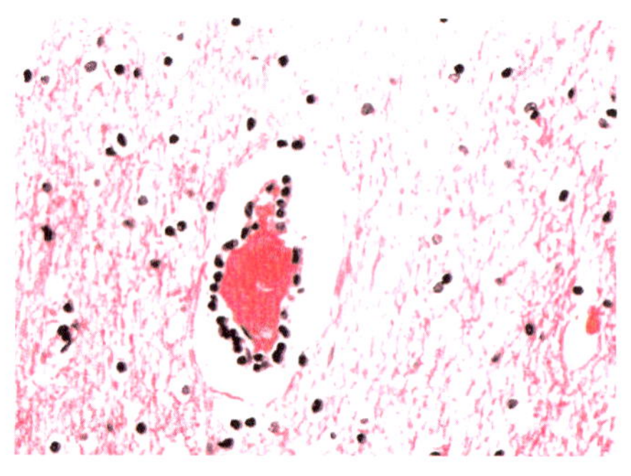

淋巴细胞围绕血管呈袖套状浸润

图 11－16　淋巴细胞套（镜下观）

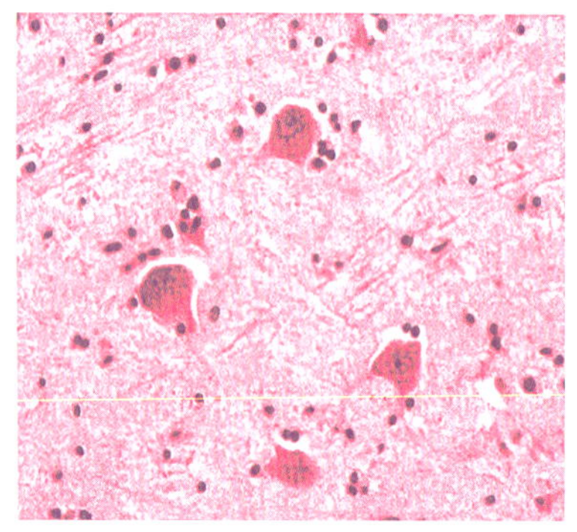

少突胶质细胞围绕变性、坏死的神经细胞

图 11－17　神经细胞卫星现象（镜下观）

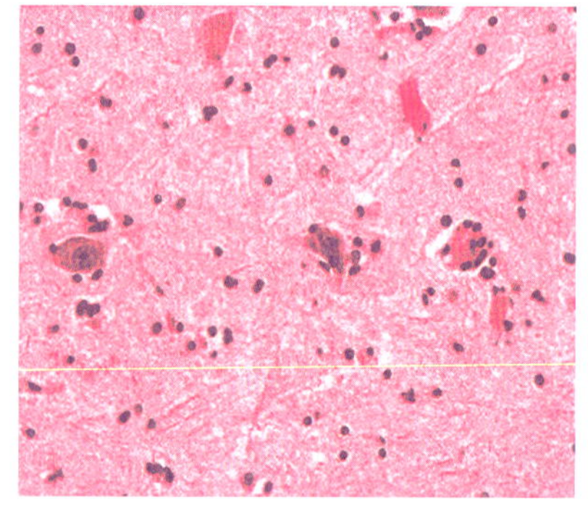

小胶质细胞、中性粒细胞侵入变性、坏死的神经细胞

图 11－18　噬神经细胞现象（镜下观）

(3)软化灶形成　神经组织发生局灶性坏死、液化，形成染色较浅、质地疏松、边界较清楚的筛网状病灶，称为筛状软化灶(图 11-19)，具有一定的病理学诊断意义。软化灶主要分布于灰质神经核或灰、白质交界处。

(4)胶质细胞增生　小胶质细胞增生明显，聚集成团，形成边界较清楚的结节状病灶，称为胶质细胞结节，多位于小血管旁或坏死的神经细胞附近(图 11-20)。

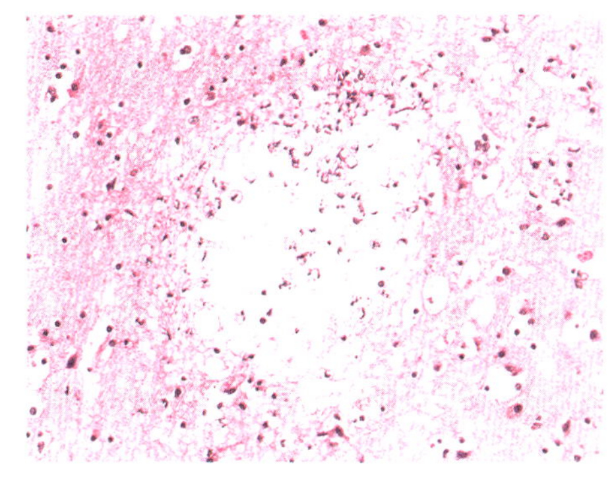

软化灶染色较浅，质地疏松，边界较清楚，呈筛网状

图 11-19　筛状软化灶(镜下观)

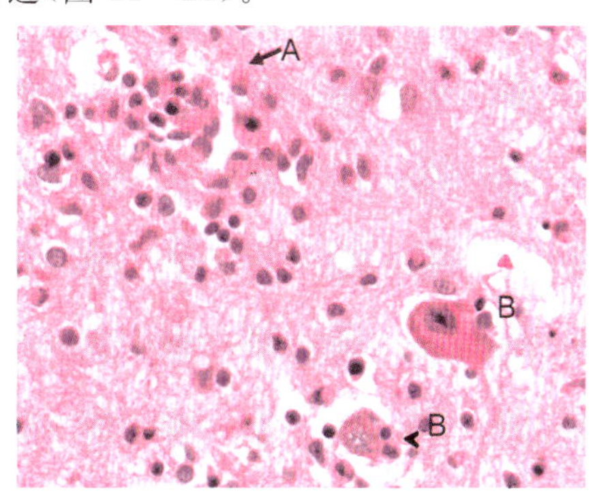

小胶质细胞增生明显，聚集成团，形成边界较清楚的结节状病灶(A→)，多位于小血管旁或坏死的神经细胞附近(B. 噬神经细胞现象)

图 11-20　胶质细胞结节(镜下观)

三、临床病理联系

流行性乙型脑炎患者早期由于病毒血症常出现高热、全身不适等中毒症状。神经细胞变性坏死可出现嗜睡、昏迷和抽搐。脑血管的扩张充血和脑水肿可引起颅内压增高。脑膜刺激症状较轻。应注意与流行性脑脊髓膜炎鉴别(表 11-2)。

表 11-2　流行性脑脊髓膜炎和流行性乙型脑炎的鉴别

	流行性脑脊髓膜炎	流行性乙型脑炎
病原体	脑膜炎双球菌	乙脑病毒
传染途径	呼吸道	虫媒(蚊类)
流行季节	冬、春	夏、秋
病理特点	脑、脊髓膜急性化脓性炎	脑实质变质性炎
临床特点	颅内高压、脑膜刺激征为主	嗜睡、抽搐、昏迷等脑实质损害症状为主
脑脊液特点	混浊，细胞数量明显增多(以中性粒细胞为主)，蛋白质显著增多，糖、氯化物减少，可有细菌	透明或微混，细胞数量轻度增加(以淋巴细胞为主)，蛋白质轻度增多，糖、氯化物正常，无细菌

四、结局与并发症

多数患者及时合理治疗后可痊愈，病情严重者急性期可因中枢性呼吸、循环衰竭而死亡。脑组织损害程度大者，可出现意识障碍、痴呆、肢体瘫痪、癫痫和精神失常等并发症。

第六节　性传播疾病

性传播疾病(sexually transmitted diseases,STD)是指通过性行为或类似性行为所传播的一类疾病。传统的性病只包括梅毒、淋病、软下疳、性病性淋巴肉芽肿和腹股沟淋巴肉芽肿。近年来,性病病谱增宽已有四类30余种。本节仅介绍淋病、尖锐湿疣、梅毒和艾滋病。

一、淋病

淋病(gonorrhea)是由淋球菌引起的急性化脓性炎,是最常见的STD。以20～24岁最常见。临床上以尿痛、尿道口流脓为主要表现。

(一)病因与发病机制

淋病的病原体是淋球菌。淋球菌有极强的传染性,患者及无症状的带菌者是本病的主要传染源。成人几乎全部通过性交传染,极少通过被污染的手指和生活用品等间接感染。分娩时胎儿受母亲产道分泌物污染,可引起新生儿眼结膜炎。

人是淋球菌的唯一天然宿主。病菌进入人体后黏附于泌尿生殖道的黏膜上,对柱状上皮和移行上皮有特殊的亲和力。因此在性活动传播过程中,首先遭受感染的部位是具有单层柱状上皮的尿道、子宫颈处,而后穿破上皮细胞进入黏膜下层,引起急性化脓性炎症。当细菌进入尿道腺体和隐窝后,腺管开口和隐窝被阻塞,潜藏的细菌成为慢性淋病的主要病灶。

(二)病理变化与临床病理联系

急性期的主要表现为急性尿道炎。大体观:尿道口及周围黏膜充血、水肿,黏附有黏液或脓性分泌物。镜下观:尿道黏膜充血、水肿,伴溃疡形成,黏膜下有大量中性粒细胞浸润。若炎症蔓延,男性可波及前列腺、附睾、精囊和膀胱;女性可波及前庭大腺、子宫颈、子宫内膜、输卵管等。

由于炎症刺激,急性期淋病患者可有脓尿、尿频、尿急、尿痛等症状,局部有疼痛及烧灼感,全身则有发热、白细胞增高等表现。感染后如不及时治疗或治疗不彻底可转为慢性淋病。尿道炎性瘢痕可导致尿道狭窄,造成排尿困难。附睾和精囊慢性炎性病变可致男性不育。输卵管病变可累及卵巢,形成输卵管卵巢积脓或脓肿,病变扩展至盆腔,导致盆腔炎而引起盆腔器官粘连,患者可因此而不孕。在慢性淋病,淋球菌可长期潜伏在病灶处,并反复引起急性发作。少数病例病菌侵入血液,引起全身播散性淋球菌感染。

母婴传染可引起新生儿淋病性结膜炎,重者可引起角膜溃疡甚至失明。

二、尖锐湿疣

尖锐湿疣(condyloma acuminatum)是由人乳头瘤病毒(HPV)感染引起的皮肤黏膜良性疣状增生,约60%由性接触传染,故又称性病疣。目前发病率居性病的第二位,好发于中青年。相关研究表明,尖锐湿疣与宫颈癌、外阴癌、阴茎癌的发病有关,已引起广泛重视。

(一)病因与传播途径

尖锐湿疣病原体是HPV,属DNA病毒,主要由6型、11型、16型、18型及33型引起,其中以6型、11型最常见。HPV具有高度的宿主和组织特异性,只侵袭人体皮肤和黏膜,不侵犯动物。尖锐湿疣主要通过性接触传播，并且由生殖器部位自体接触传播到非生殖器部位。新生儿可通过产道被感染而发生喉头疣。

(二)病理变化

尖锐湿疣的潜伏期长短不一，从1～2个月到半年以上，平均约3个月。好发于潮湿温暖的黏膜和皮肤交界的部位。男性常见于阴茎冠状沟、龟头、包皮、系带、尿道口或肛门附近。女性多见于阴蒂、阴唇、会阴部及肛周。亦可发生于身体的其他部位，如口腔、腋窝等。

大体观：初起为散在小而尖的乳头，逐渐增大、增多，表面凸凹不平，可互相融合形成鸡冠状或菜花状团块，质较软，湿润，呈粉红色、暗红色或污灰色，顶端可因细菌感染而溃烂，根部有蒂，触之易出血。

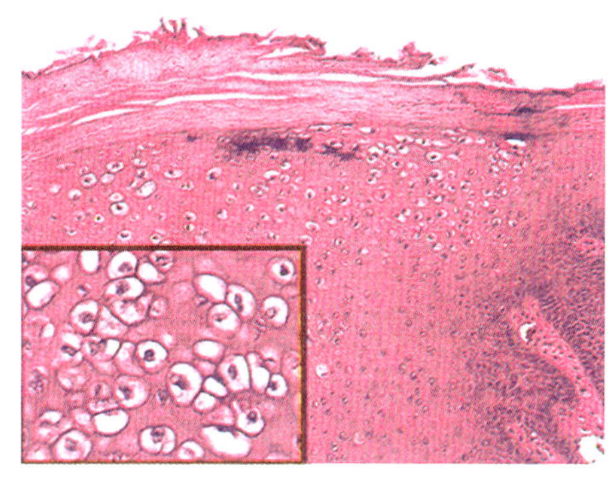

表皮呈瘤样增生，角质层轻度增厚，几乎全为角化不全细胞，棘层肥厚，在棘细胞层可见胞质空泡状、核大居中的挖空细胞(左下角示挖空细胞)

图11-21 挖空细胞(镜下观)

镜下观：上皮增生呈乳头状结构，典型者为细长的尖乳头，表面覆盖鳞状上皮，角质层轻度增厚及角化不全，棘细胞明显增生，表皮钉突增厚、延长。在棘细胞层或上部可见多少不等的挖空细胞(图11-21)，挖空细胞较正常细胞大，胞质空泡状，细胞边缘常残存带状胞质，核大居中，圆形或卵圆形，染色深，电镜下常可见核内病毒颗粒。真皮层可见毛细血管及淋巴管扩张，大量慢性炎细胞浸润。

应用免疫组织化学方法检测HPV核壳抗原以及原位杂交或原位PCR技术检测HPV DNA有助于临床诊断。

三、梅毒

梅毒(syphilis)是由梅毒螺旋体感染引起的慢性传染病。早期病变主要累及皮肤和黏膜，晚期则累及全身各脏器，特别是心血管和中枢神经系统。临床上症状复杂，病程长，其危害仅次于艾滋病。中华人民共和国成立后，经积极防治基本消灭了梅毒，但近年来又有新的梅毒病例发生，并有流行趋势。

(一)病因与发病机制

梅毒的病原体是梅毒螺旋体，又称苍白螺旋体。95%以上通过性交传播，少数可因输血、医疗操作不慎等感染(后天性梅毒)，也可经胎盘感染胎儿(先天性梅毒)。梅毒患者为唯一传染源。

梅毒螺旋体既不产生外毒素，也不能证明有内毒素，感染机体后主要产生细胞免疫和体液免疫反应。机体感染梅毒后第6周血清出现特异性抗体，临床上血清学试验反应阳性具有诊断意义。

(二)基本病变

1. 闭塞性动脉内膜炎及血管周围炎

闭塞性动脉内膜炎系指小动脉内皮细胞肿胀、增生和内膜纤维化，血管壁增厚、管腔狭窄甚至闭塞。血管周围炎表现为血管周围单核细胞、淋巴细胞和浆细胞浸润。浆细胞恒定出现是本病的特点之一。此病变可见于各期梅毒。

2. 树胶肿

树胶肿(gumma)又称梅毒瘤,此病变实为细胞介导的迟发型变态反应,是三期梅毒的特征性病变。小者仅在显微镜下可见,大者可达3～4cm,不规则形,边界清楚,呈均匀灰白色,质坚韧、有弹性,似树胶而得名。镜下观:结构颇似结核结节,中央为凝固性坏死,形态类似干酪样坏死,但坏死不如干酪样坏死彻底,弹力纤维尚保存。坏死灶周围富含淋巴细胞和浆细胞,而上皮样细胞和郎格汉斯巨细胞较少,且常有闭塞性小动脉内膜炎和血管周围炎。树胶肿后期可被吸收、纤维化,最后使器官变形,但极少钙化,这与结核结节截然不同。

(三)类型

1. 后天性梅毒

后天性梅毒按病程经过分为三期。一、二期梅毒称早期梅毒,有传染性。三期梅毒称晚期梅毒,因常累及内脏,故又称内脏梅毒。

(1)第一期梅毒　为梅毒早期病变。从感染到出现下疳潜伏期为10～90天,平均为3周。病变常见于阴茎冠状沟、龟头、阴唇、子宫颈和阴道后穹窿等处,约10%的病例可发生于生殖器以外,如唇、舌、肛周等。病变初起时,患处充血、出现水疱,水疱破溃,上皮坏死脱落后形成底部平坦、边缘整齐的圆形溃疡,直径为1～2cm,与周围正常组织分界明显,质硬,故又称硬下疳。因下疳无痛感,病损范围小,又多位于隐蔽处,往往被忽视,但其中有大量梅毒螺旋体,传染性极强。镜下观:病灶中有闭塞性动脉内膜炎及血管周围炎。下疳发生1周后,局部淋巴结肿大,硬而无痛感,为非特异性急性或慢性炎症。

下疳经及时治疗可阻止疾病向第二期梅毒发展,由于患者产生的免疫反应,下疳即使不加治疗,也可于2～6周后自行愈合,肿大的局部淋巴结消退,但体内螺旋体仍继续繁殖,有相当一部分患者可发展为第二期梅毒。

(2)第二期梅毒　下疳发生7～8周后,以形成梅毒疹为特征。潜伏于体内的梅毒螺旋体继续繁殖,由于免疫复合物的沉积引起全身皮肤、黏膜广泛的梅毒疹和全身淋巴结肿大。梅毒疹通常表现为口腔黏膜、掌心、足心等处的斑疹和丘疹,以及阴茎、外阴、肛周的扁平湿疣,后者为融合成片、表面湿润、暗红色突起的平坦斑块。镜下观:病灶中有淋巴细胞、浆细胞浸润形成的非特异性炎、闭塞性血管内膜炎和血管周围炎。扁平湿疣可有角化不全和表皮增生。梅毒疹内有梅毒螺旋体,极具传染性。皮肤、黏膜病变可不经治疗自然消退,而进入潜伏状态。

(3)第三期梅毒　又称晚期梅毒,常发生于感染后4～5年,病变可侵犯全身任何器官,特别是心血管和中枢神经系统。以形成树胶肿为特征,导致器官变形、结构破坏和功能障碍。

1)心血管梅毒以梅毒性主动脉炎多见,因外膜滋养血管的闭塞,中膜和瓣膜弹力纤维退行性改变及瘢痕形成,可形成主动脉瘤、主动脉瓣关闭不全。主动脉瘤破裂是患者猝死的主要原因。

2)中枢神经梅毒特点是病变广泛,脑脊髓膜、中枢神经血管、脑与脊髓实质均可受累。患者可出现脊髓变性、萎缩等脊髓痨表现。

3)其他器官病变:骨树胶肿可致骨折。鼻骨受累时,常损坏鼻中隔致鼻梁塌陷,鼻孔向前,形成马鞍鼻。肝树胶肿可使肝结节状增大、纤维化,瘢痕收缩使肝呈分叶状,称分叶肝。

2. 先天性梅毒

先天性梅毒是因孕妇患有梅毒，梅毒螺旋体随血液通过胎盘进入胎儿体内所致。受梅毒感染2～5年的孕妇体内病原体数量最多，胎儿的感染率最高。先天性梅毒常引起晚期流产、死产或产后不久死亡，轻度感染到儿童期或青年期发病。

(1)早发性先天性梅毒　系指胎儿或婴幼儿期发病的先天性梅毒，发病在2岁以内，包括死产和婴儿梅毒。病变特征为皮肤、黏膜广泛的梅毒斑疹、大疱形成和大片的剥脱性皮炎，严重者内脏病变也较为广泛，如肝、肺、胰、肾及脾等均可被累及，病变脏器呈动脉内膜炎和血管周围炎、弥漫性纤维化和发育不全等。肺弥漫性纤维化，呈灰白色，称白色肺炎。骨发生骨软骨炎和骨膜炎，引起指(趾)的变形肿大及指(趾)甲变薄而弯曲；鼻骨和硬腭破坏形成马鞍鼻和硬腭穿孔；长骨骨膜炎伴有骨膜新骨生成，胫骨前侧骨膜增生形成马刀胫。

(2)晚发性先天性梅毒　发生在2岁以上幼儿的先天性梅毒。一般在5～7岁至青春期出现损害，患儿发育不良，智力低下。但也可仅是血清反应阳性而无症状，称为先天性隐性梅毒。间质性角膜炎、楔形门齿(即牙和牙釉质发育障碍，门齿小而尖，切缘呈镰刀状缺陷，又称Hutchinson齿)及神经性耳聋构成哈钦森三联征(Hutchinson triad)，为晚发性先天性梅毒的特征性表现，具有诊断意义。

四、艾滋病

艾滋病是获得性免疫缺陷综合征(acquired immunodeficiency syndrome，AIDS)的简称，是由人类免疫缺陷病毒(HIV)感染导致的一种致命性传染病。AIDS潜伏期长，从HIV感染到出现症状要5年甚至更长的时间。死亡率几乎100%。自1981年6月首次报告AIDS以来，传播迅速，病例遍及五大洲。世界上几乎每一个国家和地区都未能摆脱这种病魔的侵袭。

(一)病因与发病机制

艾滋病的病原体是HIV，属反转录病毒。患者及HIV携带者是艾滋病的传染源。传染性最强的是临床无症状而血清HIV抗体阳性的感染者，这也是艾滋病流行难以控制的重要原因。HIV携带者的血液、精液、阴道分泌物、唾液、眼泪、尿液、母乳等体液，以及脑、皮肤、淋巴、骨髓等组织内均存在HIV。

已证实的传播途径包括：①性行为传播，是最主要的传播途径；②通过输血或血制品传播；③通过注射针头或医用器械等传播；④母婴垂直传播；⑤其他途径，如器官或组织移植、医务人员的职业性感染等。

HIV由皮肤破口或黏膜进入人体血液，主要攻击的细胞是辅助性T细胞。病毒与辅助性T细胞有亲和力，穿入该细胞后可使其破裂、溶解，使细胞免疫功能产生缺陷，易发生条件致病菌感染及多发性出血性肉瘤。此外，HIV具有嗜神经性，可侵犯神经系统，感染脑和脊髓，出现神经系统症状。

(二)病理变化

艾滋病的主要病理改变可归纳为以下三方面。

1. 淋巴组织的变化

早期淋巴结滤泡明显增生，生发中心活跃，髓质有较多浆细胞浸润。随着病变的发展，滤泡网状带开始破坏，小血管增生。皮质区及副皮质区淋巴细胞减少，网状带消失，滤泡界限不清。晚期淋巴细胞几乎消失殆尽，呈现一片荒芜景象，仅有少许巨噬细胞和浆细胞残留。最后淋巴结结构完全消失，有些区域纤维组织增生，甚至发生玻璃样变性。

2. 继发性感染

继发性感染表现为多发机会性感染。感染范围广泛，可累及各器官，其中以中枢神经系统、肺、消化道感染最常见。病原种类有病毒、细菌、真菌、原虫等。一般常有两种以上病原体同时感染。由于严重免疫缺陷，炎症反应往往较轻而不典型，如患肺结核时很少形成结核结节，但病灶中结核杆菌却甚多。大部分病例有卡氏肺孢子虫感染，对本病的诊断有一定的参考价值，其病变是肺泡腔内可见卡氏肺孢子虫虫体及其崩解产物的泡沫状嗜酸性渗出物。中枢神经系统继发感染主要是播散性弓形虫或隐球菌感染所致的脑炎或脑膜炎。

3. 恶性肿瘤

1/3 的艾滋病患者伴有 Kaposi 肉瘤。该肿瘤起源于血管内皮，广泛累及皮肤、黏膜及内脏，以下肢最多见。大体观：肿瘤呈暗蓝色或紫棕色、多灶性结节或斑块。镜下观：肿瘤主要由成片的梭形细胞和毛细血管样腔隙构成。梭形细胞核呈圆形或梭形，深染，具有一定异型性，并可见核分裂。血管样腔隙中有红细胞，组织内有含铁血黄素沉积。AIDS 患者中有 5%～10%的人可发生非霍奇金淋巴瘤，有些患者常出现原发于中枢神经系统的淋巴瘤。

(三)临床病理联系

艾滋病的临床症状多种多样，一般初期的开始症状似流感，表现为咽痛、全身疲乏无力、食欲减退、发热。随着病情的加重，症状日见增多，如皮肤、黏膜出现白色念珠菌感染，单纯疱疹，带状疱疹，紫斑，血肿，血疱，皮肤容易损伤，伤后出血不止等。以后病变逐渐累及内脏器官，不断出现原因不明的持续性发热，可长达 3～4 个月。还可出现咳嗽、气短、持续性腹泻便血、肝脾肿大，并发恶性肿瘤等。由于症状复杂多变，每个患者并非上述所有症状全都出现。

第七节　血吸虫病

血吸虫病(schistosomiasis)是由血吸虫寄生于人体引起的地方性寄生虫病。寄生于人体的血吸虫有五种，在我国仅有日本血吸虫流行，主要分布于长江流域及其以南 13 个省、市、自治区的水稻作物区。

一、病因与感染途径

日本血吸虫的生活史可分为虫卵、毛蚴、胞蚴、尾蚴、童虫及成虫等阶段。成虫雌雄合抱，以人体或家畜为终末宿主，寄生在门静脉-肠系膜静脉系统内。雌虫在肠壁黏膜下层末梢静脉内产卵，虫卵可随破溃的组织进入肠腔，排出体外，入水孵化成毛蚴，毛蚴钻入中间宿主钉螺体内，经过胞蚴阶段发育成尾蚴，然后离开钉螺再次入水(疫水)。当人接触疫水时，尾蚴借肌肉收缩的机械运动，钻入人体皮肤或黏膜内，脱去尾部发育成童虫，童虫经小静脉或淋巴管进入血液循环，再经右心、肺循环、体循环到达全身。其中只有通过肠系膜毛细血管到达肠系膜静脉的童虫才能在体内发育为成虫，其余多在途中死亡。通常在感染尾蚴后 3 周左右即可发育为成虫，雌雄成虫交配后产卵，虫卵随门静脉系统顺流至肝，或逆流入肠，并随粪便排出体外，再重演生活周期。

二、病理变化与发病机制

血吸虫尾蚴、童虫、成虫和虫卵等均可引起病变，虫卵引起的病变危害最大。

(一)尾蚴引起的病变

尾蚴借头腺分泌的溶组织酶和机械性运动钻入皮肤或黏膜，常引起奇痒的红色小丘疹，称为尾蚴性皮炎。镜下观：毛细血管充血、出血，血管周围炎性水肿伴有中性粒细胞及嗜酸性粒细胞浸润，可能与迟发型变态反应有关，数日后消退。

(二)童虫引起的病变

童虫在体内穿行，可引起轻度血管炎和血管周围炎，尤以肺血管病变明显，可引起肺组织充血、水肿、点状出血、嗜酸性粒细胞和巨噬细胞浸润。患者可出现短暂的咳嗽、痰中带血丝等症状。但一般病变较轻，病程较短。其发生机制与童虫移行时的机械性损伤及其代谢产物或死亡虫体引起的免疫反应有关。

(三)成虫及其代谢产物引起的病变

成虫及其代谢产物引起的病变主要为肠系膜静脉内膜炎和静脉周围炎以及所引起的过敏反应，患者可出现发热、血栓形成或血栓栓塞、嗜酸性粒细胞增多、贫血和肝脾肿大等症状。贫血可能与成虫吞食红细胞和由成虫引起的过敏反应及毒性作用有关。被吞食的红细胞在成虫体内经珠蛋白酶分解，产生一种黑褐色的血吸虫色素。后者主要被肝、脾增生的巨噬细胞所吞噬，并沉积在组织或器官内。成虫死亡后，其周围组织坏死，大量嗜酸性粒细胞浸润，形成嗜酸性脓肿。

(四)虫卵引起的病变

虫卵引起的病变是本病最主要也是最严重的病变。病变部位主要在乙状结肠、直肠和肝脏，回肠末端、阑尾及升结肠次之。血吸虫寿命长、日产卵量大，其中仅少部分虫卵随粪便排出，其余大部分虫卵沉积在结肠壁和肝内，少数虫卵可沉积于小肠、阑尾等处。成熟虫卵内毛蚴可分泌虫卵可溶性抗原，在病变早期刺激机体产生抗体，在虫卵周围形成免疫复合物，后期则主要通过致敏的T淋巴细胞介导的迟发型变态反应，引起特征性急性和慢性虫卵肉芽肿(虫卵结节)形成。未成熟虫卵因毛蚴不成熟，无毒性分泌物，常形成不典型的慢性虫卵结节。

1. 急性虫卵结节

大体观：呈灰黄色、颗粒状，直径0.5～4mm。镜下观：结节中心为多个成熟虫卵，卵壳薄，色淡黄，折光性强，表面附有放射状嗜酸性棒状体(称Hoeppli现象)，其成分为抗原-抗体复合物。虫卵周围可见大量变性、坏死的嗜酸性粒细胞聚集，形成嗜酸性脓肿。其中可见菱形或多面形、有折光性的蛋白质结晶，即夏科-雷登(Charcot-Leyden)结晶，系嗜酸性粒细胞中的嗜酸性颗粒互相融合而成。随后毛蚴死亡，脓肿周围出现肉芽组织增生，伴有大量嗜酸性粒细胞及一些巨噬细胞、淋巴细胞浸润(图11-22)。

2. 慢性虫卵结节

急性虫卵结节经过10天左右，虫卵内毛蚴死亡、分解，变性、坏死物质和嗜酸性粒细胞被清除、吸收或钙化，病灶内巨噬细胞转变为上皮样细胞和异物多核巨细胞，形成与结核结节类似的肉芽肿，故又称为假结核结节(图11-23)。该结节内最后出现大量成纤维细胞增生，逐渐发生纤维化，其中死亡、钙化的虫卵可长期存留，成为病理学上诊断血吸虫病的依据。

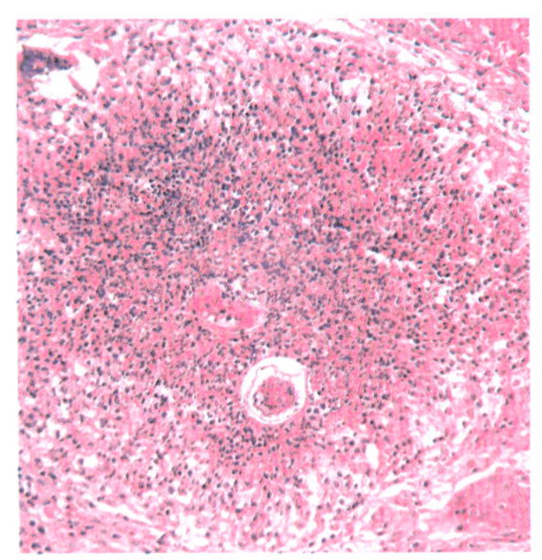

血吸虫虫卵引起的嗜酸性脓肿，成熟虫卵周围聚集大量的嗜酸性粒细胞

图 11－22　急性虫卵结节（镜下观）

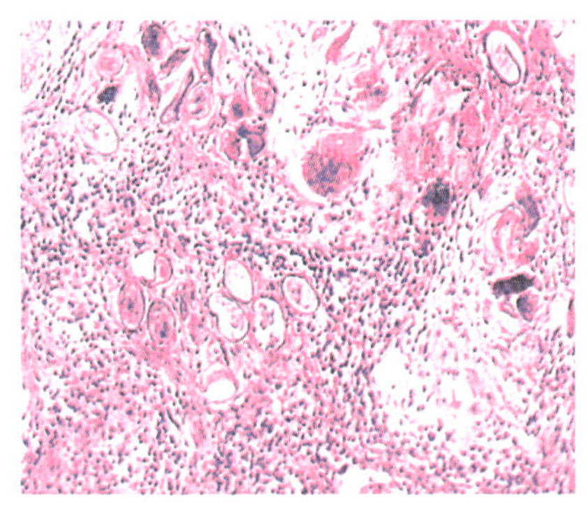

结节中见死亡钙化的血吸虫虫卵、异物多核巨细胞、类上皮细胞、成纤维细胞和淋巴细胞

图 11－23　慢性虫卵结节（镜下观）

三、主要器官的病变与后果

日本血吸虫一般寄生在肝门静脉系统中，因此虫卵主要沉积在肝、肠组织内。若成虫或虫卵出现在门静脉系统以外的组织和器官时，称为异位寄生。异位寄生主要见于肺，其次为脑和脊髓，此外还可见于皮肤、骨髓、肾、心包等处。

（一）结肠

病变常累及全部结肠，以乙状结肠和直肠最为显著。早期，虫卵在肠壁黏膜层和黏膜下层沉积，形成急性虫卵结节。大体观：肠黏膜充血、水肿，表面可见灰黄色或黄白色、细颗粒状病灶。严重者虫卵结节向肠腔穿破，可形成浅表溃疡，溃疡处虫卵可排入肠腔，随粪便排出，故做虫卵粪检时呈阳性。晚期，由于成虫不断排卵，反复沉积在肠壁，形成许多新旧不一的虫卵结节，肠黏膜反复溃疡形成、修复，最终因虫卵结节纤维化导致肠壁增厚、变硬，使虫卵难以排入肠腔，故做虫卵粪检时呈阴性。由于虫卵和慢性炎症刺激，可使肠黏膜过度增生形成多发性息肉，甚至形成绒毛状腺瘤，其中少数可恶变为结肠腺癌。

（二）肝脏

虫卵引起的肝脏病变主要在汇管区。早期，肝脏肿大，表面及切面呈粟粒状、灰白或灰黄色结节。镜下观：汇管区内有多数虫卵结节形成，使肝汇管区邻近的肝窦扩张充血，Kupffer细胞增生，并吞噬血吸虫色素。晚期，尤其是重度感染的病例，以汇管区慢性虫卵结节和纤维化为特征，并使汇管区不断扩展，增生的纤维组织沿门静脉分支呈树枝状分布，又称为干线型肝纤维化，但肝小叶结构一般不遭到破坏，不形成假小叶。大体观：肝脏缩小，变形、变硬、变色（血吸虫色素沉积），尤以肝左叶为甚。表面起伏不平，有散在地图状浅沟纹，将肝划分为若干大小不等、形态不规则的微隆起区（图 11－24）。

门静脉周围纤维化，导致门静脉阻塞，同时由于虫卵本身的压迫、静脉内膜炎和静脉内血栓形成等造成窦前性阻塞，形成门静脉高压，临床上较早出现脾大、腹水及食管下段静脉曲张等体征，而肝功能损害一般较轻。

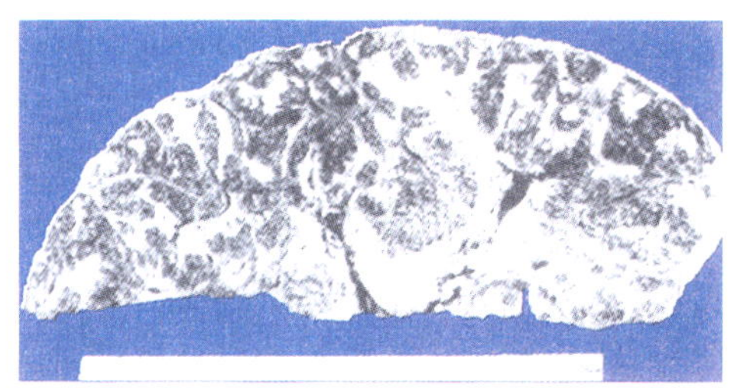

肝体积缩小，切面可见大量结缔组织沿门静脉分支增生，分割肝组织

图 11－24　血吸虫病肝纤维化（大体观）

（三）脾脏

早期脾脏可轻度肿大，主要是由于成虫代谢产物刺激单核巨噬细胞增生所致。晚期由于严重的门静脉高压引起重度脾淤血，脾显著肿大，重量可达 1000～4000g，呈青紫色，包膜增厚，质韧。切面呈暗红色，脾小梁增粗，有时可见陈旧性梗死灶。镜下观：脾窦高度扩张、淤血，脾髓纤维化，脾小体萎缩减少，单核巨噬细胞增生，并吞噬血吸虫色素。临床上患者有贫血、血小板和白细胞减少等。

（四）异位寄生

1. 肺

肺血吸虫病是常见的异位血吸虫病。肺内可见急性虫卵结节，其周围肺泡、肺组织充血、水肿和有炎性渗出物。临床上可出现咳嗽、气促、哮喘、肺部啰音等表现。通常肺的病变轻微，一般不导致严重后果。关于肺内虫卵的来源，一般认为是寄生于肠系膜的成虫，经门-腔静脉之间的交通支至下腔静脉或肝静脉内产卵，再经右心而入肺。

2. 脑

病变主要见于大脑顶叶，也可累及颞叶和枕叶。表现为不同时期的虫卵结节形成和胶质细胞增生。临床上可出现脑炎、癫痫发作以及疑似颅内肿瘤的占位性症状。关于虫卵入脑的途径，最有可能的是肺内的虫卵经肺静脉入左心，而后由动脉血带入脑。

3. 其他部位

严重感染病例，在肠系膜及腹膜后淋巴结、胃、胰、胆囊、皮肤、心包、肾、膀胱及子宫颈等处也可见少数血吸虫虫卵沉积。

第二篇

病理生理学

第十二章 疾病概论

第一节 病理生理学概述

“生物-心理-社会”医学模式是理解和认识疾病的基本框架。新的医学模式唤起了21世纪人们对生命科学的关注，对生命的本质、疾病与社会的关系、疾病时的身心变化、人与环境的关系给予了充分重视。病理生理学的教学及教学研究是对新的医学模式最好的践行。

一、病理生理学的任务

病理生理学是一门研究患病机体的生命活动规律与机制的医学基础课程。它以患病机体为对象，以功能和代谢变化为重点，探索疾病发生的原因和条件、疾病过程中机体功能与代谢的动态变化及其发生机制，从而揭示疾病发生、发展及转归的规律，阐明疾病的本质，为疾病的预防和治疗奠定理论基础。

二、病理生理学的内容

任何疾病都会涉及病理生理学的问题。作为一门医学基础课，病理生理学的教学内容主要包括疾病概论、基本病理过程和各系统病理生理学三部分。

(1)疾病概论　疾病概论又称病理生理学总论，主要论述疾病的概念、疾病发生发展和转归过程中具有普遍规律性的问题。疾病概论可分为病因学和发病学两部分。

(2)基本病理过程　基本病理过程是指在多种疾病过程中出现的共同的成套的功能、代谢和形态、结构的病理变化，例如，水电解质及酸碱平衡紊乱、缺氧、发热、弥散性血管内凝血、休克等。与疾病不同，基本病理过程不是一个独立的疾病，但它与疾病密不可分。它是疾病的重要组成部分，一个基本病理过程可存在于多种疾病的过程中，而一种疾病又可以先后或同时出现多个基本病理过程。基本病理过程也具有独立的发生发展规律。例如，多种疾病中都有水肿，尽管导致水肿的原因不同，但都是通过体内、外液体交换障碍和血管内、外液体交换障碍导致过多的液体积聚在组织间隙引起水肿的发生。

(3)各系统病理生理学　各系统病理生理学又称病理生理学各论，主要论述机体各器官和组织对不同刺激出现的特殊反应，体内重要器官、系统的一些疾病在发展过程中出现的常见的共同的病理生理变化及其机制，如心功能不全、呼吸功能不全、肝功能不全和肾功能不全等。

三、病理生理学的主要研究方法

病理生理学是一门基础理论学科，又是一门实验学科，其主要的研究方法是动物实验、临床研究和流行病学研究。

(一)动物实验

动物实验是病理生理学最主要的研究方法。由于有关疾病的许多实验可能危害人类健康,不能随意在人体上进行,因此需要在动物身上复制类似人类疾病的模型,或是利用动物的某些自发性疾病,人为地控制各种条件,深入地探索疾病发生发展的原因、机制和规律,并且可以对动物的疾病进行实验治疗。动物实验可以突破人体研究的限制,对疾病过程中的功能、代谢及形态、结构变化做更深入细致的观察。动物实验的结果可以作为临床医学的重要借鉴和参考,但人与动物有本质上的区别,因此,不能将动物实验的结果机械照搬,不加分析地直接应用于临床患者。

(二)临床研究

在不损害患者健康的前提下,对患者进行周密细致的临床观察以及必要的临床试验,是病理生理学研究的一个重要方面。深入研究患病机体功能、代谢的动态变化及探讨其变化的机制,为揭示疾病的本质提供了最直观的结果。近十余年兴起的循证医学就是要求临床医生对患者的任何医疗决策都不仅仅依靠临床经验,而需建立在充分科学证据的基础上。

知识链接

循证医学是遵循科学证据的临床医学。它提倡将临床医师个人的临床实践和经验与客观的科学研究证据结合起来,将最正确的诊断、最安全有效的治疗和最精确的预后估计服务于每位具体患者。

(三)疾病的流行病学研究

流行病学的主要研究内容就是通过系统收集和分析人群中疾病与健康状况的分布及其影响因素等资料,找出疾病发生的规律,提出防治疾病和促进健康的策略和措施,并不断地评估和改进预防措施。因此,调查研究是流行病学工作的基础,从宏观和微观世界中探讨疾病发生的原因和条件、疾病发生发展的规律和趋势,为疾病的预防、控制和治疗提供依据。因此,流行病学研究和分子流行病学研究已经成为疾病研究中的重要方法和手段。

四、病理生理学的学习方法

(一)概念要清楚

要能规范和准确地掌握病理生理学专业术语的基本概念,如什么是发热?发热时体温升高,是不是所有的体温升高都是发热?发热与过热的区别是什么?

(二)病因分类记

引起某一基本病理过程的原因很多,难以记全。分类后有条理也便于记忆。如引起低钾血症的原因很多,分为入量减少、排出增多和体内分布异常三类就容易记忆。

(三)机制重理解

机体的功能与代谢变化及其发病机制是学习的重点。例如,煤气中毒引起缺氧的机制是什么?心力衰竭是怎样发生的?

（四）治疗原则

疾病的治疗将在临床课程中学习，学习病理生理学时要求学生在充分掌握发病机制的基础上了解治疗的病理生理学原理。例如，由于认识到各种原因引起的休克发病机制中都存在有效循环血量不足，因此，充分补充血容量是治疗休克的首要措施，也是应用血管活性药物的基础。

第二节　健康与疾病

健康与疾病是生命活动过程中的对立表现，两者之间缺乏明显的判断界限。随着现代医学模式的转变，人们对健康与疾病的认识不断深化。

一、健康

世界卫生组织（WHO）对健康（health）的认识是：健康不仅是没有疾病或病痛，而且是一种在躯体上、精神上和社会上的完好状态。这种完好状态有赖于机体内部功能、代谢和形态、结构上的协调，维持内环境的稳定，使内环境能适应外界环境的变化。健康的人除了应具有良好的身体素质外，还应具有健全的心理状态和良好的环境、社会适应能力。

二、亚健康

世界卫生组织将机体无器质性病变，但是有一些功能改变的状态称为“第三状态”，在我国称为“亚健康状态”。在许多情况下，机体处于亚健康状态。

亚健康（sub-health）主要有以下几种情况：功能性改变，而不是器质性病变；体征改变，但现有医学技术不能发现的病理变化；生命质量差，长期处于低健康水平；慢性疾病伴随的病变部位之外的不健康体征。亚健康是否发展为严重器质性病变具有不确定性。但是，亚健康本身就是需要解决的问题。处于亚健康状态的人，可以有各种不适的自我感觉，如乏力、失眠、食欲缺乏、易激动等，但各种临床检查和化验结果为阴性。虽然没有明确的疾病，但却出现精神活力和适应能力的下降，如果这种状态不能得到及时纠正，容易引起疾病。

三、疾病

疾病（disease）是机体在致病因素作用下因自稳态调节紊乱而发生的异常生命活动。当致病因素引起机体损伤时，机体会出现一系列的抗损伤反应，在损伤与抗损伤的过程中，导致机体出现功能、代谢和形态、结构的改变，以及各组织器官之间、机体与外界环境之间的协调发生障碍，临床上表现为症状、体征和社会行为异常。症状是指疾病所引起的患者主观感觉的异常，如头晕、头痛、恶心、疲乏无力等；体征是医生通过各种检查方法在患病机体发现的客观存在的异常，如血压升高、骨折、肿块等；社会行为异常是指患者出现无目的语言和行为的改变，如躁动、喜怒无常、对外界环境的适应能力下降等。临床上根据症状、体征及行为异常做出诊断、治疗和预后的判断。

课堂互动

医生用听诊器所获得的疾病信息属于临床症状还是体证？

第三节 病因学

病因学(etiology)是研究疾病发生的原因与条件及其作用规律的科学。

一、疾病发生的原因

(一)病因的概念

能够引起某一疾病并决定该疾病特异性的因素称为致病因素,简称病因。例如,结核分枝杆菌为结核病的病因;痢疾杆菌是痢疾的病因。但目前有些疾病的病因尚不明确,如肿瘤的确切致病因素还不明确,随着医学的发展,这些疾病的病因将被阐明。任何疾病都有它特定的致病因素,没有病因的存在,相应的疾病就不会发生。因此,明确病因对疾病的预防、诊断和治疗具有重要意义。

(二)病因的分类

1. 生物性因素

生物性因素主要包括病原微生物和寄生虫,这是引起疾病最常见的病因。生物性因素对机体的致病作用与其侵入宿主的数量、侵袭力、毒力以及逃避或抵抗宿主攻击的能力密切相关。

2. 理化性因素

(1)物理性因素　主要包括机械力、温度、气压、电流、电离辐射、噪声等。例如,机械力可导致骨折,温度过高导致烫伤。物理性因素的损伤作用取决于其作用于机体的强度、时间及范围等,多数只引起疾病的发生,但对疾病的进一步发展往往不再起作用。

(2)化学性因素　包括无机和有机化合物,动物或植物的毒素等。例如,铅、汞等金属,一氧化碳、硫化氢等气体,强酸、强碱,蛇毒、毒蕈,过量的药物也会引起中毒。化学性因素的致病作用与其性质、剂量(或浓度)及作用时间的长短有关。许多化学性因素对机体的组织、器官有一定的选择性毒性作用,如四氯化碳主要引起肝细胞损伤、一氧化碳与血红蛋白结合引起缺氧等。

3. 机体必需物质的缺乏或过多

维持机体正常生命活动主要依赖机体必需物质和内、外环境的生理性刺激。假如体内这些刺激和必需物质缺乏或过多,就会发生功能上的改变,并且可能因此而发病,严重时甚至引起死亡。此类病因中包括维持生命活动的一些基本物质(如氧、水等),各种营养素(如糖、脂肪、蛋白质、维生素、无机盐等),某些微量元素以及纤维素等。

4. 遗传性因素

遗传性因素主要是指基因的突变或染色体的畸变。遗传性因素的致病方式大致分为两类。

(1)直接致病作用　是由基因结构或染色体的数目或结构改变直接引起疾病。例如,X 染色体上的基因突变造成凝血因子Ⅷ缺乏,导致血友病;21 号染色体数目增加了一条导致唐氏综合征,即 21 三体综合征。

(2)遗传易感性　有些疾病,如精神分裂症、糖尿病、高血压等,往往同一家族的成员多发,这种由于遗传物质改变而具有易患某种疾病的遗传素质称为遗传易感性。

5. 先天性因素

先天性因素是指那些能够损害胎儿生长发育的有害因素。某些化学物质、药物、病毒可作用于胎儿，造成胎儿具有某种缺陷或畸形。例如，妊娠早期感染风疹病毒可能引起胎儿先天性心脏病；母亲过度紧张、吸烟、酗酒等也可以影响胎儿的生长发育。

6. 免疫性因素

免疫性因素致病主要包括两种情况。

(1)超敏反应　是指机体免疫系统对一些抗原刺激产生异常强烈的反应，致使组织细胞损伤和生理功能障碍。包括：①对外来抗原发生的免疫反应，如青霉素引起的过敏性休克；某些花粉或食物引起的过敏性鼻炎、支气管哮喘、荨麻疹等变态反应性疾病。②对自身抗原发生的免疫反应。有些个体能对自身抗原发生免疫反应并引起自身组织的损害，称为自身免疫性疾病，如系统性红斑狼疮、类风湿性关节炎等。

(2)免疫缺陷病　是免疫系统中任何一个成分的缺失或功能不全而导致的免疫功能障碍所引起的疾病，主要涉及免疫细胞、免疫分子或信号转导的缺陷。免疫缺陷病按病因分为原发性免疫缺陷和继发性免疫缺陷。艾滋病属于继发性免疫缺陷，性联无丙种球蛋白血症则属于原发性免疫缺陷病。免疫缺陷病的共同特点是容易反复发生微生物的感染。

7. 心理、精神和社会性因素

精神和心理性因素引起的疾病越来越受到人们的关注。例如，长期的忧虑、烦恼、恐惧等不良情绪和强烈的精神创伤除了可以导致精神类疾病外，还可导致应激性溃疡、高血压的发生。随着社会竞争的加剧，该类因素在病因学中的地位越来越重要。另外，社会环境因素与疾病的发生也密切相关。

二、疾病发生的条件

疾病发生的条件是指能够影响疾病发生的各种机体内、外因素。条件可以作用于机体或影响病因对机体的作用，促进或阻碍疾病的发生。主要包括体内因素(年龄、性别)、自然因素(气温、地理环境)和社会因素(国家经济状况、教育水平)等。例如，小儿由于呼吸道、消化道的解剖生理特点和机体防御功能的不完善，易患呼吸道和消化道传染病；女性易患癔症、甲状腺功能亢进及自身免疫性疾病等。有些疾病的发生有明显的地域性，如疟疾。另外，社会因素与某些疾病的发生也密切相关，例如，发达国家中肥胖病、糖尿病等的发生率较高；而贫困国家中营养不良症和感染性疾病的发生率较高。

在许多情况下，仅有病因存在，并不一定会发生疾病，还取决于条件的作用，条件虽然不能直接引起疾病，但是可以左右病因对机体的影响或者直接作用于机体，促进疾病的发生。例如，结核病的病因是结核杆菌，但体外环境中存在的结核杆菌并不会使每个人都发生结核病，在营养不良、过度疲劳或空气污浊条件下，机体对结核杆菌的抵抗力降低，此时人体易患结核病。人们可以利用条件在疾病发生中的作用，通过改变条件来延缓或阻止疾病的发生。

病因和条件的区分是相对的。对于不同的疾病，同一个因素可以是某个疾病发生的原因，也可以是另一个疾病发生的条件。例如，营养不良是结核病发生的条件，也是营养不良症的原因。因此具体了解某一疾病的原因和条件，认识它们在疾病发生中的作用，对于疾病的防治具有重要意义。

第四节 发病学

发病学(pathogenesis)主要研究疾病发生、发展的普遍规律和共同机制。

一、疾病发生、发展的一般规律

疾病发生、发展的一般规律主要是指各种疾病过程中一些普遍存在的共同的基本规律。

(一)屏障的作用

病因作用于机体往往需要到达一定的部位并被机体所感受才能引起疾病。致病因素能否侵入机体并到达一定的作用部位,在很大程度上取决于机体内、外屏障防御作用的强弱。机体的屏障结构分为:①外部屏障,包括皮肤和黏膜;②内部屏障,包括白细胞、淋巴结、肝、脾、血脑屏障和胎盘屏障等。正常情况下,致病因素被机体屏障结构所阻挡或在体内被消灭。

(二)自稳态紊乱

稳态(homeostasis)是指正常机体在多种调节机制作用下,机体内环境的理化性质、组织细胞及整体的功能与代谢保持相对稳定的状态。自稳态是机体赖以生存的基本条件。疾病发生、发展的基本环节是病因通过其对机体的损伤性作用而使机体内环境某一方面发生紊乱,而任何一方面的紊乱不仅会使相应的功能和代谢发生障碍,而且往往会牵动其他环节也相继发生紊乱,从而引起更严重的生命活动障碍。例如,肺炎不仅引起呼吸系统的障碍,还可引起缺氧、呼吸性酸中毒等一系列功能、代谢紊乱。

(三)因果交替规律

在疾病发展过程中,原始致病因素作用于机体后,机体发生某些变化,前者为因,后者为果;而这些变化又作为新的发病学原因,引起新的变化,如此因果不断交替、相互转化,推动疾病的发展,这种发展模式即为因果交替规律。现以机械力损伤引起失血为例,说明疾病发展中的因果交替规律(图 12-1)。在因果交替规律的推动下,疾病可有两个发展方向。

1. 良性循环

良性循环是指疾病发展过程中因果交替的规律向好的方向发展,即通过机体对原始病因及发病学原因的代偿反应和适当治疗,病情不断减轻,最后恢复健康。

2. 恶性循环

恶性循环是指疾病发展过程中因果交替的规律向坏的方向发展,即机体的损伤不断加重,病情进行性恶化。例如,由于失血过多或长时间组织细胞缺氧可使微循环淤血,回心血量进一步下降,动脉血压下降,严重者可导致死亡。

(四)损伤与抗损伤的规律

损伤与抗损伤既相互对立,又相互依赖,贯穿于疾病的全过程,是推动疾病发展的基本动力,两者的强弱决定疾病的发展方向和结局。损伤与抗损伤反应两者之间并无绝对的界线。在一定条件下,它们可以互相转化。例如,创伤失血引起血容量下降,继而交感-肾上腺髓质系统兴奋,导致小动脉、微动脉收缩,外周阻力增加,有助于血压的维持。但是,如果这些血管持续收缩,会加重组织缺氧,引起组织损伤。

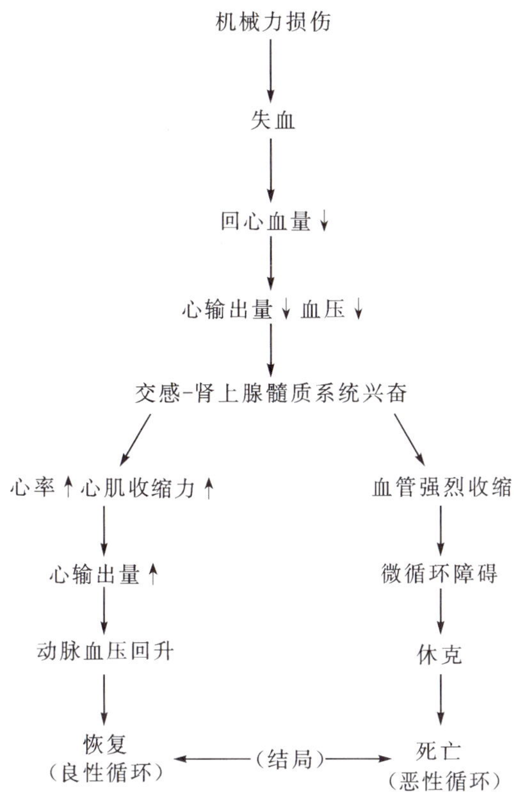

图 12－1　机械力损伤的因果交替规律

课堂互动

太极图能很好地解释疾病过程中的损伤与抗损伤规律吗？

(五)局部与整体

疾病过程中，局部变化和整体变化密切相关。局部病变可以通过神经、体液因素影响整体，而整体反应也可以影响局部病变的发展。例如，结核杆菌引起的肺结核，其病变部位主要在肺脏，可表现为局部炎症，患者出现咳嗽、咯血、咳痰等临床表现，但同时还会引起发热、盗汗、乏力、消瘦等全身反应。此外，全身状态又影响着肺部病变的发展方向。当全身抵抗力下降时，结核可扩散至全身。应当强调的是，某些局部变化是在全身性疾病的基础上发生、发展而来的。例如，糖尿病患者因对细菌的抵抗力降低，容易发生疖、痈，如果单纯进行局部治疗不会有明显效果，必须首先进行糖尿病治疗。因此正确认识局部与整体的关系，对疾病的诊断和治疗都有重要意义。

二、疾病发生的基本机制

疾病发生的基本机制是指参与很多疾病发病的共同机制，因此它不同于个别疾病的特殊机制。近年来由于医学基础理论的发展，各种新方法、新技术的应用，不同学科间的横向联系，使疾病基本机制的研究逐渐地从系统水平、器官水平、细胞水平深入到分子水平。

(一)神经机制

神经系统在维持和调控人体生命活动中起重要作用。致病因素可直接或间接影响神经系统的功能而影响疾病的发生和发展。如乙型脑炎病毒，此种病毒具有高度嗜神经特性，它可直接破坏神经组织。另一些致病因素可通过影响神经递质的合成、释放和分解，或者减弱或阻断正常递质的作用引起相应器官、组织的功能、代谢变化，如长期精神紧张、焦虑、烦恼可引起大脑皮质功能紊乱，皮质与皮质下功能失调，导致内脏器官功能障碍。

(二)体液机制

体液是维持机体内环境稳定的重要因素。疾病中的体液机制主要是指致病因素引起体液的质和量的变化，体液调节障碍造成内环境紊乱，导致疾病发生。体液调节紊乱常由各种体液性因子的数量或活性变化引起，它包括各种全身性作用的体液性因子(如儿茶酚胺、组胺、前列腺素等)和局部作用的体液性因子(如内皮素、某些神经肽等)，以及细胞因子(如白细胞介素、肿瘤坏死因子)等，通过内分泌(endocrine)、旁分泌(paracrine)和自分泌(autocrine)的方式作用于局部或全身，影响细胞的代谢和功能。

疾病发生、发展过程中体液与神经调节机制常常同时作用，共同参与，故常称其为神经-体液机制。例如，在当今社会里，部分人群受精神或心理的刺激可引起大脑皮质和皮质下中枢(主要是下丘脑)的功能紊乱，使调节血压的血管运动中枢的反应性增强，此时交感神经兴奋，去甲肾上腺素释放增加，导致小动脉紧张性收缩；同时刺激肾上腺髓质释放肾上腺素，使心率加快，心输出量增加，进一步激活肾素-血管紧张素-醛固酮系统，共同导致血压升高，这是导致高血压发病的一种神经-体液机制。

(三)细胞机制

细胞机制是从细胞水平上阐述疾病的发生原理。致病因素作用于机体后可以直接或间接作用于组织细胞，造成某些细胞的功能、代谢障碍，从而引起细胞的自稳态调节紊乱。如外力、高温等，可直接无选择地损伤组织细胞；但另一些病因又可直接有选择性地损伤组织细胞，如肝炎病毒选择性地侵入肝细胞。致病因素除直接破坏细胞外，有时可表现为细胞膜和细胞器功能障碍。例如，细胞膜的各种离子泵功能失调，造成细胞内、外离子失衡，细胞水肿；线粒体功能障碍会导致 ATP 生成减少，影响细胞正常生理功能。

(四)分子机制

分子机制是从分子水平来研究生命现象和解释疾病的发生机制。细胞内含有很多分子，包括大分子多聚体和小分子物质。各种致病因素无论通过何种途径引起疾病，都会以某种形式在分子水平上表现出大分子多聚体与小分子的异常，从而在不同程度上影响正常的生命活动。例如，低密度脂蛋白受体减少引起家族性高胆固醇血症；血红蛋白的珠蛋白分子中 β 肽链氨基端第 6 位的谷氨酸被缬氨酸取代导致镰刀细胞性贫血。因此，近年来从分子水平研究生命现象和疾病的发生机制使我们对疾病本质的认识进入到一个新的阶段。

第五节 疾病的转归

疾病的发生、发展是个连续的过程，大多数疾病发生、发展到一定阶段后终将结束，这就是疾病的转归。疾病的转归有康复和死亡两种形式。疾病的转归如何，主要取决于机体受到致病因素作用后发生的损伤与抗损伤反应的力量对比，正确的诊断和及时的治疗可影响疾病的转归。

一、康复

（一）完全康复

完全康复（complete recovery）亦称痊愈，是指致病因素不起作用或已经清除，疾病时所发生的损伤性变化完全消失，各种症状和体征消失。机体的自稳态调节能力、对外界的适应能力及社会行为完全恢复正常。

（二）不完全康复

不完全康复（incomplete recovery）指疾病时的损伤性变化得到控制。主要的症状、体征或社会行为异常消失，但基本病理变化尚未完全消失，甚至持续终身，需通过机体的代偿来维持内环境的相对稳定。有时可留后遗症。

二、死亡

死亡（death）是机体生命活动的终止，也是不可避免的自然规律。死亡可以分为生理性死亡和病理性死亡。生理性死亡是指生命的自然终止，是因各器官的老化而发生的死亡。根据比较生物学研究，推算人的自然寿命为140～160岁，但绝大多数人都是因疾病而造成病理性死亡。

（一）死亡及脑死亡的概念

传统判定死亡的标志是心跳停止、呼吸停止。近年来随着复苏技术的普及与提高、器官移植的开展，人们对死亡的概念有了新的认识。目前，一般认为死亡是指机体作为一个整体的功能永久性停止，但是并不意味着各器官、组织同时均死亡。因此近年来提出了脑死亡（brain death）的概念，一般以枕骨大孔以上全脑功能的永久性停止作为脑死亡的标准。一旦出现脑死亡，就意味着人的实质性死亡。脑死亡成了近年来判断死亡的一个重要标志。

（二）脑死亡的判定标准

脑死亡应该符合以下标准。

（1）不可逆性深昏迷　不能逆转的意识丧失，对外界刺激毫无反应，亦无自主性肌肉活动，但此时脊髓反射仍可存在。

（2）自主呼吸停止　进行15分钟人工呼吸后仍无自主呼吸。

（3）脑干神经反射消失　如瞳孔对光反射、角膜反射、咳嗽反射、吞咽反射等均消失。

（4）瞳孔散大或固定。

（5）脑电波消失，呈平直线。

（6）脑血液循环完全停止　经脑血管造影或经颅脑多普勒超声诊断证实脑血液循环停止。

脑死亡一旦确立，这就意味着在法律上已经具备死亡的合法依据。准确判断脑死亡的意义：①有利于医务人员判定死亡时间，为可能涉及的一些法律问题提供依据，有利于器官移植的开展。②确定终止复苏抢救的界线，停止不必要的无效抢救，减少经济和人力的消耗。③为器官移植创造了良好的时机和合法的依据。脑死亡者借助呼吸、循环辅助装置,能在一定时间内维持器官、组织低水平的血液循环,可为器官移植手术提供良好的供者。

第十三章　水、电解质代谢紊乱

水是人体内含量最多的物质，在维持生命活动过程中不可缺少。体内的水与溶解于其中的溶质共称为体液。体液中的各种无机盐、一些低分子有机物等以离子状态溶于其中，称为电解质。通常在神经-体液的调节下，水和电解质保持着动态平衡，这对于稳定机体的内环境，维持正常的生命活动具有十分重要的作用。如果水和电解质的变化超越了机体的调节能力或因其调节功能障碍，均可引起水和电解质代谢紊乱。

第一节　水、钠代谢障碍

一、正常水、钠代谢及调节

体液广泛分布于组织细胞内、外，分布于细胞内的体液称为细胞内液，它的容量和成分与细胞的代谢和生理功能密切相关；分布于细胞周围的体液称为组织间液，其与血浆共同构成细胞外液，又称人体内环境。内环境是沟通组织细胞之间以及机体与外环境之间的媒介，是维持机体正常功能和代谢的重要场所。

（一）体液的容量和分布

体液的容量和分布因年龄、性别和胖瘦程度而不同。正常成人体液的含量占体重的60％，其中细胞内液占体重的40％，细胞外液占体重的20％（血浆占5％和组织间液占15％）。此外，第三间隙液占体重的1％～2％。随年龄的增加，体液占体重的比例逐渐减少，新生儿为80％，婴儿约为70％，学龄前儿童为65％，成人为60％。体液总量随脂肪的增加而减少，脂肪组织含水量为10％～30％，而肌肉组织的含水量为25％～80％，因此肥胖的人体液总量占体重的比例比瘦的人少，瘦人对缺水有更大的耐受性。

知识链接

第三间隙液主要指胃肠道消化液、脑脊液、关节囊液等特殊的分泌液。由于这一部分是由上皮细胞分泌产生的，故又称跨细胞液。

（二）体液的电解质成分与分布

细胞内液和细胞外液的电解质成分有很大的差异（表13－1）。细胞外液的组织间液和血浆的电解质在性质和数量上大致相等，在功能上也类似。细胞外液主要的阳离子是Na^+，主要阴离子是Cl^-、HCO_3^-。两者的主要区别在于血浆含有较高的蛋白质（7％），而组织间液仅为0.05％～0.35％，这与蛋白质不易透过毛细血管进入组织间液有关。细胞内液主要阳离子

是 K^+，主要阴离子是 HPO_4^{2-} 和蛋白质。各部分体液中所含的阴、阳离子数的总和相等，因此保持电中性。

表 13-1　细胞内液和细胞外液电解质成分

	细胞内液	细胞外液
重要的阳离子	K^+	Na^+
次要的阳离子	Na^+、Ca^{2+}、Mg^{2+}	K^+、Ca^{2+}、Mg^{2+}
重要的阴离子	HPO_4^{2-} 和蛋白质	Cl^-
次要的阴离子	HCO_3^-、Cl^-、SO_4^{2-}	HCO_3^-、HPO_4^{2-}、SO_4^{2-} 及有机酸、蛋白质

(三)体液的渗透压

渗透压是溶液电解质与非电解质微粒对水的吸引力。溶液渗透压取决于溶质的分子或离子的数目。细胞内液的 K^+、HPO_4^{2-}、蛋白质和细胞外液的 Na^+、Cl^-、HCO_3^- 是形成细胞内、外液渗透压的主要因素，它们维持着细胞内、外液容量的恒定。血浆渗透压的正常范围为 280～310mmol/L。在此范围内称等渗，低于此范围称低渗，高于此范围称高渗。

(四)水的生理功能及水平衡

1. 水的生理功能

水是机体中含量最多而又重要的物质，其生理功能是多方面的。

(1)促进物质代谢　参与水解、水化、加水脱氢等重要反应。

(2)水是良好的溶剂　能使许多物质溶解，有利于营养物质及代谢产物的运输。

(3)调节体温　水的比热大，能吸收代谢过程中产生的热量而使体温不至于升高。水的蒸发热较大，故水能维持产热与散热的平衡，对体温调节起重要作用。

(4)润滑作用　如唾液有助于食物吞咽，泪液有助于眼球转动。

(5)结合水的作用　体内还有部分水与蛋白质、黏多糖、磷脂等结合，称为结合水，发挥其复杂的生理功能。

2. 水平衡

正常成人水的摄入量与排出量保持动态平衡，从而使机体内环境处于相对稳定状态。正常成人水平衡的情况见表 13-2。

表 13-2　正常成人每日水的摄入量和排出量　　单位：mL

	摄入量	排出量
	饮水 1000～1300	尿量 1000～1500
	食物水 700～900	皮肤蒸发 500
	代谢水 300	呼吸蒸发 350
		粪便水 150
合计	2000～2500	2000～2500

(五)钠的平衡

钠主要来自食盐,成人每天钠摄入量为4～6g/d。摄入的钠几乎全部由小肠吸收,Na^+主要经肾随尿排出。钠摄入多,排出亦多;摄入少,排出亦少。正常人每日钠的摄入量和排出量几乎相等。此外,少量的钠还可随粪便和汗液排出,因此大量出汗或腹泻也可导致钠丢失。

(六)体液容量和渗透压平衡的调节

机体主要通过神经-内分泌系统调节体液容量和渗透压平衡。

1. 口渴中枢

口渴中枢位于下丘脑视上核。当机体缺水或摄入食盐过多时,细胞外液渗透压升高并刺激口渴中枢兴奋,反射性引起口渴并主动饮水。饮水后血浆渗透压降低,口渴中枢兴奋减弱,渴感消失。此外,机体有效循环量减少及血管紧张素增多也可刺激口渴中枢,引起口渴。

2. 醛固酮

醛固酮是肾上腺皮质球状带释放的盐皮质激素。当肾脏的动脉血压降低或肾脏血流量减少时,激活肾素-血管紧张素系统。血管紧张素Ⅱ可促进醛固酮的释放。醛固酮可促进肾远曲小管和集合管对钠的重吸收和K^+、H^+的排出,同时也增加Cl^-和水的重吸收。因此,肾小管重吸收钠、水增多,细胞外液容量增加。反之,当细胞外液容量增多时,醛固酮分泌减少,肾脏重吸收钠、水减少,从而使细胞外液容量减少。此外,低钠血症和高钾血症均可刺激肾上腺皮质,使醛固酮分泌增多(图13-1)。

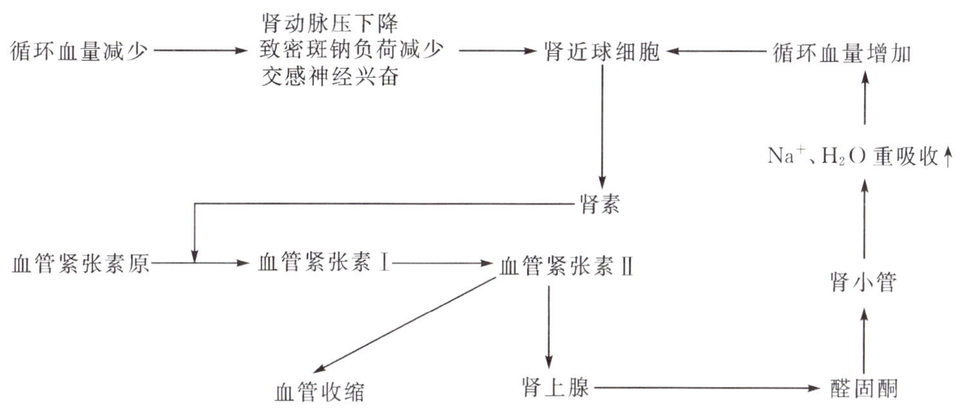

图13-1　醛固酮对水、电解质平衡的调节作用

3. 抗利尿激素

抗利尿激素(antidiuretic hormone,ADH)由下丘脑的视上核和室旁核的神经元合成,再经神经垂体存储释放。ADH的主要作用是提高远曲小管和集合管上皮细胞对水的通透性,增加水的重吸收,浓缩尿液并使尿量减少。以下因素可调节ADH的释放(图13-2)。

(1)血液渗透压　下丘脑视上核渗透压感受器的阈值为280mmol/L。当细胞外液渗透压升高,刺激渗透压感受器,使ADH分泌增多。反之,则抑制ADH的分泌。

(2)循环血量　当有效循环血量减少时,心房和胸腔大静脉的容量感受器受抑制,血管容量增加,渗透压下降。反之,有效循环血量增加时,容量感受器刺激增强,ADH分泌减少,尿量增多,细胞外液容量减少。

(3)动脉血压　动脉血压下降时，刺激颈动脉窦和主动脉弓压力感受器，反射性地增加ADH分泌。

(4)其他因素　疼痛刺激、精神紧张、血管紧张素Ⅱ增多等，也可刺激ADH分泌。当有效循环血量减少与血浆晶体渗透压降低并存时，有效循环血量减少的刺激作用占主导地位，因此可维持正常的血容量。

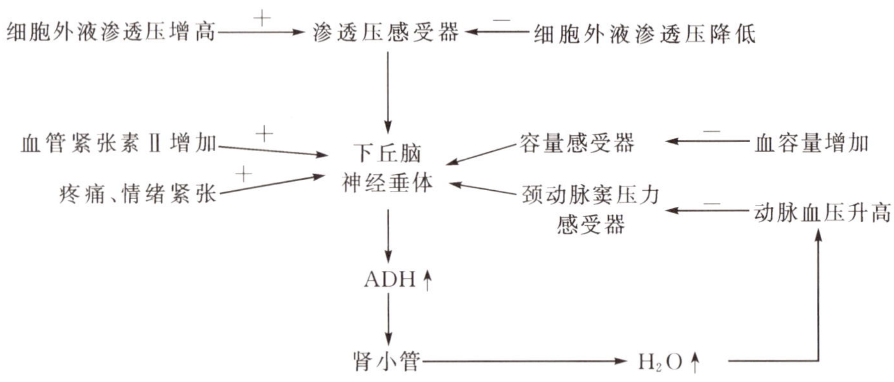

图13-2　抗利尿激素对水、电解质平衡的调节作用

4. 心房利钠肽

心房利钠肽(atrial natriuretic peptide，ANP)又称心房肽，是由心房肌细胞合成的激素。ANP有明显促进NaCl和水排出的作用。当血容量和摄入钠增多时，可刺激心房肌，ANP释放增多。相反，限制钠、水摄入或血容量减少，则ANP释放减少。

二、水、钠代谢障碍的类型

临床上水、钠代谢紊乱较常见，并且往往是同时或相继发生，并且相互影响，关系密切。水、钠代谢紊乱可引起体液容量和渗透压的改变。在分类时，一般根据体液容量或血钠浓度来分类。

1. 低钠血症

根据体液容量的不同可分为：低容量性低钠血症(hypovolemic hyponatremia)、高容量性低钠血症(hypervolemic hyponatremia)、等容量性低钠血症(isovolemic hyponatremia)。

2. 高钠血症

根据体液容量的不同可分为：低容量性高钠血症(hypovolemic hypernatremia)、高容量性高钠血症(hypervolemic hypernatremia)、等容量性高钠血症(isovolemic hypernatremia)。

3. 正常血钠性水紊乱

根据体液容量的不同可分为：正常血钠性体液容量减少，往往造成等渗性脱水；正常血钠性体液容量增多，形成水肿。

根据体液的渗透压不同，水、钠代谢紊乱可分为：①高渗性脱水；②低渗透性脱水；③等渗性脱水；④低渗性水过多，也称为水中毒；⑤高渗性水过多，也称为盐中毒；⑥等渗性水过多，也称为水肿。

三、脱水

脱水(dehydration)是指机体体液容量明显减少，超过机体体液2%以上时，出现一系列功能代谢变化的病理过程。根据细胞外液渗透压的不同，可将脱水分为高渗透性脱水、低渗透性脱水和等渗性脱水。

(一)高渗性脱水

高渗性脱水(hypertonic dehydration)又称低容量性高钠血症，此型脱水的特点是失水多于失钠，细胞外液呈高渗状态。血浆渗透压＞310mmol/L，血清钠＞150mmol/L，细胞内、外液均减少，尤以细胞内液减少明显。

1. 原因和机制

(1)饮水不足　多见于水源断绝、进食或饮水困难等情况；某些中枢神经系统损害的患者、严重疾病或年老体弱的患者因无口渴感而造成饮水不足。

(2)失水过多　①经肾脏丢失：常见于尿崩症和渗透性利尿，尿崩症患者由于ADH产生和释放减少或远曲小管、集合管对ADH的反应性降低，排出大量低渗尿；渗透性利尿常见于糖尿病患者、注射甘露醇或高渗葡萄糖等。②经胃肠道丢失：见于频繁呕吐、严重腹泻等，胃肠液大量丢失，引起失水多于失钠。③经皮肤丢失：见于环境高温、剧烈运动、发热等，大量出汗，排出大量低渗汗液。④经呼吸道丢失：哮喘状态、过度通气、发热等都会使呼吸道水分蒸发增加，失水过多。

2. 对机体的影响

高渗透性脱水时，由于失水多于失钠，细胞外液渗透压升高，主要临床表现有以下几方面(图13-3)。

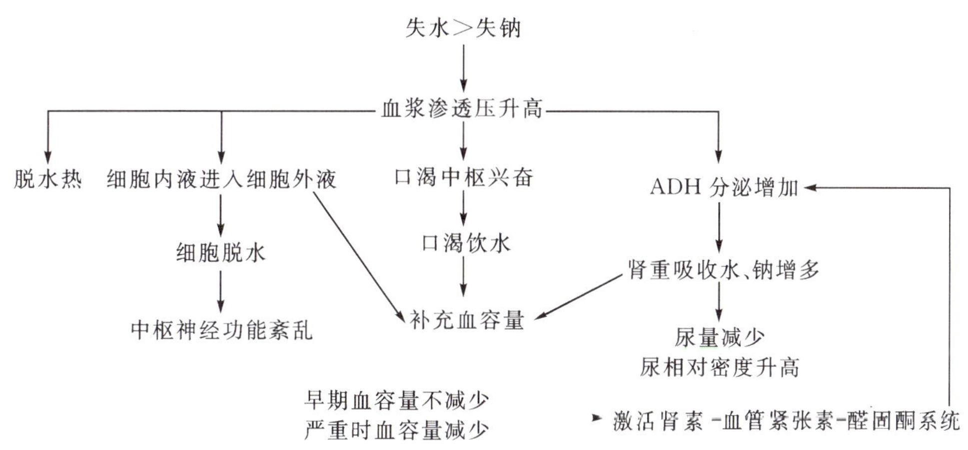

图13-3　高渗性脱水的机体变化

(1)口渴思饮　血浆渗透压升高，刺激口渴中枢，引起患者口渴、口干，并饮水。

(2)少尿、高比重尿　血浆渗透压升高，刺激下丘脑渗透压感受器，ADH分泌增加，肾小管重吸收水分增多，引起少尿、尿比重升高。也可因严重脱水而出现无尿。

(3)脱水热(dehydration fever)　严重脱水时，汗腺分泌减少，皮肤散热障碍，引起体温升高，称为脱水热。常发生在严重脱水的小儿。

(4)代谢紊乱　由于细胞内脱水,可引起代谢紊乱,导致酸中毒、氮质血症和器官功能障碍。

(5)脑功能障碍　由于细胞脱水,可引起中枢神经系统功能障碍,临床表现为头晕、烦躁、抽搐、晕厥,甚至昏迷等神经精神症状。细胞脱水使脑体积变小。颅骨与脑皮质间的血管张力增大,导致静脉破裂,引起局部脑出血。

3. 防治原则

此型脱水因失水多于失钠,故以补水为主。补水最好口服,不能口服者则静脉滴注5%葡萄糖液,但同时也要补钠。原则是先补水后补钠,补给5%~10%葡萄糖液和生理盐水的混合液。

(二)低渗性脱水

低渗性脱水(hypotonic dehydration)又称低容量性低钠血症。此型脱水的特点是失钠多于失水,细胞外液呈低渗状态。血浆渗透压<280mmol/L,血清钠<130mmol/L,脱水的主要部位是细胞外液,尤其是组织间液量减少更明显。

1. 原因和机制

多见于体液大量丢失,只注意补水而忽略补充钠。

(1)肾外性失钠　严重呕吐或腹泻等丢失大量消化液、大量出汗、烧伤丢失血浆时,只注重补充水或葡萄糖。

(2)经肾丢失钠　①长期使用噻嗪类、利尿酸等排钠性利尿药;②失盐性肾病、急性肾衰竭多尿期、肾小管酸中毒和糖尿病酮症酸中毒,肾小管重吸收钠减少;③肾上腺皮质功能减退等。上述原因均可引起失钠多于失水。

2. 对机体的影响

循环衰竭是低渗性脱水的主要威胁,临床表现有以下几方面(图13-4)。

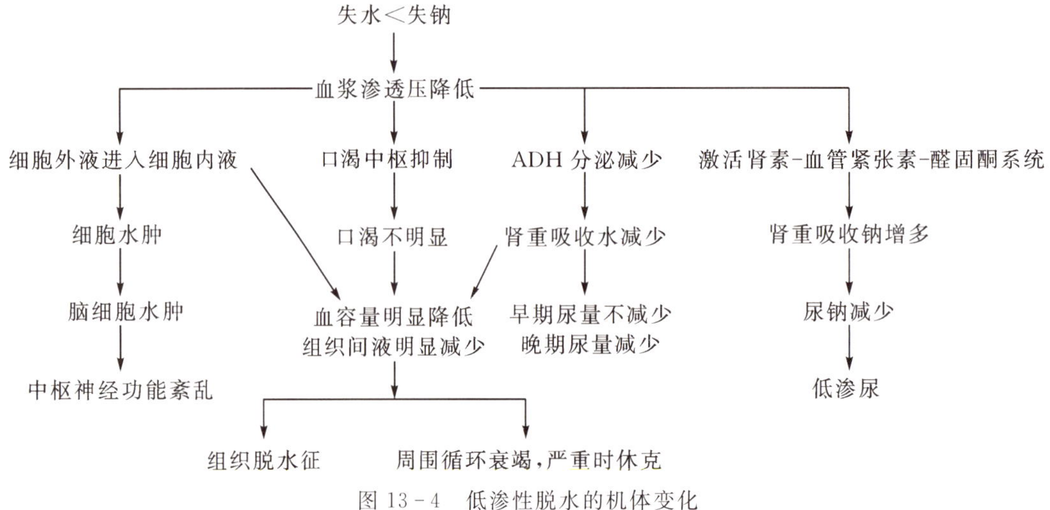

图13-4　低渗性脱水的机体变化

(1)周围循环衰竭　低渗透性脱水时,细胞外液丢失,造成血容量明显减少,患者可发生循环衰竭,出现血压下降,甚至休克。

(2)低渗尿　低渗透性脱水时,由于细胞外液低渗,渗透压感受器受到抑制,抗利尿激素分泌减少和醛固酮分泌增加,肾小管对水重吸收减少,对钠重吸收增加,早期出现低渗尿,而少尿不明显，严重时出现少尿。如果伴有失液性休克，因肾血流减少可出现少尿、无尿和氮质血症。

(3)细胞水肿　细胞外液向细胞内转移，细胞内液增多，造成细胞水肿。脑细胞水肿时，患者表现为疲乏无力、厌食、恶心、呕吐、神志淡漠、嗜睡、晕厥、昏迷等症状。

(4)组织脱水征　低渗透性脱水时，组织间液明显减少，表现为皮肤弹性降低，黏膜干燥，眼窝和婴儿囟门凹陷等典型的脱水征。

(5)口渴不明显　由于细胞外液呈低渗状态，抑制口渴中枢，口渴感不明显。

3. 防治原则

此型脱水因失钠多于失水，故以补钠为主。轻者补生理盐水即可，严重者应输高渗盐水(3%～5%氯化钠液)，再补充5%或10%葡萄糖液。发生休克者，需按照休克的治疗原则进行抢救。

(三)等渗性脱水

等渗性脱水(isotonic dehydration)的特点是水和钠等比例丢失，细胞外液渗透压不变，血清钠浓度在130～150mmol/L，血浆渗透压在280～310mmol/L，细胞内、外液量减少。

1. 原因和机制

(1)消化液丢失　严重呕吐、腹泻、小肠瘘、较长时间胃肠减压等，因消化液大量丢失，在早期表现为等渗性脱水。

(2)血浆丢失　大面积烧伤、创伤等造成血浆丢失。

(3)胸、腹水丢失　反复抽放胸水、腹水，胸腔、腹腔炎症渗出液引流等造成大量胸水或腹水丢失。

2. 对机体的影响

等渗性脱水时，主要丢失细胞外液，初期细胞内液量变化不大。由于丢失细胞外液，循环血量减少，血液浓缩和血压下降。如不及时治疗，可因呼吸蒸发和皮肤出汗丢失水分，细胞外液的渗透压逐渐升高，使细胞内液外移，造成细胞内脱水并出现口渴、尿少等表现。若处理不当，补充过多的低渗溶液，则可变为低渗性脱水。

3. 防治原则

此型脱水因失水和失钠的程度相近，应输入偏低渗的氯化钠溶液，其浓度以等渗溶液的1/3～1/2张力为宜。补生理盐水后，再补5%或10%葡萄糖溶液。

三种类型脱水的比较见表13-3。

表13-3　高渗性脱水、低渗性脱水、等渗性脱水的比较

	高渗性脱水	低渗性脱水	等渗性脱水
发病原因	失水>失钠	失水<失钠	水、钠等比例丢失
血清钠浓度	>150mmol/L	<130mmol/L	130～150mmol/L
血浆渗透压	>310mmol/L	<280mmol/L	280～310mmol/L
脱水部位	细胞内液丢失为主	细胞外液丢失为主	细胞内、外液均有丢失
主要表现	口渴，尿少，脑细胞脱水	脱水征，外周循环衰竭	脱水征，外周循环衰竭
治疗原则	补充葡萄糖为主	补充生理盐水和葡萄糖	补充生理盐水为主

以上三种类型的脱水，若不及时处理或处理不当，可以相互转化。例如，等渗性脱水不经处理，通过皮肤蒸发和呼吸继续丢失水分，则可以转变为高渗性脱水。若对高渗性脱水或等渗脱水的患者，只补充水或葡萄糖而不补充盐，二者均可转变为低渗性脱水。

四、水肿

过多的体液积聚在组织间隙或体腔中称为水肿(edema)。水肿发生在体腔时，又称积水，如胸腔积水、心包积水、腹腔积水。

(一)水肿的分类

(1)按性质分类　分为炎性水肿和非炎性水肿。

(2)按分布范围分类　分为全身性水肿和局部性水肿。

(3)按部位分类　如肺水肿、脑水肿、皮下水肿等。

(4)按病因分类　如肾性水肿、肝性水肿、淋巴性水肿、炎性水肿等。

(5)按水肿的皮肤特点分类　分为显性水肿和隐性水肿。

(二)水肿的发病机制

正常情况下，组织间液量保持相对恒定，这种恒定有赖于血管内、外液体的交换平衡和机体内、外液体交换平衡的完善调节。如果这种平衡遭到破坏，即可导致水肿。

1. 血管内、外液体交换失衡

正常情况下，组织间液与血浆不断进行液体交换，使组织液的生成和回流保持动态平衡。这种平衡有赖于毛细血管流体静压、有效胶体渗透压和淋巴回流等因素。①驱使毛细血管内液体滤出的力量，即毛细血管内压和组织液的流体静压的差值。②驱使组织间液回流入毛细血管的力量，即血浆胶体渗透压和组织间液胶体渗透压之差。这两对力量之差称为有效滤过压。在毛细血管动脉端，滤出的力量大于回流的力量，因此液体从动脉端滤出。而在毛细血管静脉端，回流的力量大于滤出的力量，组织液回流到血管内。③淋巴回流：正常时，组织液的生成略大于回流，剩余的组织液经淋巴系统回流，再进入血液循环。在病理情况下，如果上述一个或两个以上因素同时或相继失调时，都可使组织液生成大于回流，而发生水肿。

(1)毛细血管内压增高　毛细血管内压升高可使有效滤过压增高，组织液生成增多。过多的组织间液，如果超过了淋巴回流的代偿限度，而积聚于组织间隙，则发生水肿。临床常见于静脉淤血性水肿，如充血性心力衰竭所引起的全身性水肿；肝硬化时引起的腹水；局部静脉受阻时的局部水肿。

(2)血浆胶体渗透压降低　血浆胶体渗透压主要取决于血浆白蛋白的含量。当血浆白蛋白的含量减少时，则血浆胶体渗透压降低，有效滤过压增大，组织液的生成增多，导致水肿。临床常见于：①蛋白摄入不足，见于饥饿、禁食或胃肠道疾病；②蛋白质合成减少，见于肝脏疾病，因肝功能降低而使蛋白质合成减少；③丢失过多，见于肾病综合征等，因大量蛋白从尿中排出而使血浆蛋白降低；④分解代谢增强，见于慢性感染、恶性肿瘤等消耗性疾病。

(3)毛细血管壁通透性增加　正常毛细血管仅允许微量蛋白质滤出。在病理情况下，如感染、创伤、烧伤、缺氧和酸中毒等均可直接或间接损伤毛细血管壁，使其通透性增加，血浆中蛋白质滤出增多，造成血浆胶体渗透压降低，组织液胶体渗透压升高，有效滤过压增高，使组织液的生成大于回流，发生水肿。

(4)淋巴回流受阻　淋巴回流受阻时引起的水肿,也称为淋巴性水肿。当淋巴管道阻塞时,淋巴回流受阻,不仅组织液不易经淋巴管返回血液,同时也不能将组织液中的微量蛋白质通过淋巴回流带走,使组织液的胶体渗透压升高,形成淋巴性水肿。临床常见于:①丝虫病,丝虫使淋巴管阻塞、破裂,并因淋巴液外溢和长期刺激,使结缔组织增生,导致象皮病;②恶性肿瘤,在恶性肿瘤切除时,因广泛切除淋巴结,而导致淋巴回流受阻,发生淋巴性水肿。这类水肿液的特点是蛋白质含量高,可达40~50g/L。

2. 体内、外液体交换平衡失调——水、钠潴留

正常人钠、水的摄入量与排出量处于动态平衡,从而维持体液量的相对恒定。这种动态平衡主要是通过肾排泄功能来实现的。肾脏是通过肾小球滤过和肾小管重吸收两者之间的紧密联系来完成的,如果球-管平衡被破坏,就会导致水、钠潴留,引起水肿。

(1)肾小球滤过率降低　肾小球滤过率(glomerular filtration rate,GFR)是指单位时间内两肾生成的滤液量。其主要取决于肾小球的有效滤过压、滤过膜的通透性和滤过面积。当肾小球滤过率降低,而肾小管重吸收不减少时,就会导致钠、水潴留。肾小球滤过率降低的常见原因:①肾小球滤过总面积减少,如急性或慢性肾小球肾炎时,大量肾小球发生病变,使滤过面积明显减少,肾小球滤过率降低,导致钠、水潴留;②有效循环血量明显减少使肾血流量减少,肾小球滤过率降低,导致钠、水潴留,见于充血性心力衰竭、肾病综合征、肝硬化腹水等。

(2)肾小管重吸收钠、水增多　①球-管平衡失调,当肾小球滤过率轻度降低时,近曲小管可以相应地减少对钠、水的重吸收,这是正常的球-管平衡功能。当心力衰竭、肝硬化或肾病综合征时,因有效循环血量减少,使肾小球滤过率明显降低,近曲小管重吸收钠、水增加,出现球-管平衡失调,从而导致水肿。②肾血流重分布,是指皮质肾单位的血流明显减少,而近髓肾单位的血流大量增加。正常情况下,约90%的肾血流通过皮质肾单位,其余10%的肾血流通过近髓肾单位。心力衰竭时,有效循环血量明显下降,交感-肾上腺髓质兴奋,肾血流发生重分布。皮质肾单位的血流量明显减少,而近髓肾单位的血流量相对增加,从而使钠、水的重吸收增加。③抗利尿激素和醛固酮增多,有效循环血量减少,激活肾素-血管紧张素-醛固酮系统,醛固酮分泌增加,也可使容量感受器所受的刺激减弱,引起抗利尿激素分泌增多。抗利尿激素和醛固酮增加,促进远曲小管和集合管对水、钠的重吸收。

以上是水肿发生的基本机制,临床上由单一因素引起的水肿并不多见,通常是几个因素共同作用的结果。在不同类型水肿或同一水肿的不同阶段其发生机制也有主次之分。

(三)常见水肿的类型及其特点

1. 心性水肿

心性水肿是指右心衰竭引起的全身性水肿。

(1)临床特点　因重力效应,水肿最早出现在低垂部位,如长期站立水肿最先出现在足踝部,长期卧床水肿最先出现在背部、腰部,逐渐波及全身甚至面部。水肿呈对称性、凹陷性。临床上常出现颈静脉怒张,肝、脾肿大,肝颈静脉回流征阳性,静脉压升高,严重者可出现胸、腹水。

(2)发病机制　主要是有效循环血量减少和心肌收缩力减弱所致。

2. 肝性水肿

肝性水肿是指严重肝脏疾病所引起的全身性水肿。

(1)临床特点　常见于肝硬化,主要表现为腹水。水肿早期可首先出现在踝部,逐渐向上蔓延,后期出现腹水。临床上常出现腹水、腹壁静脉曲张、腹部膨隆形如蛙腹、叩诊有移动性浊音等,腹水液常为漏出液。

(2)腹水发生机制　①肝静脉回流受阻;②门静脉高压;③钠、水潴留;④血浆胶体渗透压降低。

3. 肾性水肿

肾性水肿是指肾脏疾病所引起的全身性水肿。

(1)临床特点　水肿最先出现在组织疏松的眼睑和面部。严重时可出现胸水或腹水。临床上常伴有高血压、眼底改变。常出现蛋白尿、血尿、管型尿。

(2)发病机制　①肾小球滤过率降低,见于急性肾小球肾炎和慢性肾小球肾炎时,滤过膜面积明显减少,导致钠、水潴留;或因肾小球滤过膜通透性增强,蛋白质滤出,引起血浆胶体渗透压降低,组织液生成大于回流。②肾小管重吸收增强。有效循环血量减少,抗利尿激素和醛固酮分泌增多,钠、水潴留,导致水肿。

4. 脑水肿

脑水肿是指脑内液体含量增多所引起的脑容积增大。

(1)临床特点　脑水肿可由多种疾病引起。主要表现为颅内压增高综合征,如剧烈头痛、呕吐、血压升高、视乳头水肿以及躁动等。严重者可出现抽搐、惊厥、昏迷等神经精神症状,也可发生脑疝,心搏、呼吸骤停。

(2)发病机制　脑水肿可分为血管源性脑水肿、细胞毒性脑水肿和间质性脑水肿三种类型。①血管源性脑水肿:见于脑外伤、脑血管意外、化脓性脑膜炎、脑肿瘤等,主要与脑内毛细血管壁的通透性增高有关;②细胞毒性脑水肿:见于急性缺氧、水中毒等,因缺血、缺氧、自由基等对线粒体的损伤,引起细胞水肿;③间质性脑水肿:见于脑肿瘤、化脓性脑膜炎等,主要与脑脊液排出受阻有关。

5. 肺水肿

肺水肿是指液体在肺组织间隙和肺泡中积聚。

(1)临床表现　表现为呼吸困难。因缺氧出现发绀,咳粉红色泡沫样痰,两肺听诊可听到广泛湿啰音。慢性肺水肿时,水肿液主要积聚在肺间质,故症状和体征不明显。

(2)发病机制　①肺毛细血管流体静压升高;②毛细血管通透性增高;③血浆胶体渗透压降低;④肺淋巴回流障碍。

课堂互动

左心衰竭时出现肺水肿的机制是什么?

五、水中毒

水中毒(water intoxication)是指过多低渗液体在体内潴留,引起细胞内、外液容量增多,并出现一系列的临床症状和体征,其主要特点是细胞内液增多比较明显。

(一)原因和机制

(1)肾脏排水能力降低　急性肾衰竭少尿期、慢性肾衰竭晚期、心力衰竭和肝硬化时,因肾小球滤过功能障碍或肾血流减少，使肾排水能力降低。如果不限制入水量，可引起水潴留。

(2)低渗性脱水补水过多　低渗性脱水时，如果单纯过多补水或葡萄糖，忽略补充盐，使细胞内、外液的渗透压继续降低和容量增多。

(3)ADH分泌过多　ADH分泌过多，使远曲小管和集合管对水的重吸收增强，肾排水量减少。常见于：①手术、外伤、大失血等应激状态可以促进ADH分泌；②某些恶性肿瘤、中枢神经系统疾病、肺部感染及使用某些药物(如环磷酰胺、异丙肾上腺素)；③肾上腺皮质功能低下，肾上腺皮质激素分泌减少，对下丘脑分泌ADH的抑制作用减弱，ADH分泌增多。

(二)对机体的影响

水中毒时，细胞内、外液容量增多，渗透压降低，导致组织形态结构改变，代谢紊乱，器官功能障碍。由于细胞外液过多，血液被稀释，而发生稀释性低钠血症。水中毒对脑组织损伤最严重。由于脑细胞肿胀和脑组织水肿，使颅内压升高，引起神经精神症状，如头痛、恶心、呕吐、失语、视乳头水肿等，严重者可发生脑疝而导致呼吸、心跳停止。

(三)防治原则

防治原发病，对有水潴留倾向的患者应严格控制水的输入量。轻者通过停止或限制水分输入可自行恢复；对重症和急症患者除控制水外，还可给予利尿剂，促进水排出，或给予少量高渗盐水，促进水分向细胞外转移。

第二节　钾代谢紊乱

钾是生命所必需的物质之一。正常人体内钾的平衡对维持细胞的正常代谢和功能起着极其重要的作用。临床上许多疾病常常伴有钾代谢紊乱。钾代谢紊乱主要是指细胞外液特别是血清钾浓度的异常变化。

一、正常钾代谢和调节

(一)正常钾代谢

钾是机体内最主要的阳离子之一，正常人体内的含钾量为50～55mmol/kg体重，其中98%分布于细胞内，其浓度为140～150mmol/L，细胞外钾约占2%，血清钾浓度为3.5～5.5mmol/L。细胞内、外钾浓度差是靠细胞膜Na^+-K^+-ATP酶耗能转运来维持的。

(二)钾平衡的调节

正常人体内K^+的摄入与排出保持动态平衡。K^+的摄入主要来自食物，经小肠吸收入血。K^+ 90%经肾脏排出，还可通过粪便和汗液排出，可见肾脏是调节钾平衡的重要器官。肾脏排钾的特点是：多吃多排，少吃少排，不吃也排。肾脏通过醛固酮的分泌导致钾的排泄增多。除此之外，细胞内、外钾离子转移也是调节钾平衡的重要途径。当任何因素引起细胞膜通透性增加时，都可导致细胞内钾离子的外流。

二、低钾血症

低钾血症(hypokalemia)是指血清K^+浓度低于3.5mmol/L。

(一)原因和机制

1. 钾摄入不足

钾摄入不足多见于长期不能进食或禁食,如肠梗阻、昏迷或胃肠手术后。

2. 钾丢失过多

(1)消化液丢失　是丢失钾最常见的原因。消化液中 K^+ 的含量比血清高,如长期大量呕吐、腹泻、胃肠引流、反复灌肠等,均可因消化液的丢失而失钾。

(2)肾脏丢失　见于:①长期应用排 K^+ 利尿剂,如噻嗪类、利尿酸及呋塞米等,促进肾脏泌 K^+ 增加;利尿后血容量减少,继发性醛固酮分泌增多,肾脏保 Na^+ 排 K^+ 的作用增强;利尿引起原尿流速加快,促进排 K^+;②肾小管性酸中毒,远曲小管性酸中毒使集合管 H^+ 排泄障碍,K^+ 重吸收受阻,导致钾的丢失;③肾上腺皮质激素过多,见于原发性或继发性醛固酮增多症及长期大量使用皮质激素的患者,肾上腺皮质激素可促进肾脏排钾。

(3)其他途径　大量出汗、大面积烧伤、抽放腹水、腹膜透析等均可导致 K^+ 的丢失,引起低钾血症。

3. K^+ 向细胞内转移

(1)碱中毒　细胞内 H^+ 与细胞外 K^+ 交换,一般 pH 值每升高 0.1,血浆 K^+ 离子浓度可降低 0.7mmol/L。

(2)胰岛素　胰岛素能增强 Na^+-K^+-ATP 酶的活性,促使 K^+ 离子随葡萄糖进入细胞内合成糖原。每合成 1g 糖原,需要 0.35～0.45mmol/L 的 K^+。

(3)甲状腺功能亢进　甲状腺功能亢进可导致低钾血症,其发生可能与甲状腺激素使 β 肾上腺素能受体活性增强,并可提高 Na^+-K^+-ATP 酶的活性,促进细胞外 K^+ 向细胞内转移有关。

(4)低钾血症型周期性麻痹　这是常染色体显性遗传病,常在剧烈运动、应激、给予胰岛素或肾上腺素时发作,K^+ 快速进入细胞内。

除上述原因外,水中毒、输液过多过快,也可导致稀释性低钾血症,但机体总钾量正常。

(二)对机体的影响

1. 对神经肌肉的影响

在急性低钾血症时,由于细胞外液 K^+ 浓度急剧下降,使细胞内、外钾浓度差增大,细胞内 K^+ 外流增多,导致静息电位负值增大,静息电位与阈电位差距增大而处于超极化阻滞状态,去极化发生障碍,使兴奋性降低或不发生兴奋。临床表现为肌肉无力,腱反射减弱甚至消失,严重者膈肌、呼吸肌麻痹。胃肠道平滑肌兴奋性降低,表现为胃肠道蠕动减弱,轻者出现食欲减退、消化不良、腹胀、恶心、呕吐和便秘,严重者可出现麻痹性肠梗阻。

2. 对心脏的影响

(1)心肌兴奋性增高　低钾血症时,心肌细胞膜对 K^+ 的通透性降低,K^+ 外流减少,静息电位负值变小。因此静息电位和阈电位之间的差距变小,较弱的刺激即可引起心肌兴奋。同时,因心肌细胞膜通透性降低,也可使 3 期复极化 K^+ 外流减慢。

(2)心肌传导性降低　低钾血症时,因心肌细胞静息电位负值变小,去极化时 Na^+ 内流的数量和速度下降,使 0 期去极化速度和幅度降低,从而使心肌细胞兴奋性冲动传导减慢。

(3)心肌自律性升高　低钾血症时,心肌细胞膜对 K^+ 的通透性减弱,心肌快反应自律细胞 4 期自动去极化时 K^+ 外流减慢，Na^+ 内流相对加快，自动去极化速度加快，从而更快地达到阈电位，使自律性升高。因此，根据低钾程度的不同，可导致各种轻重程度不一的心律失常。

(4)心肌收缩性增强　急性低钾血症时，由于复极化 2 期 Ca^{2+} 内流加速，心肌细胞内 Ca^{2+} 浓度增高，兴奋-收缩耦联加强，使心肌收缩性加强。慢性低钾血症严重时，可引起细胞内缺 K^+，使心肌细胞代谢障碍而发生心肌细胞变性、坏死，ATP 释放和利用障碍，心肌收缩性减弱。

心电图表现为 T 波宽而低，QT 间期延长，出现 U 波；严重者，T 波倒置，ST 段下降及出现各种心律失常。

3. 对酸碱平衡的影响

低钾血症可导致碱中毒。发生机制：①细胞外液 K^+ 浓度降低，细胞内液 K^+ 向细胞外转移，同时细胞外的 H^+ 交换进入细胞，使细胞外液 pH 值升高；②肾小球上皮细胞内 K^+ 浓度降低，使肾小管 K^+-Na^+ 交换减弱，H^+-Na^+ 交换增强，重吸收 HCO_3^- 增多，尿排 K^+ 减少，排 H^+ 增多。低钾血症引起的碱中毒，体液呈碱性，尿液呈酸性的现象称反常性酸性尿。

(三)防治原则

治疗原发病，去除病因。补 K^+ 治疗，首选口服，不能口服者可静滴，但必须注意不宜过早、过多、过浓、过快，见尿补钾。

三、高钾血症

高钾血症(hyperkalemia)是指血清 K^+ 浓度超过 5.5mmol/L。

课堂互动

高钾血症与低钾血症的区别是什么？

(一)原因和机制

1. 肾脏排钾障碍

急性或慢性肾衰竭的少尿期，肾排钾减少或不能排钾，是引起高钾血症最主要的原因。肾上腺皮质功能减退，醛固酮分泌减少，可引起肾排钾减少而导致高钾血症。

2. 细胞内钾向细胞外转移

(1)酸中毒　细胞外液 pH 值下降，使细胞外 H^+ 进入细胞内，而细胞内的 K^+ 转移到细胞外。

(2)严重缺氧　由于 ATP 生成减少，影响细胞膜 Na^+-K^+-ATP 酶活性，使细胞外液的 K^+ 向细胞内转移减少。

(3)大量溶血和组织坏死　如血型不合的输血、烧伤、大量肌肉组织创伤等，细胞内 K^+ 释放到细胞外液。

(4)胰岛素缺乏　糖尿病时，由于胰岛素缺乏，影响细胞膜 Na^+-K^+-ATP 酶的功能，使细胞外液的 K^+ 不能向细胞内转移。

3. 钾摄入过多

大量输入库存血，静脉补钾过多、过快等，均可导致高钾血症。

(二)对机体的影响

1. 对神经肌肉的影响

轻度高钾血症(血清 K^+ 浓度 5.5～7.0mmol/L)时,细胞内、外 K^+ 浓度差减小,静息电位负值减小,兴奋所需的阈刺激减小,肌肉的兴奋性升高,临床上可出现手足感觉异常、疼痛、肌肉轻度震颤等神经肌肉兴奋性升高的表现。重度高钾血症(血清 K^+ 浓度 7～9mmol/L)时,由于 K^+ 外流减少,静息电位负值显著变小,甚至等于或接近阈电位水平,快钠通道失活,去极化速度减慢甚至不能去极化,肌肉的兴奋性降低甚至消失,这种状态称为去极化阻滞。临床上可出现四肢软弱无力,腱反射减弱或消失,甚至发生迟缓性麻痹。肌肉症状常常自四肢开始,逐渐向躯干发展,严重者可波及呼吸肌。

2. 对心脏的影响

(1)心肌兴奋性先高后低　轻度高钾血症时,心肌细胞静息电位仅有轻度减小,相当于心肌细胞部分去极化,故使心肌兴奋性增高;重度高钾血症时,由于静息电位过小,甚至等于或小于阈电位,使快钠通道失活,不形成动作电位,心肌兴奋性降低或消失,临床上可出现心搏骤停。

(2)传导性降低　由于细胞内、外 K^+ 浓度差减小,静息电位的负值减小而接近阈电位,快 Na^+ 通道部分失活,0 期去极化速度减弱,幅度变小,兴奋传导速度减弱,因此可发生传导延缓或阻滞。

(3)自律性降低　高钾血症时,心肌细胞膜对 K^+ 通透性增高,使心肌舒张期 K^+ 外流加快,而持续性的 Na^+ 内流相对减慢,使房室束-浦肯野纤维系统等组织的快反应细胞 4 期自动去极化减慢,自律性降低。

以上变化可引起各种程度不同的心律失常。严重者,可因兴奋性消失或严重的传导阻滞而引起心脏停搏。

(4)心肌收缩性降低　高钾血症时,K^+ 抑制 2 期复极化 Ca^{2+} 内流,使心肌细胞内 Ca^{2+} 浓度降低,兴奋-收缩耦联作用减弱,心肌收缩性降低。

心电图主要表现为:P 波压低、增宽,PR 间期延长,R 波降低,QRS 波增宽;T 波狭窄高耸、QT 间期缩短及各种心律失常的变化。

3. 对酸碱平衡的影响

高钾血症时可引起酸中毒:①细胞内、外离子交换,细胞外液 K^+ 向细胞内转移,细胞内的 H^+ 向细胞外转移;②排钾增多而排氢减少,肾小管上皮细胞内 K^+ 增高,促进 K^+-Na^+ 交换,减少了 H^+-Na^+ 交换,同时,肾小管上皮细胞产生的 NH_3 减少,肾小球排泌 H^+、NH_3 减少,尿液呈碱性。这种高钾血症引起的酸中毒尿液呈碱性的现象称反常性碱性尿。

(三)防治原则

治疗原发病,停止钾的摄入,禁食含钾高的食物。静脉滴注葡萄糖和胰岛素,促进 K^+ 向细胞内转移。静脉注射 10%葡萄糖酸钙或高渗钠溶液,对抗 K^+ 对心肌的损害作用。口服或灌肠阳离子交换树脂,采用透析疗法促进钾的排泄。

第三节　镁代谢紊乱

一、镁的正常代谢及功能

(一)镁的正常代谢

镁是体内含量仅次于钠、钾、钙的第四位阳离子。细胞内镁的含量仅次于钾而居第二位。镁在细胞代谢过程中参与多种酶促反应，具有极其重要的意义。

成年人体内镁总量为20～28g，骨骼占60%～65%，骨骼肌占27%，其他细胞占6%～7%，尤以肝脏含量为最高。血清镁含量为0.75～1.25mmol/L。细胞内镁约90%是结合型，游离部分仅为10%。镁主要存在于绿叶蔬菜、谷类、干果、蛋、鱼、乳品中。镁大部分在回肠和结肠吸收。健康成年人从饮食中摄取的镁为200～250mg/d，其中60%～70%从粪便排出，仅2%～10%随尿排出。

(二)镁的主要生理功能

1. 维持酶的活性

镁是许多酶的辅助因子或激动剂，可启动体内300多种酶，包括己糖激酶、$Na^{+}-K^{+}-ATP$酶、羧化酶、丙酮酸脱氢酶、肽酶、胆碱酯酶等，参与体内许多重要代谢过程，包括蛋白质、脂肪和碳水化合物及核酸的代谢，氧化磷酸化，离子转运，神经冲动的产生和传递，肌肉收缩等。

2. 维持可兴奋细胞的兴奋性

镁离子对中枢神经系统、神经肌肉和心肌等均起抑制作用。对于神经肌肉应激性，Mg^{2+}与Ca^{2+}是协同的，对于心肌又是拮抗的。

3. 维持细胞的遗传稳定性

镁是DNA相关酶的主要辅助因子，决定细胞周期和凋亡的细胞内调节者。在细胞胞质中，它可维持膜完整性，增强对氧化应激的耐受力，调节细胞增殖、分化和凋亡；在细胞核则维持DNA结构、DNA复制的保真度，启动DNA的修复过程等。

二、低镁血症

镁代谢紊乱主要是指细胞外液中镁浓度的变化，包括低镁血症和高镁血症。血清镁<0.75mmol/L，称为低镁血症。

(一)病因和发病机制

(1)镁摄入不足　一般膳食含镁较多，且肾脏具有保镁功能，所以正常进食一般不缺镁。但长期禁食、厌食、恶心、经静脉输注无镁的肠外营养液等，可引起镁摄入不足。

(2)镁吸收障碍　见于消化道疾病和广泛小肠切除术后等。

(3)镁排出过多　严重呕吐、腹泻和持续胃肠引流等经胃肠道排出过多；急性肾小管坏死和应用利尿剂经肾脏排出过多；剧烈运动等大量排汗经汗液排出过多。

(二)对机体的影响

1. 对神经肌肉和中枢神经系统的影响

低镁血症时，神经肌肉和中枢神经系统应激性增高，表现为肌肉震颤、手足搐搦、反射亢进、共济失调，有时出现听觉过敏、幻觉，严重时出现癫痫发作、谵妄、精神错乱、定向力失常，甚至惊厥、昏迷等。

2. 对心血管系统的影响

低镁血症可导致心律失常、高血压、冠心病。

(1)心律失常　低镁血症易发生心律失常，严重者可发生室颤。其机制包括：①低镁血症时，心肌细胞兴奋性和自律性均升高；②低镁可导致低钾血症而导致心律失常。

(2)高血压　主要引起血管平滑肌细胞内钙含量增高，使血管收缩，外周阻力增大。

(3)冠心病　主要与心肌细胞代谢障碍和冠状动脉痉挛有关。

3. 对代谢的影响

低镁血症可导致低钙血症和低钾血症。

(1)低钙血症　中度至重度低镁血症，常伴低钙血症，其机制是镁缺乏使腺苷酸环化酶活性下降，导致甲状旁腺腺体细胞分泌 PTH 减少，同时靶器官对 PTH 的反应也减弱，肠道吸收钙、肾小管重吸收钙和骨钙动员均发生障碍。

(2)低钾血症　镁缺乏时，$Na^{+}-K^{+}-ATP$ 酶活性减低，肾保钾功能减退，故常伴低钾血症。对于这样的病例，只补钾不补镁，低钾血症难以纠正。

(三)防治原则

防治原发病。轻者肌内注射补镁；合并各种类型心律失常者，需及时缓慢静脉注射或滴注硫酸镁。肾功能受损者，更要防止因补镁过快而转变为高镁血症。

三、高镁血症

血清镁浓度高于 1.25mmol/L，称为高镁血症。

(一)病因和发病机制

(1)镁摄入过多　静脉内补镁过快过多，尤其是肾功能受损的患者更易发生。

(2)肾排镁减少　是高镁血症最重要的原因，见于肾衰竭伴有少尿或无尿、严重脱水伴有少尿、甲状腺功能低下等。

(3)细胞内镁外移过多　镁是细胞内含量占第二位的阳离子，各种原因导致细胞严重损伤或分解代谢亢进，在发生高钾血症的同时出现高镁血症。

(二)对机体的影响

1. 对神经肌肉和中枢神经系统的影响

镁能抑制神经肌肉接头处的兴奋传递和中枢神经系统的突触传递。高镁血症患者可出现肌无力，甚至弛缓性麻痹，腱反射减弱或消失，嗜睡或昏迷，严重者可因呼吸肌麻痹而死亡。

2. 对心血管的影响

高镁能抑制房室和心室内传导，并降低心肌兴奋性，故可引起传导阻滞和心动过缓。心电图示 PR 间期延长和 QRS 波增宽，T 波增高。

3. 对平滑肌的影响

镁对平滑肌亦有抑制作用。高镁血症时，对血管平滑肌的抑制可使小动脉、微动脉扩张，从而导致外周阻力降低和动脉血压下降。对内脏平滑肌的抑制可引起恶心、呕吐、嗳气、便秘、尿潴留等症状。

(三)防治原则

防治原发病,改善肾功能。必要时可静注葡萄糖酸钙拮抗高 Mg^{2+}。亦可用透析疗法清除镁,治疗并发症,如呼吸肌麻痹及高钾血症等。

第十四章　酸碱平衡紊乱

第一节　概　述

体液酸碱度的相对稳定是组织细胞进行正常生命活动的必要条件之一。生理状态下，机体在代谢过程中不断生成酸性或碱性物质，也不断地从食物中摄取一些酸性或碱性食物，但机体依靠自身的缓冲调节功能，将其稳定在正常的范围内。体液适宜的酸碱度用动脉血 pH 表示，正常值为 7.35～7.45，平均值为 7.40。这种在生理条件下维持体液酸碱度相对稳定的过程，称为酸碱平衡(acid-base balance)。在某些病理状态下，因酸、碱在体内蓄积增多或减少，超出机体代偿能力或调节机制障碍造成体液内环境酸碱度稳态的破坏，称为酸碱平衡紊乱(acid-base disturbance)。本章主要论述各种类型酸碱平衡紊乱的常见原因、发病机制及其对机体的影响，为临床防治提供必要的理论基础。

课堂互动

你认为临床上哪些疾病可以导致酸碱平衡紊乱?

一、酸与碱的概念

在生化反应中，凡能释放出 H^+ 的化学物质称之为酸，如 HCl、H_2SO_4、H_2CO_3、NH_4^+ 等；而把能接受 H^+ 的化学物质称之为碱，如 HCO_3^-、NH_3、SO_4^{2-}、OH^- 等。

二、体液酸、碱物质的来源

体液中的酸、碱物质主要来源于细胞内的物质代谢活动，少部分从食物中获得。在普通膳食条件下，机体所产生的酸性物质远比碱性物质多。

(一)酸性物质的来源

根据体内 H^+ 的来源和产生过程可分为挥发酸和固定酸两类。

1. 挥发酸

挥发酸(volatile acid)即碳酸，是机体代谢活动中产生最多的酸性物质。糖、脂肪和蛋白质在分解代谢过程中产生大量 CO_2，CO_2 与 H_2O 结合生成碳酸(H_2CO_3)。碳酸可释放出 H^+，又可转变为 CO_2，经肺排出体外，故被称为挥发酸。

2. 固定酸

固定酸(fixed acid)是一类不能经肺呼出，而只能经肾随尿排出的酸性物质，亦被称为非挥发酸(unvolatile acid)。主要包括来源于蛋白质分解代谢产生的磷酸、硫酸和尿酸；糖酵解产生的甘油酸、丙酮酸及乳酸;脂肪代谢产生的 β-羟丁酸、乙酰乙酸等。此外,机体摄入的一些酸性食物或药物(如水杨酸、氯化铵)是体液酸性物质的一个次要来源。

(二)碱性物质的来源

碱性物质主要来源于所摄入食物(如蔬菜、瓜果)中含有的柠檬酸盐、苹果酸盐和草酸盐等有机酸盐。其次来源于体内物质代谢产生的碱性物质,如氨基酸脱氨基所生成的 NH_3,但这种氨经肝脏代谢后生成尿素,正常时对体液酸碱度影响不大。

三、机体对酸碱平衡的调节

尽管机体不断生成和摄取酸、碱性物质,但血液的 pH 值并不发生显著变化,这是由于体内存在着一系列的调节机制,主要包括体液中的缓冲系统、肺和肾等对酸碱平衡的调节。

(一)体液缓冲系统的调节

体液缓冲系统是由一种弱酸(缓冲酸)及其相对应的共轭碱(缓冲碱)组成的混合溶液,称为缓冲系统。主要有碳酸氢盐缓冲系统和非碳酸氢盐缓冲系统(磷酸盐缓冲系统、血浆蛋白缓冲系统、血红蛋白和氧合血红蛋白缓冲系统)。

1. 碳酸氢盐缓冲系统

其作用特点为:①缓冲能力强,在细胞外液含量最高,对固定酸的缓冲能力达到全血缓冲总量的 53%。②缓冲潜力大,对固定酸缓冲后所生成的 H_2CO_3 可转化为 CO_2 经肺排出,所消耗的 HCO_3^- 通过肾的调节来补充。所以,这些缓冲物质的增减依靠肺和肾的调节来实现。③只能缓冲固定酸和碱,不能缓冲挥发酸。④对血液 pH 具有决定作用。

根据 Henderson-Hasselbalch 方程式:

$pH = pKa + lg[HCO_3^-]/[H_2CO_3]$

式中,pKa 为 H_2CO_3 电离常数的负对数值,38℃时为 6.1,血浆中的 $[NaHCO_3]$ 为 24mmol/L,$[H_2CO_3]$ 为 1.2mmol/L,代入上式可得:

$pH = 6.1 + lg24/1.2 = 6.1 + lg20/1 = 6.1 + 1.3 = 7.4$。

显而易见,血浆 pH 主要取决于血浆 $[HCO_3^-]$ 与 $[H_2CO_3]$ 的比值,无论两者的绝对浓度如何变化,只要该比例维持在 20∶1 左右,血浆 pH 均可保持在正常范围。

2. 缓冲系统的作用

酸碱平衡紊乱时,体液缓冲系统以接受 H^+ 或释放 H^+ 的方式,化强酸为弱酸,变强碱为弱碱,以反应迅速、维持时间短暂为特点,减轻血浆 pH 的变动程度。

(二)肺的调节作用

肺通过改变呼吸运动的频率和幅度,控制 CO_2 的排出量,调节血浆 H_2CO_3 浓度,使血液 pH 处于相对稳定状态。当动脉血 $PaCO_2$ 增高或 pH 值降低时,通过中枢和外周化学感受器,使延髓呼吸中枢兴奋,呼吸加深加快,CO_2 呼出量显著增多,血浆 $[H_2CO_3]$ 相应降低。反之,当动脉血 $PaCO_2$ 降低或 pH 值增高时,呼吸变浅变慢,CO_2 呼出量减少,血浆 $[H_2CO_3]$ 相应增高。这种调节的特点是作用快(数分钟即可启动),效能大,约 30 分钟达到高峰。但这种调节是有限度的,持续深快呼吸,会使呼吸肌疲劳,最终使肺通气量降低;持续浅慢呼吸,可导致机体缺氧,动脉血氧分压降低,反射性兴奋呼吸中枢,又使肺通气量增加(图 14-1)。

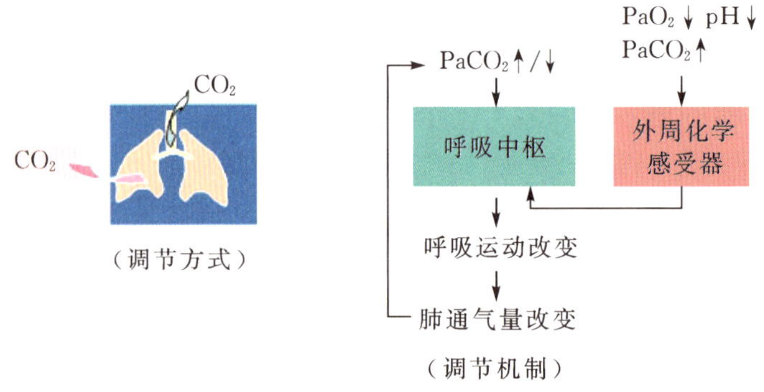

图 14－1　肺的调节

(三)肾的调节作用

肾脏主要通过肾小管上皮细胞排泌 H^+、NH_3、K^+，重吸收 $NaHCO_3$ 和磷酸盐的形式，完成尿液的酸化、铵盐的排出，从而调节血浆中 HCO_3^- 的含量，维持[HCO_3^-]/[H_2CO_3]的比值。其作用特点是反应较慢，数小时后发挥作用，3～5 天达到高峰，有很强的排酸保碱效能。

1. $NaHCO_3$ 的重吸收

生理状态下，$NaHCO_3$ 在原尿中的含量与血浆相同。其中在近端肾小管被重吸收的占 85%～90%，在远端肾单位(包括远曲小管、连接段和集合管等)被重吸收的为 10%～15%，随终尿排出体外的仅为 0.1%，几乎无 $NaHCO_3$ 的丢失。

近曲小管细胞内的 CO_2 和 H_2O 在碳酸酐酶的催化下可结合成 H_2CO_3，H_2CO_3 可部分解离出 H^+ 和 HCO_3^-，其中 H^+ 可通过管腔膜上的 Na^+－H^+ 反向转运体与管腔滤液中的 Na^+ 相互交换，因两者交换转运的方向相反，故称 H^+－Na^+ 反向转运(或 H^+－Na^+ 交换)，它是一种继发性主动转运。此时，进入细胞的 Na^+ 与 H_2CO_3 解离出的 HCO_3^- 结合为 $NaHCO_3$，由基侧膜 Na^+－HCO_3^- 载体同向重吸收入血，其结果是小管细胞向管腔每分泌 1mol H^+，则在血浆内同时增加 1mol HCO_3^-。被泌入小管腔的 H^+ 和滤液中的 HCO_3^- 结合生成 H_2CO_3，随之经碳酸酐酶的催化生成 CO_2 和 H_2O，CO_2 再弥散入小管细胞，H_2O 随尿排出体外。一般情况下，Na^+－H^+ 反向转运体的泌 H^+ 量最大，约占近端肾小管总泌 H^+ 量的 2/3。同时，近端肾小管还以主动泌 H^+ 的方式，通过管腔膜 H^+－ATP 酶主动耗能将 H^+ 泌至肾小管腔，其泌 H^+ 量约占总泌 H^+ 量的 1/3。酸中毒时，这种泌 H^+ 功能可随病情的加重而不断增强(图 14－2)。由于 H^+－Na^+ 交换和 K^+－Na^+ 交换并存，在排 H^+ 和排 K^+ 之间存在着竞争，即 H^+－Na^+ 交换增多时，K^+－Na^+ 交换减少；K^+－Na^+ 交换增多时，H^+－Na^+ 交换减少。

2. 磷酸盐的酸化

通常情况下，经肾小球滤出到近曲小管的磷酸盐主要是碱性磷酸盐，当其随滤液流经远曲小管和集合管时，所解离的 Na^+ 可与上皮细胞主动泌入管腔的 H^+ 交换，使碱性的 Na_2HPO_4 转变为酸性的 NaH_2PO_4，随尿排出体外。重吸收的 Na^+ 与上皮细胞内的 HCO_3^- 则生成 $NaHCO_3$ 回流入血。当尿液 pH 降至 4.8 时，滤液中的磷酸盐已全部酸化，因此其缓冲作用是较为有限的(图 14－3)。

3. NH_4^+ 的排泄

NH_4^+ 的生成与排出具有 pH 依赖性，即酸中毒越严重，尿排 NH_4^+ 量越多。近曲小管上皮

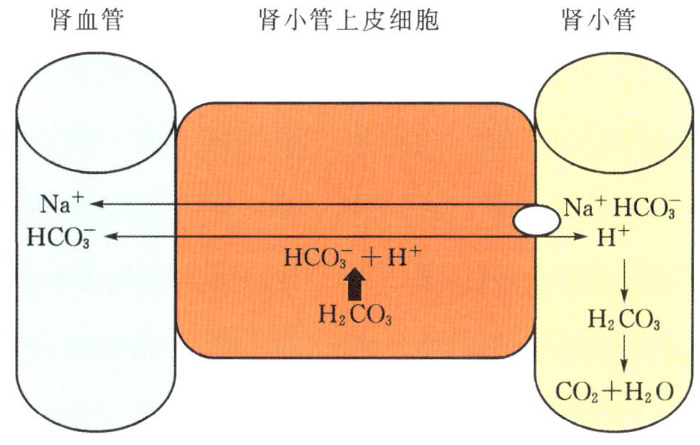

图 14-2　$NaHCO_3$的重吸收

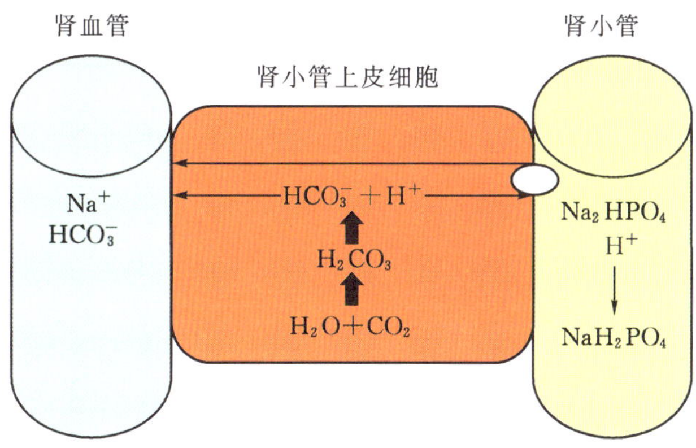

图 14-3　磷酸盐的酸化

细胞是产 NH_4^+ 的主要场所，在线粒体内由谷氨酰胺酶水解谷氨酰胺最终生成 NH_3。由于谷氨酰胺酶的活性受血浆 pH 的影响。酸中毒越严重，该酶的活性就越高，所催化生成的 NH_3 就越多。这时，NH_3 为脂溶性，生成后弥散入肾小管管腔，与肾小管上皮细胞分泌的 H^+ 结合生成铵(NH_4^+)，铵为水溶性，不易通过细胞膜返回细胞内，而以氯化铵的形式由尿排出体外。

(四)细胞内、外离子交换对酸碱平衡的调节

机体大量组织细胞内液也是酸碱平衡的缓冲池，承担了对酸碱平衡的部分调节作用。组织细胞调节酸碱平衡主要以离子交换方式(H^+-K^+、H^+-Na^+、Na^+-K^+ 等)进行。当血液 pH 降低，即[H^+]增高时，细胞外液中的 H^+ 进入细胞内，细胞内 K^+ 就移到细胞外，以维持电中性，因此，酸中毒时往往继发高钾血症。当 HCO_3^- 升高时，机体通过加强 $Cl^- - HCO_3^-$ 交换，促使 HCO_3^- 排出。肝脏借助尿素的合成，消耗体内的 NH_4^+。骨骼也可经钙盐分解来缓冲 H^+，这些均有助于酸碱平衡的调节。

上述四大机制以各自的特点和方式，在神经-体液的整体调节下，紧密联系，彼此配合，互为补充，从不同途径调节酸碱平衡，维持血浆 pH 的相对恒定，成为保持机体内环境稳态的重要组成部分。

第二节　酸碱平衡紊乱的分类及常用检测指标

一、酸碱平衡紊乱的分类

尽管机体对酸碱负荷有强大的缓冲能力和有效的调节作用，但许多因素可以引起机体酸碱负荷过度或调节机制障碍，导致体液酸碱度稳定性破坏，称为酸碱平衡紊乱。

(一)按 pH 分类

pH 降低称为酸中毒，pH 升高称为碱中毒。

(二)按原因分类

由于 HCO_3^- 浓度原发性降低或增高引起的酸碱平衡紊乱，称为代谢性酸中毒或代谢性碱中毒；由于 H_2CO_3 浓度原发性增高或降低引起的酸碱平衡紊乱，称为呼吸性酸中毒或呼吸性碱中毒。在单纯型酸碱平衡紊乱时，虽然体内酸性或碱性物质的含量已经发生改变，但通过机体的调节，血液 pH 仍可维持在正常范围之内，称为代偿型酸中毒或碱中毒。如果血液 pH 不在正常范围之内，则称为失代偿型酸中毒或碱中毒。当同一患者体内有两种或两种以上的酸碱平衡紊乱同时存在时，称为混合型酸碱平衡紊乱。

二、常用检测指标

1. pH 值

血浆 pH 是指动脉血中$[H^+]$负对数。正常值为 7.35～7.45，平均为 7.40。血浆 pH 可反映酸碱平衡紊乱的性质、程度与代偿状况。其值若低于 7.35 为失代偿型酸中毒；若高于 7.45 为失代偿型碱中毒。若为正常，则有三种可能性：①酸碱平衡正常。②存在代偿型酸中毒或碱中毒，此时经机体代偿调节，使血浆$[HCO_3^-]/[H_2CO_3]$比值仍维持在 20∶1 左右，则 pH 在正常范围。③并存有酸、碱中毒相互抵消的混合型酸碱平衡紊乱，因 pH 变化趋向相反，故暂时正常。

2. 动脉血 CO_2 分压

动脉血 CO_2 分压（$PaCO_2$）指物理溶解于血浆中的 CO_2 分子所产生的张力，正常值为 4.39～6.25kPa(33～46mmHg)，平均值为 5.32kPa(40mmHg)。由于测定 $PaCO_2$ 可了解肺泡通气量的情况，故 $PaCO_2$ 是反映呼吸性酸碱平衡紊乱的重要指标。肺泡通气量决定血浆 $PaCO_2$ 水平，两者呈反比关系。通气过度，$PaCO_2$ 降低，$[H_2CO_3]$相应下降。反之，通气不足，$PaCO_2$ 升高，$[H_2CO_3]$相应增高。临床上，$PaCO_2$＞46mmHg 时，表示 CO_2 潴留，见于呼吸性酸中毒或代偿后的代谢性碱中毒；$PaCO_2$＜33mmHg，表示 CO_2 排出过多，见于呼吸性碱中毒或代偿后的代谢性酸中毒。

3. 标准碳酸氢盐和实际碳酸氢盐

标准碳酸氢盐(standard bicarbonate，SB)是指全血标本在标准条件下(温度 38℃，血氧饱和度 100%，用 $PaCO_2$ 40mmHg 的气体平衡)所测得的血浆 HCO_3^- 含量。正常值为 22～27mmol/L，平均为 24mmol/L。由于 $PaCO_2$ 的变化可影响血浆 HCO_3^- 的含量，全血标本经上述标准化条件处理后，实际上已消除了呼吸因素的影响，故 SB 是判断代谢性因素的指标。SB

降低，见于代谢性酸中毒或代偿后的呼吸性碱中毒；SB 增高，见于代谢性碱中毒或代偿后的呼吸性酸中毒。

实际碳酸氢盐（actual bicarbonate，AB）是指隔绝空气的血液标本，在实际条件下（即实际的体温、$PaCO_2$ 与血氧饱和度）所测得的血浆 HCO_3^- 浓度。AB 受呼吸和代谢双重因素的影响，正常情况下 AB＝SB，均为 22～27mmol/L，平均为 24mmol/L。代谢性酸中毒时，两者均降低；代谢性碱中毒时，两者均升高。若 AB＞SB，表明 $PaCO_2$＞40mmHg，有 CO_2 潴留，见于呼吸性酸中毒；若 AB＜SB，表明 $PaCO_2$＜40mmHg，CO_2 排出过多，见于呼吸性碱中毒。

4. 缓冲碱

缓冲碱（buffer base，BB）是指血液中一切具有缓冲作用的负离子碱的总和，包括血浆和红细胞中的 HCO_3^-、HPO_4^{2-}、HbO_2^-、Pr^-、Hb^- 等。通常在标准条件下测定，正常值为 45～52mmol/L，平均为 48mmol/L。BB 亦是反映代谢因素的指标。代谢性酸中毒时，BB 降低，代谢性碱中毒时，BB 升高。但慢性呼吸性酸中毒或慢性呼吸性碱中毒时，经肾代偿调节，BB 可出现继发性升高或降低。

5. 碱剩余

碱剩余（base excess，BE）指在标准条件下（$PaCO_2$ 为 40mmHg，血氧饱和度 100%，温度 38℃），用酸或碱滴定全血标本到 pH 7.40 时所需的酸或碱的量（mmol/L）。正常值为－3.0～＋3.0mmol/L。BE 也是一个反映代谢因素的指标。若用酸滴定使血液 pH 达到 7.40，则反映被测血液中的碱过多，BE 用正值表示；若需用碱滴定，说明被测血液碱缺失，BE 用负值表示。当 BE 负值增加时，见于代谢性酸中毒或代偿后的呼吸性碱中毒。BE 正值增加时，见于代谢性碱中毒或代偿后的呼吸性酸中毒。

6. 阴离子间隙

阴离子间隙（anion gap，AG）指血浆中未测定阴离子（undetermined anion，UA）与未测定阳离子（undetermined cation，UC）的差值，即 AG＝UA－UC（图 14－4）。它是一项近年来受到广泛重视的酸碱指标。由于细胞外液中阴、阳离子总当量数相等（均为 150mmol/L），两者保持着电中性。其中可测定的阳离子为 Na^+，占血浆阳离子总量的 90%。可测定的阴离子为 HCO_3^- 和 Cl^-，占血浆阴离子总量的 85%。AG 可通过测算血浆中可测定阴、阳离子的差值算出：

$$Na^+ + UC = HCO_3^- + Cl^- + UA$$

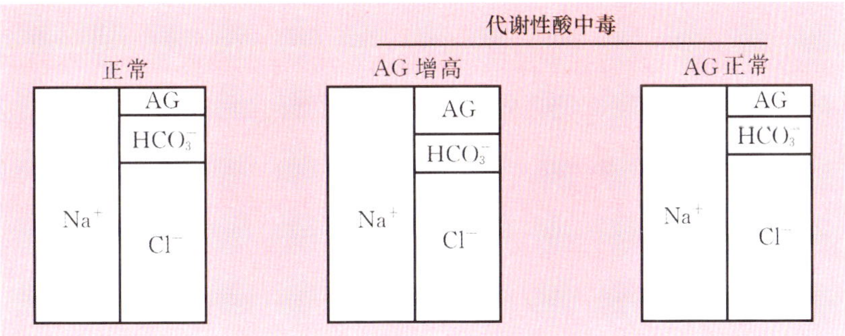

图 14－4　血浆阴离子间隙示意图

$$UA-UC=Na^{+}-(HCO_3^{-}+Cl^{-})$$

$$AG=UA-UC$$

$$AG=Na^{+}-(HCO_3^{-}+Cl^{-})=140-(24+104)=12mmol/L$$

AG 值的正常范围为 10～14mmol/L，可作为衡量血浆中固定酸含量的指标，其增高的临床意义较大。当 AG>16mmol/L 时，可形成 AG 增高型代谢性酸中毒，多见于乳酸堆积、磷酸盐潴留、酮体过多、水杨酸中毒等情况。AG 的测定对区分不同类型的代谢性酸中毒和诊断某些混合型酸碱平衡紊乱有重要价值。AG 降低在酸碱失衡诊断方面价值不大。

第三节　单纯型酸碱平衡紊乱

单纯型酸碱平衡紊乱有四种基本类型。

一、代谢性酸中毒

代谢性酸中毒(metabolic acidosis)指血浆 HCO_3^- 浓度原发性减少，以致血浆 pH 下降的酸碱平衡紊乱类型。按 AG 值变化的情况，可将代谢性酸中毒分为 AG 增高型和 AG 正常型两类。

(一)原因与发病机制

1. AG 增高型代谢性酸中毒

AG 增高型代谢性酸中毒亦称正常血氯性代谢性酸中毒，指除含氯以外的任何一种固定酸血浆浓度增高的代谢性酸中毒。因固定酸经碳酸氢盐缓冲后，使[HCO_3^-]减少，未测定阴离子增多，AG 增多。主要特点是：血浆固定酸增多，AG 增高，血氯含量正常。常见原因如下。

(1)固定酸摄入过多　如大量服用阿司匹林，使血浆中有机酸阴离子增多而引起此类型酸中毒。

(2)固定酸生成过多　①乳酸酸中毒：如休克、心力衰竭、低氧血症、严重贫血、肺水肿等，均可导致组织细胞缺血、缺氧，产生大量乳酸，造成乳酸酸中毒。②酮症酸中毒：常见于糖尿病、严重饥饿、酒精中毒等。如严重饥饿时，机体动用大量脂肪供能，可引发酮症酸中毒。糖尿病时，因胰岛素不足使葡萄糖利用减少，脂肪加速分解，可生成大量酮体(β-羟丁酸、乙酰乙酸等)，当超过外周组织氧化利用和肾脏排出能力时，可造成酮症酸中毒。

(3)固定酸排出减少　严重肾功能障碍时，肾小球滤过率明显减少，物质代谢生成过多的固定酸(特别是硫酸、磷酸)，因肾排泄障碍而在体内蓄积，肾小管泌 H^+、重吸收 HCO_3^- 能力减弱，使血浆中的[H^+]增高，[HCO_3^-]明显降低，其他固定酸根相应增多。

2. AG 正常型代谢性酸中毒

AG 正常型代谢性酸中毒又称高血氯性代谢性酸中毒。此时，HCO_3^- 丢失过多，由重吸收的 Cl^- 替补，或含 Cl^- 药物摄入过多直接升高血浆[Cl^-]和降低[HCO_3^-]，使 AG 保持不变，故其具有 AG 正常、血氯升高的特点。常见原因如下。

(1)摄入含氯酸性药物过多　见于长期或大量服用氯化铵、盐酸精氨酸等药物，这些药物易在体内代谢活动中生成 HCl，消耗血浆中 HCO_3^-，导致 AG 正常型代谢性酸中毒。

(2)经消化道丢失 HCO_3^- 过多　多见于严重腹泻，小肠、胆囊或胰引流等情况。大量

$NaHCO_3$ 随肠液丢失，使血浆[HCO_3^-]下降，从而抑制近曲小管泌 H^+ 和重吸收 HCO_3^-，增强对 Na^+ 和 Cl^- 的重吸收，引起血浆[Cl^-]增高。

(3)肾脏泌 H^+ 功能障碍　①肾功能不全时，可使肾小管泌 H^+ 和重吸收 HCO_3^- 减少；②肾小管性酸中毒时，由于受重金属（汞、铅）、药物（磺胺类）及遗传性缺陷等致病因素的影响，肾小管排 H^+ 功能障碍，血浆[H^+]增高，可导致反常性碱性尿；③长期或大量应用碳酸酐酶抑制剂。如过多服用乙酰唑胺，可抑制碳酸酐酶活性，造成肾小管上皮细胞生成 H_2CO_3 减少，肾小管泌 H^+ 和重吸收 HCO_3^- 明显障碍。

(4)高钾血症　血钾增高，细胞进行 H^+-K^+ 交换，细胞内 H^+ 移出细胞外，导致代谢性酸中毒。同时，肾小管上皮细胞排泌的 H^+ 不足，尿液呈碱性，出现反常性碱性尿。

(二)机体的代偿调节

1. 血液与细胞内的缓冲作用

代谢性酸中毒时，血液中增加的 H^+ 可立即被血浆缓冲系统缓冲，使血浆 HCO_3^- 及缓冲碱减少，生成 H_2CO_3，解离成 CO_2 经肺排出。2～4 小时后，约 1/2 H^+ 通过离子交换方式进入细胞内缓冲系统缓冲，此时，K^+ 从细胞内移出，造成继发性高钾血症。

2. 肺的代偿作用

血液[H^+]增加，刺激外周化学感受器，反射性地引起呼吸中枢兴奋，呼吸运动增强，肺泡通气量明显增加，CO_2 排出增多，$PaCO_2$ 继发性降低，以维持[HCO_3^-]/[H_2CO_3]的比值接近正常。酸中毒时肺的代偿反应十分迅速，代偿最大极限为 $PaCO_2$ 降到 10mmHg。在 $PaCO_2$ 10～40mmHg 范围内，肺的代偿作用随着酸中毒的加重而增强，其原发性 HCO_3^- 降低与继发性 $PaCO_2$ 代偿性降低之间呈一定的比例关系，可用于预测、诊断混合型酸或碱中毒。

3. 肾的代偿作用

除肾性原因外，其他任何原因所致的代谢性酸中毒，肾脏均可发挥其排酸保碱的重要调节作用，当血液[H^+]升高时，肾小管上皮细胞中碳酸酐酶和谷氨酰胺酶活性增高，肾小管泌 H^+、泌 NH_4^+ 和重吸收 HCO_3^- 增多，加速固定酸和 NH_4^+ 从尿中排出，使[HCO_3^-]/[H_2CO_3]比值有所恢复。

4. 血气参数的变化状况

代谢性酸中毒经上述代偿调节后，若[HCO_3^-]/[H_2CO_3]比值接近 20∶1，血液 pH 正常，称代偿型代谢性酸中毒；若该比值减小，血液 pH 下降，则称失代偿型代谢性酸中毒。血气参数变化趋势：HCO_3^- 原发性降低，AB、SB、BB 均降低，BE 负值加大，通过呼吸代偿后，$PaCO_2$ 继发性下降。

(三)对机体的影响

1. 心血管系统

(1)心肌收缩力减弱　血液[H^+]增高，不仅使心肌代谢障碍，而且可妨碍心肌细胞 Ca^{2+} 内流和肌浆网 Ca^{2+} 释放，竞争性抑制 Ca^{2+} 与肌钙蛋白结合，从不同环节引起心肌收缩力减弱，心输出量减少。

(2)室性心律失常　与血清钾升高密切相关。由于血液[H^+]升高，一方面促使细胞内、外 H^+-K^+ 交换，H^+ 入细胞，K^+ 出细胞；另一方面使肾小管上皮细胞泌 H^+ 增加，排 K^+ 减少，形成继发性高钾血症，引起各种心律失常。重度高钾血症时，由于严重的传导阻滞和心肌兴奋性消失，可造成致死性心律失常和心跳停止。

（3）血压降低　受血液[H^+]增高的影响，毛细血管前括约肌及微动脉平滑肌对儿茶酚胺丧失正常的反应性，以致血管容量逐步扩大，回心血量减少，血压下降。

2. 中枢神经系统

酸中毒时，既可妨碍氧化磷酸化，使脑组织所需的能量因 ATP 生成减少而供应不足，又可提高谷氨酸脱羧酶活性，使抑制性递质 γ-氨基丁酸生成增多，从而引起中枢神经系统功能障碍，产生意识障碍、嗜睡、昏迷，甚至因呼吸中枢和血管运动中枢麻痹而死亡。

（四）防治的病理生理基础

1. 治疗原发病

及时治疗原发病，同时注意采取适量输液措施纠正水、电解质代谢紊乱，恢复有效循环血量和改善肾功能。

2. 合理应用碱性药物

首选碳酸氢钠。应根据酸中毒程度，在血气监护下分次补碱，其量一般按每负一个 BE，每公斤体重需补 $NaHCO_3$ 0.3mmol/L 来计算，使用时宜小不宜大。此外，也可选用作用较慢的乳酸钠，但乳酸酸中毒及肝病患者应当慎用或不用。

二、呼吸性酸中毒

呼吸性酸中毒（respiratory acidosis）指血浆 H_2CO_3 原发性升高，以致血浆 pH 下降的酸碱平衡紊乱类型。依据病程可将其分为急性呼吸性酸中毒和慢性呼吸性酸中毒两类。

（一）原因与发病机制

1. CO_2 排出减少

以外呼吸通气障碍所致的 CO_2 排出受阻最为常见。具体原因如下。

（1）呼吸中枢抑制　见于颅脑损伤、脑炎、脑血管意外、呼吸中枢抑制剂（巴比妥类）应用过量、酒精中毒等，主要通过抑制呼吸中枢，造成体内急性 CO_2 潴留。

（2）呼吸肌麻痹　如急性脊髓灰质炎、脊神经根炎、重症肌无力、有机磷中毒及重度低钾血症等，可使呼吸运动减弱，肺泡扩张受限，以致 CO_2 排出障碍。

（3）呼吸道阻塞　可因喉头痉挛、水肿、溺水、异物堵塞气管等引起急性呼吸性酸中毒，也可因支气管哮喘、慢性阻塞性肺疾病导致慢性呼吸性酸中毒。

（4）胸廓病变　如胸部创伤、严重气胸或大量胸腔积水、胸廓畸形等，可使胸廓活动受限，肺泡通气障碍，CO_2 排出减少。

（5）肺部疾患　如呼吸窘迫综合征、急性心源性肺水肿、重度肺气肿、肺组织广泛纤维化等，均可因严重通气障碍和肺泡通气量锐减而引起 CO_2 排出减少。

（6）呼吸机使用不当　如通气量设置过小，使 CO_2 排出减少。

2. CO_2 吸入过多

如矿井塌陷、被阻区通气不良，空气中 CO_2 增多，机体吸入过量 CO_2 而发病。

（二）机体的代偿调节

呼吸性酸中毒时，由于肺通气功能障碍，碳酸氢盐缓冲系统与肺均不能进行缓冲和代偿调节，只能靠血液非碳酸氢盐缓冲系统和肾脏来发挥调节作用。

1. 细胞内、外离子交换和细胞内缓冲

急性呼吸性酸中毒往往表现为失代偿状态，主要通过此方式代偿调节。

(1)CO_2在血浆中转化为HCO_3^-　由于CO_2潴留，血浆[H_2CO_3]不断升高，H_2CO_3解离成H^+和HCO_3^-，使血浆[HCO_3^-]相应增多，有利于维持[HCO_3^-]/[H_2CO_3]比值，具有一定的代偿作用。H^+与细胞内K^+交换，进入细胞的H^+被Pr^-缓冲，K^+外逸则继发高钾血症。

(2)CO_2弥散入红细胞　$PaCO_2$不断升高时，血浆中潴留的CO_2可迅速弥散入红细胞内，在碳酸酐酶的催化下，与胞质中的H_2O结合生成H_2CO_3，并解离为H^+和HCO_3^-，H^+主要被Hb^-和HbO_2^-缓冲，HCO_3^-与血浆中的Cl^-交换释放入血，使血浆[HCO_3^-]有所增高，[Cl^-]相应下降。但上述代偿调节难以维持[HCO_3^-]/[H_2CO_3]的正常比值，血浆 pH 常常低于正常。

2. 肾的调节作用

慢性呼吸性酸中毒主要通过此代偿方式进行代偿调节。由于$PaCO_2$和[H^+]升高，肾小管上皮细胞中的碳酸酐酶和谷氨酰胺酶活性增强，肾小管泌H^+、泌NH_4^+和重吸收HCO_3^-明显增多。其结果是酸性物质随尿排出体外，血浆HCO_3^-继发性增高，有时可使[HCO_3^-]/[H_2CO_3]比值接近 20：1，形成代偿型呼吸性酸中毒。

3. 血气参数变化状况

(1)急性呼吸性酸中毒　CO_2急剧潴留，肾来不及发挥代偿作用，[HCO_3^-]/[H_2CO_3]比值减小，血浆 pH 下降，为失代偿型呼吸性酸中毒。其血气参数变化为：$PaCO_2$原发性增高，AB>SB，BB、BE 变化不大。

(2)慢性呼吸性酸中毒　虽有CO_2潴留，但经肾充分代偿后，可使[HCO_3^-]/[H_2CO_3]比值接近或达到 20：1，血浆 pH 略低或正常，形成代偿型或失代偿型呼吸性酸中毒。其血气参数变化为：$PaCO_2$原发性增高，AB、SB、BB 均升高，AB>SB，BE 正值增大。

(三)对机体的影响

呼吸性酸中毒时对心脏的影响与代谢性酸中毒时相似。所不同的是因$PaCO_2$升高可引起血管扩张和中枢神经系统功能障碍。

1. CO_2对血管的直接舒张作用

由于脑血管壁无α受体，体内的CO_2可直接扩张脑血管，使脑血流量增加，颅内压及脑脊液压增高，引起持续性头痛，尤以夜间和晨起为甚。

2. 中枢神经系统功能障碍

中枢神经系统功能障碍主要起因于高碳酸血症。常见于$PaCO_2$>80mmHg 时，早期症状为头痛、不安、焦虑等，晚期可见震颤、精神错乱、嗜睡、昏迷等“CO_2麻醉”表现，亦称肺性脑病(pulmonary encephalopathy)，主要是缺氧、CO_2潴留和酸中毒共同作用的结果。

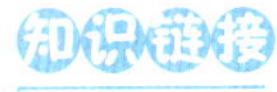

呼吸衰竭时，由于缺氧、CO_2潴留和酸中毒的共同作用，也会引起中枢神经系统功能障碍，表现为肺性脑病的临床综合征。

(四)防治的病理生理基础

1. 改善肺泡通气功能

改善肺泡通气功能是防治此类型酸中毒的关键措施。应针对病因处理,保持呼吸道通畅。如对慢性阻塞性肺疾病患者,要及时控制感染、强心、解痉和祛痰。对呼吸道梗阻者,应尽早消除气道异物或解除支气管平滑肌痉挛。对呼吸中枢抑制者,须果断应用呼吸中枢兴奋药或人工呼吸机。

2. 正确使用碱性药物

呼吸性酸中毒时应慎用碱性药物,尤其是在通气尚未改善前要严加控制。一般在通气改善后不用碳酸氢钠,可慎重应用三羟甲基氨基甲烷(THAM,一种不含钠的有机碱),以免加重高碳酸血症和并发代谢性碱中毒。

三、代谢性碱中毒

代谢性碱中毒(metabolic alkalosis)是指血浆[HCO_3^-]原发性增高,以致血浆 pH 升高的酸碱平衡紊乱类型。

(一)原因与发病机制

1. H^+ 丢失过多

(1)经消化道丢失　见于频繁呕吐及胃液引流时,富含 HCl 的胃液大量丢失。正常情况下,胃黏膜壁细胞中的碳酸酐酶能将胞质中的 CO_2 和 H_2O 催化生成 H_2CO_3,后者解离为 H^+ 和 HCO_3^-。H^+ 与来自血浆的 Cl^- 生成 HCl,进食时分泌到胃腔内,成为胃液的主要成分。HCO_3^- 则返回血液,餐后一过性地使血浆[HCO_3^-]升高。肠内的 H^+ 刺激肠上皮细胞和胰腺分泌大量 HCO_3^-,并与 H^+ 中和。显然,频繁呕吐及胃液引流时,大量 HCl 随胃液丢失,难以中和血浆中的 HCO_3^-,使血浆[HCO_3^-]原发性升高,产生代谢性碱中毒。

(2)经肾丢失　①应用利尿药:长期应用某些利尿剂(呋塞米、噻嗪类等)能抑制肾小管髓袢升支重吸收 Cl^-、Na^+ 和 H_2O,使远曲小管滤液[Na^+]和[Cl^-]增高,[H^+]锐降,并伴流量增大,流速加快,从而导致远曲小管和集合管泌 H^+、泌 K^+ 增加,重吸收 HCO_3^- 增多,Cl^- 随尿液大量排出,引起低氯性碱中毒。②盐皮质激素增多:原发性或继发性醛固酮增多症时,醛固酮可促使集合管保 Na^+、排 K^+ 或泌 H^+,使血浆[H^+]降低,造成低钾性碱中毒。

2. 碱性物质负荷过量

碱性物质负荷过量常为医源性因素所致。如给肾功能受损的患者输入过多碳酸氢钠,或大量输入库存血(含柠檬酸盐),因肾小管对 HCO_3^- 的排泌障碍而使血浆[HCO_3^-]原发性增高。

3. H^+ 向细胞内转移

低钾血症是肾小管泌 H^+ 和重吸收 HCO_3^- 的有效刺激,也是引起代谢性碱中毒的重要原因。低钾血症时引起细胞内、外 K^+－H^+ 交换,K^+ 出细胞,H^+ 入细胞,血浆[H^+]下降,造成细胞外碱中毒和细胞内酸中毒。此时,由于肾小管上皮细胞内 H^+ 增多,肾小管泌 H^+ 相应增加,尿液呈酸性,这种体液呈碱性而尿液呈酸性的状况称为反常性酸性尿。

(二)机体的代偿调节

1. 体液的缓冲作用和细胞内、外离子交换

代谢性碱中毒时,体液缓冲系统中的弱酸(H_2CO_3、HHb、$HHbO_2$、Hpr、HPO_4^{2-})可直接缓冲增多的OH^-,使血浆[HCO_3^-]及[Buf^-]升高。同时,[H^+]下降,细胞内、外H^+-K^+交换增强,H^+出细胞,K^+入细胞,引起继发性低钾血症。

2. 肺的代偿调节

肺的代偿调节是代谢性碱中毒的主要调节方式。当血浆[H^+]降低时,可抑制呼吸中枢,使呼吸运动减弱,肺泡通气量减少,$PaCO_2$(或[H_2CO_3])继发性升高,以维持[HCO_3^-]/[H_2CO_3]比值接近20∶1。但由于受到呼吸抑制所致的PaO_2降低的影响,又可反射性地兴奋呼吸中枢使呼吸运动增强,肺泡通气量增大,结果使肺的上述调节作用往往有限,难以达到完全代偿。代谢性碱中毒时$PaCO_2$继发性上升的代偿极限是55mmHg。

3. 肾的调节作用

代谢性碱中毒时,血浆[H^+]下降,使肾小管上皮细胞中的碳酸酐酶和谷氨酰胺酶活性降低,肾小管泌H^+、泌NH_4^+和重吸收HCO_3^-减少,血浆[HCO_3^-]继发性下降,尿液因HCO_3^-排出增多而呈碱性(低钾性碱中毒除外)。

4. 血气参数变化状况

经过上述代偿调节,血浆[HCO_3^-]/[H_2CO_3]比值可正常或升高,血浆pH相应正常或增高,可出现代偿型或失代偿型代谢性碱中毒。其血气参数变化为:HCO_3^-原发性升高,AB、SB、BB均增高,AB>SB,BE正值加大。

(三)对机体的影响

代谢性碱中毒时的临床表现往往被原发疾病所掩盖,缺乏特有的症状和体征。在急性或严重代谢性碱中毒时,主要的功能与代谢障碍如下。

1. 中枢神经系统功能障碍

血浆pH升高时,脑组织内γ-氨基丁酸转氨酶活性增高,谷氨酸脱羧酶活性降低,使γ-氨基丁酸分解增强,以致γ-氨基丁酸生成减少,使其对中枢神经系统抑制减弱,患者常出现烦躁不安、精神错乱、谵妄、意识障碍等临床表现。

2. 血红蛋白氧解离曲线左移

血浆pH升高时,Hb与O_2的亲和力增强,引起血红蛋白氧解离曲线左移,使流经组织的血液中Hb不易释放O_2,引起组织缺氧。

3. 血浆游离Ca^{2+}降低

急性代谢性碱中毒时,因血浆[H^+]骤降,血浆游离钙转化为结合钙,使血浆游离钙浓度降低,造成神经肌肉兴奋性增高,出现面部和肢体肌肉抽动、手足搐搦、惊厥等症状。

4. 低钾血症

血浆[H^+]降低时,细胞内、外H^+-K^+交换,H^+出细胞,K^+入细胞,可直接降低血K^+。同时,肾小管上皮细胞泌H^+减少,出现H^+-Na^+交换减弱和K^+-Na^+交换增强,尿K^+排出增多,导致低钾血症。

(四)防治的病理生理基础

1. 治疗原发病

积极去除代谢性碱中毒的病因与诱发因素。

2. 给予0.9%生理盐水

生理盐水含 Cl^- 量高于血浆,通过扩充血容量和补充 Cl^- 使过多的 HCO_3^- 从肾脏排出,以达到治疗目的。

3. 给予含氯的药物

对于严重的代谢性碱中毒患者,可给予少量含氯酸性药物,如 NH_4Cl 或0.1mmol/LHCl,以消除碱中毒对人体的危害。

四、呼吸性碱中毒

呼吸性碱中毒(respiratory alkalosis)是指血浆 H_2CO_3 原发性减少,以致血浆pH升高的酸碱平衡紊乱类型。根据其发病时间可分为急性呼吸性碱中毒和慢性呼吸性碱中毒两种类型。

(一)原因和发病机制

1. 低氧血症

吸入气 PaO_2 过低,例如,肺炎、肺水肿等外呼吸功能障碍,均可造成 PaO_2 降低,肺通气过度,以致 CO_2 排出过多。

2. 呼吸中枢受到直接刺激

精神性通气过度见于癔症发作时,中枢神经系统疾病如脑血管障碍、脑炎、脑外伤及脑肿瘤等均可刺激呼吸中枢引起过度通气。某些药物如水杨酸、氨可直接兴奋呼吸中枢致通气增强。高热、甲状腺功能亢进等因机体代谢过高可使肺通气功能增强。

3. 人工呼吸机使用不当

如通气量设置过大,使用时患者 CO_2 排出过多。

(二)机体的代偿调节

1. 急性呼吸性碱中毒

急性呼吸性碱中毒时,主要代偿调节方式是细胞内、外离子交换和细胞内缓冲。这种代偿调节的过程为:①细胞内 H^+ 外逸。受血浆[H_2CO_3]迅速下降的影响,由细胞内非碳酸氢盐缓冲系统(血红蛋白、磷酸、蛋白质等,即:$HBuf \rightarrow H^+ + Buf^-$)和细胞代谢产物乳酸提供的 H^+,可迅速通过细胞内、外 H^+-K^+ 交换而逸出细胞,与 HCO_3^- 结合生成 H_2CO_3,使血浆[H_2CO_3]有所回升,HCO_3^- 浓度相应下降。同时,细胞外 K^+ 进入细胞,继发低钾血症。②血浆 HCO_3^- 进入红细胞。部分血浆 HCO_3^- 通过与 Cl^- 互相交换而进入红细胞,与胞质中的 H^+ 生成 H_2CO_3,并解离为 CO_2 和 H_2O,CO_2 从红细胞中逸出可提高血浆[H_2CO_3]。由于上述代偿能力相当有限,故本型碱中毒往往失代偿。

2. 慢性呼吸性碱中毒

慢性呼吸性碱中毒时,主要靠肾脏充分代偿调节。由于这种代偿作用缓慢,难以在急性呼吸性碱中毒时奏效。通常肾脏调节可使肾小管上皮细胞泌 H^+、泌 NH_4^+ 和重吸收 HCO_3^- 均减少，血浆[HCO_3^-]下降，尿液呈碱性。

3. 血气参数变化状况

(1)急性呼吸性碱中毒大多为失代偿型的，故 $PaCO_2$ 原发性降低，血浆 pH 升高，AB<SB，BB、BE 基本不变。

(2)慢性呼吸性碱中毒可经肾充分代偿调节后，出现代偿型或失代偿型两种。故 $PaCO_2$ 原发性降低，血浆 pH 正常或升高，AB<SB，SB、AB、BB 继发性减少，BE 负值增大。

(三)对机体的影响

呼吸性碱中毒时，可引起脑功能损伤和低碳酸血症所致的脑血流量减少，容易产生眩晕、抽搐(与血浆游离 Ca^{2+} 减少有关)、意识障碍、四肢及口周围感觉异常等临床表现。此外，大多重度患者血浆磷酸盐明显降低，这与细胞内[H^+]下降，糖原分解加强，大量磷酸盐消耗有关。

(四)防治的病理生理基础

首先应防治原发病和去除引起通气过度的原因。对急性呼吸性碱中毒患者，可采用吸入含 5% CO_2 的混合气体或纸袋罩口、鼻反复吸入呼出的气体等办法，以逐渐恢复其血浆[H_2CO_3]。对精神性通气过度患者可使用镇静剂进行治疗。

第四节　混合型酸碱平衡紊乱

混合型酸碱平衡紊乱(mixed acid-base disorders)指在多种原因作用下，同一患者同时出现两种或三种酸碱平衡紊乱类型的状况。

一、双重性酸碱平衡紊乱

(一)呼吸性酸中毒合并代谢性酸中毒

1. 原因

临床上见于：①心搏、呼吸骤停；②急性肺水肿；③慢性阻塞性肺疾病伴严重缺氧；④已累及心肌和呼吸肌的重度低钾血症；⑤药物及 CO 中毒等。

2. 特点

因呼吸性和代谢性双重因素指标均往酸性方面发展，以致 HCO_3^- 减少时呼吸不能代偿，$PaCO_2$ 增多时肾不能代偿，而呈严重失代偿状态，血浆 pH 显著降低，SB、AB、BB 均下降，AB>SB，AG 增高，血清 K^+ 浓度升高。

(二)代谢性碱中毒合并呼吸性碱中毒

1. 原因

代谢性碱中毒合并呼吸性碱中毒以各种危重患者多见。机械通气过度、低氧血症、败血症、颅脑外伤、妊娠中毒症等是导致呼吸性碱中毒的病因；引起合并代谢性碱中毒的病因有剧烈呕吐、胃肠引流、大量输入库存血或频繁使用利尿药等。

2. 特点

因呼吸性和代谢性因素指标均朝碱性方面变化，$PaCO_2$ 降低，血浆 HCO_3^- 浓度升高，两者之间看不到相互代偿的关系，呈严重失代偿，预后极差。血气指标 SB、AB、BB 均升高，

AB＜SB，$PaCO_2$降低，pH 明显升高，血浆 K^+浓度降低。

(三)呼吸性酸中毒合并代谢性碱中毒

1. 原因

常见于慢性阻塞性肺疾病或慢性肺源性心脏病，在通气尚未改善前，因滥用碱性药物($NaHCO_3$)、过急过度地进行人工通气或大量应用利尿剂等所致。

2. 特点

呼吸性与代谢性双重因素使血浆 pH 移动方向相反，效应相互抵消。故血浆 $PaCO_2$和血浆 HCO_3^-浓度均升高，而且升高的程度均已超出正常代偿范围，AB、SB、BB 均升高，BE 正值加大，pH 变动不大，略偏高或偏低，也可以在正常范围。

(四)代谢性酸中毒合并呼吸性碱中毒

1. 原因

可见于：①糖尿病、肾衰竭或感染性休克，以及心、肺疾病等危重患者伴有发热或机械通气过度；②慢性肝病、高血氨，并发肾衰竭；③水杨酸、酮体、乳酸生成增多，刺激呼吸中枢可发生典型的代谢性酸中毒合并呼吸性碱中毒。

2. 特点

HCO_3^-浓度和 $PaCO_2$均显著降低，两者不能相互代偿，均小于代偿的最低值，pH 变动不大，甚至可在正常范围。

(五)代谢性酸中毒合并代谢性碱中毒

1. 原因

肾衰竭或糖尿病伴剧烈呕吐、严重胃肠炎伴呕吐、腹泻伴低钾血症、脱水等为常见原因。

2. 特点

引起血浆 HCO_3^-升高和降低的原因同时存在，并相互抵消，故血浆 pH 与 HCO_3^-可在正常范围，$PaCO_2$正常、略高或略低。若为 AG 增高型代谢性酸中毒合并代谢性碱中毒，则测量 AG 值具有重要的诊断意义。

二、三重性酸碱平衡紊乱

由于呼吸性酸中毒和呼吸性碱中毒不可能发生在同一患者，故三重性酸碱平衡紊乱只存在以下两种类型。

(一)呼吸性酸中毒合并 AG 增高型代谢性酸中毒和代谢性碱中毒

其特点为 $PaCO_2$明显增高，AG＞16mmol/L，HCO_3^-一般升高，Cl^-显著下降。

(二)呼吸性碱中毒合并 AG 增高型代谢性酸中毒和代谢性碱中毒

其特点为 $PaCO_2$降低，AG＜16mmol/L，HCO_3^-升高或降低，Cl^-一般降低。

三重性酸碱平衡紊乱复杂多变，应在充分掌握原发病的基础上，结合实验室检查的结果，通过综合分析，合理判断，以便做出正确诊断。

第五节　酸碱平衡紊乱诊断的病理生理基础

严重的酸碱平衡紊乱直接危及生命。在临床工作中，首先必须正确判断酸碱平衡紊乱的类型，才能有针对性治疗。由于血气分析仪的运用和检测性能的提高，血气酸碱分析指标很复杂，但基本原理仍是根据 Henderson-Hasselbalch 方程式中三个变量的关系，进行分析判断。

一、根据 pH 值的变化判断酸碱平衡紊乱的性质及程度

在单纯型酸碱紊乱中，pH 升高一定是碱中毒，pH 降低一定是酸中毒，这是很明确的。在混合型酸碱紊乱中，pH 升高或降低是由占优势的一方决定的，而不能否定另一方的变化，如 pH 升高时也可能有呼吸性酸中毒或代谢性酸中毒存在。但当 pH 正常时，就有三种可能性：可能是正常；可能是代偿型酸碱中毒；可能是混合型酸碱紊乱。三个变量皆正常一般为正常；pH 正常而另两个变量异常者（即[HCO_3^-]/[H_2CO_3]的绝对值改变）肯定为酸碱平衡紊乱。

二、根据原发病判断酸碱平衡紊乱的类型

原发性[HCO_3^-]减少或增多是代谢性酸中毒或代谢性碱中毒的特征；原发性[H_2CO_3]减少或增多是呼吸性碱中毒或呼吸性酸中毒的特征。因此从病史判断原发因素是判断代谢性或呼吸性酸碱紊乱的重要依据。如果患者出现[HCO_3^-]↑/[H_2CO_3]↑，pH 正常，这可能是代偿型代谢性碱中毒，也可能是代偿型呼吸性酸中毒。若病史中有“获碱”或“失酸”的病因存在，则[HCO_3^-]↑是原发性变化，[H_2CO_3]↑是继发性的代偿反应，此患者即为代偿型代谢性碱中毒。若病史中仅有通气障碍的病因，则[H_2CO_3]↑为原发性改变，此患者即为代偿型呼吸性酸中毒。

三、根据代偿情况判定是单纯型或混合型酸碱平衡紊乱

机体对酸碱紊乱的代偿性调节有一定的方向性、代偿预测值和代偿限值。符合此代偿调节规律者为单纯型酸碱紊乱，不符合者为混合型酸碱紊乱。

1. 变量“继发性”改变的方向性

当确定某一变量为原发性改变时，另一变量的改变在理论上假定为“继发性”改变，改变方向若与原发性改变方向一致者有可能是单纯型酸碱紊乱，确定还须看此值与预测值和代偿限值的关系。若改变方向与代偿调节的方向相反者，则易确定为混合型酸碱紊乱，表明有病因作用使这一变量的变动与调节方向完全相反。

2. 代偿调节的预测值和代偿限值

在机体酸碱紊乱时，若两变量是相反方向变化则一定是混合型酸碱紊乱，变动方向相同时则需进一步区分。变动符合代偿规律升降者为单纯型酸碱紊乱，不相符而变动“过度”或“不足”者则可能是混合型酸碱紊乱。

四、根据 AG 值判断代谢性酸中毒或混合型酸碱平衡紊乱

AG 是区分代谢性酸中毒类型的标志，也是判断单纯型或混合型酸碱平衡紊乱的重要指标。对病情较为复杂的患者，计算 AG 值能将潜在的代谢性酸中毒显露出来。

第十五章 缺 氧

氧为生命活动所必需。成人在静息状态下，每分钟耗氧约 250mL，但人体内氧的储量极少，仅 1.5L。人的呼吸、心跳一旦停止，就可能在数分钟内死于缺氧。因此，机体必须依靠呼吸不断从外界空气中摄取氧，在肺部进行气体交换后，经血液循环运输到组织细胞被利用，以保证细胞生物氧化的需要。因氧的供给或利用障碍导致机体组织细胞的代谢、功能和形态结构发生异常改变的病理过程称为缺氧(hypoxia)。缺氧是临床极常见的病理过程，是多种疾病引起死亡的重要原因。

第一节 反映机体氧状态的血氧指标

缺氧的主要原因是氧的供给或利用障碍，临床上可依据血氧指标的变化判断组织氧的供应和利用状况。常用的血氧指标包括以下几项。

一、血氧分压

血氧分压(partial pressure of oxygen，P_{O_2})是指物理溶解在血液中的氧所产生的张力。正常人动脉血氧分压(PaO_2)约为 100mmHg，PaO_2 的高低主要取决于吸入气体的氧分压和外呼吸功能的状态；静脉血氧分压(PvO_2)约为 40mmHg，主要取决于组织摄取和利用氧的能力，反映内呼吸的状态。

二、血氧容量

血氧容量(oxygen binding capacity in blood，$C_{O_2\max}$)是指在氧分压 150mmHg、二氧化碳分压 40mmHg 和温度 38℃的条件下，100mL 血液中的血红蛋白(hemoglobin，Hb)被氧充分饱和时的最大携氧量。其数值取决于血液中血红蛋白的质和量。当氧供给充分时，1g Hb 可结合 1.34mL 氧，按 15g Hb/dL 计算，血氧容量正常值约为 20mL/dL。血氧容量的高低反映血液携带氧的能力。

三、血氧含量

血氧含量(oxygen content in blood，C_{O_2})是指 100mL 血液中实际的带氧量，包括血浆中物理溶解的氧和血红蛋白结合的氧，主要取决于血氧分压和血氧容量。由于溶解的氧仅为 0.3mL/dL，常可忽略不计，故血氧含量主要是指 100mL 血液中血红蛋白结合的氧量。动脉血氧含量(CaO_2)约为 19mL/dL；静脉血氧含量(CvO_2)约为 14mL/dL。动脉血氧含量与静脉血氧含量的差值称为动-静脉血氧含量差，它反映组织的摄氧量。由于各组织、器官耗氧量不同，各器官动-静脉血氧含量差也存在差异,平均约为 5mL/dL。

四、血氧饱和度

血氧饱和度(oxygen saturation of hemoglobin,S_{O_2})是指 Hb 与氧结合的百分数。正常动脉血氧饱和度(SaO_2)为 95%~98%;静脉血氧饱和度(SvO_2)为 75%。

S_{O_2} 主要取决于血氧分压(P_{O_2}),P_{O_2} 和 S_{O_2} 之间的关系曲线呈近似 S 形,称为氧合血红蛋白解离曲线,简称为氧解离曲线(图 15 - 1)。S_{O_2} 除与 P_{O_2} 有关外,还受血液 pH、温度、CO_2 分压以及红细胞内 2,3 -二磷酸甘油酸(2,3 - diphosphoglyceric acid, 2,3 - DPG)变化的影响。

P_{50} 是指血氧饱和度为 50%时的氧分压,反映 Hb 与氧的亲和力,正常值为 26~27mmHg。当红细胞内 2,3 - DPG 增多、血液 pH 下降、CO_2 增多及温度升高时,Hb 与氧的亲和力降低,血氧饱和度降低,氧解离曲线右移,P_{50} 增大;反之则左移,P_{50} 减小。

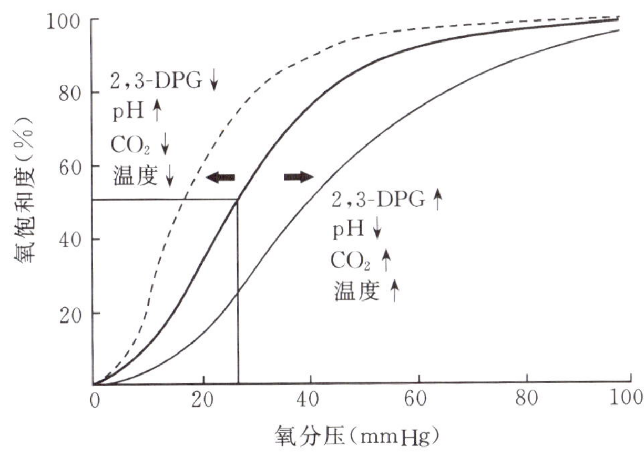

图 15 - 1 氧合血红蛋白解离曲线及其影响因素

第二节 缺氧的类型、原因和发病机制

空气中的氧经外呼吸进入血液,由血液运送到组织细胞,经内呼吸为细胞所利用。其中的任一环节发生障碍均可引起缺氧。因此,根据缺氧发生的原因、发病环节和血氧变化特点,可将缺氧分为低张性缺氧、血液性缺氧、循环性缺氧和组织性缺氧四种类型(图 15 - 2)。

一、低张性缺氧

低张性缺氧(hypotonic hypoxia)的主要特征是动脉血氧分压降低,血氧含量减少,又称乏氧性缺氧。

(一)原因与机制

1. 吸入气 PaO_2 过低

多发生于海拔 3000m 以上的高原或高空,也可发生于通气不良的矿井和坑道。因吸入气氧分压过低而引起的缺氧,又称为大气性缺氧(atmospheric hypoxia)。

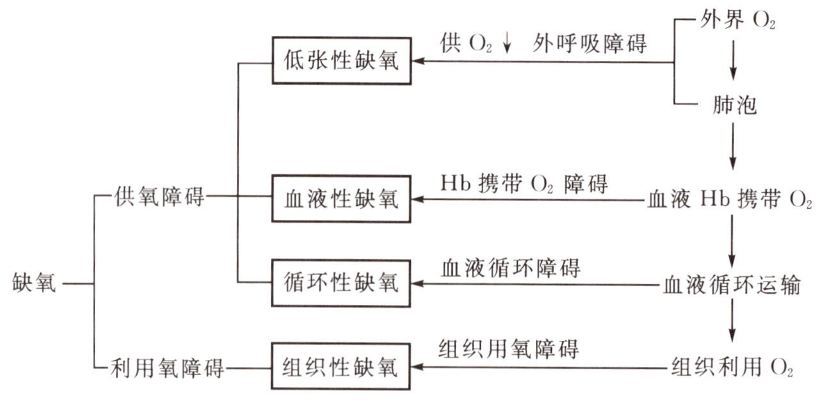

图 15-2 缺氧的分类和发生环节

2. 外呼吸功能障碍

常见于呼吸道狭窄或阻塞、胸腔疾病、肺部疾病、呼吸中枢抑制、呼吸肌麻痹等情况。因肺通气功能和肺换气功能障碍而引起的缺氧,又称为呼吸性缺氧(respiration hypoxia)。

3. 静脉血分流入动脉

多见于有右向左分流的先天性心脏病(如法洛四联症)的患者,右心的压力高于左心,右心未经氧合的静脉血可直接掺入左心的动脉血中,导致 PaO_2 降低。

知识链接

阻塞性睡眠呼吸暂停低通气综合征(obstructive sleep apnea-hypopnea syndrome,OSAHS)是指睡眠时上气道塌陷、阻塞,引起呼吸暂停和通气不足。患者睡眠时严重打鼾,出现反复的呼吸暂停,伴有缺氧、高碳酸血症和睡眠结构紊乱,从而导致白天嗜睡、多脏器损害,严重影响患者的生命质量。

(二)血氧变化和临床表现

1. 血氧变化特点

主要特征是 PaO_2 降低,当 $PaO_2 < 60mmHg$ 时,SaO_2 和 CaO_2 显著降低。因血红蛋白与氧结合的能力未改变,血氧容量一般正常。但慢性缺氧患者,可因红细胞和血红蛋白代偿性增加,使血氧容量增加。因组织对氧的利用能力代偿性增强,故动-静脉血氧含量差相对增加,静脉血氧分压、血氧饱和度和血氧含量降低。当动脉血氧含量明显降低时,则动-静脉血氧含量差降低。

2. 临床表现

PaO_2 低于 60mmHg 时,可引起代偿性呼吸加深加快。正常毛细血管中脱氧血红蛋白的平均浓度为 2.6g/dL。低张性缺氧时,血液中脱氧血红蛋白浓度增高。当毛细血管血液中脱氧血红蛋白的平均浓度达到或超过 5g/dL 时,皮肤和黏膜呈青紫色,称为发绀(cyanosis)。发绀是缺氧患者的表现,但缺氧患者不一定都出现发绀。在 Hb 正常的人,可根据发绀的程度大致估计缺氧的程度,但当 Hb 过多或过少时,发绀与缺氧常不一致。例如,重度贫血患者,Hb

降至 5g/dL 以下，出现严重缺氧，但不发生发绀。真性红细胞增多症的患者，血中脱氧血红蛋白浓度可超过 5g/dL 以上，出现发绀，但未必缺氧。

二、血液性缺氧

血液性缺氧（hemic hypoxia）是指由于血红蛋白质或量的改变，以致血液携带氧的能力降低而引起的缺氧。因血氧分压正常，故又称为等张性缺氧。

（一）原因与机制

1. 贫血

可见于各种原因引起的贫血，因血红蛋白量减少，血液携带氧量降低导致供给细胞的氧不足。

2. 一氧化碳中毒

日常生活中，煤气泄露、煤或木炭等不完全燃烧可产生大量 CO 气体，CO 进入机体，可与血红蛋白结合成碳氧血红蛋白（carboxyhemoglobin，HbCO），而且 CO 与血红蛋白的亲和力是氧的 210 倍。当吸入气中含有 0.1％的 CO 时，血液中 50％的血红蛋白与 CO 结合形成HbCO而失去携带氧的能力。另外，当 CO 与血红蛋白分子中的一个血红素结合后，将增加其余 3 个血红素对氧的亲和力，使血红蛋白结合的氧不易释放。CO 还可抑制红细胞内的糖酵解，使 2,3－DPG生成减少，氧解离曲线左移，HbO_2 中的 O_2 释放进一步降低，加重组织缺氧。当血液中碳氧血红蛋白浓度增至 10％～20％时，可出现头痛、乏力、眩晕、恶心、呕吐等症状；增至 50％时，可迅速出现痉挛、呼吸困难、昏迷，甚至死亡。

3. 高铁血红蛋白血症

正常情况下，Hb 中的铁主要以二价铁（Fe^{2+}）的形式存在，当血红蛋白中的铁丧失一个电子被氧化为三价铁（Fe^{3+}）时，称为高铁血红蛋白或甲基血红蛋白（methemoglobin，MHb）。正常人高铁血红蛋白含量仅占血红蛋白总量的 1％～2％，含量较为恒定。一些因素，如亚硝酸盐、过氯酸盐及磺胺衍生物等氧化剂，可将血红蛋白中的二价铁氧化成三价铁。高铁血红蛋白中的三价铁因与羟基或氯化物结合牢固而失去携带氧的能力，而且当血红蛋白分子的 4 个二价铁中如有部分被氧化成三价铁后，其余的二价铁虽然能结合氧，但与氧的亲和力增强不易解离，使氧解离曲线左移，向细胞释放氧减少，导致组织缺氧。当高铁血红蛋白含量超过 Hb 总量的 10％，可出现软弱、气急、心动过速、头痛等缺氧表现；达到 30％～50％，则发生严重缺氧，出现全身青紫、头痛、精神恍惚、意识不清，甚至昏迷。

知识链接

高铁血红蛋白血症最常见于亚硝酸盐中毒。一些食物（如腊肉、咸菜、酸菜、剩饭菜、变质的蔬菜等）硝酸盐的含量较高，人体进食这类食物过多时，可能引起中毒。当血液中高铁血红蛋白达到 1.5g/dL 时，患者皮肤黏膜可出现类似发绀的青紫色或咖啡色，称为肠源性发绀，患者的静脉血呈棕褐色。

4. 血红蛋白与氧的亲和力异常增高

某些因素，如输入大量库存血或碱性液体时，可增强 Hb 与氧的亲和力，使氧解离曲线左移，HbO_2中的O_2释放减少，亦可导致组织缺氧。

（二）血氧变化和临床表现

1. 血氧变化特点

血液性缺氧时，因外呼吸功能和吸入气体氧分压正常，故PaO_2及血氧饱和度正常。因血红蛋白的质或量改变，造成血氧容量和动脉血氧含量降低。贫血患者，虽然PaO_2正常，但当血液中的氧向细胞释放时，毛细血管内氧分压降低较快，造成毛细血管和组织细胞间的氧分压差减小，氧向组织弥散的驱动力减弱，使动-静脉血氧含量差减小。一氧化碳中毒、高铁血红蛋白血症及血红蛋白与氧的亲和力异常增高时，因氧解离曲线左移，HbO_2释放氧减少，动-静脉血氧含量差也减小。

2. 临床表现

单纯贫血患者面色苍白。一氧化碳中毒患者皮肤和黏膜呈樱桃红色，严重时苍白。高铁血红蛋白血症患者皮肤和黏膜呈咖啡色或类似发绀的颜色。血红蛋白与氧的亲和力异常增高者，皮肤和黏膜呈鲜红色。

三、循环性缺氧

循环性缺氧(circulatory hypoxia)是指因组织血流量减少引起的组织供氧不足，又称低血流性缺氧。在循环性缺氧中，因动脉血灌流不足引起的缺氧称为缺血性缺氧；因静脉血回流障碍引起的缺氧称为淤血性缺氧。

（一）病因与机制

1. 全身性循环障碍

全身性循环障碍主要见于心力衰竭和休克。心力衰竭患者心输出量减少，既可因组织血液灌流不足发生缺血性缺氧，又可因静脉回流障碍引起淤血性缺氧。

2. 局部性循环障碍

局部性循环障碍主要见于动脉硬化、血栓形成、血管痉挛或受压等导致局部组织缺血性或淤血性缺氧。

（二）血氧变化和临床表现

1. 血氧变化特点

循环性缺氧时，动脉血氧分压、血氧容量、动脉血氧含量和血氧饱和度均正常。由于血流缓慢，单位时间内流经毛细血管的血量减少，导致组织缺氧。因血流缓慢，组织细胞从血液中摄取的氧量相对增多，造成静脉血氧含量降低，故动-静脉血氧含量差增大。

2. 临床表现

缺血性缺氧时，因供应组织的血量不足，皮肤可苍白。淤血性缺氧时，组织从血液中摄取的氧量相对增多，毛细血管中脱氧血红蛋白含量增加，可出现发绀。

四、组织性缺氧

组织性缺氧(histogenous hypoxia)是指因组织细胞对氧的利用障碍所引起的缺氧，又称氧利用障碍性缺氧。

(一)病因与机制

生物氧化是细胞生成 ATP 的主要途径，而线粒体是生物氧化的主要场所。线粒体中的细胞色素分子通过可逆性氧化还原反应进行电子传递，是生物氧化的关键步骤，任何影响线粒体电子传递或生物氧化的因素都可引起组织性缺氧。

1. 组织中毒

常见于氰化物（如 HCN、KCN 等）、砷化物（如砒霜）、硫化氢、甲醇等中毒及某些药物（如巴比妥）的作用。氰化物中毒时，CN^- 迅速与氧化型细胞色素 aa_3 的 Fe^{3+} 结合，阻碍其还原为 Fe^{2+} 的还原型细胞色素氧化酶，导致电子传递无法进行。砷化物、硫化氢、甲醇等也主要通过抑制细胞色素氧化酶等影响细胞的氧化过程。巴比妥可抑制电子从 NADH 向辅酶 Q 传递，影响氧化磷酸化过程。

2. 线粒体损伤

细菌毒素、严重缺氧、钙超载、大剂量放射线照射等均可抑制线粒体功能或造成线粒体结构损伤，引起细胞生物氧化障碍。

3. 线粒体呼吸酶合成减少

维生素 B_1、维生素 B_2、维生素 PP 等是许多氧化还原酶的辅酶。这些维生素严重缺乏时，抑制生物氧化过程，导致氧利用障碍。

(二)血氧变化和临床表现

1. 血氧变化特点

组织性缺氧时，PaO_2、动脉血氧含量、动脉血氧容量和血氧饱和度均正常。由于组织利用氧减少，故静脉血的氧分压、血氧含量和血氧饱和度均高于正常，动-静脉血氧含量差减小。

2. 临床表现

因毛细血管中氧和血红蛋白增多，患者皮肤和黏膜呈鲜红色或玫瑰红色。

在临床上有些患者还可发生混合性缺氧。例如，心力衰竭时主要表现为循环性缺氧，若合并肺水肿，又可发生低张性缺氧。各型缺氧的血氧变化特点见表 15－1。

表 15－1 各型缺氧的血氧变化特点

	动脉血氧分压	血氧容量	动脉血氧含量	动脉血氧饱和度	动-静脉血氧含量差
低张性缺氧	↓	N 或 ↑	↓	↓	↓ 或 N
血液性缺氧	N	↓ 或 N	↓ 或 N	N	↓
循环性缺氧	N	N	N	N	↑
组织性缺氧	N	N	N	N	↓

注：↓示降低，↑示升高，N 示不变

第三节 缺氧时机体的功能代谢变化

缺氧对机体的影响因缺氧的原因、发生速度和机体的功能代谢状态而不同。轻度缺氧主要引起代偿性反应，重度缺氧则引起损伤性变化，造成器官、系统功能紊乱和组织代谢障碍，甚至导致死亡。急性缺氧时机体往往来不及代偿而较易发生功能代谢障碍，慢性缺氧时机体通常既有代偿性反应又有缺氧的损伤性反应。各种类型的缺氧所引起的变化有相似之处，又各有特点。下面主要以低张性缺氧为例介绍缺氧对机体的影响。

一、呼吸系统的变化

(一)代偿性反应

肺通气量增加是低张性缺氧时机体最主要的代偿反应。当 PaO_2 低于 60mmHg 时，可刺激颈动脉体和主动脉体的外周化学感受器，反射性兴奋呼吸中枢，引起呼吸加深加快，使肺通气量增加。呼吸运动增强的代偿意义在于：①增加肺泡通气量和肺泡气 P_{O_2}，增大呼吸面积，增强氧的弥散，进而提高 PaO_2，同时降低 $PaCO_2$；②胸廓运动增强使胸腔负压增大，促进静脉回流，增加回心血量，进而增加心输出量和肺血流量，有利于血液摄取和运输更多的氧。久居高原者肺通气量回降，可能与长期低氧使外周化学感受器对低氧的敏感性降低和肺通气反应减弱有关，这种呼吸的变化是一种慢性适应过程。血液性缺氧、循环性缺氧和组织性缺氧的患者，如果无 PaO_2 降低，呼吸系统的代偿不明显。

(二)失代偿反应

严重缺氧时，PaO_2 过低可直接抑制呼吸中枢。当 PaO_2 低于 30mmHg 时，缺氧对呼吸中枢的直接抑制作用超过 PaO_2 降低对外周化学感受器的兴奋作用，发生中枢性呼吸衰竭，表现为呼吸抑制、呼吸节律和频率不规则、肺通气量减少。

少数人从平原进入 4000m 以上高原后，可发生高原肺水肿，表现为呼吸困难、头痛、咳嗽、咳血性泡沫痰、肺部出现湿啰音、发绀，甚至神志不清。发病高峰多在进入高原后 2～3 天内，常于夜间发病。高原肺水肿的发病机制尚不清楚，可能与缺氧引起肺血管收缩和肺血管内皮细胞通透性增高有关。

二、循环系统的变化

(一)代偿性反应

1. 心功能变化

轻、中度缺氧可使心率加快、心肌收缩力增强，心输出量增加。缺氧时呼吸运动增强，可使胸腔负压增大，有利于静脉回流，使回心血量增加，进而提高心输出量；因胸廓运动增强，可刺激肺牵张感受器，反射性兴奋交感神经，一方面引起心率加快，另一方面作用于心肌细胞 β 受体，通过正性肌力作用，使心肌收缩力增加，进一步增加心输出量，从而使组织供血量增多而起到代偿作用。

2. 肺血管变化

缺氧时主要引起肺血管收缩。肺泡气氧分压和混合静脉血氧分压降低都可引起肺小动脉收缩，肺小动脉收缩有利于维持缺氧肺泡的通气/血流比例，同时也可增加肺尖部的血流，使肺尖部的肺泡通气能得到有效利用，促进血液充分氧合，有助于提高 PaO_2。急性缺氧引起肺血管收缩，使肺动脉压升高；慢性缺氧可使肺小动脉持续收缩，肺血管重塑，形成持续的肺动脉高压。缺氧引起肺小动脉收缩的机制尚不完全清楚，目前认为主要与下列因素有关：①钙内流增加。急性缺氧使肺血管平滑肌电压依赖性钾通道关闭，钾外流减少，细胞膜去极化，进而促进电压依赖性钙通道开放，Ca^{2+}内流增加，引起肺血管收缩。②体液因素的作用。缺氧时血管活性物质的产生与释放发生改变，缩血管与舒血管物质之间的比例失调，以缩血管物质增多占优势，致使肺小动脉收缩。③交感神经的作用。缺氧时交感神经兴奋，通过作用于肺血管α受体引起肺小动脉收缩。

3. 血流重新分布

缺氧时交感神经兴奋，皮肤、腹腔器官、骨骼肌的血流量减少，心和脑的血流量增多。主要原因是：①心和脑血管在大量的局部代谢产物（如乳酸、腺苷和PGI_2等舒血管物质）作用下舒张，血流量增加。②不同器官的血管对儿茶酚胺的反应性不同。皮肤、腹腔器官的血管α受体密度高于心和脑的血管，因而收缩明显，血流量减少。

4. 组织毛细血管密度增加

慢性缺氧可引起组织中毛细血管增生，密度增加，尤其是心脏和脑的毛细血管增生明显。毛细血管密度增加可缩短氧从血管内向组织细胞弥散的距离，增加组织的供氧量。

（二）失代偿反应

1. 心肌舒缩功能降低

严重的心肌缺氧可使心肌能量代谢障碍，引起心肌细胞变性、凋亡和坏死，导致心肌舒缩功能降低，心输出量减少，进一步加重组织的缺血、缺氧。

2. 肺动脉高压

长期慢性缺氧使肺小动脉持续收缩，肺循环阻力增加。除上述引起肺小动脉收缩的机制外，血管平滑肌细胞、成纤维细胞的肥大和增生，血管壁胶原和弹性纤维增多，使血管壁增厚变硬，导致肺动脉重塑，形成持续性肺动脉高压。持久的肺动脉高压增加右心室后负荷，造成右心室肥大甚至衰竭，是肺源性心脏病的主要发病环节。

3. 心律失常

严重缺氧可引起窦性心动过缓、传导阻滞、期前收缩，甚至发生心室纤颤。其机制在于缺氧影响心肌的兴奋性、传导性和自律性。

4. 回心血量减少

严重缺氧可直接抑制呼吸中枢，胸廓运动减弱，静脉回流减少。缺氧时细胞生成大量乳酸和腺苷等舒血管物质，使血液淤滞于外周血管，回心血量减少，进一步降低心输出量，减少组织的供血、供氧量。

三、血液系统的变化

（一）代偿性反应

血液系统对缺氧的代偿性反应是通过增加红细胞数量和使氧解离曲线右移实现的。

急性缺氧时，脾脏等储血器官收缩，将储存的血液释放入体循环，使循环血中的红细胞增多。慢性缺氧时，红细胞和 Hb 增多主要是由于低氧血液流经肾时，促使肾脏生成和释放促红细胞生成素增加，促进骨髓造血所引起。适度的红细胞增多对增加血液的携氧能力和组织的供氧量起到代偿作用。

另外，缺氧时红细胞内 2，3－DPG 增多，使氧解离曲线右移，Hb 与O_2的亲和力降低，有利

于 HbO_2 中 O_2 向组织释放，缓解组织缺氧。

(二)失代偿反应

血液中红细胞过度增多，使血液黏稠度和血流阻力增加，血流缓慢，易导致血栓形成、局部组织坏死及心脏的后负荷增大等，是缺氧诱发心力衰竭的主要原因。严重缺氧时，红细胞内2,3－DPG过多及氧解离曲线右移将阻碍肺泡毛细血管中Hb与 O_2 的结合，使动脉血氧饱和度下降，动脉血氧含量过低，供应组织的氧更加减少而失去代偿意义。

四、中枢神经系统的变化

缺氧直接损害中枢神经系统的功能。急性缺氧可出现头痛，情绪激动，思维力、记忆力、判断力降低以及运动不协调，严重者可出现视觉减弱、惊厥和突然意识丧失。慢性缺氧时主要表现为中枢神经系统功能紊乱和大脑皮质神经活动失调引起的神经精神症状，如精神不振、神志恍惚、嗜睡、抑郁、焦虑、自主神经功能紊乱等。

缺氧致中枢神经系统功能障碍的主要机制是：①缺氧时能量代谢障碍，ATP生成减少。②缺氧和酸中毒可损伤脑血管内皮细胞，使血管通透性增高，造成脑间质水肿。同时，缺氧时脑细胞能量生成减少，细胞膜钠泵功能障碍，导致脑细胞水肿。脑细胞水肿、脑间质水肿、脑血管内皮细胞肿胀使颅内压增高，可压迫脑血管进一步加重脑缺血和脑缺氧，形成恶性循环。

五、组织细胞的变化

(一)代偿性反应

组织细胞的变化是缺氧时器官功能与代谢变化的基础。轻、中度缺氧时，组织细胞产生的代偿反应主要表现在增加氧的储存和供应、提高氧的利用能力和节约用氧等方面。

1. 线粒体数目增多

慢性缺氧时，细胞内线粒体数目和膜表面积增加，呼吸酶含量增多、活性增高，使细胞对氧的利用能力增强。

2. 携氧蛋白表达增多

细胞中存在携氧蛋白，如肌红蛋白，它与氧的亲和力高于血红蛋白，在细胞氧供-需不平衡时，可释放所结合的氧供给细胞利用，因而它具有储氧作用。慢性缺氧可使细胞携氧蛋白含量增多，使组织细胞对氧的摄取和储存能力增强，提高细胞对缺氧的耐受性。

3. 糖酵解增强

缺氧时ATP生成减少，ATP/ADP比值降低，可激活磷酸果糖激酶，使糖酵解增强，在不消耗氧的条件下生成ATP，可在一定程度上补偿能量生成的不足，减少氧的消耗。

4. 低代谢状态

缺氧时ATP生成减少，细胞的耗能过程从总体上受到抑制，如离子泵功能受抑制，糖和大多数蛋白质合成减少，使细胞处于低代谢状态，这样能够节约能量，将能量用于维持细胞生存基本需要的生命活动上，有利于细胞在缺氧时生存。

(二)损伤性变化

严重缺氧时，可导致缺氧性细胞损伤，主要表现为细胞膜、线粒体及溶酶体的改变。

1. 细胞膜的损伤

严重缺氧时，ATP 生成减少，使细胞膜钠泵功能障碍，细胞膜通透性增加，导致 K^+ 外流增加，Na^+、Ca^{2+} 内流增加，发生细胞内水肿和钙超载。细胞内 Ca^{2+} 浓度增加，可激活多种磷脂酶，分解细胞膜磷脂，进一步损伤细胞膜。

2. 线粒体的损伤

严重缺氧时，可通过氧化应激和细胞内钙超载等机制引起线粒体损伤，从而影响线粒体的功能和结构。线粒体呼吸功能障碍，使 ATP 生成进一步减少。线粒体结构损伤，主要表现为肿胀、嵴断裂崩解、钙盐沉积、外膜破裂和基质外溢等。

3. 溶酶体的损伤

缺氧引起的酸中毒和钙超载可激活磷脂酶，分解膜磷脂，使溶酶体膜的通透性增高，稳定性降低。严重时溶酶体肿胀、膜破裂，溶酶体内蛋白水解酶逸出，使周围组织细胞发生溶解、坏死。

缺氧也可引起肝、肾、胃肠道等器官功能的变化，严重时可造成这些器官损伤。

综上所述，肺通气及心脏功能增强发生迅速，这是急性缺氧的主要代偿方式，但这些代偿活动本身增加了氧和能量的消耗。红细胞数目增加和组织利用氧能力增强是慢性缺氧时的主要代偿方式，通过提高血液的携氧能力及更充分地利用氧，以增强机体对缺氧的耐受性。由于其本身不增加耗氧，是较为经济、持久的代偿方式。

第四节 影响缺氧耐受性的因素

机体对缺氧有一定的耐受能力。不同个体在不同的状态下对缺氧的耐受性不同，同一机体不同部位的组织对缺氧的耐受性也有所不同，如神经细胞的耐受性最差。影响机体对缺氧耐受性的因素很多，包括年龄、机体功能代谢的状态、机体的代偿能力、适应性锻炼以及个体和群体的差异等。

一、年龄

年幼者对缺氧的耐受性较成年者高。这可能与年幼者中枢神经系统代谢率低及年幼者脑组织在缺氧时将有氧代谢转为无氧酵解的能力较强有关。

二、机体功能代谢的状态

基础代谢率高或器官功能增强者，耗氧多，对缺氧的耐受性差。如中枢神经兴奋、精神过度紧张、甲状腺功能亢进、发热、肌肉活动增强等可增加机体的耗氧量，使机体对缺氧的耐受性减弱。临床上采用低温麻醉进行外科手术，目的是增强心脏对缺氧的耐受性。

三、机体的代偿能力

呼吸、循环、血液系统对缺氧有代偿作用。如果患者本身患有呼吸、循环、血液系统的疾病，则会影响机体对缺氧的代偿能力，降低机体对缺氧的耐受性。

四、适应性锻炼

适度的锻炼可增强心、肺功能，提高血液运氧能力和机体储氧能力，从而增强机体对缺氧的耐受性。轻度缺氧可调动机体的代偿能力。运动员在适当的低氧环境中训练，可提高运动耐力。某些心肺疾病患者也能通过适当的体育运动提高对缺氧的耐受性，使病情得以改善。

知识链接

研究发现，轻度缺氧的刺激可显著提高机体对再次缺氧的耐受性。目前研究比较多的是对心脏和大脑的缺血、缺氧预处理。例如，给予一次或多次短暂的、非致死性的脑缺血刺激，即缺血性预处理，能让脑组织对随后发生的更严重的、甚至是致死性的缺血产生耐受；同样，对心脏进行缺血性预处理也可提高心脏对缺血、缺氧的耐受性。这是组织细胞对抗缺血、缺氧的一种自身保护现象。

五、个体或群体差异

无论人或动物，个体之间或群体之间对缺氧的耐受性都有很大差异。同时进入相同高度高原的人，有的极易发生严重高原病，有的却反应较轻或很快适应。我国世代居住在高原的藏族，是具有极佳高原适应能力的人群，他们可将这种适应能力遗传给下一代，这提示对高原缺氧的适应与遗传机制有关。

第五节　缺氧治疗的病理生理基础

缺氧的治疗原则主要是针对病因治疗和纠正缺氧。纠正缺氧的常用方法是吸氧，因此在积极治疗原发病时，还应注意正确地进行吸氧。

一、氧疗

吸入氧分压较高的空气或纯氧来治疗各种缺氧的方法称为氧疗。氧疗对各种类型的缺氧均有一定疗效，但其效果因缺氧的原因不同而有所不同。氧疗对高原、高空缺氧以及因肺通气和(或)换气功能障碍所引起的低张性缺氧的效果最好。吸氧能提高肺泡气 P_{O_2}，促进氧在肺中的弥散和交换，提高 PaO_2 和 SaO_2，增加动脉血氧含量。

血液性缺氧、循环性缺氧和组织性缺氧患者的 PaO_2 和 SaO_2 正常，吸入高浓度氧虽然对提高 SaO_2 的作用有限，但可通过增加血浆内物理溶解的氧，明显提高 PaO_2，使氧向组织的弥散速度加快，增加组织供氧。CO 中毒时，吸入纯氧特别是高压氧可使 PaO_2 增高，有助于氧与血红蛋白的结合，促使碳氧血红蛋白解离，因而也有很好的疗效。

知识链接

吸氧是治疗缺氧的基本措施。研究发现，在缺氧情况下培养细胞或用低氧溶液灌注组织、器官一定时间后，再恢复供氧，发现组织细胞的缺氧性损伤不仅未恢复，反而加重，这种现象称为氧反常。这可能与恢复氧供应后，氧自由基爆发性增多、钙超载，以及血管内皮细胞和白细胞等多方面的损伤作用有关。

二、氧中毒

吸入 0.5 个大气压以上的纯氧有可能引起氧中毒(oxygen intoxication)。氧中毒是指由于吸入氧分压过高、给氧时间过长所引起的细胞损害及器官功能障碍。氧中毒的发生主要取决于吸入气的氧分压。因吸入气的压力、氧浓度和给氧持续的时间不同,氧中毒的表现不同。

(一)脑型氧中毒

该型氧中毒多发生在吸入 2～3 个大气压以上的氧,短时间内发生,为急性氧中毒,主要表现为视、听觉障碍,抽搐、惊厥等脑功能障碍的症状。但是,应注意区别脑型氧中毒和缺氧性脑病,前者患者抽搐时是清醒的,后者患者抽搐时是昏迷的。

(二)肺型氧中毒

肺型氧中毒多发生于吸入 1 个大气压左右的氧 8 小时以后,为慢性氧中毒。主要表现为胸骨后不适、胸痛、呼吸困难、肺活量降低、PaO_2降低。肺部有炎性细胞浸润,出现肺充血、水肿、出血及肺不张。

(三)眼型氧中毒

眼型氧中毒多见于新生儿,尤其是出生体重低的早产儿,因长时间吸入高浓度氧引起以眼损害为主的变化,表现为视网膜广泛的血管阻塞、成纤维组织浸润、晶体后纤维增生、视网膜萎缩,严重者可致盲。

氧中毒的发生机制尚不完全清楚,一般认为与活性氧的产生及其毒性作用有关。在氧疗时应控制吸氧的浓度和时间,防止发生氧中毒。

第十六章　凝血与抗凝血平衡紊乱

正常情况下，血液能在心血管内畅通流动，主要是因为机体存在着复杂的调节机制，使凝血与抗凝血功能处于动态平衡状态。当机体由于外伤引起血管破损而导致出血时，首先引起受损局部血管痉挛，使破损血管伤口缩小、血流减慢，从而避免过度失血；同时血小板激活、黏附、聚集于受损血管的基底膜，并在局部形成松软的血小板血栓。外源性凝血系统和内源性凝血系统也相继启动，最终形成纤维蛋白凝块，产生止血作用。与此同时，抗凝血系统和纤维蛋白溶解系统也相继被激活。抗凝血系统的激活，使血液凝固和血栓局限在一定范围，防止凝血过程的扩散；纤维蛋白溶解系统的激活则有利于局部血流的再通，保证血液循环畅通。通过上述过程，既可达到局部止血的作用，又可防止凝血过程的扩大，以保证正常的血液循环。由此可见，凝血与抗凝血功能平衡是机体重要的防御功能之一。

第一节　凝血与抗凝血平衡

机体在维持血液循环或生理性止血过程中，凝血系统、抗凝血与纤维蛋白溶解系统、血管以及血细胞（尤其是血小板）构成了凝血与抗凝血平衡的四个基本环节。

一、凝血系统及其功能

血液凝固简称凝血（coagulation），是血液由液体状态转变为凝胶状态的过程，是一系列凝血因子被相继激活，最终形成血凝块的复杂过程。凝血系统主要由多种凝血因子组成。凝血系统功能正常是机体凝血与抗凝血平衡的基础。

凝血过程的启动有两条途径：外源性凝血系统和内源性凝血系统，两者的主要区别在于启动方式和参与的凝血因子不同（图 16－1）。

（一）外源性凝血系统

目前认为，在凝血过程中起主要作用的是外源性凝血系统。外源性凝血系统是以受损组织细胞释放组织因子（tissue factor，TF）并与凝血因子Ⅶ结合启动的。TF 广泛存在于血管内皮以外的管壁组织细胞及各器官组织细胞，以肺、脑、胎盘等组织含量最为丰富。血管外层的平滑肌细胞、成纤维细胞、星形细胞等组织细胞虽然可恒定表达 TF，但这些细胞并不与血液直接接触。与血液直接接触的血管内皮细胞（vascular endothelial cells，VEC）、血液中的单核细胞和中性粒细胞等在正常情况下并不表达 TF。因此，正常情况下没有 TF 释放入血，凝血过程不能启动。一旦血管壁损伤即可启动凝血系统。

（二）内源性凝血系统

内源性凝血系统是通过激活凝血因子Ⅻ而启动的，由于参与的凝血因子全部来自于血液，

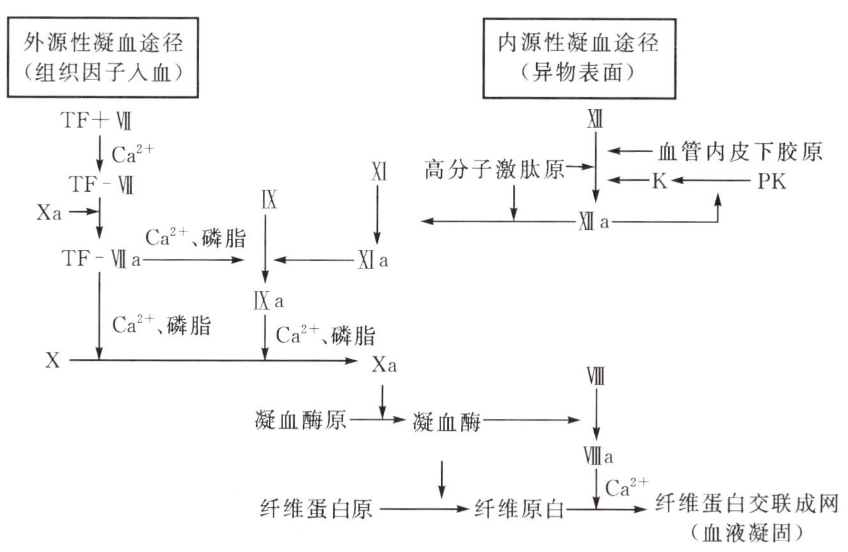

PK：激肽释放酶原　K：激肽释放酶

图 16－1　凝血过程示意图

并以非活性形式存在于血浆中，因此称之为内源性。

凝血因子Ⅻ被激活的方式有接触激活和酶性激活。接触激活是指Ⅻ与表面带有负电荷的物质（如胶原、内毒素、免疫复合物等）接触后而被激活。由于胶原等表面带有负电荷的物质与无活性的Ⅻ接触后，使Ⅻ的分子构型发生变化，其丝氨酸蛋白酶活性中心暴露而成为有活性的Ⅻa。Ⅻa又进一步使其他凝血因子相继激活，从而启动了内源性凝血途径。酶性激活是指凝血因子Ⅻ在激肽释放酶、凝血酶、纤溶酶和胰蛋白酶等可溶性蛋白水解酶的作用下被激活。Ⅻa还可使激肽释放酶原（prekallikrein，PK）转变为激肽释放酶（kallikrein，K），后者又以正反馈方式加强Ⅻ因子的激活过程。

外源性凝血系统和内源性凝血系统并不是相互独立的，而是互相联系的。研究显示，在外源性凝血系统激活过程中形成的 TF－Ⅶa 复合物除激活Ⅹ因子外，还能激活内源性凝血途径的Ⅸ因子，Ⅸa与Ⅷa、Ca^{2+}、磷脂形成因子 X 激活物，从而激活更多的凝血酶，呈级联放大效应。

某些原因可以同时导致外源性凝血系统和内源性凝血系统的激活。例如，外伤等原因导致的血管及血管内皮细胞损伤，既可通过 TF 表达增加而启动外源性凝血系统，又可通过内皮下暴露的胶原激活Ⅻ因子而启动内源性凝血系统。

二、抗凝血与纤维蛋白溶解系统

在凝血系统激活的同时，抗凝血系统和纤维蛋白溶解系统也相继被激活。抗凝血系统的激活，使血液凝固和血栓局限在一定范围，防止凝血过程的扩散；纤维蛋白溶解系统的激活则有利于局部血流的再通，以保证血液循环畅通。

（一）抗凝血系统

体内的抗凝血系统主要包括体液抗凝血系统和细胞抗凝血系统两部分。

1. 体液抗凝血系统

体液抗凝血系统主要指血浆中的抗凝物质，包括丝氨酸蛋白酶抑制物、组织因子途径抑制物（tissue factor pathway inhibitor，TFPI）、肝素、蛋白 C（protein C，PC）系统等。

（1）丝氨酸蛋白酶抑制物　主要有抗凝血酶Ⅲ（antithrombin Ⅲ，AT－Ⅲ）、补体 C1 抑制物、α_1-抗胰蛋白酶、α_2-巨球蛋白、α_2-抗纤溶酶、肝素辅因子Ⅱ（HCⅡ）等。其中，AT－Ⅲ最重要，它主要由肝脏和 VEC 产生，可以与Ⅶa、Ⅸa、Ⅹa、Ⅺa 等凝血因子的活性中心——丝氨酸残基结合，从而封闭这些凝血因子的活性中心并使之失活，因而具有明显的抗凝作用。但其单独灭活的作用很慢，如与肝素或 VEC 上表达的硫酸乙酰肝素（HS）结合，则其灭活速度将增加 1000 倍。在血液中，对凝血酶灭活作用的 60%～70%由 AT－Ⅲ－肝素完成。

（2）组织因子途径抑制物　TFPI 是一种糖蛋白，主要由 VEC 合成，广泛存在于肺、肝、肾、胎盘等组织。血浆中 TFPI 5%～10%为游离状态，90%与脂蛋白结合。一般认为在体内起抗凝作用的是游离型 TFPI。TFPI 主要与Ⅹa 因子结合而抑制Ⅹa 因子活性；在 Ca^{2+} 参与下，与Ⅶa－TF 结合，从而使Ⅶa－TF 失去活性。

（3）蛋白 C 系统　PC 系统由蛋白 C、蛋白 S、蛋白 C 抑制物（protein C inhibitor，PCI）和位于 VEC 表面的血栓调节蛋白（thrombomodulin，TM）共同组成，主要发挥防止正常血管内皮部位凝血反应的发生及凝血块形成的作用。凝血酶可激活蛋白 C，活化的蛋白 C（activated protein C，APC）可水解 Va、Ⅷa，而使其灭活。VEC 或血小板膜上的蛋白 S 作为细胞膜上的 APC 受体或者与 APC 协同，促进 APC 清除凝血酶原激活物中的Ⅹa 因子等。TM 是 VEC 膜上的凝血酶受体之一，与凝血酶结合后，可降低其凝血活性，并大大加强了其激活 PC 的作用。因此，TM 是使凝血酶由促凝转向抗凝的重要的血管内凝血抑制因子。

（4）肝素　肝素是一种酸性黏多糖，主要由肥大细胞和嗜碱性粒细胞产生，能吸附于 VEC 和血小板表面，常用于体内、外抗凝。生理情况下血浆中含量甚微，其本身作用很弱，它强大的抗凝作用主要是通过肝素依赖性抗凝蛋白（如 AT－Ⅲ和 HCⅡ）来实现的。

2. 细胞抗凝血系统

细胞抗凝血系统是指单核吞噬细胞系统对活化的凝血因子、组织因子、凝血酶原激活物及可溶性纤维蛋白单体等的吞噬、清除作用。

（二）纤维蛋白溶解系统

纤维蛋白被降解的过程称为纤维蛋白溶解。纤维蛋白溶解系统简称纤溶系统，其主要功能是使纤维蛋白凝块溶解，保证血流通畅（图 16－2）。纤溶系统主要由纤溶酶原激活物（plasminogen activator）、纤溶酶原（plasminogen）、纤溶抑制物（plasminogen activator inhibitor）和相关受体等组成。

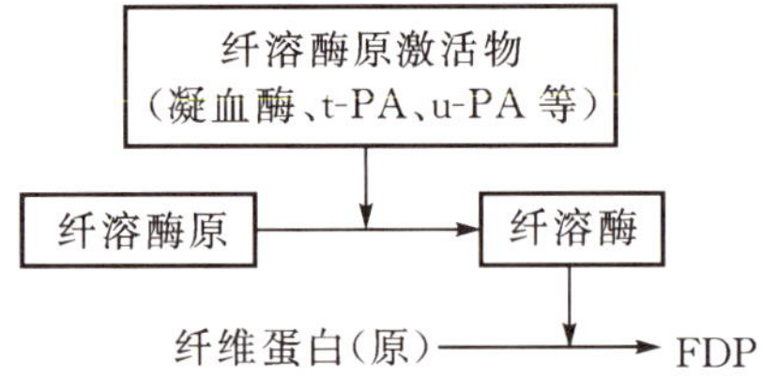

图 16－2　纤溶系统激活及其功能

纤溶系统激活需要纤溶酶原激活物。纤溶酶原激活物的形成有两条途径，即内激活途径和外激活途径。前者主要是内源性凝血系统激活过程中产生的激肽释放酶、Ⅻa因子、Ⅺa因子以及凝血酶，使纤溶酶原转变为纤溶酶；外激活途径主要是指组织和内皮细胞合成的组织型纤溶酶原激活物(t-PA)和肾合成的尿激酶(u-PA)。

纤溶酶原主要在肝、骨髓、嗜酸性粒细胞和肾脏等合成，可被纤溶酶原激活物水解为纤溶酶。纤溶酶是一种活性很强的蛋白酶，能水解纤维蛋白(原)、凝血酶等多种凝血因子和血浆蛋白，起抗凝作用。纤维蛋白(原)被纤溶酶水解后可生成各种多肽片段，统称为纤维蛋白(原)降解产物(fibrin/fibrinogen degradation product，FDP/FgDP)。FDP/FgDP具有抗凝，抗血小板黏附、聚集及抑制凝血酶的作用。

三、血细胞在凝血中的作用

(一)血小板在凝血中的作用

血小板通过其活化、黏附、聚集、释放、收缩等一系列功能直接参与凝血过程，发挥重要的凝血作用。

当各种原因导致VEC损伤，暴露出血管内皮下胶原后，血小板膜上的糖蛋白与胶原结合，使血小板黏附。同时，胶原作为血小板的激活剂使黏附的血小板激活。激活的血小板又可激活血小板的磷脂酶 A_2，进一步产生血栓素 A_2(TXA_2)，TXA_2 具有较强的促血小板聚集作用。另外，凝血酶、ADP、肾上腺素、TXA_2、PAF等也可作为血小板的激活剂与血小板表面的相应受体结合，使血小板活化。活化的血小板表面出现肌醇磷脂等带负电荷的磷脂，通过带正电荷的 Ca^{2+}，与一些结构中含有 Ca^{2+} 结合氨基酸的凝血因子(如Ⅶ、Ⅸ、Ⅹ及凝血酶原等)结合，使这些凝血因子在血小板磷脂表面浓缩、局限，并被激活，从而产生大量凝血酶，进而形成纤维蛋白网，网罗其他血细胞形成凝血块。其中的血小板伸出伪足，借助血小板中肌动蛋白的收缩，使凝血块回缩，逐渐形成较坚固的血栓。

因此，血小板数量和功能的异常，均可引起机体止血、凝血功能障碍。若血小板数量减少或功能异常，可引起出血倾向；若血小板数量增多或伴有血小板活化功能增强，则易引起血栓形成。

(二)红细胞在凝血中的作用

血液黏度增高是血栓形成的重要因素。血液中红细胞最多，对血液黏度影响较大。红细胞数量的增多(如真性红细胞增多症)，可使血液黏度增高，同时释放ADP增多。红细胞内的ADP可诱导血小板聚集。红细胞膜磷脂则可浓缩、局限一些凝血因子并产生凝血反应。若红细胞大量被破坏(如溶血)，可释放大量ADP和膜磷脂，激活凝血系统。

(三)白细胞在凝血中的作用

血液中白细胞数量较少，但其体积大且不易变形，不易通过毛细血管，但易引起血流缓慢。在病理情况下，白细胞数的明显增高可使毛细血管血流受阻，引起微循环障碍并间接影响凝血与抗凝血平衡，可诱发微血栓。白细胞激活后可释放溶酶体酶，其中的弹性蛋白酶可破坏血管基底膜和基质，使VEC损伤，激活凝血系统和补体系统，加重血管内凝血，并进一步促进白细胞聚集。白细胞激活产生的超氧阴离子和羟自由基，可损伤细胞并促进细胞膜脂质形成烷自由基，继而破坏 PGI_2 - TXA_2 间的平衡，使血管收缩，血小板聚集。激活的白细胞还可通过自分泌和(或)旁分泌的方式产生很多炎性细胞因子，如 TNF、IL-1 等，使内皮细胞、单核细胞等释放大量 TF，启动凝血系统。白细胞参与血栓形成的机制与静脉血流淤滞、血管内皮损伤时白细胞发生黏附和聚集有关。

四、血管在凝血中的作用

血管在止血过程中起重要作用，尤其是 VEC 的结构与功能正常，是凝血与抗凝血平衡的重要机制之一。VEC 是血管壁与血液之间的分界细胞，也是一种多功能细胞，除参与内皮屏障、物质转运与非特异性免疫功能外，还对血液流变学、凝血、抗凝血及纤溶功能具有调节作用。

(一)正常结构 VEC 具有抗凝及抗血栓形成的特性

1. 抗凝作用

正常生理条件下，VEC 并不表达 TF，不会启动凝血系统。VEC 产生组织因子途径抑制物(TFPI)，抑制凝血过程。同时，VEC 表面既可表达 TM，通过 TM - PC 系统产生抗凝作用，又可表达肝素样物质(硫酸乙酰肝素等)，并与 AT - Ⅲ结合而产生抗凝作用。

2. 促进纤溶

VEC 可产生 t - PA、u - PA 等纤溶酶原激活物，并在细胞膜上存在大量纤溶酶原和激肽原受体，因而具有很强的促进纤溶的功能。

3. 抑制血小板活化与聚集

VEC 可产生 PGI_2、NO、ADP 等物质，这些物质具有舒张血管、抑制血小板活化与聚集的作用，具有抗凝功能。

(二)受刺激或损伤的 VEC 具有促凝作用

缺氧、内毒素、免疫复合物、机械力损伤或炎症介质释放等情况下，VEC 的抗凝作用发生障碍，VEC 具有明显促进凝血、血栓形成以及加强炎症反应的作用。

总之，机体存在的这一系列复杂的调节机制，是为了确保凝血与抗凝血功能处于平衡状态。当致病因素导致血管结构和功能异常，凝血系统、抗凝血系统和纤溶系统功能的异常时，均能使机体的凝血与抗凝血平衡紊乱，这一平衡的紊乱在临床上有两种倾向：一是血液凝固性增高和(或)抗凝血功能与纤溶功能减弱，导致血栓形成；二是血液凝固性降低和(或)抗凝血功能与纤溶功能增强，发生出血倾向。

弥散性血管内凝血是一种获得性的凝血功能异常，既不同于单纯的血液凝固性增高，也不同于单纯的血液凝固性降低，但这一病理过程典型地反映了机体凝血与抗凝血平衡紊乱的变化。

第二节　弥散性血管内凝血

弥散性血管内凝血(disseminated intravascular coagulation，DIC)是临床上常见的以凝血功能障碍为主的病理过程。在某些致病因子的作用下，凝血因子和血小板被激活，大量促凝物质入血，使凝血酶生成增加，微循环中形成广泛的微血栓，消耗了大量凝血因子和血小板，同时继发性纤溶系统功能亢进，导致患者出现出血、休克、器官功能障碍和溶血性贫血等临床表现。

一、DIC 的病因和发病机制

（一）DIC 的常见病因

引起 DIC 的原因很多（表 16-1），其中最常见的是严重感染性疾病，占 31%～43%，如细菌、病毒等引起的严重感染和败血症。其次为恶性肿瘤、广泛组织创伤、妇产科疾病等。

表 16-1　DIC 的常见病因

	比例	常见疾病
感染性疾病	31%～43%	细菌感染引起的内毒素血症、败血症、严重病毒感染等
肿瘤性疾病	24%～34%	呼吸、消化、泌尿生殖系统等恶性肿瘤
妇产科疾病	4%～12%	胎盘早剥、宫内死胎、羊水栓塞、前置胎盘等
创伤及手术	1%～5%	严重软组织创伤、多发性骨折、大面积烧伤及大手术等
其他	—	溶血性输血反应、结缔组织病、动（植）物毒素

（二）DIC 的发生机制

DIC 的始动环节是大量促凝物质入血，激活凝血系统，启动凝血反应。TF 进入血液循环或 VEC 损伤与白细胞激活，都可以通过启动内源性凝血系统和（或）外源性凝血系统导致 DIC。

1. 组织严重损伤

临床上严重烧伤、创伤、产科意外、外科大手术、癌细胞血性转移或病变器官组织坏死等情况，均可促使大量 TF 释放入血，引起 DIC。此外，组织细胞破坏还可释放溶酶体酶，引起凝血因子的水解与活化，导致凝血系统的激活。

2. 血管内皮细胞损伤

细菌及其内毒素、病毒、免疫复合物、持续缺血缺氧、酸中毒、颗粒物质进入血液循环等可损伤血管内皮，尤其是微血管部位的 VEC。血管内皮受损时其抗凝作用减弱，促凝作用增强。主要表现在：①受损 VEC 表达大量 TF，激活凝血系统。②VEC 受损使内皮下胶原暴露，激活Ⅻa 因子，启动内源性凝血系统。同时，胶原暴露可使血小板黏附、活化、聚集功能增强。③受损 VEC 抗凝作用降低。④受损 VEC 纤溶活性降低。⑤VEC 受损时，NO、PGI_2、ADP 等产生减少，其抑制血小板黏附、聚集的功能降低。目前认为，受损 VEC 通过 TF 的作用激活凝血系统，这是血管内皮损伤引起 DIC 的主要机制。

3. 血细胞破坏，血小板被激活

（1）红细胞的大量破坏　常见于异型输血、恶性疟疾等。红细胞破坏释放的 ADP 等促凝物质可促进血小板黏附、聚集，导致凝血。红细胞膜磷脂可浓缩、局限Ⅶ、Ⅹ和凝血酶原等凝血因子，并发生凝血反应，促进 DIC 发生。

（2）白细胞的破坏或激活　正常的中性粒细胞和单核细胞内有组织因子样的促凝物质。在急性早幼粒细胞性白血病患者化疗、放疗时，白细胞大量破坏，这些促凝物质大量释放入血，激活凝血系统，促进 DIC 的发生。另外，内毒素、肿瘤坏死因子等因素可诱导中性粒细胞和单核细胞合成、释放大量 TF，也可启动凝血系统。

（3）血小板的激活　VEC 受损可促进血小板黏附、活化、聚集，内毒素、免疫复合物、凝血酶等也可激活血小板。血小板活化可加速并加重 DIC 进程，主要机制为：①血小板的活化、聚集可直接形成血小板血栓；②释放 PF_3 可加速凝血反应；③产生、释放的 ADP、TXA_2、5 - HT 等具有引起血小板聚集和收缩血管的作用。但血小板的作用在 DIC 中多为继发性作用，只有在少数情况下，如血栓性血小板减少性紫癜时，可能起原发性作用。

4. 促凝物质入血

一定量的羊水、转移的癌细胞或某些大分子颗粒（如免疫复合物、细菌等）进入血液，可以通过表面接触而激活因子Ⅻ，从而启动内源性凝血系统；蜂毒、蛇毒等外源性促凝物质入血可以激活凝血因子Ⅹ、凝血酶原或直接使纤维蛋白原转变为纤维蛋白单体；急性坏死性胰腺炎时，大量胰蛋白酶入血，直接激活凝血酶原，导致 DIC。

总之，在多数情况下，原发病因是通过凝血与抗凝血平衡的不同环节发挥促凝作用而引发 DIC 的，而凝血酶的大量生成是发生凝血的中心环节（图 16 - 3）。

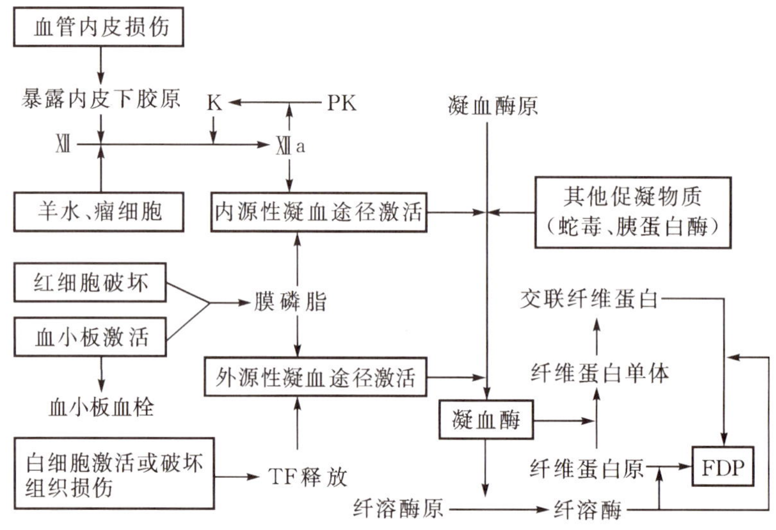

图 16 - 3　DIC 发生机制

（三）DIC 的诱因

某些因素可以诱发 DIC，主要有以下几方面。

1. 单核吞噬细胞系统功能受损

单核吞噬细胞可吞噬、清除血中的凝血酶、纤维蛋白、内毒素、免疫复合物等促凝物质，当这一功能严重障碍或在吞噬大量坏死组织、细菌或内毒素后被“封闭”，导致机体非特异性细胞抗凝功能下降，促进 DIC 的发生与发展。

2. 肝功能严重障碍

肝脏除具有合成凝血酶原、纤维蛋白原和凝血因子Ⅴ、Ⅷ、Ⅸ、Ⅹ等外，还有灭活活化的凝血因子（如Ⅸa、Ⅹa、Ⅻa）的作用。此外，一些主要的抗凝物质，如纤溶酶原、AT - Ⅲ、蛋白 C 等也在肝脏合成。

病毒、某些药物等既可损害肝细胞，引起肝功能障碍，导致肝脏产生的凝血因子和抗凝物质减少、灭活作用减弱，又可激活凝血因子，启动凝血系统。肝细胞大量坏死时，也可释放 TF 等启动凝血系统，促进 DIC 的发生。

3. 血液的高凝状态

血液的高凝状态是指在某些生理或病理条件下，血液的凝固性增高，有利于血栓形成。

高龄产妇或妊娠后期可有生理性高凝状态。从妊娠第 3 周开始，孕妇血液中某些凝血因子（如Ⅰ、Ⅱ、Ⅴ、Ⅶ、Ⅸ、Ⅹ、Ⅻ等）和血小板数量逐渐增多，胎盘产生的纤溶酶原激活物的抑制物（PAI）也增多，而血液中的抗凝物质和纤溶酶原激活物减少。随着妊娠时间的增加，血液渐趋高凝状态，至妊娠末期最明显。因此，当发生羊水栓塞、胎盘早剥、宫内死胎等产科意外时，易导致 DIC。

酸中毒可使 VEC 损伤、肝素的抗凝活性减弱、凝血因子的酶活性升高及血小板的聚集性增强，从而使血液处于高凝状态。因此，酸中毒成为严重缺氧引起血液高凝状态，促进 DIC 发生发展的重要原因之一。

4. 微循环障碍

微循环障碍既可以发生于局部，也可以发生于全身。局部血管舒缩性的改变可使微血管内缺血或血流缓慢、血液黏度增高、血液淤滞，在局部产生酸中毒和 VEC 损伤，启动凝血反应。全身性微循环障碍时，如休克，由于血管舒缩性改变、缺氧引起的酸中毒和内皮细胞损伤、组织细胞损伤使 TF 和溶酶体酶释放等原因，导致凝血功能异常，促进 DIC 的发生。休克既是 DIC 发生的重要诱因，也是 DIC 的主要临床表现。

二、DIC 的主要临床表现

DIC 的临床表现因原发疾病的存在而呈现出多样性和复杂性。由 DIC 单独引起的临床表现主要为出血、休克、器官功能障碍和溶血性贫血。

（一）出血

出血是 DIC 患者最初的表现。可有多个部位的出血倾向，如皮肤瘀斑、牙龈和鼻出血、呕血和黑便、咯血、血尿和阴道出血等。出血程度不一，轻者仅见伤口或注射部位渗血，严重者可同时多个部位大量出血。引起出血的机制可能与下列因素有关。

1. 凝血物质大量消耗而减少

在 DIC 的发展过程中，由于广泛微血栓形成，导致大量血小板和凝血因子被消耗，血液呈低凝血状态，使凝血功能障碍而引起出血。

2. 继发性纤溶功能增强

凝血反应中产生的凝血酶、Ⅺa 因子、Ⅻa 因子、激肽释放酶等都能激活纤溶系统。富含纤溶酶原激活物的器官，如子宫、前列腺、肺等，当其微血管内形成大量微血栓而导致缺血、坏死时，可释放大量纤溶酶原激活物，激活纤溶系统，加剧凝血功能障碍，引起出血。

3. FDP 的形成

纤溶酶水解纤维蛋白或纤维蛋白原产生的各种片段，统称为纤维蛋白（原）降解产物（FDP）。这些片段中，有的片段可阻止纤维蛋白单体聚合，有的能拮抗凝血酶及抑制血小板黏附、聚集，故 FDP 具有很强的抗凝作用，这是 DIC 时引起出血的重要原因。另外，FDP 还可以使血管的通透性增高，加重血液渗出。临床上常通过“3P”试验和D-二聚体检查来检测纤溶系统功能。

4. 血管损伤

DIC时，各种病因或继发性因素引起的缺氧、酸中毒、细胞因子和自由基等均可导致微血管壁损伤，这也是DIC患者易于出血的原因和机制之一。

知识链接

D-二聚体除用于DIC的诊断外，还可用于血栓性疾病如急性心肌梗死溶栓疗法的监测。溶栓药物（t-PA、u-PA等）使血栓迅速溶解，D-二聚体可明显增高。如溶栓药物已获疗效，则D-二聚体升高后很快下降；如升高后维持在高水平，则提示药物用量不足。此外，大量胸水、腹水、血肿、肺栓塞等也可使血中D-二聚体增多，需注意鉴别。

（二）休克

急性DIC常伴发休克或者加重休克。DIC的某些病因（如严重感染、创伤或烧伤等）能够直接导致休克的发生。此外，DIC易发生休克的原因是：①广泛微血栓的形成，阻塞微循环，引起组织血液灌流不足及回心血量减少；②广泛或严重出血，引起血容量减少；③激肽系统、补体系统和纤溶系统的相继激活，产生一些血管活性物质，如激肽、组胺等，其具有强烈的扩张血管和增强微血管通透性的作用，使外周阻力下降，回心血量减少；④FDP的某些成分可增强组胺和激肽的作用；⑤心内微血栓形成可直接影响心脏功能，导致心输出量明显下降。这些因素通过减少血容量和回心血量、降低外周阻力和心脏功能，最终导致动脉血压明显下降及严重微循环障碍，促进休克的发生、发展。

（三）器官功能障碍

DIC时，微血栓形成主要是阻塞局部的微循环，导致缺血性器官功能障碍。轻者仅表现出个别脏器部分功能的异常，但重者常会同时或相继出现两种及两种以上器官的功能衰竭，即多器官功能衰竭，甚至死亡。由于累及脏器不同，临床表现也不相同。常见的受累器官有肾脏、肺脏、脑、心脏、胃肠和内分泌腺。其中肾脏最易受累，表现为少尿、血尿、蛋白尿等急性肾衰竭的症状；肺内微血栓广泛形成可出现呼吸困难、肺出血，导致呼吸衰竭；脑内微血栓形成可引起神志不清、嗜睡、昏迷、惊厥等各种神经精神障碍的表现；垂体发生缺血性坏死，则导致席汉综合征（Sheehan's syndrome）；累及肾上腺时可引起皮质出血性坏死，造成急性肾上腺皮质功能衰竭，称为华-佛综合征（Waterhouse-Friderichsen syndrome）。

（四）微血管病性溶血性贫血

部分DIC患者可伴发一种特殊类型的溶血性贫血，即微血管病性溶血性贫血（microangiopathic hemolytic anemia）。其特征是：外周血涂片中可见一些形态特殊的红细胞，如呈盔形、星形、新月形、多角形等不同形态的红细胞碎片，称为裂体细胞（schistocyte）。这些红细胞及其细胞碎片的脆性明显增高，容易破裂发生溶血（图16-4）。在凝血反应的早期，纤维蛋白条索在微血管内形成细网状结构，当红细胞随血流通过纤维蛋白丝构成的网孔时，可黏着或挂在纤维蛋白丝上，同时在血流不断冲击和挤压作用下，引起红细胞破裂。

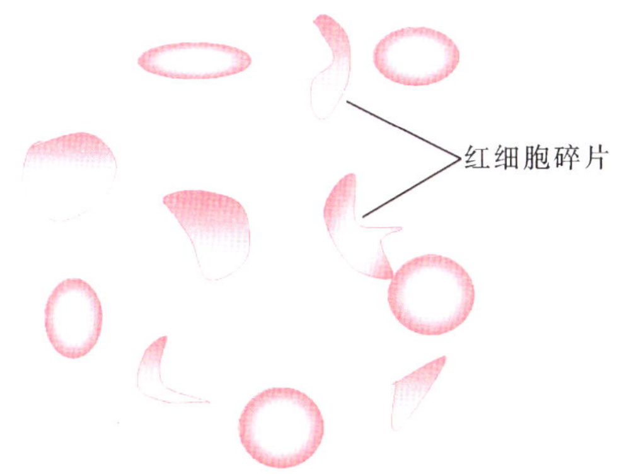

图 16-4　微血管病性溶血性贫血血片中的红细胞碎片

三、DIC 的分期和分型

(一)DIC 的分期

DIC 是一个动态进展的过程。根据 DIC 的发展过程和临床特点，典型的 DIC 可分为以下三期。

1. 高凝期

此期是发病初期，各种病因引起凝血系统激活，凝血酶产生增多，导致微循环中大量微血栓形成，血液主要表现为高凝状态，部分患者可无明显的临床表现。实验室检查可见凝血时间缩短，血小板黏附性增高。

2. 消耗性低凝期

此期特点是血液呈低凝状态，主要是由于大量微血栓形成导致凝血因子和血小板被大量消耗，继发性纤溶功能增强所致。患者可有程度不等的出血症状。实验室检查可见血小板数量和血浆纤维蛋白原含量明显减少，凝血时间延长，部分患者有纤溶功能指标的异常。

3. 继发性纤溶亢进期

大量凝血酶及Ⅻa 等激活了纤溶系统，继而有 FDP 大量形成，使纤溶和抗凝功能增强，导致患者出血加重。实验室检查主要是检测继发性纤溶功能亢进的相关指标，如凝血酶时间、“3P”试验、D-二聚体检查。

由于 DIC 的轻重、缓急不尽相同，因此并不一定所有 DIC 患者均存在以上三期的临床表现，三期之间也可能存在有部分重叠或者交义。

(二)DIC 的分型

DIC 的发生原因、机体的反应性及病情发展速度不同，其临床表现也可明显不同。一般按病情发展速度和机体的反应状况对 DIC 进行分型。

1. 按病情发生、发展速度分型

(1)急性型　DIC 可在数小时或 1～2 天内发生，临床表现以休克和出血为主，分期不明显，病情恶化迅速，实验室检查明显异常。常见于严重感染、创伤、异型输血、羊水栓塞、急性移植排斥反应等。

(2)慢性型　发病缓慢、病程长。临床表现不明显或者轻微，常以某器官功能障碍为主要表现，有时仅有实验室检查异常。常见于恶性肿瘤、结缔组织病和慢性溶血性贫血等。

(3)亚急性型　在数天之内逐渐形成 DIC，临床表现介于急性型和慢性型之间，常见于恶性肿瘤转移、宫内死胎等。

2. 按 DIC 的代偿情况分型

在 DIC 的发展过程中，随着凝血因子和血小板不断被消耗，肝脏和骨髓则不断生成凝血因子和血小板起代偿作用。根据凝血物质消耗和机体的代偿情况，可将 DIC 分为代偿型、失代偿型和过度代偿型。

(1)失代偿型　此型特点是凝血因子和血小板的消耗超过生成与释放的速度，常见于急性 DIC。实验室检查可见血小板计数和纤维蛋白原含量明显减少。患者常有明显的出血和休克。

(2)代偿型　此型特点是凝血因子和血小板的消耗和代偿性生成之间基本维持平衡，常见于慢性 DIC。实验室检查无明显异常，临床表现不明显或仅有轻度出血和血栓形成症状，易被忽视，可转化为失代偿型。

(3)过度代偿型　机体代偿功能较好，凝血因子和血小板的生成与释放超过其消耗的速度，主要见于慢性 DIC 和 DIC 恢复期。实验室检查有时可有纤维蛋白原等凝血因子暂时性升高，出血和栓塞症状不明显，在一定的条件下也可转化为失代偿型。

四、DIC 的实验室检查

(一)止、凝血功能的检查

(1)血小板计数和纤维蛋白原含量　DIC 时因血小板和凝血因子大量消耗，血小板计数明显减少($<100\times10^9$g/L)，纤维蛋白原含量减少(<1.5g/L)。

(2)凝血酶原时间(prothrombin time，PT)　该检查对维生素 K 依赖性凝血因子缺乏十分敏感。DIC 时凝血因子大量消耗，PT 延长。

(3)出血时间(bleeding time)　DIC 时血小板数量减少，出血时间延长。

(4)外周血涂片检查　DIC 时红细胞机械性损伤，外周血涂片可发现裂体细胞。

(二)纤溶功能的检查

(1)“3P”试验　即血浆鱼精蛋白副凝固试验(plasma protamin paracoagulation test)，其原理是：鱼精蛋白加入患者血浆后，可与 FDP 结合，使血浆中与 FDP 结合的纤维蛋白单体分离并彼此聚合而凝固。这种不需要酶的作用而形成纤维蛋白的现象称为副凝固试验。DIC 患者呈阳性反应。

(2)D-二聚体检查　D-二聚体是纤溶酶分解纤维蛋白的特异产物。原发性纤溶亢进时，血中 FDP 增高，但 D-二聚体并不增高。只有在继发性纤溶亢进时，血液中才会出现 D-二聚体。DIC 时继发纤溶亢进，D-二聚体浓度增高($>0.5\mu$g/mL)。目前，D-二聚体检查已成为临床诊断 DIC 的重要指标之一。

(3)凝血酶时间(TT)　DIC 时继发纤溶亢进，血浆中存在大量有抗凝作用的 FDP。因此，TT 延长。

五、DIC 的防治原则

（一）防治原发病

预防和去除引起 DIC 的病因是防治 DIC 的根本措施。例如，对孕妇进行出、凝血指标检查和产程监护；针对病因做抗癌治疗、抗菌治疗、抗休克治疗、保肝治疗。

（二）改善微循环

疏通被微血栓阻塞的微循环，改善器官供血，以维持和保护脏器的功能，包括扩充血容量、解除血管痉挛、溶栓等。

（三）重建凝血和纤溶间的动态平衡

DIC 发病的始动环节是凝血系统激活和大量血栓形成，故主要采取 AT－Ⅲ、肝素进行抗凝治疗，以阻断凝血反应的恶性循环，也可从根本上抑制继发纤溶的强度。如患者进入纤溶亢进期，可合理应用纤溶抑制剂。DIC 的后期和恢复期还可酌情输新鲜全血或补充凝血因子、血小板等。

第十七章　休　克

休克是英语 shock 的音译，原意是打击或震动，医学上用该词来描述患者处于一种危重状态。对休克的认识经历了从器官水平到组织细胞水平再到分子水平的研究阶段。目前认为，休克是各种强烈致病因子作用于机体引起循环障碍而导致有效循环血量减少，使器官、组织血液灌流量不足，导致重要器官功能代谢障碍和细胞损伤的全身性病理过程。临床表现为面色苍白、皮肤湿冷、出冷汗、脉搏细速、尿量减少、血压下降、烦躁不安或神志淡漠，甚至昏迷。休克是临床常见的危重病症之一，若不及时抢救，可因器官功能严重障碍和组织细胞的不可逆损伤引起死亡。

课堂互动

休克与晕厥有什么区别?

第一节　微循环及其调节

一、微循环的组成

微循环(microcirculation)是指微动脉与微静脉之间的血液循环，是循环系统最基本的结构，主要完成血液与组织细胞之间的物质交换，在调节循环血量方面有重要的作用。典型的微循环由微动脉、后微动脉、毛细血管前括约肌、真毛细血管网、直捷通路、动-静脉吻合支和微静脉组成。

二、微循环血流的调节

微循环的灌流情况主要受神经-体液调节。交感神经支配微动脉和微静脉，在微动脉交感神经末梢分布的比微静脉多，故交感神经兴奋时，微动脉收缩比微静脉明显。微血管壁平滑肌(包括毛细血管前括约肌)受体液因素的调节，如儿茶酚胺、血管紧张素Ⅱ、血管加压素、血栓素A_2(TXA_2)和内皮素等引起血管收缩，而组胺、激肽、腺苷、乳酸、前列环素(PGI_2)、内啡肽、肿瘤坏死因子和一氧化氮则引起血管舒张。在生理情况下，微血管平滑肌能有节律地收缩和舒张，保证微循环的正常灌流和物质交换。

知识链接

微循环观察方法

临床上，微循环观察主要是观察血液循环，它可以在显微镜下直接显示。观察微循环的部位有十几个，但最常用且能代表全身微循环状态的主要是甲襞、眼球结膜两个部位，其中甲襞表皮比较薄，透光性好，微血管表浅，观察方便。

第二节　休克的病因与分类

休克的种类很多，分类也不统一，最常见的分类方法是按照原因分类，也可按休克时的血流动力学变化特点进行分类。

一、休克的病因

（一）失血和失液

失血常见于大血管破裂、肝脾破裂、胃十二指肠出血、食管静脉曲张破裂等。在短时间内，当出血量超过机体总血量的20%以上时，即可发生失血性休克。失液见于肠梗阻、剧烈呕吐、腹泻、大面积烧伤等，可引起体液大量丢失，导致失液性休克（dehydration shock）。

（二）严重创伤

严重的外伤、多发性骨折、挤压伤等，可因疼痛、失血引起休克。

（三）烧伤

大面积烧伤可因疼痛、低血容量及继发性感染而导致休克。

（四）严重感染

各种病原微生物严重感染引起的休克称感染性休克。感染性休克常伴有败血症，故又称败血症休克（septic shock）。在革兰氏阴性细菌引起的休克中，内毒素起重要作用，故亦称内毒素性休克（endotoxin shock）。

（五）急性心功能障碍

大面积急性心肌梗死、急性心肌炎、心包填塞及严重的心律失常均可引起心输出量明显减少，有效循环血量和灌流量严重下降而导致休克。

（六）过敏

给过敏性体质者注射某些药物（如青霉素）、血清制剂等可引起Ⅰ型超敏反应导致休克。

（七）强烈的神经刺激

剧烈疼痛、高位脊髓麻痹或损伤可引起血管扩张，回心血量减少，血压下降，导致休克。

二、休克的分类

（一）按原因分类

根据休克的原因，可分为低容量性休克（包括失血性休克、失液性休克、创伤性休克）、烧伤性休克、感染性休克、心源性休克、过敏性休克、神经源性休克。

（二）按休克时血流动力学特点分类

（1）低动力型休克　其血流动力学特点是心输出量降低，外周阻力升高，故又称低排高阻型休克。因皮肤血管收缩，血流量减少，皮肤温度降低，也称“冷休克”。常见于低血容量性休克、心源性休克及部分感染性休克。

(2)高动力型休克　其血流动力学特点是心输出量升高，外周血管阻力降低，故又称高排低阻型休克。因皮肤血管扩张，血流量增多，皮肤温度升高，也称“暖休克”。常见于部分感染性休克早期。

第三节　休克的分期与发病机制

休克的病因很多，其发病机制也各有其特点，但组织的有效灌流量减少是多数休克发生的共同基础。正常血液循环的维持取决于足够的血容量、正常的心脏功能及正常的血管舒缩功能。故血容量急剧减少、心脏功能障碍及外周血管容积扩大是各类休克发生的三个始动环节，通过这三个环节引起微循环障碍和组织有效灌流量减少。

以典型的失血性休克为例，根据血流动力学和微循环的变化可将休克的发生过程分为三期。其他各类型休克的发生过程大多数也遵循这一规律。

一、休克早期

休克早期又称缺血性缺氧期。

课堂互动

失血性休克早期患者有哪些临床表现?

(一)发病机制

失血性休克时血容量减少，引起交感-肾上腺髓质系统强烈兴奋，微循环血管持续痉挛，特别是微动脉和毛细血管前括约肌收缩更强烈，主要是由于微动脉上交感神经末梢较多和毛细血管前括约肌对儿茶酚胺更敏感所致。微静脉的收缩较微动脉的收缩弱，导致毛细血管前阻力明显大于后阻力，微循环灌流明显减少，而且灌少于流。其他类型休克也可导致交感神经兴奋，儿茶酚胺分泌增多，同样出现微循环缺血。

(二)微循环的特点

休克早期，微循环变化的特点是：微动脉、后微动脉、毛细血管前括约肌、微静脉、小静脉持续收缩，毛细血管前阻力和后阻力增加，尤以前阻力增加更为明显。真毛细血管开放数目减少，动-静脉吻合支开放。真毛细血管内血流量显著减少，血流减慢，流态由线流变为粒线流，甚至粒流。组织灌流量减少，出现少灌少流，灌少于流，使微循环严重缺血而造成缺氧。

(三)临床表现及代偿意义

此期患者出现面色苍白、四肢湿冷、脉搏细速、脉压减小、尿量减少、烦躁不安等临床表现(图 17-1)。通过代偿措施，血压可正常(大失血除外)，故血压降低并不是休克早期的判断指标。代偿主要表现如下。

1. 维持动脉血压

通过下述三个措施使休克早期血压无明显降低。①肌性微静脉和小静脉收缩，肝、脾储血库收缩，可迅速而短暂地增加回心血量，起到“自身输血”的作用；②由于毛细血管前阻力大于

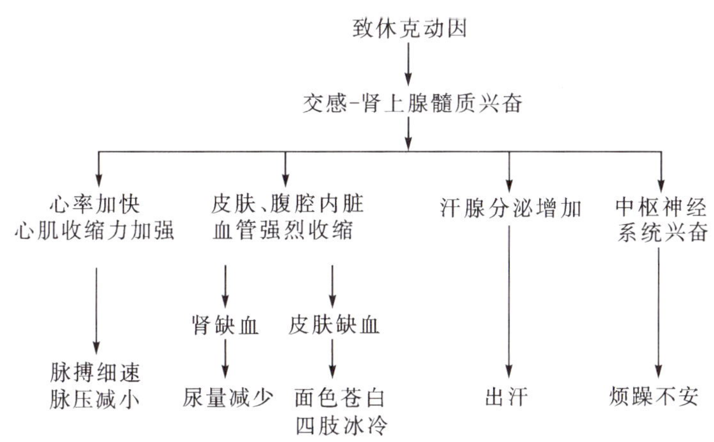

图 17-1　休克早期主要临床表现及发生机制

后阻力，毛细血管流体静脉压下降，促使组织液反流入血，起到“自身输液”的作用；③交感-肾上腺髓质系统兴奋，使心肌收缩力增强，心输出量增多，外周阻力增加，血压回升。

2. 保证心、脑血液供应

由于不同器官的血管对儿茶酚胺反应不一，皮肤、内脏、骨骼肌及肾的血管 α 受体密度高，对儿茶酚胺敏感性较高，故血管收缩强烈。而脑动脉和冠状动脉因受体分布不一，收缩不明显，甚至由于代谢产物腺苷等物质增多而使血管扩张，因而使血液重新分布，以保证心、脑等重要生命器官的血液供应。

休克早期只要及时去除病因，补充血容量，恢复正常有效灌流量，患者较易康复。但常因血压降低不明显而误诊，致使休克进一步发展到休克期。

二、休克期

休克期又称淤血性缺氧期。

(一)发病机制

持续缺血、缺氧，组织内酸性产物堆积，发生酸中毒。酸中毒导致血管平滑肌对儿茶酚胺的反应性降低，同时由于缺血、缺氧，使组织局部的组胺、激肽、腺苷等物质增多，同时某些细胞因子(如 NO)的形成，均可导致血管扩张和血管通透性增加。血流变学的改变在休克期微循环淤血的发生、发展中起非常重要的作用。在微循环的微静脉端出现白细胞贴壁、滚动并黏附于内皮细胞上，明显加大了毛细血管的后阻力。白细胞紧密黏附在内皮细胞上，并被激活，释放自由基和溶酶体，导致内皮细胞和其他组织细胞损伤。此外，血流变慢、血液浓缩、血浆黏度增大、血细胞压积增大、红细胞和血小板聚集等因素，都是导致微循环淤滞的重要原因。

(二)微循环的特点

交感-肾上腺髓质系统长期兴奋，微循环血管收缩减弱或消失，微动脉、后微动脉、毛细血管前括约肌由收缩转为舒张，而微静脉也舒张，前阻力血管舒张明显强于后阻力血管。同时，微静脉内血流流动缓慢，红细胞聚集，白细胞滚动、贴壁与嵌塞，血小板聚集，血黏度增加，且微血管壁通透性增加，大量血管内液体外渗形成水肿。组织处于多灌少流、灌多于流的状态，使微循环淤血严重，加重组织缺氧。

(三)临床表现

此期患者血压进行性下降，心搏无力，心音低钝，神志淡漠并转入昏迷，肾血流量严重不足，出现少尿，甚至无尿，脉搏细速，静脉塌陷，皮肤发绀，可出现花斑。若不能及时抢救，可进一步发展为休克晚期。

休克期主要临床表现及发生机制见图 17－2。

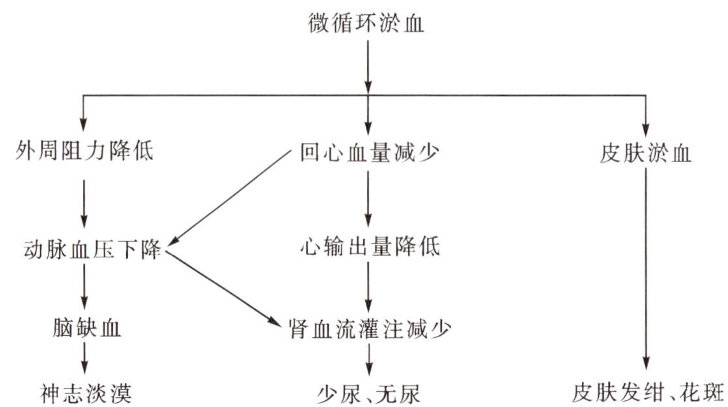

图 17－2 休克期主要临床表现及发生机制

在治疗上，应针对本期微循环变化的特点，采取扩充血容量、选用血管活性药物、纠正酸中毒等措施，以解除微循环淤血，疏通微循环。如果仍未得到改善，病情进一步恶化，将转入休克晚期。

三、休克晚期

由于该期已有重要器官衰竭，甚至发生多系统器官障碍，故称难治性休克期。该期又因微血管平滑肌麻痹，对血管活性药物多无反应，所以又称微循环衰竭期。由于该期微循环中形成微血栓，故又称 DIC 期。

(一)发病机制

由于长时期严重缺血、缺氧和毒素的作用，使组织细胞和血管内皮细胞受损，大量组织因子释放入血和Ⅻ因子激活，进而激活外源性和内源性凝血系统，微血管内发生弥散性凝血。再因血液浓缩、血细胞压积和纤维蛋白原浓度增加、血细胞聚集、血液黏度增高等，均可促进 DIC 形成。

(二)微循环的特点

该期微循环的微血管扩张，微血管内广泛微血栓形成。随后因血小板和凝血因子消耗，纤溶活性亢进，大量出血。血流可完全停止，组织处于不灌不流的状态。

(三)临床表现

病情突然恶化，血压进一步下降，休克期所有临床症状加重，同时还出现 DIC 以及各重要器官衰竭的典型临床症状。

休克一旦并发 DIC，会使病情进一步恶化，回心血量和组织灌流量锐减，使全身各重要器官（包括心、脑、肺、肾、肝、胃肠等）功能代谢严重障碍。酸中毒、缺氧、休克时产生的许多体液因子、溶酶体酶、活性氧和细胞因子，可导致重要生命器官发生不可逆性损伤，甚至出现多系统器官功能障碍甚至衰竭。

以上是休克过程中微循环所发生的一系列变化及各期的临床特点。

微循环学说对研究休克的发病机制和临床治疗提供了一定的依据，但这一学说并非十分完善，不能解释休克发生过程中的全部问题，而且也并非所有的休克均经历典型微循环的三期变化，例如，过敏性休克多数开始就进入淤血性缺氧期，重型感染性休克和严重的烧伤性休克一开始就出现微循环衰竭的表现。近年来专家们又特别重视对休克发生过程中细胞和分子水平的研究，提出了休克细胞（shock cell）的概念，并认为细胞损伤是器官功能障碍的基础，这标志着对休克发病机制认识的进一步深入。

第四节　体液因子在休克中的作用

多种体液因子对休克的发生、发展起着重要的作用。重要的体液因子有以下几种。

一、儿茶酚胺

（一）生成

各种休克始动因素如疼痛、失血等，通过不同环节引起交感-肾上腺髓质系统兴奋，使神经递质儿茶酚胺浓度明显升高。

（二）在休克中的作用

休克早期，儿茶酚胺增多具有抗损伤作用，但如果持续作用，将引起严重的缺血、缺氧和酸中毒。儿茶酚胺作用于 α 受体，使皮肤、腹腔内脏、骨骼肌和肾血管收缩，造成缺血；作用于 β 受体，动-静脉吻合支开放，使动脉血直接进入微静脉，微循环灌流减少，加重组织缺血，同时也使外周阻力降低，血压进一步下降。

二、肾素-血管紧张素系统

（一）生成

休克时，肾脏缺血可以激活肾素-血管紧张素系统，生成大量血管紧张素Ⅱ（AT-Ⅱ）。

（二）在休克中的作用

血管紧张素Ⅱ使全身血管收缩，外周阻力升高，这对休克早期维持动脉血压有一定的代偿意义。但 AT-Ⅱ升高的代偿意义不如儿茶酚胺。AT-Ⅱ除了使腹腔内脏和皮肤肌肉血管强烈收缩外，还使冠脉血管收缩，冠脉血流量减少，引起心肌损伤，故肾素-血管紧张素系统的持续激活在休克过程中主要起加重组织缺血、损伤的作用。

三、心肌抑制因子

(一)生成

心肌抑制因子(myocardial depressant factor)是一种多肽。休克时,胰腺缺血、缺氧,导致胰腺外分泌细胞溶酶体破裂释放出酸性蛋白酶,其水解细胞蛋白成分和血浆蛋白,生成心肌抑制因子。

(二)在休克中的作用

心肌抑制因子具有使内脏血管收缩、抑制心肌收缩力、抑制单核巨噬细胞功能等作用,加重休克。

四、肿瘤坏死因子

(一)生成

肿瘤坏死因子(tumor necrosis factor,TNF)主要由巨噬细胞产生。此外,自然杀伤细胞和 T 淋巴细胞也可产生。

(二)在休克中的作用

TNF 是引起感染性休克的重要体液因子。在非感染性休克发生肠源性内毒素吸收时,也会有 TNF 参与休克的发展。TNF 在休克的发展过程中具有双重作用,在含量极微时,通过促进中性粒细胞的黏附作用,增强其吞噬功能,并促进内皮细胞、单核细胞释放白细胞介素,具有一定的抗损伤作用。另外,当 TNF 含量明显增加时,可诱导 PAF、TXA_2 等体液因子产生,并促进内皮细胞释放内皮舒张因子,扩张血管,持续降低血压。目前认为,TNF 可能是败血症性休克或内毒素性休克时导致多器官功能衰竭的重要原因之一。

五、内皮素

(一)生成

内皮素(endothelin)是一种活性多肽,可以在多种组织产生。内皮细胞是其最重要的合成部位。

(二)在休克中的作用

内皮素自内皮细胞生成后,通过与受体结合发挥作用。休克早期,内皮素合成、释放,外周血管收缩,维持血压和重要生命器官的血流,但内皮素持续释放也可引起动脉痉挛,组织缺血、缺氧而使休克恶化。研究发现,心源性休克、感染性休克、失血性休克时,内皮素水平显著升高,且内皮素水平与组织损伤程度呈正相关。因此,内皮素可能既是休克早期的代偿机制之一,又是晚期转向恶化的因素。

六、组胺

(一)生成

组胺(histamine)主要存在于肥大细胞的颗粒中,在消化道、脾脏和皮肤分布最多,也存在于嗜碱性粒细胞及血小板中。

(二)在休克中的作用

休克时,肥大细胞脱颗粒向循环血中释放组胺,引起小动脉、微动脉、毛细血管前括约肌舒张;微静脉血管壁通透性增加,可引起血压降低,血浆外渗,回心血量减少,血液黏滞度增加。

七、激肽

(一)生成

休克时,血管内皮受损,胶原纤维暴露,Ⅻ因子激活,同时白细胞释放组织蛋白酶,可激活激肽释放酶,将激肽(kinin)水解为缓激肽。变态反应和过敏性休克时也可产生激肽。

(二)在休克中的作用

激肽舒张微血管的作用比组胺强 15 倍,尤以微静脉舒张明显,其作用与血管内皮细胞释放内皮源性舒张因子有关。

休克时,微血管通透性增加,内皮细胞上有激肽受体,缓激肽与其结合,可引起胞质中微丝收缩,使细胞变圆,细胞间裂隙增大,导致通透性升高,血液外渗,有效循环血量减少,血压降低。

八、前列腺素

(一)生成

前列腺素(prostaglandin,PG)是由花生四烯酸裂解而来的脂类介质。细胞膜多聚不饱和脂肪酸在磷脂酶 A_2 作用下,生成花生四烯酸,花生四烯酸在环加氧酶作用下生成前列腺素类物质,在脂加氧酶作用下生成白三烯类物质。

(二)在休克中的作用

①明显舒张小动脉、毛细血管前括约肌和小静脉,PGI_2 的作用大于 PGE_2;②明显增强组胺或激肽的作用,增加血管通透性。

九、内啡肽

(一)生成

内啡肽(endorphin)广泛存在于脑、交感神经节、肾上腺髓质和消化道等部位。

(二)在休克中的作用

内啡肽可降低血压、减少心输出量和减慢心率。

第五节　休克时的细胞代谢改变及器官功能障碍

休克时,全身各器官、组织处于低灌流状态,此时机体的代谢、功能甚至细胞的形态结构各方面均发生一系列改变。

一、细胞代谢障碍

(一)能量代谢障碍

休克时组织低灌流和细胞严重供氧不足,糖有氧氧化受阻,使 ATP 生成显著减少,无氧酵解增强,乳酸生成显著增多。因 ATP 不足,细胞膜上的钠泵功能障碍,引起细胞内钠、水潴留,同时导致高钾血症。

(二)代谢性酸中毒

休克时大量乳酸产生,肾脏排酸能力下降,体内酸性产物增多而出现 AG 增高型代谢性酸中毒。

二、细胞损伤与凋亡

细胞损伤与凋亡可以继发于微循环障碍,也可以是由休克的始动因素直接损伤所致。

(一)细胞损伤

近年来,细胞损伤在休克发生过程中的作用越来越受到重视,认为细胞损伤是各器官功能衰竭的共同病理基础。

1. 细胞膜的变化

细胞膜是休克时最早发生损伤的部位。缺氧、ATP 减少、高钾血症、酸中毒、内毒素、自由基的脂质过氧化作用以及炎症介质和细胞因子都可造成细胞膜的损伤,引起离子泵功能障碍,Ca^{2+} 内流,导致钙超载;K^{+} 外流,形成高钾血症;钠、水潴留导致细胞内水肿,进一步损伤细胞膜。

2. 线粒体与溶酶体的变化

休克时缺血、缺氧和酸中毒可引起溶酶体肿胀,甚至破裂。破裂后大量溶酶体酶释放,其后果是引起细胞自溶,消化基底膜,且能激活激肽系统,产生毒性多肽。溶酶体的非酶性成分释放后引起肥大细胞脱颗粒,释放组胺,增加毛细血管通透性及吸引白细胞。线粒体肿胀和溶酶体破裂,造成氧化磷酸化障碍,ATP 生成进一步减少。

(二)细胞死亡

细胞损伤最终导致细胞死亡。细胞死亡有坏死和凋亡两种形式。休克时细胞死亡的主要形式是坏死。近年来研究发现,细胞因子、炎症介质、氧自由基攻击血管内皮细胞、中性粒细胞、单核巨噬细胞、淋巴细胞及脏器实质细胞,引起细胞坏死和凋亡。

三、多器官功能障碍或衰竭

休克时因细胞受损可引起机体的重要器官功能障碍和衰竭。若在严重休克的基础上,使原来无器官功能障碍的患者在短时间内同时或相继出现两个或两个以上系统或器官功能障碍,称多器官功能障碍综合征(multiple organ dysfunction syndrome,MODS)。据统计,约有 80%的多器官功能障碍综合征患者有休克的背景,其死亡率高达 30%以上。其发生机制很复杂,是多种因素综合作用的结果。休克时最常发生器官功能障碍的情况如下。

(一)肺功能障碍

肺是全身静脉血液的滤器,机体的许多代谢产物、活性物质、活化的炎症细胞等都要经过肺,故休克时极易引起肺损伤。若损伤较轻,可称为急性肺损伤(acute lung injury,ALI);若损伤较重,可导致急性呼吸功能衰竭,称休克肺(shock lung),属急性呼吸窘迫综合征(acute respiratory distress syndrome, ARDS)。主要病理变化是肺淤血、水肿、出血、血栓形成、肺不张、肺泡透明膜形成等损伤肺泡膜,导致急性呼吸衰竭。休克患者一旦发生休克肺,死亡率较高。

当肺毛细血管内皮细胞受损时,毛细血管通透性增加,出现间质性肺水肿,刺激毛细血管旁J感受器,反射性引起呼吸窘迫。当肺毛细血管通透性进一步增加,大量血浆蛋白透过毛细血管沉着在肺泡壁,而形成透明膜。当Ⅰ型和Ⅱ型肺泡上皮受损时,分别引起肺顺应性降低和肺泡表面活性物质减少,肺泡微萎陷。其结果是V/Q比例失调,气体弥散障碍,临床表现为动脉血氧分压进行性降低、发绀和呼吸困难进行性加重,最后导致急性呼吸衰竭甚至死亡。

(二)心功能障碍

除心源性休克外,其他各类休克的早期因通过代偿可使心功能维持正常,但到晚期可发生心功能障碍。主要病理变化是心肌出现局灶性坏死,线粒体减少和心内膜下出血。临床表现为心功能降低,心输出量减少。

血压降低和心率加快使冠脉灌流量减少,导致心肌严重缺血、缺氧及酸中毒,引起心肌兴奋-收缩耦联障碍,导致心肌收缩力下降;严重高钾血症可引起心肌兴奋性、传导性、自律性以及收缩性下降;肿瘤坏死因子、氧自由基以及心肌抑制因子等多种体液因子的毒性作用可使心肌细胞受损和心肌收缩力下降。

(三)脑功能障碍

在休克早期,由于血液的重新分布和脑循环的自身调节,保证了脑的血液供应。当动脉血压低于52mmHg时,脑组织出现缺血、缺氧,产生脑功能障碍,表现为脑水肿,甚至脑疝形成,患者可由兴奋转为抑制,甚至昏迷。

(四)肾功能障碍

休克时常伴发急性肾衰竭,称为休克肾(shock kidney)。临床表现为少尿、氮质血症、高钾血症及代谢性酸中毒等。休克患者如合并急性肾衰竭,往往预后不好,死亡率也甚高。

休克早期主要由于血液重分布,使肾血流量严重减少,这时肾并没有器质性病变,恢复肾灌流后,肾功能可迅速恢复,称为功能性肾衰竭或肾前性肾衰竭。休克晚期,由于肾持续严重缺血和肾毒素的毒性作用,可引起肾小管坏死而产生器质性肾衰竭。

课堂互动

观察休克患者的尿量有何意义?

(五)肝功能障碍

由于肝脏的解剖部位和组织学的特征,休克时合并肝功能障碍的发生率也很高。主要病理变化是肝细胞脂肪变性和空泡变性,肝线粒体氧化磷酸化功能障碍。临床表现为血胆红素升高而出现黄疸,谷丙转氨酶、谷草转氨酶、乳酸脱氢酶和碱性磷酸酶均超过正常上限数值

2倍。

休克时因肠道缺血、肠黏膜屏障功能降低，肠道内细菌大量吸收入血，通过门静脉循环到达肝脏，并损伤肝细胞。肝脏富含具有吞噬功能的枯否氏细胞，此时枯否氏细胞被激活后分泌白细胞介素-8，引起中性粒细胞趋化和黏附，释放肿瘤坏死因子、白细胞介素-1和氧自由基，损伤相邻的肝细胞。当肝缺血再灌注损伤时，可通过黄嘌呤氧化酶系统产生大量氧自由基而损伤肝细胞。

(六)胃肠道功能障碍

休克时由于胃肠道缺血引起胃肠黏膜受损而出现胃肠功能障碍。主要病理变化是胃肠黏膜损伤、应激性溃疡。早期只有黏膜表层损伤、糜烂，但损伤进一步发展可穿透黏膜到达黏膜下层甚至破坏血管，引起溃疡和出血。临床表现为腹痛、消化不良、呕血和黑便。临床上常以24小时内胃肠道出血量超过600mL作为诊断胃肠功能衰竭的指征。

休克的原始病因可引起机体的应激反应而出现胃肠道缺血；缺血再灌注损伤时，因胃肠道富含黄嘌呤氧化酶，产生大量氧自由基，损伤肠黏膜。此外，长期静脉营养时，胃肠道黏膜萎缩，屏障功能减弱，大量细菌和毒素吸收入肝，激活枯否氏细胞，产生细胞因子损伤胃肠黏膜。

此外，免疫系统、凝血系统等亦可出现功能障碍甚至衰竭。

第六节　休克的防治原则

对于休克患者，应当分秒必争，尽早抢救。如果不及时，病情将不断恶化。治疗开始得越晚，效果也将越差。除了采取相应的措施对抗感染、出血、疼痛等能促进和加重休克的因素外，还应当采取以下几个方面的治疗措施。

一、补充血容量

休克时有效循环血量绝对或相对不足，最终都导致组织灌流量减少。因此，补充血容量能提高心输出量，改善组织灌流。

关于补液的量，以往遵循的是“失多少，补多少”的原则。但有些休克患者，如感染性和过敏性休克患者，可以无明显的失液，主要由于血管容量扩大、微循环淤血、血浆外渗等，使有效循环血量显著减少；而失血性、失液性休克患者，除了向体外丢失液体外，进展到休克期时也有微循环淤血、血浆外渗等变化。因此，补液的量应当大于失液的量，应当遵循“量需而入”的原则，以达到迅速改善微循环的目的。值得注意的是，补液过多可能促进休克肺的发生，对患者生命造成威胁。

二、纠正酸中毒

休克时由于组织灌流量严重不足，缺血、缺氧必然导致乳酸酸中毒。而酸中毒对休克发生、发展起着非常重要的作用，如果酸中毒不纠正，不仅使微循环障碍加重，还可影响血管活性药物的疗效，也能通过 H^+ 与 Ca^{2+} 竞争直接影响心肌收缩力。另外，酸中毒还可导致高钾血症，对机体危害甚大。临床上应根据酸中毒的程度及时补充碱，纠正酸中毒。

三、应用细胞保护剂

休克时可造成细胞的损害。改善微循环是防止细胞损害的有效措施之一。另外，还可用增加溶酶体膜稳定性、抑制蛋白酶的活性和补充 ATP 等方法保护细胞功能，防止细胞坏死或凋亡。

四、应用体液因子拮抗剂

参与休克发病的体液因子有多种，故可以通过抑制因子的合成、拮抗因子的受体和对抗因子的作用等方式来减弱某种体液因子在休克中的作用。但重症休克往往是多种体液因子共同作用的结果，因此，仅仅针对某一种因子的拮抗措施在治疗休克时效果有限。

五、防治器官功能障碍及衰竭

改善微循环和增加组织灌流量是防治细胞损伤和器官功能障碍及衰竭的重要措施之一。同时，应针对不同器官功能障碍采取相应的防治措施，如果出现肺功能障碍时，应保持气道通畅，吸氧，改善呼吸功能；如果出现肾功能障碍时，应尽早改善肾灌流量，采取利尿和透析等措施，还应严格控制补液量，以防多系统器官功能衰竭的发生。

六、合理应用血管活性药物

血管活性药包括缩血管药和扩血管药，选用血管活性药的目的是提高微循环血液灌流量。一般来说，休克早期宜选择扩血管药，以缓解微血管因过度代偿而出现的强烈收缩。但扩血管药可使血压出现一过性降低，必须在充分扩容的基础上使用。休克后期可选用缩血管药，特别是能够对肌性小静脉或微静脉进行选择性收缩，以防止容量血管过度扩张。对于特殊类型的休克，如过敏性休克和神经源性休克，使用缩血管药显然是最佳选择。此外，血管活性药必须在纠正酸中毒的基础上使用。

第十八章　糖 尿 病

糖尿病(diabetes mellitus)是由于胰岛素分泌不足和(或)胰岛素生物学效应降低引起的以碳水化合物、脂肪、蛋白质代谢紊乱为特征的代谢综合征,其典型临床表现为慢性血糖水平增高(高血糖)。长期代谢紊乱可引起多器官、多系统损害,如神经、心脏、血管、眼、肾等器官的慢性进行性病变、功能减退及衰竭;病情严重或应激时可发生急性严重代谢紊乱,如糖尿病酮症酸中毒、高渗性非酮症糖尿病昏迷等。

第一节　糖尿病的分类

2002 年美国糖尿病学会和世界卫生组织制定了糖尿病新的分类标准,依据病因将糖尿病分为 1 型糖尿病、2 型糖尿病、妊娠期糖尿病和其他特殊类型糖尿病。

一、1 型糖尿病

1 型糖尿病(type 1 diabetes mellitus,T1DM)主要是胰岛 β 细胞进行性破坏,血胰岛素含量绝对降低,包括自身免疫性糖尿病和特发性 1 型糖尿病。

(一)自身免疫性糖尿病

自身免疫性糖尿病占糖尿病总数的 5%～10%,主要见于幼年及青少年。由于自身免疫反应导致胰岛 β 细胞破坏,患者体内胰岛素极少或缺乏。β 细胞的自身免疫学损伤与多基因遗传易感性有关,也与环境因素有关。此型糖尿病患者容易伴发其他类型的自身免疫疾病,如 Graves 病、桥本甲状腺炎等。

(二)特发性 1 型糖尿病

患者可有不同程度的低胰岛素血症和频发酮症酸中毒,但缺乏胰岛 β 细胞自身免疫破坏的证据,胰岛 β 细胞自身抗体检查阴性。

二、2 型糖尿病

2 型糖尿病(type 2 diabetes mellitus,T2DM)占糖尿病总数的 90%以上,可发生于任何年龄,但多见于成人,常在 40 岁以后发病,多数发病缓慢,症状相对较轻,甚至无任何症状,仅于健康体检时发现。2 型糖尿病的发生、发展可分为 4 个阶段:①遗传学易患病阶段,患者具有糖尿病遗传易感性,但临床上无异常表现;②高胰岛素血症和(或)胰岛素抵抗阶段,患者血液中胰岛素水平正常或稍高于正常,但与受体结合能力及受体后效应减弱;③糖耐量减低阶段,空腹血糖水平增高,但未达到糖尿病诊断标准,此期患者无症状;④临床糖尿病阶段,患者血糖水平升高,出现糖尿病典型症状及糖尿病并发症的临床表现。

三、妊娠期糖尿病

妊娠过程中初次发现的任何程度的糖耐量异常，不论妊娠结束后是否持续存在，均可认为是妊娠期糖尿病(gestational diabetes mellitus，GDM)。病因不明，大部分妊娠期糖尿病患者分娩后血糖可自行恢复正常，少数患者数年后可发生其他类型糖尿病。其发生机制可能与孕妇自身免疫、胰岛素抵抗及炎症因子有关。

四、其他特殊类型糖尿病

其他特殊类型糖尿病(other specific types of diabetes)包括八个亚型数十种疾病，其分类名称与相应病因相对应，如胰岛 β 细胞功能遗传性缺陷、胰岛素作用遗传性缺陷、胰腺外分泌疾病、药物或化学物质诱导的糖尿病、非常见型免疫介导糖尿病及其他可能与糖尿病相关的遗传性综合征。

第二节　糖尿病的病因与发病机制

由胰岛 β 细胞合成和分泌的胰岛素，经血循环到达体内各组织、器官的靶细胞，并与胰岛素受体特异性结合，通过一系列信号分子引发细胞内物质代谢效应。上述过程中任何一个环节发生异常均可导致糖尿病。糖尿病的病因和发病机制较为复杂，至今尚未完全清楚。不同类型糖尿病的病因不尽相同，总的来说，遗传因素及环境因素共同参与其发病。

一、1 型糖尿病

1 型糖尿病的主要特征是胰岛 β 细胞进行性破坏，血胰岛素含量绝对降低。其主要机制是：在遗传因素和环境因素的影响下，启动自身免疫反应，产生自身抗体，通过细胞介导的免疫反应，导致胰岛 β 细胞进行性破坏，血胰岛素含量绝对降低，从而导致糖尿病的发生。

(一)遗传因素

1 型糖尿病的相关基因较多，最重要的是人白细胞抗原(human leukocyte antigens，HLA)相关基因。HLA 是一种细胞表面的糖蛋白，由 HLA 复合体编码。HLA 基因位于人类第 6 号染色体短臂上，全长约 4000 kb，分为 HLA－Ⅰ、HLA－Ⅱ和 HLA－Ⅲ三类。HLA 相关基因表达的患者易发生 1 型糖尿病，其机制可能与胰岛 β 细胞免疫耐受性的选择性丧失导致发生自身免疫性破坏有关。

1 型糖尿病的发生也与免疫球蛋白基因、T 细胞受体基因等多种基因表达变化有关。

(二)免疫反应

1 型糖尿病是在一定遗传因素的基础上、多种致病因子触发下，由细胞介导的器官特异性的自身免疫性疾病。

1. 体液免疫

1 型糖尿病发病前及其病程中，胰岛细胞中普遍存在自身抗体与抗原反应。1 型糖尿病患者体内可检测到多种针对 β 细胞的自身抗体，主要有胰岛细胞抗体(islet cell antibodies，ICA)、胰岛素自身抗体(insulin autoantibodies，IAA)、谷氨酸脱羧酶抗体(glutamic acid

decarboxylase，GAD）和酪氨酸磷酸酶抗体（IA－2α、IA－2β）等。各种β细胞自身抗体通过与胰岛β细胞发生免疫反应而破坏胰岛β细胞，减少胰岛素分泌量，从而导致糖尿病。一些自身抗体还可通过“分子模拟”机制，导致胰岛β细胞损伤。在临床上，胰岛β细胞自身抗体的检测可预测 T1DM 的发病及确定高危人群，并可协助糖尿病分型及指导治疗。

2. 细胞免疫

研究表明，1 型糖尿病患者普遍存在胰岛炎，胰岛内有大量 T 淋巴细胞、B 淋巴细胞、巨噬细胞和树突状细胞浸润，这些免疫细胞可通过不同的方式损伤胰岛细胞，如细胞毒性 T 淋巴细胞可通过与胰岛β细胞抗原的特殊作用，选择性损伤胰岛细胞；与胰岛β细胞紧密接触的巨噬细胞或 NK 细胞通过释放细胞因子，破坏胰岛β细胞。在 1 型糖尿病的发病过程中 T 淋巴细胞起重要作用，多种致病因素引起体内免疫调节机制失调，导致针对细胞抗原特异性的自身反应性 T 细胞活化、增殖，表达、释放损伤性介质，启动免疫反应，导致胰岛β细胞破坏，发生糖尿病。

（三）环境因素

病毒感染、药物、化学物质、饮食、生活方式、精神应激、季节、年龄等环境因素，均可影响 1 型糖尿病的发生。

1. 病毒感染

与 T1DM 有关的病毒包括脑炎病毒、心肌炎病毒、柯萨奇病毒 B、巨细胞病毒等。病毒导致 1 型糖尿病的机制为：①病毒感染可直接损伤胰岛β细胞，迅速、大量破坏β细胞或使细胞发生变化，导致β细胞数量逐渐减少；②某些病毒蛋白可能通过分子模拟机制诱导胰岛β细胞发生自身免疫反应；③病毒感染可通过损伤胰岛β细胞而暴露其抗原成分，启动自身免疫反应，这可能是病毒感染导致胰岛β细胞损伤的主要机制。

2. 药物和化学物质

凡能导致胰岛β细胞破坏的药物和化学物质均可导致 1 型糖尿病的发生，如四氧嘧啶、链脲佐菌素等。四氧嘧啶对β细胞有直接毒性作用，可选择性地使胰岛β细胞快速破坏。链脲佐菌素可导致胰岛β细胞溶解，并诱导胰岛β细胞发生自身免疫反应。

3. 饮食因素

食物中的一些营养成分与 1 型糖尿病的发生有关。例如，牛奶中含有两种主要蛋白质：牛血清白蛋白（BSA）和酪蛋白，BSA 与胰岛细胞的 ICA69 具有同源性，可通过分子模拟作用使胰岛细胞失去免疫耐受性，引发胰岛β细胞的自身免疫反应。酪蛋白 A1 也与糖尿病的发生有关。

二、2 型糖尿病

2 型糖尿病的主要特征是血胰岛素水平相对降低，外周组织对胰岛素的反应性下降。2 型糖尿病的主要发生机制是遗传因素和环境因素导致的胰岛β细胞功能受损和胰岛素抵抗。β细胞功能受损是 2 型糖尿病发病的必需条件，胰岛素抵抗是 2 型糖尿病发病的促进因素，两者在 2 型糖尿病的发生、发展中起着重要作用。

（一）胰岛β细胞功能受损

胰岛β细胞功能受损包括β细胞分泌胰岛素的功能下降和β细胞数量的减少。2 型糖尿

病胰岛 β 细胞分泌功能减退主要表现为血糖升高时胰岛素分泌迟缓、分泌高峰滞后及分泌量不足。2 型糖尿病胰岛 β 细胞功能受损可能与下列因素有关。

1. 遗传因素

2 型糖尿病是一种多基因疾病，其发生与多种基因改变有关。2 型糖尿病患者可能存在 β 细胞内多种蛋白和酶遗传异常，如胰岛素受体基因、胰岛素受体底物基因、PI3 激酶基因、葡萄糖激酶基因、腺苷脱氨酶基因、葡萄糖转移因子-2 基因、胰岛素促进因子-2 基因、肝细胞核因子-4α 基因等突变。这些基因的突变使胰岛 β 细胞功能或结构改变，通过不同途径抑制胰岛素分泌，促使 2 型糖尿病的发生、发展。

2. 糖毒性

短期血糖升高可抑制 ATP 敏感的 K^+ 通道，使 β 细胞膜去极化，引起 Ca^{2+} 内流，从而导致胰岛素分泌。而持续高浓度葡萄糖可以下调一些重要的胰岛 β 细胞基因，还可诱导胰岛 β 细胞凋亡相关基因表达失衡，加速胰岛 β 细胞凋亡。

3. 脂毒性

正常情况下，游离脂肪酸对胰岛素的分泌是必需的，但是长期、高浓度的不饱和脂肪酸会抑制胰岛素分泌。高浓度脂肪酸产生的非氧化代谢产物神经酰胺可抑制胰岛素基因的转录表达，减少胰岛素分泌。

4. 激素变化

多种激素如胰高血糖素、生长激素、生长抑素、糖皮质激素等均可影响胰岛素分泌。以上激素的分泌异常，可导致胰岛素分泌缺陷，这也是 2 型糖尿病发病机制之一。

5. 胰岛 β 细胞数量减少

维持一定数量的胰岛 β 细胞是机体分泌胰岛素的必要条件。胰岛淀粉样变性和胰岛 β 细胞凋亡使胰岛 β 细胞数量减少，胰岛素分泌减少。2 型糖尿病患者胰岛淀粉样变性发生率达 90％以上，其程度与糖尿病的严重程度相关。

高血糖、高血脂、胰岛淀粉样多肽以及氧化应激、炎性细胞因子等均可通过不同机制直接或间接导致胰岛 β 细胞功能损伤和促使胰岛 β 细胞凋亡，使胰岛 β 细胞数量进行性减少。2 型糖尿病患者胰岛 β 细胞数量的减少可达到 60％～80％，最终导致胰岛素分泌功能的渐进性衰退。

(二)胰岛素抵抗

胰岛素抵抗(insulin resistance，IR)是指正常量的循环胰岛素产生低于正常的生物学反应，其主要原因是组织对胰岛素的反应性降低。胰岛素抵抗可以先于糖尿病发生，在胰岛素抵抗的情况下，如果胰岛 β 细胞代偿性分泌胰岛素增加，则可维持血糖正常。临床上 2 型糖尿病患者空腹血胰岛素处于正常或高于正常水平，而许多血糖正常的患者具有高胰岛素血症，高胰岛素血症伴正常血糖或高血糖是胰岛素抵抗的主要特征。当胰岛素抵抗增强，或胰岛 β 细胞功能受损，对胰岛素抵抗无法代偿或二者共同出现时，血糖浓度即升高，疾病向糖耐量减低和糖尿病进展。胰岛素抵抗是 2 型糖尿病早期的重要特征。

导致胰岛素抵抗的主要因素有：①受体前胰岛素抵抗。引起受体前胰岛素抵抗的原因有胰岛素分子结构异常、胰岛素抗体、胰岛素降解加速和拮抗激素增多等，使胰岛素的生物活性下降或丧失。②胰岛素受体水平。胰岛素受体是一跨膜的大分子糖蛋白，由两个 α 亚基和两

个 β 亚基组成，胰岛素与细胞 α 亚基特异性结合，使位于细胞内 β 亚基的酪氨酸激酶活化，这是胰岛素发挥其作用的细胞内修饰的第一步。受体生物合成率降低、受体插入细胞膜过程异常、受体与胰岛素的亲和力下降、酪氨酸激酶活性降低、受体降解加速等均可导致胰岛素的生物学效应降低。现已发现 30 种以上的胰岛素受体基因点状突变或片段缺失与胰岛素抵抗有关。③受体后的影响。胰岛素与其受体结合后引起胰岛素受体自身磷酸化和受体酪氨酸激酶活化，激活的受体酪氨酸激酶可使胰岛素受体底物磷酸化，进而激活一系列下游信号分子，调节组织对葡萄糖转运、肝和肌肉的糖原合成。胰岛素抵抗也与瘦素(leptin)、抵抗素(resistin)等脂肪源细胞因子及多种炎症因子、细胞因子等有关(图 18－1)。

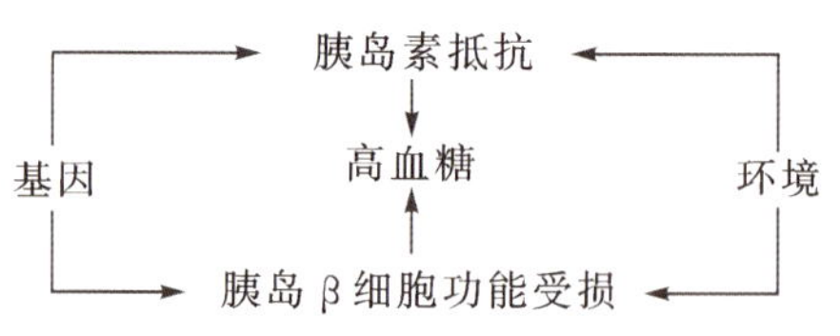

图 18－1　2 型糖尿病的发病机制

第三节　机体的功能代谢变化及其发生机制

一、对代谢的影响

(一)代谢紊乱

(1)糖尿病患者体内胰岛素分泌不足和(或)胰岛素生物学效应降低，肝、肌肉和脂肪组织摄取利用葡萄糖减少，肝糖原、肌糖原分解增加、合成减少，糖异生增加，导致血糖增高，当血糖值超过肾糖阈时，有尿糖排出。

(2)胰岛素分泌减少和(或)生物效应降低，脂肪组织从血浆中摄取甘油三酯减少，脂肪合成减少；脂蛋白脂酶活性降低，血中游离脂肪酸和甘油三酯浓度增加。

(3)蛋白质合成减少，分解加速，机体出现负氮平衡。患者逐渐消瘦，疲乏无力，体重减轻，如发生在儿童时期，则生长发育受阻。

(4)高血糖可导致渗透性利尿，由于水分丢失，患者易出现口渴而多饮水。为补偿损失的糖分，维持机体的活动，糖尿病患者常常易饥饿而多食，故患者常表现出“三多一少”的症状，即多尿、多饮、多食和体重减轻。

(二)糖尿病酮症酸中毒

胰岛素严重缺乏时，糖不能被很好利用，脂肪动员和分解加速，产生大量脂肪酸，脂肪酸在肝脏经 β 氧化产生大量酮体(乙酰乙酸、β－羟丁酸和丙酮)，当酮体生成量超过肝外组织的氧化利用能力时，血浆酮体浓度升高称为酮血症，尿中酮体排出增多称为酮尿症。乙酰乙酸和 β－羟丁酸均为较强的有机酸，大量消耗体内的储备碱，当其增多超过机体酸碱平衡的调节能力时，即导致代谢性酸中毒，称为糖尿病酮症酸中毒。

糖尿病酮症酸中毒可导致水、电解质平衡紊乱，以及中枢神经系统和循环系统等功能障碍。糖尿病酮症酸中毒患者血糖水平可达 500mg/dL(27.8mmol/L)，高血糖状态导致渗透性利尿，使细胞外液量减少；严重酸中毒抑制心肌收缩力，降低血管反应性，影响组织供血、供氧；严重高渗透压及酸中毒均可抑制中枢神经系统功能，出现一系列神经精神症状。

糖尿病酮症酸中毒是糖尿病急性并发症，1 型糖尿病患者有自发酮症酸中毒倾向，2 型糖尿病患者在感染、创伤、手术、妊娠与分娩、饮食不当、胰岛素治疗不当或不适当减量等诱因作用下也可发生。糖尿病酮症酸中毒早期主要表现为倦怠、无力、食欲减退、恶心呕吐、头痛头晕、嗜睡、呼吸加深加快(深大呼吸,Kussmaul 呼吸)、呼出气中有丙酮味(烂苹果味);后期可出现严重脱水、尿量减少、皮肤黏膜干燥、眼球下陷、四肢厥冷、脉细速、血压下降、各种反射迟钝或消失,严重者可昏迷。

(三)高渗性非酮症糖尿病昏迷

高渗性非酮症糖尿病昏迷(hyperosmotic nonketotic diabetic coma)是糖尿病的另一急性并发症,多发生于 50～70 岁的糖尿病患者,其发生常需诱因,常见诱因为感染、急性胃肠炎、胰腺炎、脑血管意外、严重肾疾病、血液和腹膜透析、不合理限制水分以及某些药物使用不当等。高渗性非酮症糖尿病昏迷主要表现为神经精神症状,如嗜睡、幻觉、定向障碍、抽搐、昏迷等。

高渗性非酮症糖尿病昏迷发生的机制可能是胰岛素轻度缺乏,一方面抑制骨骼肌、脂肪和肝脏对葡萄糖的利用,另一方面导致胰高血糖素增高症,增加肝脏葡萄糖的输出,因此使血糖明显升高。因患者体内尚有一定量的胰岛素,可抑制脂肪分解,故无酮症出现。由于血糖明显升高,患者可出现渗透性利尿。此时若患者因各种原因(如感染、急性胃肠炎、脑血管意外、严重肾疾病、血液和腹膜透析等)不能摄入足量水或体液丢失过多,将导致严重脱水。血容量减少使肾排水和葡萄糖排出减少,血浆葡萄糖和渗透压将进一步增加,血容量减少又引起继发性醛固酮增多,血钠浓度增加,使血浆渗透压增高更加严重。由于血浆渗透压增高,水从细胞内移出,导致细胞脱水。血浆渗透压>320mmol/L 时,水从中枢神经细胞中移出,引起脑萎缩甚至出现昏迷。

课堂互动

糖尿病患者出现昏迷的原因可能有哪些?怎样鉴别?

知识链接

代谢综合征

代谢综合征指由肥胖、高血压、高血糖和血脂水平异常等心血管疾病高危因素组合而成的综合征,其根本原因是胰岛素抵抗。该综合征增加了发生糖尿病和心脑血管疾病的危险性,同时也提高了心脑血管疾病的死亡率。国内将符合以下条件中 3 项以上者诊断为代谢综合征。

(1)超重或肥胖　体质指数(体重/身高的平方)≥25.0kg/m^2。

(2)高血糖　空腹血糖≥110mg/dL(6.1mmol/L)及/或糖负荷后血糖≥140mg/dL(7.8mmol/L);及/或已确诊为糖尿病并治疗者。

(3)高血压　收缩压/舒张压≥140/90mmHg,及/或已确诊为高血压并治疗者。

(4)血脂紊乱　空腹总胆固醇 TG≥150mg/dL(1.70mmol/L)及(或)空腹血 HDL－C:男性<35mg/dL(0.9mmol/L),女性<39mg/dL(1.0mmol/L)。

二、对心血管系统的影响

（一）糖尿病血管病变

糖尿病血管病变分为大血管病变和微血管病变。糖尿病大血管病变主要表现为动脉粥样硬化，主要发生在主动脉、冠状动脉、脑动脉、肾动脉和肢体动脉等，可导致冠心病、缺血性或出血性脑血管疾病、肾动脉硬化和肢体动脉硬化等。

糖尿病微血管病变主要发生在微小动脉和微小静脉之间。微血管病变是糖尿病的特异性并发症，典型改变是微循环障碍和微血管基底膜增厚。微血管病变可影响到视网膜、肾、神经、心肌组织，如糖尿病性肾病和糖尿病性视网膜病变等。

（二）糖尿病性心脏病

糖尿病性心脏病是指糖尿病导致的心脏病变，包括冠状动脉疾病、心脏自主神经病和心肌病。糖尿病性冠状动脉疾病主要包括心肌缺血和心肌梗死，其中心肌梗死是导致2型糖尿病患者死亡的主要原因。糖尿病患者心肌梗死发生率的增加与糖尿病所致的动脉粥样硬化、高脂血症、血小板黏附性和（或）凝固异常以及高血压等有关。

（三）糖尿病性肢端坏疽

糖尿病性肢端坏疽是糖尿病患者截肢、致残的主要原因。糖尿病患者肢端坏疽的发生率是同龄非糖尿病患者的30倍。导致肢端坏疽的因素包括外周血管病变、小血管病变、继发感染和周围神经病变。

三、糖尿病性神经病变

（一）周围神经病

周围神经病为糖尿病最常见的神经病变，通常为对称性，下肢较上肢严重，病情进展缓慢。首先表现为肢端感觉异常，可伴痛觉过敏、疼痛，后期可有运动神经受累，出现肌力减弱，甚至肌萎缩和瘫痪。周围神经病可能是由于微血管病变和山梨醇旁路代谢增强引起血浆中山梨醇增多所致。

（二）自主神经病

自主神经病出现较早并较为常见，可影响胃肠道、心血管、泌尿系统和性器官的功能，表现为瞳孔改变、排汗异常、胃排空延迟、腹泻、便秘、体位性低血压、持续心动过速、尿失禁、尿潴留、阳痿等。

四、对其他器官、系统的影响

（一）糖尿病性肾病

糖尿病性肾病是指糖尿病所致的肾功能损坏。糖尿病性肾病常见于病史超过10年的患者，是1型糖尿病患者的主要死亡原因；在2型糖尿病，其严重性仅次于冠状动脉粥样硬化和脑动脉粥样硬化。糖尿病性肾病的发生主要与肾脏的微血管病变有关，主要病理变化为肾小球硬化。糖尿病性肾病的发展具有渐进性，早期表现为蛋白尿和血压升高，进而发展为肾功能不全甚至尿毒症。严格控制血糖水平可防止或延缓其发生和发展。

(二)糖尿病性视网膜病变

糖尿病可导致视网膜病变、黄斑病、白内障、青光眼、屈光改变、虹膜睫状体病变等。糖尿病视网膜病变为糖尿病微血管病变并发症,分为增生型和非增生型。非增生型视网膜病变早期表现为视网膜小静脉扩张和微血管瘤,继而出现视网膜出血、水肿、微血栓、渗出等病变。增生型视网膜病变的主要病理变化是新生毛细血管和纤维组织在视网膜上生长,新生毛细血管易破裂,增加玻璃体积血或视网膜剥离的危险性,是糖尿病患者失明的主要原因。

(三)感染

糖尿病患者易发生念珠菌感染和其他一些罕见的感染,如气肿性胆囊炎、白微菌病、坏死性视神经乳头炎等。念珠菌感染易导致腋部、指间及胸部以下部位出现红斑和水肿。糖尿病患者并发感染与动脉硬化导致的缺血有关。

(四)糖尿病性皮肤病

糖尿病性皮肤病的典型特征是在胫前区皮肤出现萎缩性棕色斑,这是由于组织蛋白糖化作用增强和血管病变所致。部分高血糖患者可出现皮疹样黄瘤。糖尿病足是糖尿病下肢血管病变、神经病变和感染共同作用的结果,严重者可致足部疼痛、足部深溃疡、肢端坏疽等。

第四节　糖尿病的实验室检查

一、血糖测定

血糖测定是检查有无糖代谢紊乱的最基本和最重要的指标,是诊断糖尿病的主要依据,又是判断糖尿病病情和疗效的主要指标。血糖值反映的是瞬间血糖状态,常用葡萄糖氧化酶法测定。

正常人空腹静脉血血糖浓度为 3.9～6.1mmol/L(70～110mg/dL),全血葡萄糖浓度比血浆低 10%～15%。诊断糖尿病时必须用静脉血浆测定血糖,若多次空腹血糖高于 7.0mmol/L(126mg/dL),即可以诊断为糖尿病。

当空腹血糖高于正常范围而又未达到诊断糖尿病标准时,需进行口服葡萄糖耐量试验(OGTT)。OGTT 应在清晨空腹进行,口服 75g 葡萄糖,2 小时后测血糖。如果血糖高于 11.1mmol/L(200mg/dL)可以诊断为糖尿病。2 小时血糖在 7.8～11.1mmol/L 范围内为糖耐量异常。儿童服糖量按每公斤体重 1.75g 计算,总量不超过 75g。

二、尿糖测定

尿糖测定多采用葡萄糖氧化酶法。尿糖阳性提示血糖值超过肾糖阈,尿糖阳性是诊断糖尿病的重要线索和疗效指标,尿糖阴性不能排除糖尿病。糖尿病并发肾脏病变时,由于肾糖阈升高,虽然血糖升高,但尿糖可为阴性。妊娠期肾糖阈降低时,虽然血糖正常,尿糖可为阳性。

三、血浆胰岛素测定

胰岛素由胰岛 β 细胞合成,并以脉冲的方式分泌,葡萄糖是刺激胰岛素分泌最主要的因素。正常人空腹基础血浆胰岛素为 35～145pmol/L（5～20mU/L）。进食后，血浆胰岛素在 30～60分钟上升至高峰，峰值为基础值的 5～10 倍，3～4 小时恢复到基础水平。由于血浆胰岛素测定受胰岛素抗体和外源性胰岛素的干扰，故血浆胰岛素测定只是分析 β 细胞胰岛素分泌功能的参考指标。

四、血浆 C 肽测定

胰岛 β 细胞分泌胰岛素的同时等摩尔量释放 C 肽，血浆 C 肽水平可以代表内源性胰岛素的水平，反映 β 细胞生成和分泌胰岛素的能力。C 肽与胰岛素无交叉免疫反应，外源性胰岛素不含 C 肽，因此 C 肽测定不受胰岛素抗体和外源性胰岛素的影响，用来评价胰岛细胞功能较胰岛素测定更优越。

血浆 C 肽分泌规律与胰岛素相同，峰值为基础值的 5～6 倍。1 型糖尿病患者血浆 C 肽水平低于正常，2 型糖尿病患者未用胰岛素治疗时，血浆 C 肽水平基本正常。

五、酮体的测定

酮体是体内脂肪代谢的中间产物，包括乙酰乙酸、β-羟丁酸和丙酮三种成分。在正常情况下，酮体在肝脏生成后运往肝外组织，又被机体利用，体内含量甚微。正常血酮体浓度 <0.5mg/dL（0.05mmol/L），糖尿病时脂肪分解增强，血酮体、尿酮体增多。酮体的测定有助于早期诊断糖尿病酮症酸中毒。

高热、严重呕吐、腹泻、长期饥饿、禁食、酒精性肝炎等也可因糖代谢障碍导致酮体增多。

第五节　防治糖尿病的病理生理基础

一、饮食治疗

合理饮食是糖尿病重要的基础治疗措施，应长期严格执行。对 T1DM 患者，合理的饮食配合胰岛素治疗有利于控制高血糖和防止低血糖。对 T2DM 患者，尤其是肥胖或超重者，合理的饮食有利于减轻体重，改善糖、脂肪代谢紊乱，防止和延缓糖尿病并发症的发生，减少降糖药物的使用频率和剂量。

饮食治疗包括如下几个方面：①根据性别、年龄、身高、工作性质、体重制订每日所需的总热量，尽量将体重控制在理想体重的±5%；②忌食含糖制品，控制碳水化合物含量占饮食总热量的 50%～60%，并以粗粮和杂粮为主；③控制蛋白质和脂肪的含量，蛋白质含量不超过总热量的 15%，脂肪含量不超过总热量的 30%，每日饮食中纤维素含量不宜少于 40g；④根据生活习惯、病情、治疗情况等因素合理分配三餐比例；⑤控制食盐的摄入，限制饮酒。

二、体力活动

适当运动有利于减轻体重，提高外周组织对胰岛素的敏感性和利用葡萄糖的能力，改善血糖和血脂代谢。糖尿病患者应进行有规律的适量运动，根据年龄、性别、体力、病情及有无并发症等不同条件，循序渐进和长期坚持。

三、药物治疗

治疗糖尿病的药物主要有口服药物和胰岛素。对于口服降糖药治疗无效的患者，可采用胰岛素治疗。在使用降糖药物治疗时应严格监测血糖水平，防止因使用剂量过大导致低血糖的发生。

四、糖尿病的教育

对有糖尿病家族史的人群应加强糖尿病宣传教育，提高其对糖尿病的认识，提倡生活规律，戒烟戒酒，讲究个人卫生，加强体育锻炼，控制体重，避免接触或使用有可能损害胰岛 β 细胞的药物和化学物质。对糖尿病患者进行健康教育，让患者了解糖尿病的基础知识和治疗要求，调动患者的主观能动性，积极配合治疗，防止或延缓糖尿病各种并发症的发生，提高生存能力，延长寿命，降低死亡率。

第十九章 发 热

第一节 概 述

一、正常体温

发热不是独立的疾病，而是临床上常见的病理过程。正常成人体温维持在37℃左右，昼夜上下波动不超过1℃。临床上通常以腋下36～37℃、口腔36.2～37.3℃、直肠36.5～37.7℃为体温的正常值。但在某些生理条件下，体温也可以超过正常值0.5℃，而其本质并不是发热，如月经前期、妊娠及剧烈运动等。

二、生理性体温调节

调节体温的主要中枢位于下丘脑。一般认为它包括视前区-下丘脑前部(PO/AH)。而延髓、脊髓等部位属体温调节的次级中枢所在。现在认为视前区-下丘脑前部接受温度刺激后，把信息传到下丘脑后部进行整合，调节产热和散热的过程，使体温保持相对稳定。其调节方式目前仍以"调定点(setpoint，SP)学说"来解释。该学说认为，体温调节类似于恒温器的反馈调节。体温调节中枢内有一个调定点(正常值在37℃)作为体温调节的基准，当体温与调定点不相符合时，反馈系统(温度感受器)将偏差信息传至体温调节中枢，后者对这些信息分析整合，及时发出指令，调控效应器的产热和散热状况，以纠正此温度偏差，调节结果是使深部温度维持在与调定点相适应的水平，体温以调定点为基准做小幅波动。例如，在冬季从室内到户外，机体散失大量热量，体温有下降趋势，中枢接收信号并调节机体出现寒战以产生热量，皮肤血管收缩以减少热量散失，从而维持寒冷环境下体温稳定。见表19-1。

三、病理性体温升高

机体在致热原作用下，体温调节中枢的调定点上移而引起调节性体温升高，当体温上升超过正常值的0.5℃以上时称为发热(fever)。在体温调节中枢损伤导致体温调节功能障碍，或者先天性汗腺缺乏、环境高温等导致散热障碍以及甲状腺功能亢进导致产热亢进等情况下，体温调节不能将体温控制在与调定点相适应的水平上，引起机体被动性的体温升高，此类病理性体温升高属于非调节性体温升高，因而本质上不同于发热，称为过热。见表19-1。

表 19－1　体温升高的分类

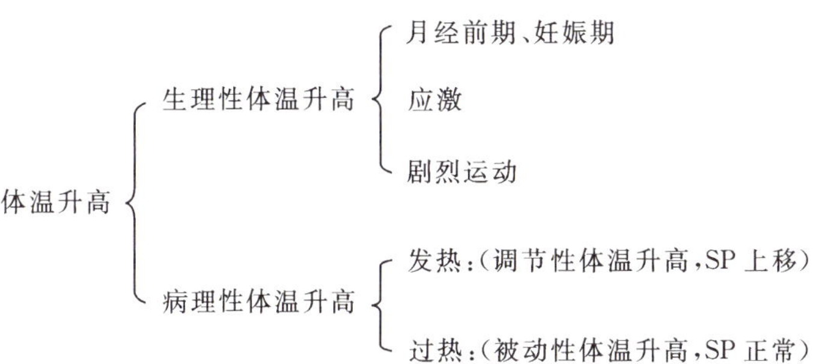

知识链接

婴幼儿严重高渗性脱水时，由于其体温调节功能尚未发育完全，体温调节中枢热敏神经元功能障碍和皮肤散热障碍导致体温升高，称为脱水热。

第二节　发热的原因和发病机制

通常发热是由发热激活物作用于机体，激活产内生致热原细胞产生和释放内生致热原(endogenous pyrogen，EP)，在体温调节中枢调节介质的作用下使调定点上移，引起体温升高(图 19－1)。

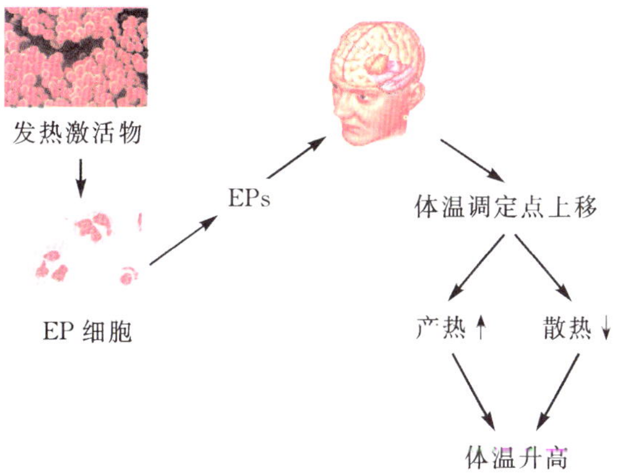

图 19－1　发热的基本环节

一、发热激活物

发热激活物是指能激活产内生致热原细胞产生和释放内生致热原的物质，又称 EP 诱导物，包括外致热原(exogenous pyrogen)和某些体内产物(表 19－2)。

表 19－2　发热激活物的分类

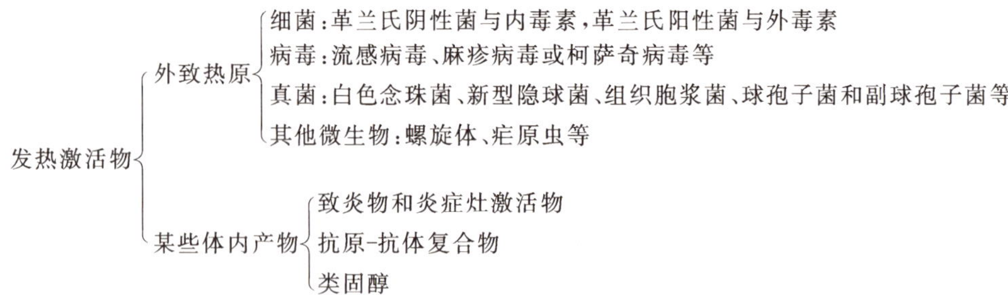

(一)外致热原

来自体外的致热物质称为外致热原。

1. 细菌及其毒素

(1)革兰氏阴性菌与内毒素　革兰氏阴性菌(大肠杆菌、伤寒杆菌、淋球菌、脑膜炎球菌等)是临床上常见的发热激活物,它主要是通过其菌壁的内毒素而导致机体发热的。内毒素是一种有代表性的细菌致热原。

(2)革兰氏阳性菌与外毒素　革兰氏阳性菌(肺炎球菌、葡萄球菌、溶血性链球菌等)感染是常见的发热原因。给家兔静脉内注射活的或加热致死的葡萄球菌均能引起发热,表明其效应取决于细菌颗粒本身所起的作用。

2. 病毒

病毒感染是人体常见的传染病。给家兔静脉注射流感病毒、麻疹病毒或柯萨奇病毒等,都可引起动物发热,在发热的同时血清中可检测出内生致热原。病毒是通过其全病毒体和其所含的血细胞凝集素致热的。

3. 真菌

许多真菌感染引起的疾病也伴有发热。如白色念珠菌感染所致的鹅口疮,新型隐球菌所致的慢性脑膜炎,组织胞质菌、球孢子菌和副球孢子菌引起的深部感染等。真菌的致热因素是全菌体及菌体内所含的荚膜多糖和蛋白质。

4. 其他微生物

螺旋体、疟原虫等感染人体后,也引起发热。

(二)某些体内产物

1. 致炎物和炎症灶激活物

一些致炎物,如硅酸盐结晶和尿酸盐结晶等,它们在体内不仅可以引起炎症反应,其本身还具有激活产内生致热原细胞的作用。此外,在炎症灶渗出液中含有能够激活产内生致热原细胞的物质。

2. 抗原-抗体复合物

抗原-抗体复合物对产内生致热原细胞有激活作用。

3. 类固醇

体内某些类固醇产物对人体有明显致热作用。其中,睾丸酮的中间代谢产物本胆烷醇酮是一典型代表。

二、内生致热原

产 EP 细胞在发热激活物的作用下，产生和释放的能引起体温升高的物质，称之为内生致热原。

(一)细胞来源

能够产生 EP 的细胞主要有以下三类。

(1)巨噬细胞　血单核细胞、肺泡巨噬细胞、肝星状细胞等。

(2)肿瘤细胞。

(3)其他细胞　包括表皮角化细胞、神经胶质细胞和肾小球系膜细胞等。

(二)内生致热原的种类和性质

EP 是一组内源性的不耐热的大分子蛋白质。EP 具有高度的抗原特异性，但其致热性在某些种系动物中呈现有交叉反应。已证明的 EP 主要包括白细胞介素-1(IL-1)、肿瘤坏死因子(TNF)、干扰素(interferon，IFN)、IL-6 和巨噬细胞炎症蛋白-1(MIP-1)等。

三、发热时体温调节的机制

虽引起发热的原因不同，但其体温升高的机制相同。外源性致热原作为发热激活物作用于机体内的产致热原细胞(吞噬细胞、中性粒细胞、肿瘤细胞等)，使其释放内生致热原，如白细胞介素-1(IL-1)、肿瘤坏死因子(TNF)等。内生致热原直接作用于体温调节中枢，或通过中枢发热介质(5-羟色胺、前列腺素、环磷酸腺苷)使中枢热敏神经元的阈值升高，调定点上移，调节产热增加，散热减少，体温升高。

(一)体温调节中枢

体温调节中枢位于 PO/AH 区，存在着较多的热敏神经元和少数冷敏神经元。体温调节中枢可能由两部分组成，一个是正调节中枢，主要包括 PO/AH，主导体温正向调节，使体温升高；另一个是负调节中枢，主要包括杏仁核(MAN)、腹中膈(VSA)，主导体温负向调节，限制体温过度升高。体温调节还涉及中枢神经系统的其他多个部位，如大脑皮质、脑干等。“调定点”是由正调节中枢和负调节中枢综合后确定的。

(二)致热信号传入中枢的途径

血液循环中产生的 EP，能否或如何进入脑内到达体温调节中枢引起发热，目前认为有以下途径：①EP 通过血脑屏障转运入脑；②EP 通过终板血管的有孔毛细血管入脑；③EP 通过迷走神经入脑。

(三)发热中枢调节介质

EP 无论以何种方式进入脑内，它们仍然不是引起调定点上移的最终物质，EP 可能是首先作用于体温调节中枢，引起发热中枢体温调节介质释放，继而引起调定点的改变。发热的发病机制可归纳为图 19-2。

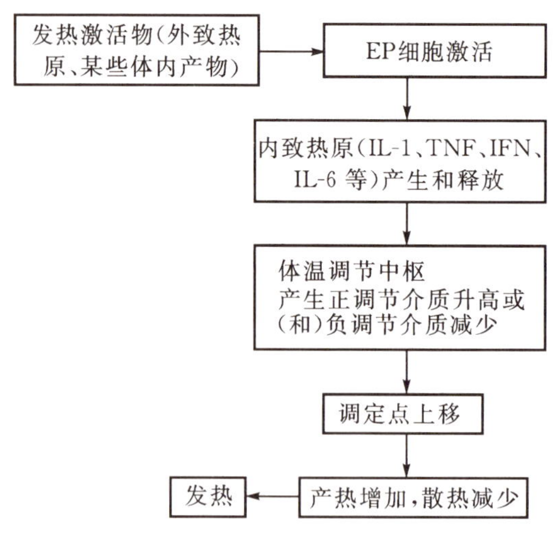

图 19-2　发热的发病机制示意图

知识链接

发热中枢体温调节介质可分为两类:正调节介质和负调节介质。

(1)正调节介质　是一类介导体温"调定点"上移的物质,包括前列腺素(PGE)、环磷酸腺苷(cAMP)、促肾上腺皮质激素释放激素(CRH)、一氧化氮等。在发热过程中,以上物质水平升高。阻断或降低正调节介质可以降低体温。

(2)负调节介质　是一类对抗体温升高或降低体温的物质,主要包括精氨酸加压素(AVP)、黑色素细胞刺激素(a-MSH)、膜联蛋白A1等。这些负调节介质有明显的解热作用。正是由于负调节介质的存在,发热时的体温升高极少超过41℃,即使大大增加致热原的剂量体温也难超过此限,这种体温升高被限定在一定范围的现象称为热限。机体这种自我限制体温的机制,可防止体温过高,对组织、器官具有保护意义。

第三节　发热的时相和热代谢特点

调定点的正常值在37℃左右。发热时,体温调定点上移,高于中心温度,这时正常体温将成为一个"冷刺激",机体体温调节中枢对"冷刺激"产生反应,增加产热和减少散热,从而将体温升高到与调定点相适应的水平。发热持续一段时间后,随着激活物被控制或消失,EP及增多的介质被消除或降解,调定点恢复到正常水平,这时体温与调定点相比就是一个"热刺激",体温调节中枢对"热刺激"产生反应,减少产热和增加散热,使体温调控到正常水平。其临床经过大致可分为三个时相,每个时相有各自的热代谢特点。

一、体温上升期

发热的开始阶段,体温调定点上移,中心体温开始迅速上升或逐渐上升,称为体温上升期。

当体温调定点上移后，原正常的体温变成了“冷刺激”，使冷敏神经元兴奋，中枢对“冷”信息起反应，发出指令到达散热中枢，经交感神经引起皮肤血管收缩，使皮肤血流量减少，皮肤散热减少，皮肤温度降低。同时，指令也到达寒战中枢，经运动神经引起寒战和物质代谢增强，产热增加。寒战是骨骼肌不随意的节律性收缩，产热增加。此期热代谢的特点是散热减少，产热增多，产热大于散热，体温因此上升。体温上升期的主要临床表现是畏寒、皮肤苍白，严重者可出现“鸡皮”和寒战。

二、高热持续期或稽留期

当体温上升到与新的调定点水平相适应的高度后，就波动于较高的水平上，称为高峰期或高热稽留期。此期患者自觉酷热，皮肤发红、干燥。中心体温已达到或略高于体温调定点新水平，故下丘脑不再发出引起“冷反应”的冲动。皮肤血管由收缩转为舒张，同时，体温上升也有舒血管作用。浅层血管舒张使皮肤血流增多，因而皮肤发红，散热增加。由于温度较高的血液灌注使皮温增高，热感受器将信息传入中枢而使患者产生酷热感。此外，高热时水分经皮肤蒸发较多，因而皮肤和口唇干燥。高峰期持续时间因发热性疾病性质不同而长短不一，疟疾仅为几小时，大叶性肺炎可持续几天，伤寒往往可持续 1 周以上。本期热代谢特点是中心体温与上升的调定点水平相适应，产热和散热在较高水平上保持相对平衡。

三、体温下降期

在体温下降期或退热期，因发热激活物在体内被控制或消失，EP 以及发热介质也被消除，加上内生降温物质的作用，上升的体温调定点回降到正常水平。由于调定点水平低于中心体温，故从下丘脑发出降温指令，不仅引起皮肤血管舒张，还可引起大量出汗，出汗造成皮肤比较潮湿，产生速效的散热反应，但大量出汗可造成脱水，甚至循环衰竭，所以要注意补充水和电解质，尤其对心肌劳损患者更应密切注意。本期热代谢特点是散热多于产热，故体温下降，直至与回降的调定点相适应。

第四节 发热时机体的功能和代谢变化

除了原发病所引起的各种改变以外，发热时的体温升高、EP 及体温调节效应可引起一系列代谢和功能变化。

一、物质代谢的改变

在致热原作用下，体温调节中枢对产热进行调节，提高骨骼肌的物质代谢，使调节性产热增加。一般认为，体温升高 1℃，基础代谢率提高 13%。高热稽留期的伤寒患者，其基础代谢率可增加 30%～50%。

（一）蛋白质代谢

高热患者蛋白质分解加强，尿素氮明显增高，可出现负氮平衡。这除与体温升高有关外，还与 EP 的作用有关。实验证明，IL－1 可刺激巨噬细胞释放 PGE 增多，使骨骼肌蛋白大量分解，后者是疾病急性期反应之一，除保证能量需求之外，还可保证提供给肝脏大量氨基酸，用于急性期反应蛋白的合成和组织修复等。

(二)糖代谢

发热时肝糖原和肌糖原分解增加,使血糖增高,糖原储备减少。因此葡萄糖的无氧酵解也增强,组织内乳酸增加。

(三)脂肪代谢

发热时脂肪分解显著增加,这与糖原储备不足、摄入相对减少有关,因而动员储备脂肪,患者可见消瘦。由于脂肪分解加强和氧化不全,部分患者可出现酮血症和酮尿症。

(四)维生素代谢

发热时患者食欲减退、消化液分泌减少,使维生素摄入减少。持续发热可使维生素消耗明显增加,易出现维生素 B 和维生素 C 的缺乏,应及时补充。

(五)水、电解质代谢

在体温上升期和高热持续期,患者排尿减少,可导致水、钠和氯在体内潴留。在高热后期和体温下降期,由于通过皮肤和呼吸道大量蒸发水分,出汗增多,可引起脱水。发热时,组织分解增强,细胞内钾释放入血,血钾和尿钾均增高。严重者也可以发生代谢性酸中毒。

二、生理功能的改变

(一)心血管系统功能变化

体温每升高 1℃,心率增加约 10 次/分。心率加快可以增加心输出量,从而成为增加组织血液供应的代偿性反应。但对心肌劳损或心肌有潜在性病灶的患者,则会因加重心肌负荷而诱发心力衰竭。在体温上升期,动脉血压可轻度上升,这是由于外周血管收缩,阻力增加,心率加快导致心输出量增加所致。在高峰期由于外周血管舒张,动脉血压会轻度下降。但体温骤降时可因大汗而失液,严重者可导致休克。

(二)呼吸系统功能变化

发热时,由于体温增高和酸性代谢产物的刺激作用,呼吸中枢兴奋使呼吸加深加快。深而快的呼吸在增加散热的同时,也可引起呼吸性碱中毒。另外,持续体温升高可引起大脑皮质和呼吸中枢抑制,使呼吸变浅慢或不规则。

(三)消化系统功能变化

发热时,交感神经系统兴奋性增高,消化液分泌减少,胃肠蠕动减慢,使食物的消化、吸收与排泄功能异常。患者可表现为食欲低下、恶心、呕吐等。由于胰液和胆汁等分泌不足,可发生蛋白质、脂肪的消化不良,加之胃肠蠕动减弱,使食物在肠道发酵和腐败,产气增多,临床表现为便秘和腹胀。

(四)中枢神经系统功能变化

发热患者可表现为不同程度的中枢神经系统功能障碍,突出的症状是头痛,其机制未明。部分患者可有谵妄和幻觉。实验证明,注射 EP 能诱导睡眠,这可能是患者嗜睡的原因。小儿在高热时易出现全身或局部肌肉抽搐,常见于出生后 6 个月至 6 岁之间的儿童,称为热惊厥。

临床表现为全身性抽搐，发作时间较短的称为单纯性热惊厥。热惊厥的发作可能与体温上升的高度和速度有关，具体机制有待进一步研究。

第五节　发热防治的病理生理基础

一、治疗原发病

发热不是独立的疾病，而是疾病发展中的一个信号，一旦原发病去除，发热自然会停止。

二、一般性发热的处理

对体温不过高的发热又不伴有其他严重疾病者，可不急于解热。特别是原因不明或存在潜在病灶的患者，除了发热以外，其他临床征象不明显，若过早予以解热，会掩盖病情，降低机体本身的免疫防御功能，造成原发病灶扩散和延误诊断、治疗。因此，对于一般发热的病例，主要应针对物质代谢的加强和水、盐代谢情况，予以补充营养物质、维生素和水。

三、解热原则

对于发热可能加重病情或促进疾病发生发展，或威胁生命的病例，应及时给予解热。

1. 体温过高或持续发热的患者

高热病例，尤其是体温高于 41℃者，中枢神经系统和心脏可能受到一定的影响，特别是小儿高热，容易诱发惊厥，导致小儿脑损伤而影响智力，应及时解热。有动物实验证明，正常动物在极度高热的情况下，可导致心力衰竭。高热引起的昏迷、谵妄等中枢神经系统症状也是常见的。因此，对于高热病例，无论有没有明显的原发病，都应尽早解热。

2. 伴有心脏病的患者

发热时，机体的高代谢使机体对氧和各种营养物质的需求增加，机体通过心率加速、循环加快等方式满足机体代谢需要，但同时也增加了心脏负担，容易诱发心力衰竭。因此，对心脏病患者及有潜在心肌损害者也须及早解热。

3. 妊娠期妇女

妊娠期妇女如有发热应及时解热。临床研究报道，妊娠早期的妇女如发热或人工过热(洗桑拿)有致畸胎的危险。妊娠中、晚期，循环血量增多，心脏负担加重，发热会进一步增加心脏负担，有诱发心力衰竭的可能。

四、常用的解热措施

(一)药物解热

1. 化学药物

常用药物为水杨酸盐类。解热机制可能是阻断中枢调节介质(如 PGE)的合成。

2. 类固醇解热药

类固醇解热药以糖皮质激素为代表。解热机制可能是抑制 EP 合成和释放、抑制免疫反应和炎症反应、调节体温调节介质的水平。

3. 中药复方

中药复方解热的机制虽然不详，但其有很好的解热作用，可适当选用。

（二）物理降温

对高热或病情危急的患者，可采用物理方法降温。常用的方法有冰帽或冰袋冷敷头部、酒精擦浴肢体和躯干，特别是四肢大血管处以促进散热。

第二十章　心功能不全

在生理条件下，心脏的泵血量能够适应机体不同水平的代谢需求，表现为心输出量可随机体代谢率的升高而增加。在各种致病因素作用下，心脏的舒缩功能发生障碍，使心输出量绝对或相对减少，即泵血功能降低，以致不能满足组织代谢需要的病理过程或综合征称为心功能不全(cardiac insufficiency)。心功能不全包括代偿阶段和失代偿阶段。在代偿阶段，患者无明显的症状和体征。而在失代偿阶段，患者有心输出量减少和肺循环或体循环淤血的症状和体征，此阶段也称为心力衰竭。心功能不全和心力衰竭两者在本质上是相同的，只是在程度上有所区别，在临床实践中两者往往通用。

第一节　心功能不全的病因、诱因及分类

一、心功能不全的病因

心功能不全的病因很多，可以概括为两大类。

(一)原发性心肌舒缩功能障碍

1. 心肌损害

心肌细胞发生变性、坏死及纤维化等形态结构改变，进而导致心肌舒缩能力降低，常见于心肌梗死、心肌炎、心肌纤维化和心肌病等。

2. 心肌代谢障碍

心肌能量代谢障碍，导致心脏舒缩能力降低，常见于冠状动脉粥样硬化、严重的维生素 B_1 缺乏、严重贫血等。

(二)心脏负荷过重

1. 容量负荷过重

容量负荷过重又称前负荷过重，左心室容量负荷过重主要见于二尖瓣或主动脉瓣关闭不全；右心室容量负荷过重主要见于室间隔缺损、三尖瓣或肺动脉瓣关闭不全；严重贫血、甲状腺功能亢进及动-静脉瘘等高动力循环状态时，左、右心室容量负荷都增加。

2. 压力负荷过重

压力负荷过重又称后负荷过重，左心室压力负荷过重主要见于高血压、主动脉瓣狭窄等；右心室压力负荷过重主要见于肺动脉高压、肺动脉瓣狭窄；血黏度明显增加时，左、右心室压力负荷都有所增加。

二、心功能不全的诱因

据统计，临床上 90%以上心功能不全的发生都有诱因存在。凡是能增加心脏负担，使心

肌耗氧量增加和(或)供血、供氧减少的因素皆可能成为心功能不全的诱因。常见的诱因有以下几种。

(一)感染

各种感染是心功能不全最常见的诱因,如心内膜感染、泌尿道感染,尤其是呼吸道感染。感染诱发心功能不全的机制主要有:①发热引起交感神经兴奋,代谢率升高,增加心肌耗氧量;②发热时心率加快,使心脏舒张期缩短,心室充盈减少,导致心肌供血、供氧减少;③致病微生物及其产物可以直接损伤心肌;④呼吸道感染,可因肺通气和换气障碍,使肺循环阻力增大,右心室负荷加重。

(二)电解质代谢和酸碱平衡紊乱

1. 高钾血症和低钾血症

钾代谢紊乱易引起心肌兴奋性、传导性、自律性和收缩性的改变,导致心律失常而诱发心功能不全。

2. 酸中毒

酸中毒时,通过干扰心肌钙离子转运及抑制钙与肌钙蛋白的结合而使兴奋-收缩耦联发生障碍,进而导致心肌的收缩功能降低。

(三)心律失常

心律失常尤其是快速型心律失常,如室上性心动过速、心房颤动、心房扑动等可诱发和加重心功能不全。因为心率增快可使心肌耗氧量增加;亦可使舒张期缩短,减少冠脉供血,并引起心室充盈不足,心输出量降低。此外,快速型心律失常引起房室收缩不协调,心输出量下降而诱发心功能不全。缓慢型心律失常如高度房室传导阻滞,当每搏输出量的增加不能弥补心率减少造成的心输出量下降时,可诱发心功能不全的发生。

(四)妊娠与分娩

妊娠与分娩可诱发心功能不全,尤其是心力储备降低的妇女。主要因为:①妊娠期血容量增加,至临产期可比妊娠前增加20%以上,且血浆容量增加超过红细胞数量的增加。因此,易出现稀释性贫血及心脏负荷加重。②妊娠特别是分娩时疼痛、精神紧张,使交感-肾上腺髓质系统兴奋,心率增快,一方面使心肌耗氧量增加,另一方面造成冠状动脉供血不足,导致心肌缺氧。③外周小血管收缩,循环阻力升高,心脏压力负荷增大。

除上述常见的心功能不全的诱因外,过量、过快的输液,劳累,紧张,精神压力过大,环境和气候变化,洋地黄中毒,外伤与手术等均可加重心脏负荷,诱发心功能不全。

三、心力衰竭的分类

按照心肌受损的部位、发生速度、病变程度和舒缩特性,心力衰竭有多种分类方法。

(一)按心力衰竭的发生部位分类

1. 左心衰竭

由于左心室泵血功能下降,使左心房压力增高,肺静脉回流到左心受阻导致肺循环淤血、肺水肿,常见于冠心病、高血压、主动脉(瓣)狭窄及关闭不全等。

2. 右心衰竭

由于右心室负荷过重，不能将体循环回流的血液充分排至肺循环，导致体循环淤血、静脉压升高、下肢甚至全身性水肿，常见于慢性阻塞性肺疾病、肺动脉狭窄、肺动脉高压、法洛四联症、房（室）间隔缺损等。

3. 全心衰竭

左、右心室同时或先后发生衰竭，称为全心衰竭。可见于病变同时侵犯左、右心室，如心肌炎、心肌病等；也可由一侧心力衰竭波及另一侧演变而来。例如，左心衰竭导致肺循环阻力增加，久之发生右心衰竭；或右心衰竭时使肺循环到左心的血量减少，造成心输出量减少，而导致左心衰竭。

（二）按心肌收缩与舒张功能障碍分类

1. 收缩性心力衰竭

收缩性心力衰竭（systolic heart failure）指因心肌收缩功能障碍而致泵血量减少引起的心力衰竭，主要特点是左心室射血分数减少，常见于冠心病和心肌病等。

2. 舒张性心力衰竭

舒张性心力衰竭（diastolic heart failure）指在心室收缩功能正常的情况下，由于心室顺应性降低，使心室充盈减少。常见于高血压伴左室肥厚、肥厚型心肌病、主动脉瓣狭窄、缩窄性心包炎等。

（三）按心输出量的高低分类

1. 低输出量性心力衰竭

低输出量性心力衰竭（low output heart failure）指患者的心输出量低于正常群体的平均水平，常见于冠心病、高血压、心脏瓣膜性疾病及心肌炎等。

2. 高输出量性心力衰竭

高输出量性心力衰竭（high output heart failure）主要见于严重贫血、妊娠、甲状腺功能亢进、动-静脉瘘及维生素 B_1 缺乏症等。上述疾病时因血容量扩大或循环速度加快，静脉回流增加，心脏过度充盈，代偿阶段时心输出量明显高于正常，处于高动力循环状态。由于心脏容量负荷长期过重，供氧相对不足，能量消耗过多。一旦发展至心力衰竭，心输出量较心力衰竭前有所下降，不能满足上述疾病造成的机体高水平代谢的需求，但患者的心输出量仍高于正常群体的平均水平，故称为高输出量性心力衰竭。

（四）按心力衰竭起病及病程发展速度分类

1. 急性心力衰竭

起病急，发展迅速，心输出量在短时间内大幅度下降，机体来不及动员代偿机制，常见于急性心肌梗死、严重的心肌炎。

2. 慢性心力衰竭

起病缓慢，机体有充分时间动员代偿机制。在代偿阶段患者心力衰竭症状不明显，在疾病后期机体代偿能力丧失，心输出量不能满足机体代谢需要，心力衰竭的症状逐渐显露，心力衰竭进入失代偿期。常见于高血压、心瓣膜病和肺动脉高压等。

第二节　心功能不全时机体的代偿反应

心肌受损或心脏负荷过重时，机体通过动员心脏本身的储备功能和心脏以外的代偿活动，提高心输出量，满足机体代谢需要。只有当病变继续加重，代偿失效或病程进展过快，而机体来不及代偿时，心功能不全方可发生。

一、心脏本身的代偿反应

（一）心率在一定范围内加快

心率加快是一种快速而有效的代偿反应，贯穿于心功能不全发生和发展的全过程。

1. 心率加快的机制

①心输出量减少，对主动脉弓和颈动脉窦压力感受器的刺激减弱，经窦神经传到中枢的抑制性冲动减少，交感神经兴奋，引起心率加快；②心脏泵血减少使心腔内剩余血量增加，心室舒张末期容积和压力升高，可刺激右心房和腔静脉容量感受器，经迷走神经传入纤维至中枢，使迷走神经抑制，交感神经兴奋；③如果合并缺氧，可以刺激主动脉体和颈动脉体化学感受器，使呼吸加深加快，通过肺牵张反射引起心率加快。

2. 心率加快的意义

在一定的范围内，心率加快可提高心输出量，并可提高舒张压，有利于冠状动脉的血液灌注，对维持动脉血压、保证重要器官的血流供应有积极意义。心率加快的代偿作用也有一定的局限性，其原因是：①心率加快，心肌耗氧量增加；②心率过快（成人>180 次/分），心脏舒张期明显缩短，冠状动脉灌流量减少，使心肌缺血、缺氧加重，并且心室充盈时间明显缩短，充盈量减少，使每搏输出量减少，心输出量降低。因此，一定范围内心率加快具有代偿意义，而心率过快不但失去代偿作用，反而会促进心力衰竭的发生。

（二）心脏扩张

1. 心脏紧张源性扩张

正常情况下，左心室舒张末压在 0～6mmHg 的范围内，肌节长度为 1.7～1.9μm，尚未达到最适初长度，因此，随着左心室舒张末期充盈量增加，肌节长度增长，心肌收缩力和心输出量会逐渐增大。在心力衰竭时，由于每搏输出量降低，心室残余血量增多，使心室舒张末期容积增加，导致心肌纤维初长度增大（肌节长度不超过 2.2μm），此时，心肌收缩力增强，每搏输出量代偿性增加，这种伴有心肌收缩力增强的心腔扩大称为心脏紧张源性扩张。

2. 心脏肌源性扩张

当前负荷过大，舒张末期容积或压力过高时，心室扩张使肌节长度过长（肌节长度超过 2.2μm），心肌收缩力反而下降，每搏输出量减少。这种心肌过度拉长并伴有心肌收缩力减弱的心腔扩大称为肌源性扩张，肌源性扩张失去了代偿的意义。此外，过度的心室扩张还会增加心肌耗氧量，加重心肌损伤。

（三）心室重塑

心室重塑（ventricular remodeling）是心室在长期容量和压力负荷增加时，通过改变心室的结构、代谢和功能而发生的慢性代偿适应性反应。近年的研究资料表明，心脏的结构性适应不仅有量的增加，即心肌肥大(myocardial hypertrophy)，还伴随着质的变化，即细胞表型(phenotype)的改变。

1. 心肌肥大

心肌肥大是指心肌细胞体积增大，长度增加，心室质(重)量增加。心肌肥大有两种形式。

(1)向心性肥大(concentric hypertrophy)　由于长期压力负荷过度，收缩期室壁张力持续增加，肌节呈并联性增生，心肌纤维增粗。其特征是心室壁显著增厚而心腔容积正常甚至减小，室壁厚度与心腔半径之比增大，常见于高血压性心脏病及主动脉瓣狭窄。

(2)离心性肥大(eccentric hypertrophy)　由于长期容量负荷过度，舒张期室壁张力持续增加，肌节呈串联性增生，心肌纤维增长。其特征是心腔容积显著增大与室壁轻度增厚并存，室壁厚度与心腔半径之比基本保持正常，常见于二尖瓣或主动脉瓣关闭不全。

心肌肥大可以在两方面发挥代偿作用：一是增加心肌的收缩力，有助于维持心输出量；二是降低心室壁张力而减少心肌的耗氧量，有助于减轻心脏负担。因此，心肌肥大有代偿作用。但心肌肥大的代偿作用也是有一定限度的，过度肥大的心肌可发生不同程度的缺血、缺氧、能量代谢障碍和心肌舒缩能力减弱等，使心功能由代偿转为失代偿。

2. 心肌细胞表型改变

心肌细胞表型改变是指由于所合成的蛋白质的种类变化导致心肌细胞“质”的改变。在引起心肌肥大的机械信号和化学信号刺激下，在成年心肌细胞处于静止状态的胎儿期基因被激活，如心房钠尿肽基因、β-肌球蛋白重链(β-myosin heavy chain)基因等，合成胎儿型蛋白质增加或某些功能基因表达受到抑制，发生同工型蛋白之间的转换，引起细胞表型改变。转型的心肌细胞可以通过分泌细胞因子和局部激素，进一步促进细胞生长、增殖、凋亡及表型改变，从而使细胞器(包括细胞膜、线粒体、肌浆网、肌原纤维及细胞骨架)在蛋白质分子水平上发生变化。

二、心脏以外的代偿反应

心功能减退时，除心脏本身发生功能和结构的代偿外，机体还会启动心外的多种代偿机制，以适应心输出量的降低。

(一)血容量增加

血容量增加是慢性心功能不全时的主要代偿方式之一。一方面，血容量增加可以使静脉回流增加，进而增加心输出量，对心功能不全具有代偿意义；另一方面，血容量增加也加重心脏的容量负荷和心肌的耗氧，使心输出量下降而加重心力衰竭。

(二)血流重新分布

心功能不全时，交感-肾上腺髓质系统兴奋，儿茶酚胺增多，使外周血管收缩，引起全身血流重新分布。皮肤、肾与内脏器官的血流量减少，其中以肾脏血流减少最为显著，而心、脑血流量不变或略增加。这样既能防止血压下降，又能保证重要器官的血液灌流。但是，若外周器官长期供血不足，亦可导致该脏器功能减退。同时，外周血管长期收缩，也会导致心脏后负荷增大而使心输出量减少。

(三)红细胞增多

心功能不全时，体循环淤血和血流速度减慢可引起循环性缺氧，肺淤血和肺水肿又可引起乏氧性缺氧。缺氧刺激肾间质细胞分泌促红细胞生成素(erythropoietin)，后者促进骨髓造血功能，使红细胞和血红蛋白生成增多，以提高血液携氧的能力，改善机体缺氧。但红细胞过多又可使血液黏度增大，加重心脏后负荷，也可诱发血栓形成，使心输出量减少。

(四)组织利用氧的能力增加

心功能不全时，低灌注导致周围组织的供氧减少，组织细胞可发生一系列代谢、功能、形态、结构的改变。例如，慢性缺氧时细胞线粒体数量增多、表面积增大，细胞色素氧化酶活性增强等，这些变化可改善细胞的内呼吸功能。细胞内磷酸果糖激酶活性增强，使细胞从糖酵解中获得能量的补充。肌肉中的肌红蛋白含量增多，可改善肌肉组织对氧的储存和利用。通过组织细胞自身代谢、功能与形态、结构的调整，使细胞利用氧的能力增强，以克服供氧不足带来的不利影响。

知识链接

引起血容量增加的主要机制：①交感神经兴奋，使肾出球小动脉收缩大于入球小动脉收缩，肾小球滤过率相对增加，肾小球滤过分数随之增加。由于肾小球滤过压相对增大，血中非胶体成分滤出增多，因此，通过肾小球流到肾小管周围的毛细血管的血液胶体渗透压增大，流体静压下降，近曲小管对水、钠重吸收增加。②肾素-血管紧张素-醛固酮系统激活，促进远端小管和集合管对水、钠的重吸收。③抗利尿激素(ADH)释放增多。随着钠的重吸收增加，ADH 的分泌和释放也增加，加上肝脏对 ADH 的灭活减少，使血浆 ADH 水平增高，促进远端小管和集合管对水的重吸收。

第三节　心功能不全的发生机制

心功能不全的发生机制较为复杂，迄今尚未完全阐明。目前认为，心功能不全发生的基本机制主要有心肌收缩功能降低、心肌舒张功能障碍和心脏各部舒缩活动不协调三个方面。

一、正常心肌舒缩的分子基础

(一)收缩蛋白

肌节是心肌舒缩的基本单位，主要由粗、细肌丝组成。粗肌丝的主要成分是肌球蛋白(myosin)，由杆状的尾部、能弯曲的颈部和粗大的头部构成。头部具有 ATP 酶活性，可分解 ATP，提供肌丝滑动所需要的能量。头部也含有与肌动蛋白之间形成横桥(cross-bridge)的位点，在粗、细肌丝之间的滑行中起重要作用。细肌丝的主要成分是肌动蛋白(actin)，呈球形，互相串联成双螺旋的细长纤维。肌动蛋白上有特殊的位点，可与肌球蛋白形成可逆结合。肌动蛋白和肌球蛋白是心肌舒缩活动的物质基础，称为收缩蛋白。

(二)调节蛋白

调节蛋白由向肌球蛋白和肌钙蛋白组成。向肌球蛋白呈杆状，含有两条多肽链，头尾串联并形成螺旋状细长纤维嵌在肌动蛋白双螺旋的沟槽内。肌钙蛋白是由向肌球蛋白亚单位(TnT)、钙结合亚单位(TnC)和抑制亚单位(TnI)构成的复合体。调节蛋白本身没有收缩作用，主要通过肌钙蛋白与 Ca^{2+} 的可逆性结合改变向肌球蛋白的位置，从而调节粗、细肌丝的结合与分离。

（三）心肌的兴奋-收缩耦联

当心肌细胞兴奋时，细胞外 Ca^{2+} 顺浓度差进入细胞，进一步促进肌浆网内储存的 Ca^{2+} 释放，使胞质内 Ca^{2+} 浓度迅速升高到 10^{-5} mol/L。胞质内 Ca^{2+} 和肌钙蛋白结合，改变向肌球蛋白的位置，从而暴露肌动蛋白上肌球蛋白的作用点，使肌球蛋白头部与肌动蛋白结合形成横桥，激活肌球蛋白头部的 Ca^{2+} - Mg^{2+} - ATP 酶，水解 ATP 释放能量，引发心肌收缩，完成由化学能向机械能的转化，形成一次兴奋-收缩耦联。在此过程中，Ca^{2+} 为心肌兴奋-收缩耦联活动中的重要因素，ATP 则为粗、细肌丝的滑动提供能量。

（四）心肌的舒张

当心肌细胞复极化时，大部分 Ca^{2+} 由肌浆网摄取并储存，小部分由细胞膜钙泵转运至细胞外，使胞质 Ca^{2+} 浓度迅速降低到 10^{-7} mol/L，Ca^{2+} 与肌钙蛋白解离，肌动蛋白的作用位点又被掩盖，横桥解除，心肌舒张。

二、心功能不全的发生机制

（一）心肌收缩功能降低

心肌收缩能力降低是造成心脏泵血功能减退的主要原因，主要是由心肌收缩相关蛋白改变、心肌能量代谢障碍和心肌兴奋-收缩耦联障碍引起（图 20 - 1）。

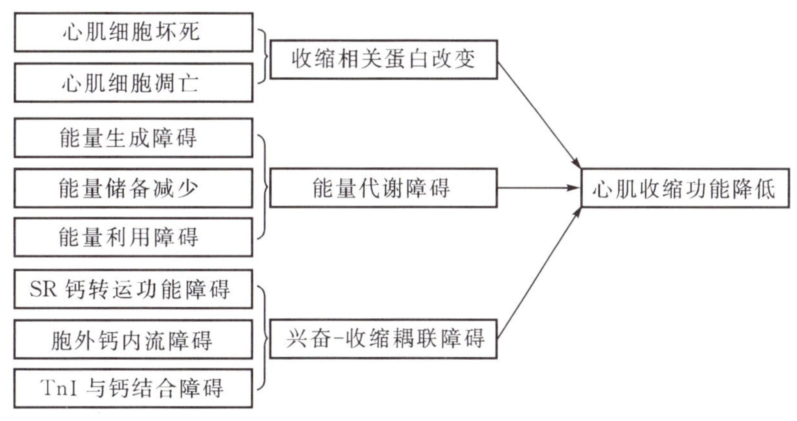

（SR：肌浆网　TnI：肌钙蛋白抑制亚单位）

图 20 - 1　心肌收缩功能降低的机制

1. 心肌收缩相关蛋白改变

心肌细胞死亡后，与心肌收缩有关的蛋白质即被分解破坏，心肌收缩力也随之下降。心肌细胞死亡可分为坏死（necrosis）与凋亡（apoptosis）两种形式。

（1）心肌细胞坏死　引起心肌细胞坏死的常见原因有严重缺血、严重缺氧、致病微生物（细菌和病毒）感染、中毒（锑、阿霉素）等。心肌细胞发生坏死后，与收缩功能相关的蛋白质也被破坏,心肌收缩功能严重受损。

(2)心肌细胞凋亡　细胞凋亡引起心肌细胞数量减少,使心脏泵血功能降低而导致心力衰竭。在多种心力衰竭的动物模型及心力衰竭患者(如急性心肌梗死、扩张型心肌病)的心脏中都证实有细胞凋亡现象的存在,而且凋亡是造成老年心脏心肌细胞数减少的主要原因。干预心肌细胞凋亡已成为治疗心力衰竭的重要目标之一。

2. 心肌能量代谢障碍

心肌细胞利用脂肪酸、葡萄糖等物质,经线粒体有氧氧化产生能量,并以 ATP 和磷酸肌酸的形式贮存,其中只有 ATP 能被直接利用。心肌收缩是一个主动耗能过程,任何影响心肌能量的产生、储存和利用的因素,都可导致心肌收缩功能降低。

(1)能量生成障碍　心肌细胞能量生成障碍主要见于:①心肌缺血。冠心病、休克、严重贫血等可引起心肌供血减少。心肌肥大时,毛细血管的数量增加不足,肥大心肌缺血、缺氧,导致心肌收缩性减弱。冠心病引起的心肌缺血是造成心肌能量生成不足的最常见原因。②线粒体含量相对不足。过度肥大的心肌内线粒体含量相对不足,而且肥大心肌的线粒体氧化磷酸化水平降低。③维生素 B_1 缺乏引起丙酮酸氧化脱羧障碍,使心肌细胞有氧氧化障碍,导致 ATP 生成不足。

(2)能量储备减少　心肌能量以 ATP 和磷酸肌酸的形式储存。甲状腺功能亢进的患者,由于其代谢率增加,产生的能量多以热能的形式散发,储存的能量减少。另外,患者代谢旺盛使机体耗氧量增加,容易导致心肌收缩性减弱。

(3)能量利用障碍　由于能量利用障碍而发生心力衰竭的最常见的原因是长期心脏负荷过重而引起心肌过度肥大。目前认为,过度肥大的心肌其肌球蛋白头部 ATP 酶的肽链结构发生变异,由原来高活性的 V_1 型 ATP 酶变为低活性的 V_3 型 ATP 酶。因此,即使心肌 ATP 含量是正常的,该酶不能正常水解 ATP 将化学能转为机械能供肌丝滑动,最终导致心肌收缩性减弱。

3. 心肌兴奋-收缩耦联障碍

心肌的兴奋是电活动,而收缩是机械活动,Ca^{2+} 在把兴奋的电信号转化为收缩的机械活动中发挥了极为重要的中介作用。任何影响心肌 Ca^{2+} 转运和分布的因素都影响钙稳态,导致心肌兴奋-收缩耦联障碍。

(1)肌浆网钙转运功能障碍　通过摄取、储存和释放三个环节,肌浆网维持胞质 Ca^{2+} 的动态变化,从而调节心肌收缩性。心力衰竭时,肌浆网 Ca^{2+} 摄取和释放能力明显降低,导致心肌兴奋-收缩耦联障碍。其机制是:①心肌缺血、缺氧时,ATP 供应不足,使肌浆网摄取和贮存 Ca^{2+} 的量减少,因此,去极化时释放的 Ca^{2+} 减少,导致心肌兴奋-收缩耦联障碍,使心肌收缩性减弱。②心肌收缩的 Ca^{2+} 主要来自肌浆网释放的 Ca^{2+},过度肥大或衰竭的心肌细胞中肌浆网 Ca^{2+} 释放量减少。③酸中毒时,Ca^{2+} 与钙储蛋白结合较紧密,不易解离,使肌浆网钙释放量下降。另外,酸中毒时 H^+ 可竞争性抑制 Ca^{2+} 内流。

(2)胞外 Ca^{2+} 内流障碍　心肌收缩时,胞质中的 Ca^{2+} 除大部分来自肌浆网外,尚有少量从细胞外经 L 型钙通道内流。Ca^{2+} 内流在心肌收缩活动中起重要作用,它不但可直接升高胞内 Ca^{2+} 浓度,更主要的是触发肌浆网释放 Ca^{2+}。β 肾上腺素能受体兴奋,引起 L 型钙通道磷酸化,细胞膜 L 型钙通道开放,导致 Ca^{2+} 内流。长期心脏负荷过重、心肌缺血缺氧时,都会出现细胞外 Ca^{2+} 内流障碍。Ca^{2+} 内流障碍的机制为:①心肌内去甲肾上腺素合成减少及消耗增多，导致去甲肾上腺素含量下降；②过度肥大的心肌细胞上 β 肾上腺素能受体密度相对减少；③心肌细胞 β 肾上腺素能受体对去甲肾上腺素的敏感性降低；④细胞外液的 K^+ 与 Ca^{2+} 在心肌细胞膜上有竞争作用，因此，在高钾血症时 K^+ 可阻止 Ca^{2+} 的内流，导致胞内 Ca^{2+} 浓度降低。

(3)肌钙蛋白与 Ca^{2+} 结合障碍　心肌兴奋-收缩耦联的关键点是 Ca^{2+} 与肌钙蛋白结合。它不但要求胞质的 Ca^{2+} 浓度迅速上升到足以启动收缩的阈值(10^{-5} mol/L)，同时还要求肌钙蛋白活性正常，能迅速与 Ca^{2+} 结合，否则，可导致兴奋-收缩耦联中断。引起肌钙蛋白与 Ca^{2+} 结合障碍的主要原因是心肌细胞酸中毒，其机制是：①由于 H^+ 与肌钙蛋白的亲和力比 Ca^{2+} 强，H^+ 占据了肌钙蛋白上的 Ca^{2+} 结合位点，即使胞质 Ca^{2+} 浓度已上升到"收缩阈值"也无法与肌钙蛋白结合，导致心肌兴奋-收缩耦联障碍；②酸中毒还可使肌浆网中钙结合蛋白与 Ca^{2+} 亲和力增大，使肌浆网不能释放足量的 Ca^{2+}；③酸中毒引起高钾血症，K^+ 与 Ca^{2+} 竞争，抑制 Ca^{2+} 内流。

(二)心肌舒张功能障碍

心肌舒张是保证心室有足够的血液充盈的基本因素，心室舒张功能障碍，心输出量随之减少。任何使心室充盈量减少、弹性回缩力降低和心室僵硬度增加的疾病都可以引起心室舒张功能降低。心肌舒张功能障碍可能由下列因素引起(图 20－2)。

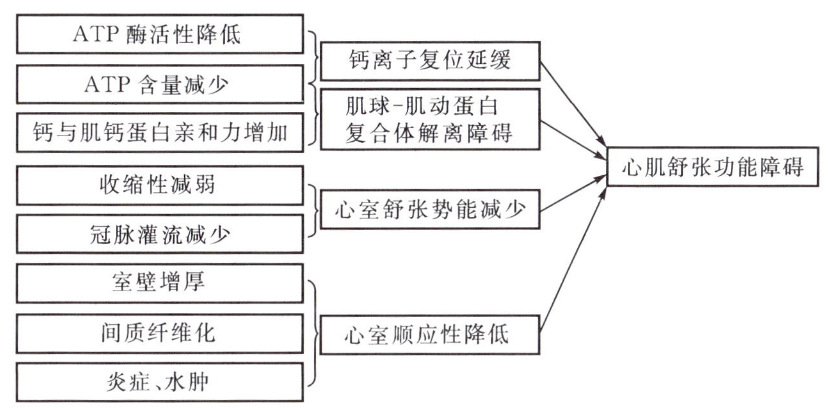

图 20－2　心肌舒张功能障碍的机制

1. 钙离子复位延缓

心肌收缩完毕后，产生正常舒张的首要因素是胞质中 Ca^{2+} 浓度要迅速降至"舒张阈值"，即从 10^{-5}mol/L 降至 10^{-7}mol/L，这样 Ca^{2+} 才能与肌钙蛋白解离，肌钙蛋白恢复原来的构型。钙离子复位延缓的常见原因是心肌缺血、缺氧，由于 ATP 供应不足、肌浆网 Ca^{2+}－ATP 酶活性降低，摄取 Ca^{2+} 减少；另外，细胞膜将胞质内 Ca^{2+} 外排也减少，因此，胞质内 Ca^{2+} 浓度不能迅速降低，导致 Ca^{2+} 与肌钙蛋白解离障碍，从而影响心肌舒张。

2. 肌球-肌动蛋白复合体解离障碍

正常的心肌舒张，不仅要求 Ca^{2+} 从肌钙蛋白上解离，还需要肌球蛋白横桥与肌动蛋白作用点迅速解离，这是一个需要 ATP 的主动过程。心肌缺血、缺氧时，肌球-肌动蛋白复合体解离障碍的机制为：①Ca^{2+} 与肌钙蛋白亲和力增加，使肌球-肌动蛋白复合体解离困难；②由于 ATP 缺乏，使肌球-肌动蛋白复合体解离这一耗能过程得不到充足的 ATP 供应，从而影响心室的舒张和充盈。

3. 心室舒张势能减少

心室舒张的势能来自心室的收缩，心室收缩越好这种势能就越大，对于心室的舒张也就越有利。因此，凡是削弱收缩功能的因素也可通过减少舒张势能影响心室的舒张。此外，当冠状动脉因粥样硬化发生狭窄、冠脉内血栓形成、室壁张力过大或者心室内压过高（高血压、心肌病）时，均可造成冠脉灌流不足，影响心室舒张。

4. 心室顺应性降低

心室顺应性（ventricular compliance）是指心室在单位压力变化下所引起的容积改变（dV/dp），其倒数 dp/dV 即为心室僵硬度（ventricular stiffness）。心肌肥大、心肌炎、水肿、纤维化及间质增生等引起的室壁成分改变，均可导致心室顺应性下降。心室顺应性降低引起心力衰竭的机制：①心室顺应性下降，心室的扩张充盈受到限制，导致心输出量减少；②由于 P－V 曲线左移，当左室舒张末期容积扩大时，左室舒张末期的压力进一步增大，肺静脉压随之上升，从而出现肺淤血、肺水肿等左心衰竭的临床表现；③冠状动脉灌流量减少，心肌缺血、缺氧进一步加重。因此，心室顺应性下降可诱发或加重心力衰竭。

（三）心脏各部分舒缩活动不协调

为保持心功能的稳定，心脏各部舒缩活动处于高度协调的工作状态。也就是说，心输出量的维持除受心肌舒缩功能的影响外，还需要心房和心室、左心和右心舒缩活动的协调一致。一旦心脏舒缩活动的协调性被破坏，将会引起心脏泵血功能紊乱而导致心输出量下降。破坏心脏舒缩活动协调性最常见的原因是各种类型的心律失常。各种引起心力衰竭的病因，如心肌炎、甲状腺功能亢进、严重贫血、高血压性心脏病、肺心病等，特别是心肌梗死患者，心肌各部分的供血是不均一的，梗死区、边缘缺血区和非病变区的心肌在兴奋性、自律性、传导性、收缩性方面都存在差异，因此易发生心律失常，使心脏各部舒缩活动的协调性遭到破坏。

综上所述，心力衰竭的发病机制可以概括为图 20－3。

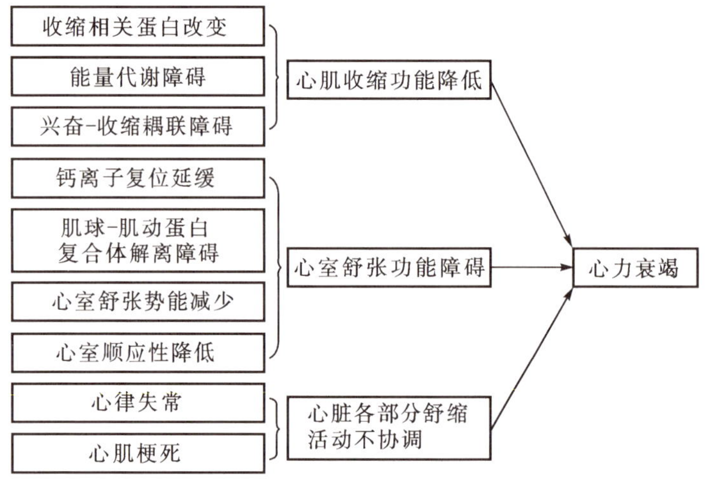

图 20－3　心力衰竭的发生机制

第四节　心功能不全时机体的功能和代谢变化及机制

由于心功能不全发生的速度、程度和部位不同，患者在临床上可出现多种表现，主要以心输出量不足、肺循环或体循环静脉淤血为特征，继而引起一系列的功能、代谢变化。

一、心功能变化

(一)评价心泵功能指标变化

心功能不全的本质是心泵功能降低，心输出量减少，引起血流动力学改变，评价心泵功能的指标会发生明显的改变。

1. 心输出量减少及心脏指数降低

心输出量和心脏指数(cardiac index，CI)都是评价心脏泵血功能的重要指标，心脏指数是以体表面积计算的心输出量。严重心功能不全时，多数患者心输出量＜3.5L/min，心脏指数＜2.2L/(min·m^2)。

2. 射血分数降低

射血分数(ejection fraction，EF)是每搏输出量占心室舒张末期容积的百分比，是评价心室射血效率的指标，能较好地反映心肌收缩力的变化。心功能不全时，由于心室舒张末期容积增大，因此射血分数降低。

3. 心室舒张末期压力（或容积）增高

(1)左室舒张末期压力增高　见于左室收缩功能减弱或容量负荷过重。临床上通常用肺毛细血管楔压(pulmonary capillary wedge pressure，PCWP)表示，以判断是否发生心功能不全及程度。PCWP 正常值为 0.8～1.60kPa(6～12mmHg)。左心衰竭时，PCWP 相应增高。

(2)右室舒张末期压力增高　见于右室收缩功能减弱或容量负荷过重。临床上以中心静脉压(central venous pressure，CVP)反映右室舒张末期的压力和右房压。CVP 正常值为 0.4～1.18kPa(4～12cmH_2O)，若 CVP≥1.18kPa(12cmH_2O)，提示右心容量负荷过重或右心室射血功能降低。

(二)心输出量减少

心功能降低必然导致心输出量减少，引起外周血液灌注不足的症状与体征，严重时可发生心源性休克。

心功能不全时，由于心输出量减少引起交感神经兴奋，皮肤血管收缩，血流量减少，表现为皮肤苍白、皮肤温度降低，严重时可出现发绀。肌肉供血减少，患者出现疲乏无力。随着心输出量的进一步减少，脑供血不足，可引起头晕、头痛、失眠、记忆力减退、嗜睡等症状，严重者可发生昏迷。心功能不全时肾血流量减少较为明显，由于肾小球滤过率下降和肾小管重吸收增加，患者尿量减少，水、钠潴留。患者的尿量在一定程度上可以反映心功能的状况，随着心功能的改善，尿量增加。急性心功能不全时，由于心输出量锐减，动脉血压明显降低，组织灌流量显著减少，甚至可发生心源性休克。

二、体循环淤血

右心衰竭及全心衰竭时，水、钠潴留及右心压力增高，上、下腔静脉回流受阻，导致体循环淤血。主要表现有颈静脉怒张、肝-颈静脉回流征阳性；肝脏淤血导致肝脏肿大及肝功能损害；胃肠道淤血及血液灌流不足，可出现消化系统功能障碍；毛细血管血压增高和水、钠潴留引起心性水肿，尤其以身体的低垂部位显著。

知识链接

心性水肿的形成主要是由心输出量降低导致肾脏缺血，肾小球滤过率降低和肾小管重吸收增强所致。另外，体循环淤血造成静脉压升高，使血管内液体向组织间隙渗出，加重心性水肿的形成。

三、肺循环淤血

左心衰竭时，左心收缩功能减弱，射血减少，左室舒张末期压力增高，肺静脉回流受阻导致肺循环淤血。当肺淤血严重时，可出现肺水肿（pulmonary edema）。肺淤血、肺水肿的共同表现是呼吸困难（dyspnea）。

根据肺淤血和肺水肿的严重程度，呼吸困难可有不同的表现形式。

1. 劳力性呼吸困难

轻度心功能不全患者仅在体力活动时出现呼吸困难，休息后消失，称为劳力性呼吸困难，为左心衰竭的最早表现。其机制是：①体力活动时心率加快，舒张期缩短，左心室充盈减少，肺循环淤血加重；②体力活动时，回心血量增多，肺淤血加重；③体力活动时，机体需氧量增加，但衰竭的左心室不能相应地提高心输出量，使机体缺氧进一步加重，呼吸中枢兴奋，呼吸加深加快，出现呼吸困难。

2. 端坐呼吸

患者在静息时出现呼吸困难，平卧时加重，故需被迫采取端坐位或半卧位以减轻呼吸困难的程度，称为端坐呼吸。端坐体位可以减轻呼吸困难，其机制是：①端坐位时下肢血液回流减少，肺淤血减轻；②膈肌下移，胸腔容积增大，肺活量增加，通气改善；③端坐位可减少下肢水肿液的吸收，使血容量降低，减轻肺淤血。

3. 夜间阵发性呼吸困难

夜间阵发性呼吸困难指左心衰竭患者夜间突然发作的呼吸困难，表现为患者夜间入睡后因突感闷气而被惊醒，被迫坐起咳嗽和喘气后有所缓解。若患者在气促咳嗽的同时伴有哮鸣音，则称为心源性哮喘（cardiac asthma）。夜间阵发性呼吸困难是左心衰竭造成严重肺淤血的典型表现。其发生机制为：①患者入睡后由端坐位改为平卧位，下半身静脉回流增多，水肿液吸收入血液循环也增多，加重肺淤血。②平卧位时胸腔容积减小，不利于通气。入睡后迷走神经紧张性增高，使小支气管收缩，气道阻力增大。③熟睡后中枢对传入刺激的敏感性降低，只有当肺淤血程度较为严重、动脉血氧分压降低到一定程度时，方能刺激呼吸中枢，使患者感到呼吸困难而惊醒。患者可出现发绀、气促、端坐呼吸、咳嗽、咳粉红色（或无色）泡沫样痰等症状和体征。

左心衰竭可引起长期肺淤血。肺循环阻力增加，使右心室后负荷增加，久之可引起右心衰竭。

第五节　心功能不全防治的病理生理基础

一、积极防治原发病及消除诱因

治疗原发病是治疗心功能不全的根本，必须采取积极有效的措施防治心功能不全的原发病，如原发性高血压、冠心病、风湿病等。此外，消除诱因是一个不可忽视的治疗环节，如控制感染、避免过度紧张和劳累、合理补液、纠正电解质和酸碱平衡紊乱等。

二、改善心脏舒缩功能

对于收缩功能不全性心力衰竭且心腔扩大明显、心率过快的患者，可选择性应用洋地黄类药物，以增强心肌的收缩性。

目前，治疗舒张功能不全性心力衰竭的临床试验较少，许多患者使用与收缩性心力衰竭相似的药物，然而，这些药物对心力衰竭的有效性和作用机制、长期应用的安全性等还需进一步验证。

三、减轻心脏的前、后负荷

选用合适的血管扩张剂（如血管紧张素转换酶抑制剂、动脉血管扩张剂等）降低外周阻力，不仅可降低心脏后负荷，减少心肌耗氧量，而且可因射血时间延长及射血速度加快，在每搏功不变的条件下使心输出量增加。

前负荷过高可引起或加重心功能不全，对有液体潴留的心功能不全患者，应适当限制钠盐的摄入。利尿剂通过抑制肾小管对钠或氯的重吸收而排出多余的液体，降低血容量，不仅可通过降低前负荷而减轻水肿及淤血的症状，也可使患者的泵血功能得到改善。目前，利尿剂、血管紧张素转换酶抑制剂和 β 受体阻滞剂是心力衰竭的常规治疗药物，列为Ⅰ类推荐药物。对不能耐受血管紧张素转换酶抑制剂的心力衰竭患者，可考虑选用静脉血管扩张剂（如硝酸甘油），以减少回心血量，减轻心脏的前负荷。

四、综合性治疗

内源性神经-体液系统的功能紊乱是引起心室重塑和心力衰竭的重要因素之一。因此，应用血管紧张素转换酶抑制剂（ACEI）、AngⅡ受体阻滞剂等，可以阻断神经-体液系统的过度激活和心肌重塑。此外，对于有严重血流动力学障碍的瓣膜狭窄或反流的患者，可考虑做瓣膜置换或修补术。对严重的心力衰竭患者可考虑采用人工心脏或心脏移植。

第二十一章　呼吸功能不全

第一节　概　述

肺的主要功能是吸进 O_2 和排出 CO_2，以维持机体血气平衡和内环境稳定。肺还具有代谢和防御等非呼吸功能。许多病理性因素可导致肺的上述功能发生改变，从而导致肺部疾病和生命活动的异常。本章主要介绍肺外呼吸功能严重障碍引起的呼吸衰竭。

一、呼吸功能不全的概念

正常人静息时 PaO_2 随年龄、运动及所处海拔高度而异，成年人在海平面 PaO_2 的正常范围为(100－0.32×年龄)±4.97mmHg，$PaCO_2$ 正常范围为(40±5.04)mmHg。

呼吸衰竭(respiratory failure)指由于外呼吸功能严重障碍，导致 PaO_2 降低伴有或不伴有 $PaCO_2$ 增高的病理过程。诊断呼吸衰竭的主要血气标准是 PaO_2 低于 60mmHg(8kPa)，伴有或不伴有 $PaCO_2$ 高于 50mmHg(6.67kPa)。呼吸功能不全与呼吸衰竭没有本质区别。

二、呼吸功能不全的分类

临床上呼吸衰竭的分类方法有：①根据 $PaCO_2$ 是否升高，可将呼吸衰竭分为低氧血症型呼吸衰竭(hypoxemic respiratory failure，Ⅰ型呼吸衰竭)和高碳酸血症型呼吸衰竭(hypercapnic respiratory failure，Ⅱ型呼吸衰竭)；②根据主要发病机制不同，分为通气性和换气性呼吸衰竭；③根据原发病变部位不同，分为中枢性和外周性呼吸衰竭；④根据发病的缓急，分为慢性和急性呼吸衰竭。

第二节　呼吸功能不全的病因和发病机制

外呼吸包括肺通气和肺换气，前者指肺泡气与外界气体交换的过程，后者指肺泡气与血液之间的气体交换过程。任何引起肺通气或(和)肺换气功能严重障碍的因素均可导致呼吸衰竭。

一、肺通气功能障碍

正常成人在静息时有效通气量约为 4L/min。当肺通气功能障碍使肺泡通气不足时可发生呼吸衰竭。肺通气功能障碍包括限制性和阻塞性通气不足。

(一)限制性通气不足

限制性通气不足(restrictive hypoventilation)指吸气时肺泡扩张受限引起的肺泡通气不

足。通常吸气运动是吸气肌收缩引起的主动过程，呼气则是肺泡弹性回缩和肋骨与胸骨借重力作用复位的被动过程。主动过程更易发生障碍。

1. 呼吸肌活动障碍

(1)呼吸中枢或外周神经受损　如脑外伤、脑血管意外、脑炎、脊髓灰质炎、多发性脊神经炎等；过量镇静剂、安眠药、麻醉药引起的呼吸中枢抑制。

(2)呼吸肌本身收缩功能障碍　由长时间呼吸困难和呼吸运动增强所引起的呼吸肌疲劳，由营养不良所致呼吸肌萎缩，由低钾血症、缺氧、酸中毒等所致呼吸肌无力等，均可累及吸气肌收缩功能而引起限制性通气不足。

2. 胸廓的顺应性降低

胸廓的顺应性取决于其活动度，严重的胸廓畸形、胸膜纤维化等可限制胸廓的活动度而导致扩张受限。

3. 肺的顺应性降低

肺的顺应性取决于肺的容量、肺的弹性和肺泡表面活性物质。如严重的肺纤维化或肺泡表面活性物质减少可降低肺的顺应性，使肺泡扩张的弹性阻力增大而导致限制性通气不足。

4. 胸腔积液和气胸

胸腔大量积液或张力性气胸压迫肺，使肺扩张受限。

(二)阻塞性通气不足

阻塞性通气不足(obstructive hypoventilation)指气道狭窄或阻塞所致的通气障碍。成人气道阻力正常为0.1～0.3(kPa·s)/L，呼气时略高于吸气。生理情况下气道阻力80%以上在直径大于2mm的支气管和气管，不足20%位于直径小于2mm的外周小气道。

影响气道阻力的因素有气道内径、长度、形态、气流速度和形式等，其中最主要的是气道内径。气管痉挛、管壁肿胀或纤维化，管腔被黏液、渗出物、异物等阻塞，肺组织弹性降低以致对气道管壁的牵引力减弱等，均可使气道内径变窄或不规则而增加气流阻力，从而引起阻塞性通气不足。气道阻塞可分为中央性气道阻塞与外周性气道阻塞。

1. 中央性气道阻塞

中央性气道阻塞指气管分叉处以上的气道阻塞。若阻塞位于胸外(如声带麻痹、炎症、水肿等)，吸气时气体流经病灶引起压力降低，可使气道内压明显低于大气压，导致气道狭窄加重；呼气时则因气道内压大于大气压而使阻塞减轻，故患者表现为吸气性呼吸困难(inspiratory dyspnea)。如阻塞位于中央气道的胸内部位，吸气时由于胸膜腔内压降低使气道内压大于胸膜腔内压，故使阻塞减轻；呼气时由于胸膜腔内压升高而压迫气道，使气道狭窄加重，患者表现为呼气性呼吸困难(expiratory dyspnea)(图21-1)。

2. 外周性气道阻塞

外周性气道阻塞指内径小于2mm的小支气管和细支气管阻塞。由于内径小于2mm的小支气管软骨不规则，细支气管无软骨支撑，管壁薄，又与管周围的肺泡结构紧密相连，因此吸气与呼气时，由于胸膜腔内压的改变，其内径也随之扩大和缩小。吸气时随着肺泡的扩张，细支气管受周围弹性组织牵拉，其口径变大和管道伸长；呼气时则小气道缩短变窄。慢性阻塞性肺疾病主要侵犯小气道，不仅可使管壁增厚、痉挛及顺应性降低，而且管腔也可被分泌物堵塞，肺泡壁的损坏还可降低对细支气管的牵引力，引起小气道阻力大大增加，患者主要表现为呼气

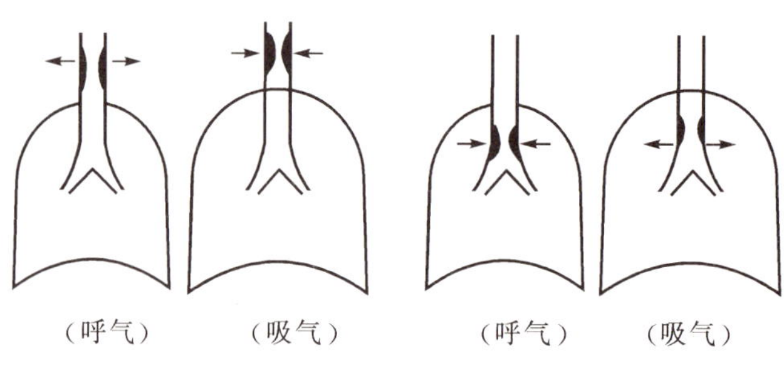

图 21-1　不同部位气道阻塞所致呼气与吸气时气道阻力的变化

性呼吸困难。由于小气道的阻塞，患者在用力呼气时，气体通过阻塞部位形成的压差较大，在用力呼气时小气道外的压力大于小气道内的压力，使气道阻塞加重，甚至使小气道闭合而出现呼气性呼吸困难。

（三）肺泡通气不足时的血气变化

肺泡通气量不足会使肺泡气氧分压下降和二氧化碳分压升高，因而流经肺泡毛细血管的血液不能被充分动脉化，导致 PaO_2 降低和 $PaCO_2$ 升高，最终出现Ⅱ型呼吸衰竭。

二、肺换气功能障碍

肺换气功能障碍包括弥散障碍、肺泡通气与血流比例失调以及解剖分流增加。

（一）弥散障碍

弥散障碍(diffusion impairment)指由肺泡膜面积减少或肺泡膜异常增厚和弥散时间缩短引起的气体交换障碍。肺泡与肺泡毛细血管血液之间的气体交换是一个物理弥散过程。气体弥散速度取决于肺泡膜两侧的气体分压差、气体的分子量和溶解度、肺泡膜的面积和厚度。此外，气体弥散量还取决于血液与肺泡接触的时间。

1. 弥散障碍的常见原因

(1)肺泡膜面积减少　正常成人肺泡总面积约为 $80m^2$。静息时参与换气的面积为 35～$40m^2$，运动时增大。由于储备量大，只有当肺泡膜面积减少一半以上时，才会发生换气功能障碍。肺泡膜面积减少见于肺实变、肺不张、肺叶切除等。

(2)肺泡膜厚度增加　肺泡膜的薄部为气体交换的部位，它由肺泡上皮、毛细血管内皮及两者共有的基底膜所构成，其厚度不到 $1\mu m$，正常气体交换很快。当肺水肿、肺泡透明膜形成、肺纤维化及肺泡毛细血管扩张导致血浆层变厚时，弥散距离增宽，使弥散速度减慢。

2. 弥散障碍时的血气变化

肺泡膜病变的患者在静息时一般不出现血气异常。因为正常静息时，血液流经肺泡毛细血管的时间约为 0.75 秒，而血液氧分压和肺泡气氧分压达到平衡只需 0.25 秒。肺泡膜病变时虽然弥散速度减慢，但在静息时气体交换在 0.75 秒内仍可达到血气与肺泡气的平衡，因而不发生血气的异常。当体力负荷增加等使心输出量增加和肺血流加快时，血液和肺泡接触时间过短，才导致低氧血症。CO_2 在水中的溶解度比 O_2 大，故弥散速度比 O_2 快。因此，肺泡膜病变加上肺血流增快时，往往引起 PaO_2 降低，不会使 $PaCO_2$ 增高，患者出现Ⅰ型呼吸衰竭。如果存在代偿性通气过度，则可使 $PaCO_2$ 低于正常。若发展到了严重阶段伴有通气障碍，$PaCO_2$ 也可增高，患者出现Ⅱ型呼吸衰竭。

（二）肺泡通气与血流比例失调

血液流经肺泡时能否获得足够的氧和充分排出CO_2，使血液动脉化，还取决于肺泡通气量与血流量的比例。如肺的总通气量和总血流量正常，但肺通气或（和）血流不均匀，造成部分肺泡通气与血流比例失调（ventilation-perfusion imbalance）（图 21－2），也可引起气体交换障碍，导致呼吸衰竭。这是肺部疾病引起呼吸衰竭最常见和最重要的机制。

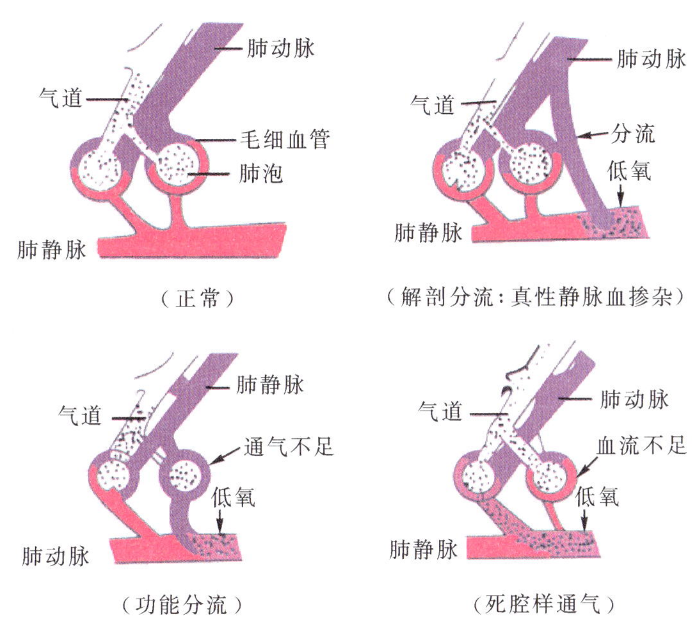

图 21－2　肺泡通气与血流关系模式图

正常成人在静息状态下，肺泡每分通气量（V_A）约为 4L，每分钟肺血流量（Q）约为 5L，两者的比率（V_A/Q）约为 0.8。健康人肺各部分通气与血流的分布也是不均匀的。直立位时，由于重力的作用，胸腔内负压上部比下部大，故肺尖部的肺泡扩张的程度较大，肺泡顺应性较低，因而吸气时流向上肺肺泡的气量较少，使肺泡通气量自上而下递增。重力对血流的影响更大，上肺与下肺血流量的差别比通气量的差别更明显，故使肺部的 V_A/Q 自上而下递减。当肺发生病变时，由于肺病变轻重程度与分布不均匀，使各部分肺的通气与血流比例不一，可能造成严重的肺泡通气与血流比例失调，导致换气功能障碍。

1. 部分肺泡通气不足

支气管哮喘、慢性支气管炎、阻塞性肺气肿等引起的气道阻塞，以及肺纤维化、肺水肿等引起的限制性通气障碍的分布往往是不均匀的，可导致肺泡通气的严重不均。病变重的部分肺泡通气明显减少，而血流未相应减少，甚至还可因炎性充血等使血流增多（如大叶性肺炎早期），V_A/Q 显著降低，以致流经这部分肺泡的静脉血未经充分动脉化便掺入动脉血内。这种情况类似动-静脉短路，故称功能性分流，又称静脉血掺杂。正常成人由于肺内通气分布不均匀形成的功能性分流约占肺血流量的 3%，慢性阻塞性肺疾病严重时，功能性分流可增加，占肺血流量的 30%～50%，从而严重地影响换气功能。

2. 部分肺泡血流不足

肺动脉栓塞、弥散性血管内凝血、肺动脉炎、肺血管收缩等，都可使部分肺泡血流减少，V_A/Q 可显著大于正常，患部肺泡血流少而通气多，肺泡通气不能充分被利用，称为无效腔样通气。正常人的生理无效腔约占潮气量的 30%，疾病时功能性无效腔可显著增多，高达 60%～70%，从而导致呼吸衰竭。

肺泡通气与血流比例失调所引起的血气变化特点为：PaO_2 降低，而 $PaCO_2$ 可正常或降低，极严重时也可升高。这取决于 PaO_2 降低时反射性地引起肺组织代偿通气的程度。如果代偿性通气很强，CO_2 排出过多，$PaCO_2$ 可低于正常；如果肺组织病变广泛，代偿不足，则会因气体交换严重障碍而致 PaO_2 下降和 $PaCO_2$ 升高。

（三）解剖分流增加

生理情况下，肺内也存在解剖分流，即一部分静脉血经支气管静脉和极少的肺内动-静脉交通支直接流入肺静脉。这些解剖分流的血流量正常占心输出量的 2%～3%。支气管扩张症可伴有支气管血管扩张和肺内动-静脉短路开放，使解剖分流量增加，静脉血掺杂异常增多，而导致呼吸衰竭。

解剖分流的血液完全未经气体交换过程，故称为真性分流。在肺实变和肺不张时，病变肺泡完全失去通气功能，但仍有血流，流经的血液完全未进行气体交换而掺入动脉血，类似解剖分流，也称为真性分流。吸入纯氧可有效地提高功能性分流的 PaO_2，而对真性分流的 PaO_2 则无明显作用，用这种方法可对两者进行鉴别。

综上所述，呼吸衰竭的发病机制见图 21－3。

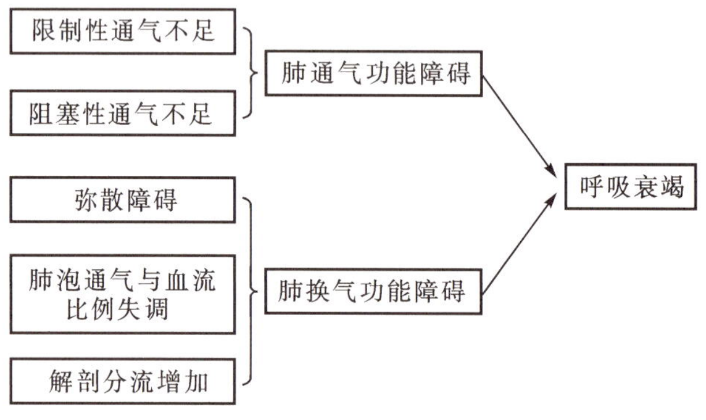

图 21－3　呼吸衰竭发病机制示意图

知识链接

慢性阻塞性肺疾病（chronic obstructive pulmonary disease，COPD）指由慢性支气管炎和肺气肿引起的慢性气道阻塞，简称"慢阻肺"，其特征是管径小于 2mm 的小气道阻塞。COPD 是引起慢性呼吸衰竭（chronic respiratory failure）的最常见的原因。其机制涉及：①阻塞性通气障碍。因炎细胞浸润、充血、水肿、黏液腺及杯状细胞增殖、肉芽组织增生引起支气管壁肿胀；因气道高反应性、炎症介质作用引起支气管痉挛；因黏液分泌多、纤毛细胞损伤引起支气管腔堵塞。②限制性通气障碍。因Ⅱ型上皮细胞受损及表面活性物质消耗过多引起肺泡表面活性物质减少；因营养不良、缺氧、酸中毒、呼吸肌疲劳引起呼吸肌衰竭。③弥散功能障碍。因肺泡壁损伤引起肺泡弥散面积减少和肺泡膜炎性增厚。④肺泡通气与血流比例失调。因气道阻塞不均引起部分肺泡低通气；因微血栓形成引起部分肺泡低血流。

第三节　急性呼吸窘迫综合征

急性呼吸窘迫综合征(acute respiratory distress syndrome，ARDS)是指多种病因引起急性肺泡膜损伤导致的急性呼吸衰竭，以进行性呼吸困难和顽固性低氧血症为特征。其主要病理生理改变为弥漫性肺损伤，肺微血管壁通透性增加和肺泡萎缩，导致肺内血液分流增加和通气/血流比例严重失调。

一、ARDS 病因

ARDS 是由多种原因引起的急性肺泡-毛细血管膜损伤，如吸入烟雾、毒气及溺水；服用过量海洛因或水杨酸盐；细菌、病毒及真菌等所致肺部感染；脂肪、羊水及血栓等引起肺栓塞；肺挫伤、放射线损伤与氧中毒等。有些全身性病理过程也可引起急性肺损伤，如败血症、休克、弥散性血管内凝血、过敏反应、创伤及烧伤等。烧伤面积超过 40％就可能导致 PaO_2 明显降低。此外，还有些治疗措施也可能导致 ARDS，如血液透析、体外循环等。

根据病因及病变特点不同，ARDS 曾有多个名称，如创伤后湿肺、败血症肺、休克肺等。

二、ARDS 病理变化

各种原因所致急性肺泡-毛细血管膜损伤的病理变化均类似，可分为急性阶段与慢性阶段病变。

(一)急性阶段病变

急性阶段病变主要为广泛肺泡血管内皮和肺泡上皮损伤所致肺水肿，首先是肺间质水肿，然后出现肺泡水肿，肺重甚至可达正常值的 3 倍。肺泡腔内液体蛋白质含量高或为血性液体，并有血细胞、巨噬细胞、细胞碎片、无定形物质、纤维蛋白原和表面活性物质的残存物，偶尔可见细胞碎片和蛋白等物质在纤维蛋白网眼中形成透明膜。

(二)慢性阶段病变

发病数天后进入慢性阶段，病变以细胞增生为主，两周后即可出现纤维化。Ⅱ型上皮细胞增生取代了变性、坏死的Ⅰ型肺泡上皮细胞，加上各种细胞的浸润使肺泡间隔增厚，肺泡腔与肺泡管内富含蛋白质的液体机化而形成纤维化。

三、ARDS 发病机制

(一)急性肺损伤的发生机制

急性肺损伤的发生机制很复杂，尚未完全阐明，可能与以下因素有关。

1. 中性粒细胞增多

正常生理状态下，肺内中性粒细胞很少，但 ARDS 早期，大量中性粒细胞在趋化因子作用下聚集于肺，黏附于肺泡毛细血管内皮，释放氧自由基、多种蛋白酶和炎症介质等，损伤肺泡上皮、肺微血管内皮和基质，血管壁通透性增加，这是导致 ARDS 肺水肿的主要发病机制。

2. 单核-巨噬细胞系统激活

各种病因激活单核细胞、巨噬细胞，生成大量的肿瘤坏死因子(TNF)、白细胞介素-1(IL-1)等促炎因子，因 TNF、IL-1 具有进一步激发炎症反应的作用，故被称为早期反应细胞因子，是肺损伤的“启动”因子。

3. 微血栓形成

ARDS 患者肺活检及死后尸解发现，肺小动脉内含有大量以血小板聚集为主的微血栓。肺内广泛微血栓形成的可能原因：①感染、创伤、休克等原发病因，激活凝血途径；②中性粒细胞、肺组织及血管内皮细胞损伤释放组织因子；③血管内血小板激活、黏附、聚集；④血管通透性增加，血液浓缩，血流缓慢甚至停滞。

4. 肺泡上皮细胞损伤

肺泡上皮细胞分为Ⅰ型和Ⅱ型，这两型细胞连接于同一基底膜上，共同构成肺泡上皮屏障，其屏障作用是邻近毛细血管内皮屏障的十余倍，并且具有清除肺泡内过多液体的功能，从而保持肺泡相对干燥。在 ARDS 时，各种损伤因子直接或间接损害了肺泡上皮细胞，使其屏障作用减弱；同时，肺泡Ⅱ型细胞的损害使肺泡表面活性物质减少，从而引发了肺水肿。

(二)急性肺损伤导致呼吸衰竭的机制

1. 弥散功能障碍

肺间质和肺泡水肿、透明膜的形成及慢性阶段细胞的增生和肺纤维化，均可增加弥散膜的厚度，导致弥散功能障碍。

2. 肺泡通气-血流比例失调

(1)无效腔样通气　肺血管内微血栓形成、血管活性物质引起不均匀的肺血管收缩以及肺间质水肿对血管的压迫，不仅可增加肺血管阻力使肺动脉压升高，还可增加无效腔样通气。

(2)功能性分流　由于Ⅱ型肺泡上皮细胞受损，使表面活性物质的生成减少，加上水肿液的稀释和肺泡过度通气消耗表面活性物质，使肺泡表面张力增高，肺的顺应性降低，引起肺不张，使肺泡通气量减少。中性粒细胞等释放的白三烯等介质使支气管痉挛、肺不张和肺水肿引起的气道阻塞，均可造成肺通气障碍而形成功能性分流。

(3)解剖分流　肺小血管的收缩与栓塞，使肺循环阻力增大，在某些活性物质的作用下，肺内动-静脉吻合支大量开放，加之肺不张，从而使解剖分流明显增加。

3. 通气功能障碍

ARDS 时肺部病变的分布是不均的。肺顺应性降低引起的限制性通气障碍和小气道阻塞引起的阻塞性通气障碍，造成部分肺泡通气量减少，未受累或病变较轻的肺泡发生代偿性通气增强，排出过多的二氧化碳，故患者 $PaCO_2$ 反而降低。当肺泡-毛细血管膜损伤更广泛、更严重时，全肺总的肺泡通气量将减少，CO_2 潴留而发生高碳酸血症，此时 PaO_2 将进一步下降。

在上述机制中，肺泡通气-血流比例失调是 ARDS 患者发生呼吸衰竭最主要的机制。由于 PaO_2 降低对血管化学感受器的刺激，肺充血、水肿对肺泡毛细血管旁 J 感受器的刺激，使呼吸运动加深加快，导致呼吸窘迫和 $PaCO_2$ 降低。故 ARDS 患者通常发生Ⅰ型呼吸衰竭。严重者因肺部病变广泛，肺总通气量减少，可发生Ⅱ型呼吸衰竭(图 21-4)。

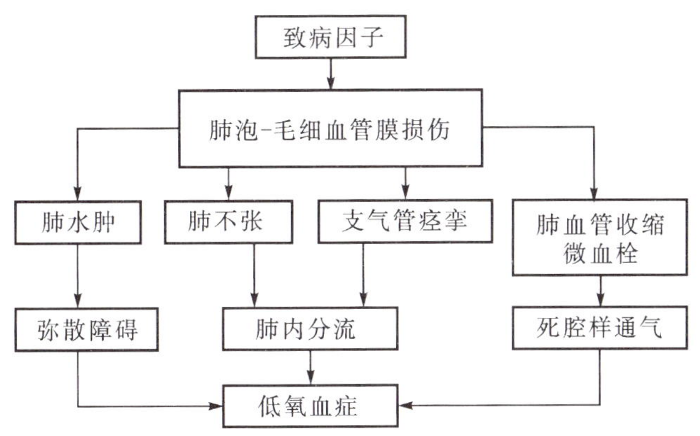

图 21-4　ARDS 患者呼吸衰竭发病机制示意图

课堂互动

根据 ARDS 的发病机制和主要临床表现，请你设计一下抢救措施？

第四节　呼吸功能不全时机体功能代谢变化及病理生理机制

呼吸衰竭时，首先是引起一系列代偿适应性反应，以改善组织的供氧，调节酸碱平衡和改变组织器官的功能、代谢以适应新的内环境。呼吸衰竭严重时，如机体代偿不全，则可出现严重的代谢功能紊乱，主要是由低氧血症、高碳酸血症及酸碱平衡紊乱所致。

一、酸碱平衡及电解质紊乱

Ⅰ型和Ⅱ型呼吸衰竭时均有低氧血症，因此均可引起代谢性酸中毒；Ⅱ型呼吸衰竭时低氧血症和高碳酸血症并存，因此可有代谢性酸中毒合并呼吸性酸中毒。

1. 代谢性酸中毒

严重缺氧时无氧代谢加强，乳酸等酸性产物增多，可引起代谢性酸中毒。如果合并肾功能不全，肾小管排酸、保碱功能降低而加重代谢性酸中毒。此时，血液电解质主要变化为：①血清钾浓度增高。由于酸中毒可使细胞内 K^+ 外移及肾小管排 K^+ 减少，导致高钾血症。②血清氯浓度增高。代谢性酸中毒时由于 HCO_3^- 降低，可使肾排 Cl^- 减少，故血 Cl^- 常增高。

2. 呼吸性酸中毒

Ⅱ型呼吸衰竭时，大量二氧化碳潴留可引起呼吸性酸中毒。此时，血液电解质主要变化为：①血清钾浓度增高。酸中毒时，细胞内外 H^+、K^+ 交换及肾小管排 K^+ 减少导致血清 K^+ 增高。②血清氯浓度降低。高碳酸血症使红细胞中 HCO_3^- 生成增多，后者与细胞外 Cl^- 交换，使 Cl^- 转移入细胞内；酸中毒时肾小管上皮细胞产生 NH_3 增多，$NaHCO_3$ 重吸收增多，使尿中 NH_4Cl 和 NaCl 的排出增加，均使血清 Cl^- 降低。当呼吸性酸中毒合并代谢性酸中毒时，血 Cl^- 可正常。

3. 呼吸性碱中毒

Ⅰ型呼吸衰竭时，因缺氧引起肺过度通气，可发生呼吸性碱中毒。此时患者可出现血钾降低，血氯增高。

4. 代谢性碱中毒

Ⅱ型呼吸衰竭时，如果使用人工呼吸机不当，通气过度使 CO_2 排出过多，而原来代偿性增多的 HCO_3^- 又不能及时排出，导致血浆 HCO_3^- 浓度增高，形成代谢性碱中毒。另外，在纠正酸中毒时，使用 $NaHCO_3$ 过量，也可造成代谢性碱中毒。

二、呼吸系统变化

呼吸系统的功能变化，主要受呼吸衰竭所致的低氧血症和高碳酸血症以及引起呼吸衰竭的原发疾病的影响。

呼吸衰竭时，当 $PaO_2<60mmHg$ 时，刺激颈动脉体与主动脉体化学感受器，反射性地兴奋呼吸中枢，使呼吸加深加快。当 $PaO_2<30mmHg$ 时，对呼吸中枢有直接抑制作用，此作用可大于反射性兴奋作用而使呼吸抑制。$PaCO_2$ 升高主要作用于中枢化学感受器，使呼吸中枢兴奋，引起呼吸加深加快。但当 $PaCO_2>80mmHg$ 时，则抑制呼吸中枢。此时呼吸运动主要靠动脉血氧分压低对血管化学感受器的刺激得以维持。在这种情况下，氧疗只能吸入 30%的氧，以免缺氧完全纠正后反而抑制呼吸，加重高碳酸血症而使病情更加恶化。

引起呼吸衰竭的原发病本身也会导致呼吸运动的变化。如中枢性呼吸衰竭时呼吸浅而慢，可出现潮式呼吸、间歇呼吸、抽泣样呼吸、叹气样呼吸等呼吸节律紊乱。其中最常见的是潮式呼吸，可能由于呼吸中枢兴奋过低而引起呼吸暂停，从而使血中 CO_2 逐渐增多，$PaCO_2$ 升高到一定程度使呼吸中枢兴奋，恢复呼吸运动，从而排出 CO_2，使 $PaCO_2$ 降低到一定程度又可导致呼吸暂停，如此形成周期性呼吸运动。在肺顺应性降低所致的限制性通气障碍疾病中，因牵张感受器或肺毛细血管旁感受器受刺激而反射性地引起呼吸运动变浅变快。阻塞性通气障碍时，由于气体受阻，呼吸运动加深，因阻塞的部位不同可表现为吸气性呼吸困难或呼气性呼吸困难。

三、循环系统变化

一定程度的 PaO_2 降低和 $PaCO_2$ 升高可兴奋心血管运动中枢，使心率加快、心肌收缩力增强、外周血管收缩，加上呼吸运动增强，使静脉回流增加，导致心输出量增加。但缺氧和二氧化碳潴留对心血管的直接作用是抑制心脏活动，并使血管扩张（肺血管例外）。一般器官的血管运动通常主要受神经调节，但脑血管与冠脉则主要受呼吸衰竭时局部代谢产物（如腺苷等）的调节，从而导致血流分布的改变，有利于保证心、脑的血液供应。

呼吸衰竭时可累及心脏，主要引起右心肥大与衰竭，即肺源性心脏病。肺源性心脏病的发病机制较复杂：①肺泡缺氧和二氧化碳潴留所致的血液 H^+ 浓度过高，可引起肺小动脉收缩（二氧化碳本身对肺血管起扩张作用），使肺动脉压升高，从而增加右心后负荷。②肺小动脉长期收缩和缺氧的直接作用，均可引起无肌型肺微动脉肌化，肺血管平滑肌细胞和成纤维细胞肥大、增生，胶原蛋白与弹性蛋白合成增加，导致肺血管壁增厚和硬化，管腔变窄，由此形成持久而稳定的慢性肺动脉高压。③长期缺氧引起的代偿性红细胞增多症可使血液的黏度增高，也会增加肺血流阻力和加重右心的负荷。④有些肺部病变如肺小动脉炎、肺毛细血管床的大量破坏、肺栓塞等也能成为肺动脉高压的原因。⑤缺氧和酸中毒可降低心肌舒缩功能。⑥呼吸困难时，用力呼气使胸膜腔内压异常增高，心脏受压，影响心脏的舒张功能，用力吸气则胸膜腔内压异常降低，即心脏外面的负压增大，可增加右心收缩的负荷，引起右心衰竭。

呼吸衰竭是否累及左心尚有争论，目前倾向于可累及左心。

四、中枢神经系统变化

中枢神经系统对缺氧最敏感，当 PaO_2 降至 60mmHg 时，可出现智力和视力轻度减退。如 PaO_2 迅速降至 40～50mmHg 以下，就会引起一系列神经精神症状，如头痛、不安、定向与记忆障碍、精神错乱、嗜睡，甚至惊厥和昏迷。CO_2 潴留使 $PaCO_2$ 超过 80mmHg 时，可引起头痛、头晕、烦躁不安、言语不清、扑翼样震颤、精神错乱、嗜睡、抽搐、呼吸抑制等，称为 CO_2 麻醉。

由呼吸衰竭引起的脑功能障碍称为肺性脑病（pulmonary encephalopathy）。Ⅱ型呼吸衰竭患者肺性脑病的发病机制如下。

1. 缺氧的作用

缺氧使脑血管扩张。缺氧损伤血管内皮，使其通透性增高，导致脑间质水肿。缺氧使细胞 ATP 生成减少，影响钠泵功能，可引起细胞内 Na^+ 及水增多，形成脑细胞水肿。脑充血、水肿使颅内压增高，压迫脑血管，进一步加重脑缺氧，形成恶性循环，严重时可导致脑疝形成。此外，脑血管内皮损伤尚可引起血管内凝血，这也是肺性脑病的发病因素之一。

2. 酸中毒的作用

正常脑脊液的缓冲作用较血液弱，其 pH 也较低，PCO_2 比动脉血高。因血液中的 HCO_3^- 及 H^+ 不易通过血脑屏障进入脑脊液，故脑脊液的酸碱调节需时较长。呼吸衰竭时脑脊液的 pH 变化比血液更为明显。当脑脊液 pH 低于 7.25 时，脑电波变慢，pH 低于 6.8 时脑电活动完全停止。酸中毒一方面可增加脑谷氨酸脱羧酶活性，使 γ-氨基丁酸生成增多，导致中枢抑制；另一方面增强磷脂酶活性，促使溶酶体水解酶释放，引起神经细胞和组织的损伤。

3. CO_2 潴留的作用

CO_2 潴留加重脑脊液的酸中毒，使脑内 pH 降低更明显，加重了对脑细胞的损伤作用。另外，CO_2 潴留扩张脑血管，增加脑血管壁的通透性，促进脑水肿形成。

五、肾功能变化

呼吸衰竭时肾可受损，轻者尿中出现蛋白、红细胞、白细胞及管型等，严重时可发生急性肾衰竭，出现少尿、氮质血症和代谢性酸中毒。此时肾结构往往并无明显改变，为功能性肾衰竭。肾衰竭的发生与缺氧、高碳酸血症反射性地兴奋交感神经使肾血管收缩，肾血流量严重减少有关。

六、胃肠变化

严重缺氧可使胃壁血管收缩，因而能降低胃黏膜的屏障作用，CO_2 潴留可增强胃壁细胞碳酸酐酶活性，使胃酸分泌增多，加之有的患者还合并弥散性血管内凝血、休克等，故呼吸衰竭时可出现胃肠黏膜糜烂、坏死、出血与溃疡形成等病变。

第五节 呼吸衰竭防治的病理生理基础

一、去除呼吸衰竭的原因

慢性阻塞性肺疾病的患者若发生感冒、急性支气管炎，可诱发呼吸衰竭和右心衰竭，故应注意预防，一旦发生呼吸道感染应积极进行抗感染治疗。

二、提高 PaO_2

凡是呼吸衰竭者必有低张性缺氧，应尽快将 PaO_2 提高到 50mmHg 以上。Ⅰ型呼吸衰竭患者只有缺氧而无 CO_2 潴留，可吸入较高浓度的氧（一般不超过 50%）。Ⅱ型呼吸衰竭患者的吸氧浓度不宜超过 30%，并应控制流速，使 PaO_2 上升到 50～60mmHg 即可，避免缺氧完全纠正后由高碳酸血症引起的呼吸抑制。

三、降低 $PaCO_2$

$PaCO_2$ 增高是由肺总通气量减少所致，应通过增加肺泡通气量以降低 $PaCO_2$。增加肺通气的方法包括以下几种。

（一）解除呼吸道阻塞

使用抗生素治疗气道炎症，用平喘药扩张支气管，用体位引流、必要时行气管插管以清除分泌物等。

（二）增强呼吸动力

使用呼吸中枢兴奋剂尼可刹米等，对呼吸中枢抑制所致的限制性通气障碍比较适用，但对一般慢性呼吸衰竭患者使用中枢兴奋剂，在增加肺通气的同时也增加呼吸肌耗氧量，加重呼吸肌疲劳，反而得不偿失。

（三）人工辅助通气

使用人工呼吸维持必需的肺通气量，同时也使呼吸肌得以休息，有利于呼吸肌功能的恢复，这也是治疗呼吸肌疲劳的主要方法。

知识链接

呼吸肌疲劳是由呼吸肌负荷过度引起的呼吸肌（主要是膈肌）衰竭，表现为收缩力减弱、收缩与舒张速度减慢，往往出现在 $PaCO_2$ 升高之前，是Ⅱ型呼吸衰竭的重要发病因素。

（四）补充营养

慢性呼吸衰竭的患者，因呼吸困难影响进食量及胃肠消化和吸收功能，常有营养不良，导致体重和膈肌重量减轻，膈肌萎缩，易发生呼吸肌疲劳，故应补充营养以改善呼吸肌功能。

四、改善内环境及重要器官的功能

改善内环境及重要器官的功能，如纠正酸碱平衡及电解质紊乱，预防与治疗肺源性心脏病、肺性脑病等。

第二十二章　肝功能不全

肝脏是人体重要的器官，它是物质代谢的中心，在糖、脂类、蛋白质、维生素、激素等物质代谢中起重要作用，肝脏也是多种凝血因子、免疫球蛋白和补体的合成场所，对维持机体的凝血和免疫功能有重要意义。肝脏还不断生成和分泌胆汁，是重要的消化腺。肝脏还具有生物转化功能，对体内产生的生物活性物质、代谢终末产物，特别是来自肠道的毒性分解产物（如氨、胺类、酚类等）以及外来的药物、毒物等，肝脏或将其通过胆道排出，或经过生物转化后从肾脏排出。当肝脏的功能减退或衰竭时，机体的上述功能就会发生一系列的紊乱，严重时甚至危及生命。

第一节　肝功能不全的病因和主要功能代谢变化

肝功能不全（hepatic insufficiency）指某些病因严重损伤肝细胞时，引起肝脏形态结构破坏并使其分泌、合成、代谢、解毒、免疫等功能发生严重障碍，出现黄疸、出血倾向、严重感染、肝肾综合征、肝性脑病等临床表现的病理过程或临床综合征。肝功能不全晚期一般称为肝功能衰竭（hepatic failure），肝功能衰竭患者几乎都以肝性脑病而告终。

一、病因

引起肝功能不全的原因很多，可概括为以下几类。

（一）生物性因素

肝炎病毒感染可导致肝脏损害。目前已发现 7 种肝炎病毒，其中乙肝病毒危害较大。另外，寄生虫（血吸虫、华支睾吸虫、阿米巴）、钩端螺旋体、细菌均可造成肝脏损害。

（二）理化性因素

有些工业毒物（如四氯化碳、氯仿、磷、锑、砷等）可致肝损害，往往破坏肝细胞的酶系统，引起代谢障碍或使氧化磷酸化过程受到抑制，ATP 生成减少，导致肝细胞变性、坏死。有些药物（如氯丙嗪、对氨柳酸、异烟肼、某些磺胺药物和有些抗生素）有时可以引起肝脏损害，可能与过敏有关。酒精可直接或间接通过代谢产物乙醛损伤肝脏。

（三）免疫性因素

肝脏疾病可以引起免疫反应异常，免疫反应异常又是引起肝脏损害的重要原因之一。例如，乙型肝炎病毒引起的体液免疫和细胞免疫都能损害肝细胞；原发性胆汁性肝硬化患者血内有多种抗体，其可能是一种自身免疫性疾病。

（四）营养性因素

单纯的营养不良一般不能引起肝功能不全，但可促进其发生、发展。如饥饿时，肝糖原、谷胱甘肽等减少,可降低肝脏解毒功能或增强毒物对肝脏的损害。另外,胆碱、甲硫氨酸缺乏时,可以引起肝脂肪变性。因为肝内脂肪的运输须先转变为磷脂(主要为卵磷脂),而胆碱是卵磷脂的必需组成部分。甲硫氨酸供给合成胆碱的甲基。当这些物质缺乏时,脂肪从肝中移除受阻,造成肝的脂肪变性。

(五)遗传性因素

有些肝病是由于遗传缺陷而引起的遗传性疾病。例如,因肝脏不能合成铜蓝蛋白,使铜代谢发生障碍,而引起肝豆状核变性;原发性血色病时,含铁血黄素在肝内沉积,也可引起肝损伤;肝细胞内缺少 1-磷酸葡萄糖半乳糖尿苷酸转移酶时,1-磷酸半乳糖不能转变为 1-磷酸葡萄糖而发生蓄积,损害肝细胞,引起肝硬化。

(六)其他因素

胆道阻塞(如结石、肿瘤、蛔虫等)可使胆汁淤积,如时间过长,可因滞留的胆汁对肝细胞造成损害及肝内扩张的胆管对血窦压迫造成肝缺血,而引起肝细胞变性、坏死。

二、肝功能不全的主要功能代谢变化

(一)物质代谢障碍

1. 低血糖症

急性重型肝炎时常见低血糖。其发生机制可能是大量肝细胞死亡,使肝内的糖原储备明显减少;受损肝细胞内质网上的葡萄糖-6-磷酸脱氢酶活性降低,肝糖原转变为葡萄糖的过程发生障碍;肝细胞损伤使胰岛素灭活降低,可使血中胰岛素增加,而出现低血糖。个别肝功能障碍患者出现糖耐量降低。

2. 低蛋白血症

肝脏是合成蛋白质,特别是白蛋白的主要器官。肝细胞大量坏死和代谢障碍,使白蛋白合成减少,产生低蛋白血症。

3. 电解质代谢紊乱

(1)低钾血症　肝脏损伤,对醛固酮的灭活减少;肝硬化晚期大量腹水形成,有效循环血量减少,继发性醛固酮生成增多,导致钾随尿液排出增多而引起低钾血症。

(2)低钠血症　水潴留是引起稀释性低钠血症的重要原因,可能与肝病时有效循环血量减少而引起的抗利尿激素分泌增多以及抗利尿激素灭活障碍有关。在严重慢性肝病时,由于长期营养不良,细胞分解代谢增强,在分解代谢中释出 K^+,使细胞内处于低渗状态,这时细胞外 Na^+ 进入细胞内,从而引起低渗性低钠血症。

(二)凝血功能障碍

正常情况下,凝血与抗凝血保持着动态平衡,若平衡失调则发生出血或血栓形成。肝在这一动态平衡的调节中起重要作用。因为:①肝几乎合成全部的凝血因子(除凝血因子Ⅳ为无机钙离子外);②清除活化的凝血因子;③生成纤溶酶原;④生成抗纤溶酶;⑤清除循环中的纤溶酶原激活物。因此,多种肝病常伴有凝血功能障碍,主要表现为出血或出血倾向。

(三)胆汁分泌和排泄障碍

胆红素的摄取、运载、酯化、排泄及胆汁酸的摄入、运载及排泄均由肝细胞完成。来自血红蛋白、肌红蛋白及其他含血红素蛋白分解而生成的血红素，被吞噬细胞吞噬处理后，生成非酯型胆红素，经血浆中白蛋白运载至肝细胞，经肝细胞上的载体摄入肝细胞内，再经 Y 蛋白，即谷胱甘肽-S-转移酶(GST)转运至内质网。在内质网内被胆红素葡萄糖醛酸转移酶酯化为酯型胆红素，经胞质中 GST 转运至肝细胞的毛细胆管侧胞膜处，经载体排泄入毛细胆管中。

由于各种原因使肝细胞摄取、运载、酯化、排泄胆红素等任一环节出现障碍，均可产生高胆红素血症或黄疸。胆汁酸是胆汁流出的重要驱动力，胆汁酸一旦排入毛细胆管内，Na^+ 随即移入毛细胆管内而产生渗透压差，使水进入毛细胆管内，驱动胆汁流出。某些药物(如环孢素 A、秋水仙碱、氯丙嗪、红霉素及雌激素等)可影响肝细胞对胆汁酸的摄入、运载或排泄，导致肝内胆汁淤积。

(四)免疫功能障碍

肝脏的肝巨噬细胞(Kupffer 细胞)有很强的吞噬能力，在吞噬、清除肠道的异物、病毒、细菌及其毒素等方面起着重要的作用；并参与监视、抑制、杀伤肿瘤细胞；参与清除衰老、破碎的红细胞；在抗原提呈、T 细胞增殖等方面也有重要的作用。肝脏损伤时由于 Kupffer 细胞功能障碍，可引起机体免疫功能低下及体内毒素增加。

(五)解毒功能障碍

肝脏是人体最大的解毒器官。体内产生的生物活性物质、代谢终末产物以及外来的药物、毒物等，肝脏或将其通过胆道排出，或将其经过生物转化后从肾脏排出。肝功能障碍时，可发生毒物的解毒功能障碍、药物的代谢障碍和激素的灭活障碍。

知识链接

肝脏由肝实质细胞(即肝细胞)和非实质细胞构成。肝非实质细胞包括肝巨噬细胞(即 Kupffer 细胞)、肝星形细胞(即肝贮脂细胞)、淋巴细胞和肝窦内皮细胞。肝实质细胞的损害可导致肝脏功能障碍。非实质细胞的异常在肝功能障碍的发生、发展中也具有重要意义，特别是 Kupffer 细胞的功能障碍。

第二节　肝性脑病

一、肝性脑病的概念、分类与分期

肝性脑病(hepatic encephalopathy)是继发于严重肝脏疾病的神经精神综合征。肝性脑病早期为可逆性的，主要表现为人格改变、智力减弱等，晚期发生不可逆性肝昏迷，甚至死亡。

(一)根据病因和机制分类

(1)内源性肝性脑病　多见于重症病毒性肝炎或严重急性肝中毒等伴有广泛肝细胞坏死的肝脏疾病，由于肝脏解毒功能下降而引起。

(2)外源性肝性脑病　多见于门脉性肝硬化和门体分流手术后。患者多因门静脉高压而建立侧支循环，使由肠道吸收来的毒性物质通过分流绕过肝脏，未经解毒就直接进入体循环而引起肝性脑病,多伴有血氨升高。

内源性和外源性肝性脑病的区别见表 22－1。

表 22－1　内源性肝性脑病和外源性肝性脑病区别

特征	内源性肝性脑病	外源性肝性脑病
常见病因	急性肝损伤	有门体分流的肝硬化
病情经过	多为急性	慢性、复发性
毒物入血途径	毒物入肝不能被有效清除	毒物未经肝脏解毒入体循环
诱因	无明显诱因	多数有明显诱因
预后	差	稍好,可复发

(二)分期

肝性脑病在临床上按神经精神症状的轻重分为四期。一期(前驱期):轻微的性格和行为改变,轻度知觉障碍,有欣快感、淡漠、注意力不集中、易激惹、烦躁等,可有轻度的扑翼样震颤。二期(昏迷前期):一期的症状加重,以精神错乱、睡眠障碍、行为失常为主,出现嗜睡、淡漠、轻度时间及地点感知障碍、语言不清、明显的人格障碍及行为异常,明显的扑翼样震颤。三期(昏睡期):以昏迷和精神错乱为主,大部分时间患者呈昏睡状态,但可以唤醒,扑翼样震颤仍可引出。四期(昏迷期):患者昏迷,神志完全丧失,不能唤醒,对疼痛刺激无反应,无扑翼样震颤。肝性昏迷是肝性脑病的最后阶段。肝性昏迷实质是肝功能衰竭的最终临床表现。

肝性脑病的临床表现除了上述症状外,生化检验方面可以有血氨升高,血浆氨基酸比例失常(如芳香族氨基酸浓度相对升高,支链氨基酸浓度下降),碱中毒,低血糖,血液中有较高浓度的硫醇、短链脂肪酸和生物胺(如苯乙醇胺)等。

二、肝性脑病的发病机制

肝性脑病的发病机制尚未完全明确。目前有氨中毒学说、假性神经递质学说、血浆氨基酸失衡学说、γ－氨基丁酸学说等,其中以氨中毒学说研究最多。每个学说都从一定角度解释了肝性脑病的发病机制,并指导临床治疗,但每个学说都不完善。

(一)氨中毒学说

临床上 80%的肝性脑病患者有血氨升高;肝硬化患者摄入过多蛋白质或口服较多的含氮药物时,血氨升高,可诱发肝性脑病。当限制蛋白质饮食或采用降血氨治疗后,病情即见好转,这些均说明氨代谢障碍与肝性脑病有密切关系。

正常情况下,血氨的来源和去路保持着动态平衡,使血氨浓度稳定,一般不超过 59μmol/L(100μg/dL)。氨在肝内合成尿素是维持此平衡的关键。当肝功能严重受损时,尿素合成发生障碍,因而血氨水平升高。升高的血氨通过血脑屏障进入脑组织,从而引起脑功能障碍。此即氨中毒学说的基本论点。

1. 血氨水平升高的原因

血氨水平升高是氨生成过多或氨清除不足所致。其中,肝清除氨功能发生障碍是血氨增高的重要原因。

（1）氨清除不足　体内氨的主要去路是在肝脏经鸟氨酸循环合成尿素，再经肾脏排出体外。肝性脑病时氨清除不足的原因主要有以下几点。①ATP 供给不足：氨在肝脏经鸟氨酸循环合成尿素的过程中需要消耗大量的能量，肝功能严重障碍时，ATP 供给不足，肝内鸟氨酸循环障碍；②肝内鸟氨酸循环的酶系统严重受损：尿素合成能力显著降低，导致氨的清除不足；③来自肠道的氨绕过肝脏：动物实验和临床观察表明，在已建立肝内、外侧支循环的肝硬化患者和门体静脉吻合后，血氨浓度升高主要是由于来自肠道的氨绕过肝脏，直接进入体循环所致。

（2）氨的产生过多　①上消化道出血：门体静脉分流形成时，常发生上消化道出血，血液蛋白质在肠道细菌的作用下，生成较多的氨。②肠道淤血，细菌繁殖增加：肝硬化时，由于门静脉回流受阻，消化道淤血、水肿，或由于胆汁分泌减少，食物的消化、吸收及排空都发生障碍，导致肠道细菌生长活跃，未经充分消化的蛋白成分增多，致使产氨增加。③肝肾综合征：肝硬化晚期可因合并肾功能不全，发生尿毒症，由此引起氮质血症，血中堆积大量尿素，弥散入肠腔，经肠内细菌尿毒酶作用，产氨剧增。④肾脏产氨增加：肝硬化腹水的患者用排钾利尿剂时，可使肾小管上皮细胞排钾增加，氢离子排出减少，因而同氨结合生成铵减少，氨弥散入血增加；另外，各种原因使 H^+ 与 Na^+ 交换减少时，肾小管内 H^+ 即减少，则铵的生成也减少，氨弥散入血随之增加。⑤肌肉产氨增加：肝性脑病患者昏迷前，可出现明显的躁动不安、震颤等肌肉活动增加的症状，肌肉的腺苷酸分解代谢增强，使肌肉产氨增多。

2. 氨对脑组织的毒性作用

（1）氨干扰脑组织的能量代谢　氨干扰脑组织的能量代谢主要是干扰葡萄糖生物氧化的正常进行。①当脑组织氨增多时，氨与三羧酸循环中的 α-酮戊二酸结合生成谷氨酸，后者再与氨结合生成谷氨酰胺。由于 α-酮戊二酸被大量消耗，三羧酸循环受阻；②以上过程消耗了大量还原型辅酶Ⅰ（NADH），妨碍了呼吸链中的递氢过程，使 ATP 生成减少；③氨还抑制丙酮酸脱羧酶的活性，使乙酰辅酶 A 生成减少，影响三羧酸循环的正常进行，使 ATP 生成减少；④谷氨酰胺的形成又消耗了 ATP，脑组织因 ATP 生成减少而发生功能紊乱（图 22-1）。

（2）氨使脑内神经递质发生改变　正常情况下，脑内兴奋性神经递质与抑制性神经递质保持平衡。①当脑组织氨增多时，由于丙酮酸的氧化脱羧过程受到氨的抑制，乙酰辅酶 A 生成减少，氨与谷氨酸形成谷氨酰胺，谷氨酸被消耗，乙酰胆碱生成减少，均导致兴奋性神经递质减少；②氨与谷氨酸形成谷氨酰胺，谷氨酰胺增多及 γ-氨基丁酸增多，均导致抑制性神经递质增多，从而使神经递质间的平衡失调，导致中枢神经系统功能紊乱。

（3）氨对神经细胞膜的直接抑制作用　有人提出氨可干扰神经细胞膜上的 Na^+-K^+-ATP 酶的活性，影响复极后膜的离子转运，使膜电位变化和兴奋性异常。氨与 K^+ 有竞争作用，可影响 Na^+、K^+ 在神经细胞膜内、外的正常分布，从而干扰神经传导活动。此种观点尚未得到证明。

（4）氨刺激大脑边缘系统　肝性脑病患者所出现的精神、神经症状很可能与氨刺激大脑边缘系统有关。

大量临床和实验资料支持氨中毒学说，但氨中毒可能并非是引起肝性脑病的唯一机制。

（二）假性神经递质学说

肝功能障碍和门静脉血绕过肝脏分流时，肠道内产生的某些胺类及其前身物质未经肝脏

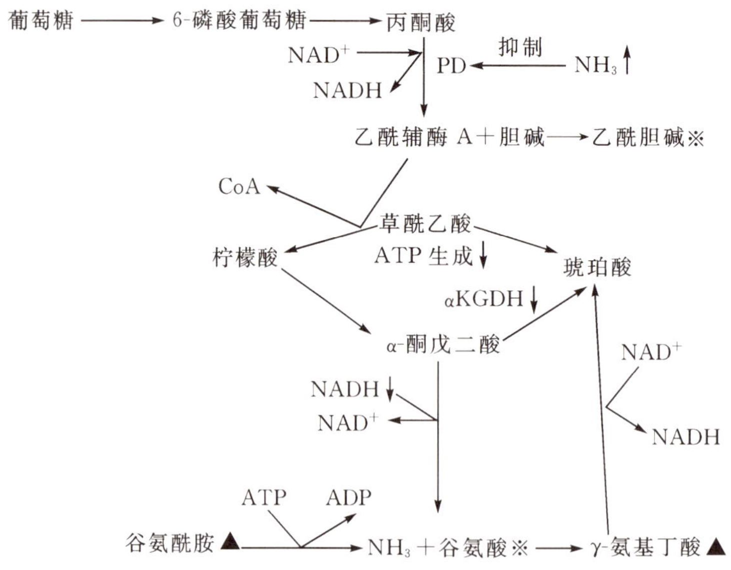

PD:丙酮酸脱羧酶　αKGDH:α-酮戊二酸脱氢酶　※:中枢兴奋性神经递质

▲:中枢抑制性神经递质

图 22-1　氨对脑组织的毒性作用

解毒,便由血液带到外周及中枢神经系统的肾上腺素能神经元内,形成假性神经递质——羟苯乙醇胺和苯乙醇胺,取代了正常的神经递质,引起传导功能障碍。见图 22-2。

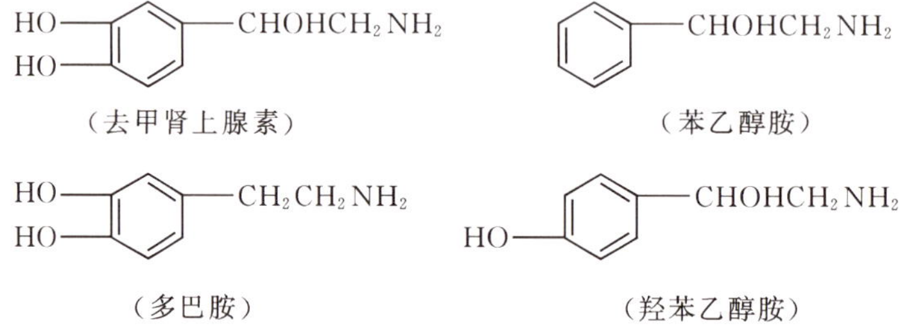

图 22-2　正常及假性神经递质的结构

1. 假性神经递质的产生

正常情况下,机体摄入的蛋白质在肠中分解成氨基酸,再经肠道细菌的脱羧酶作用形成胺类。其中芳香族氨基酸如苯丙氨酸和酪氨酸转变为苯乙胺和酪胺。这些胺类,大部分在肝脏经单胺氧化酶的作用氧化解毒。肝功能衰竭或门体静脉分流时,由于肝脏单胺氧化酶的活性降低,这些胺类不能有效地被分解,从而进入体循环,使血中苯乙胺和酪胺的浓度明显升高。尤其是门静脉高压时,由于肠道淤血、消化功能降低,使肠内蛋白质腐败分解过程增强,有大量的苯乙胺和酪胺入血进入脑组织。当脑中苯乙胺和酪胺增多时,苯乙胺和酪胺经 β-羟化酶作用分别生成苯乙醇胺和羟苯乙醇胺,苯乙醇胺和羟苯乙醇胺在化学结构上与去甲肾上腺素和多巴胺十分相似,故能被肾上腺素能神经元摄取、贮存和释放,但对突触后膜生物学效应仅相当于去甲肾上腺素的1/10左右,可导致神经传导发生障碍,故称之为假性神经递质。见图 22-3。

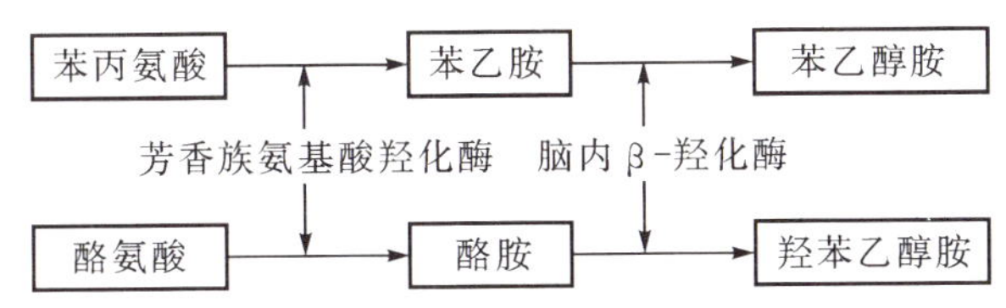

图 22-3　脑内假神经递质的形成过程

2. 假性神经递质的致病机制

中枢神经系统中，胆碱能神经元和儿茶酚胺能神经元的活动相互协调，维持皮质觉醒状态。脑干网状结构中儿茶酚胺能神经元最多，儿茶酚胺被上述假性神经递质取代后，使传至大脑皮质的兴奋冲动受阻，大脑发生异常抑制，出现神志变化，甚至昏迷。锥体外系基底神经节含有抑制性多巴胺能神经元及兴奋性乙酰胆碱能神经元，当多巴胺能神经元的作用丧失后，乙酰胆碱能神经元便占优势，于是出现扑翼样震颤。

知识链接

脑干网状结构上行激动系统属非特异性上行投射系统，主要功能是维持与改变大脑皮质的兴奋状态，即保持觉醒状态。

(三)血浆氨基酸失衡学说

在肝性脑病发生之前或发生过程中，血浆内假性神经递质和(或)抑制性神经递质增多。这种增多与血浆氨基酸间的比值改变有关，故提出了血浆氨基酸失衡学说。正常人血浆中的支链氨基酸主要有亮氨酸、异亮氨酸与缬氨酸等，芳香族氨基酸主要有酪氨酸、苯丙氨酸和色氨酸等。支链氨基酸/芳香族氨基酸正常值为(3～3.5)∶1。肝功能障碍时，血浆的支链氨基酸水平下降，而芳香族氨基酸明显增多，其比值可降低到(0.6～1.2)∶1。

1. 血浆氨基酸失衡的原因

血浆中的支链氨基酸水平下降，而芳香族氨基酸明显增多的原因如下。

(1)血浆支链氨基酸减少　肝功能障碍对胰岛素的灭活减少，胰岛素促使肌肉、脂肪组织摄取、利用支链氨基酸增多。

(2)血浆芳香族氨基酸增多　肝功能严重障碍时，对芳香族氨基酸的降解能力降低。胰高血糖素灭活减少，胰高血糖素增多，组织蛋白分解增强，使大量芳香族氨基酸从肝脏和肌肉释放入血。

2. 血浆氨基酸失衡与肝性脑病

支链氨基酸和芳香族氨基酸由同一载体转运通过血脑屏障，在通过血脑屏障时存在竞争，因芳香族氨基酸过多，优先进入脑内。脑内芳香族氨基酸增多，可增强酪氨酸脱羧酶活性，抑制酪氨酸羟化酶活性，使酪氨酸脱羧形成酪胺，进而形成羟苯乙醇胺。酪氨酸羟化为多巴胺受阻，形成多巴胺和去甲肾上腺素的过程减弱，这样正常神经递质含量减少，而假性神经递质逐渐增多，引起肝性脑病发生。血浆氨基酸失衡学说是假性神经递质学说的补充和发展。

(四)γ-氨基丁酸(GABA)学说

GABA 属于抑制性神经递质。肝功能障碍时，肝不能清除肠源性 GABA，使血中 GABA

浓度增高，通过血脑屏障进入中枢神经系统，导致脑突触后膜 GABA 受体增加并与之结合，使细胞外氯离子内流，神经元呈超极化状态，造成中枢神经系统功能抑制。GABA 学说是从大脑主要抑制性神经递质 GABA 和相应受体相互作用上探讨肝性脑病发病机制的，而不仅限于神经活性物质及其代谢物的含量，因此逐渐受到人们的重视。

总之，肝性脑病的发病机制较为复杂，并非单一因素所致。随着研究的深入，诸多因素间的联系及其相互作用得以揭示。氨中毒学说已成为解释肝性脑病发病机制的中心环节，与其他学说之间的联系越来越密切。

三、影响肝性脑病发生、发展的因素

血脑屏障通透性增加、脑对毒性物质的敏感性增加和诱发因素是影响肝性脑病发生、发展的三个重要因素。

（一）血脑屏障通透性增加

正常生理条件下，一些神经毒素不能通过血脑屏障，TNF－α、IL－6 可使血脑屏障通透性增加，使神经毒素入脑增多，参与肝性脑病的发病过程。实验证明，高碳酸血症、脂肪酸以及饮酒等也可使血脑屏障通透性增加。

（二）脑对毒性物质的敏感性增高

严重肝病患者，体内各种神经毒素增多，在毒性物质的作用下，脑对某些有害因素的敏感性增高，因此易在各种外源性因素（如镇静剂、感染、缺氧、电解质等）作用下发生脑病。

（三）肝性脑病的诱发因素

对于外源性肝性脑病的病例，大多有明显的诱发因素，这些因素能使患者的脑性毒物产生增多或使脑对毒物敏感性增加。

1. 上消化道出血

上消化道出血是导致肝性脑病发生的最常见的诱发因素。肝硬化患者常有食管下端静脉曲张，曲张的静脉破裂后，大量血液可进入消化道。每 100mL 血液中含蛋白质 15～20g，蛋白质在肠道经细菌作用后可产生氨及其他毒物，这是诱发肝性脑病的主要机制。另外，出血可引起低血压、低血容量、缺氧等，这些对脑、肝、肾等器官功能的不良影响在一定程度上也参与了发病机制。

2. 电解质和酸碱平衡紊乱

肝硬化伴腹水患者常用利尿剂治疗，使钾丢失过多，导致低钾性碱中毒。碱中毒可使 NH_4^+ 转变为 NH_3，同时，肾小管上皮细胞产生的氨以铵盐形式排出减少，而以 NH_3 的形式弥散入血增多，使血氨升高。

3. 感染

感染诱发肝性脑病的机制是由于组织蛋白分解增加，从而导致内源性的氨负荷增加（氨的产生增多）。感染时的发热可使呼吸加快，引起呼吸性碱中毒。

4. 氮质血症

肝性脑病的患者，大多数有肾功能不全，致使尿素等非蛋白氮排出减少，血中非蛋白氮升高，大量尿素渗入肠腔并生成氨，使血氨升高。

5. 其他

镇静剂、麻醉剂使用不当，放腹水过多过快，酒精中毒，腹泻，便秘等均可为肝性脑病的诱因，值得注意。

四、肝性脑病防治的病理生理基础

根据肝性脑病的病因和发病机制，临床上多采取综合性措施进行治疗，以提高治疗的成功率，降低死亡率。

（一）积极治疗原发病

肝性脑病通常是由严重肝功能障碍引起的，首先应针对原发病如肝炎、肝硬化等进行治疗。

（二）去除诱因

（1）在肝性脑病的发生、发展过程中，诱发因素具有重要作用，避免诱发因素的作用可以有效地防止肝性脑病的发生。

（2）减少氮负荷。严格控制蛋白质的摄入量（每天少于 40g），同时以葡萄糖为主要供能物质，减少蛋白质分解。

（3）防止上消化道大出血。

（4）防止便秘，以减少肠道有毒物质进入体内。

（5）注意预防因大量排放腹水、大剂量应用利尿剂、低血钾等诱发的肝性脑病。

（6）慎用止痛、镇定、麻醉等药物。

（三）降低血氨

（1）口服新霉素等抑制肠道细菌产氨。

（2）口服乳果糖等使肠道 pH 值降低，减少肠道产氨并有利于氨的排出。

（3）应用谷氨酸或精氨酸降低血氨。

（4）纠正水、电解质和酸碱平衡紊乱，特别是注意纠正碱中毒。

（四）促使神经递质恢复平衡

补充正常神经递质，临床多用左旋多巴，左旋多巴在脑内可转化为多巴胺和去甲肾上腺素，使脑内正常神经递质增多，并与假性神经递质竞争，从而恢复神经冲动的正常传导，促进患者意识清醒。

（五）其他治疗措施

其他治疗措施，如应用支链氨基酸混合液纠正氨基酸代谢的不平衡、保护脑细胞功能、维持呼吸道通畅、防止脑水肿等。另外，近年来开展了人工肝辅助装置与肝移植方面的研究，取得了一些进展，但仍存在不少问题，有待进一步解决。

第三节　肝肾综合征

肝肾综合征（hepatorenal syndrome，HRS）是指在严重肝病时发生在肝功能衰竭基础上的功能性急性肾衰竭（functional acute renal failure，FARF），临床上病情呈进行性发展。HRS

是一种严重肝病伴有的特异性的急性肾衰竭，其最大的特点是这种急性肾衰竭为功能性的，一般在病理学方面无急性肾小管坏死或其他明显的形态学异常。

其特征为自发性少尿或无尿、氮质血症、稀释性低钠血症和低尿钠，但肾却无重要病理改变。肝肾综合征是重症肝病的严重并发症，其发生率占失代偿期肝硬化的50%～70%，一旦发生，治疗困难，存活率很低(<5%)。

一、病因

各种类型的失代偿期肝硬化、重症肝炎、肝癌、妊娠期急性脂肪肝等均可导致肝肾综合征。大多数肝肾综合征表现为肝性功能性肾衰竭，一般无器质性损害，如果肝功能得到改善则肾功能可恢复。但如果持续时间较长，可因肾缺血、缺氧或由于并发消化道出血引起休克等原因，引起急性肾小管坏死，产生肝性器质性肾衰竭。

肝肾综合征多在快速利尿、上消化道出血、外科手术后、低钾或低钙血症、感染及肝昏迷等诱因作用下发生。

二、发病机制

肝肾综合征的发病机制复杂，目前尚未完全阐明。多年来的研究表明，本病的发生与周围动脉血管扩张及选择性肾血管收缩关系密切。主要表现为肾血管收缩和肾内分流，致使肾血流量(RBF)减少，肾小球滤过率(GFR)下降，从而引起肾衰竭。参与这种功能性改变的因素很多，主要包括以下几个方面。

(一)交感神经兴奋性增高

肝硬化晚期大量腹水形成或放腹水、消化道大出血、大量利尿、大量血液淤滞在门静脉系统等可使有效循环血量减少，交感神经兴奋性增高，去甲肾上腺素分泌增加，肾脏血管收缩，肾血流量减少，肾小球滤过率降低。

(二)肾素-血管紧张素-醛固酮系统活动增强

肾血流量减少，肾素的合成和分泌增多，而肝功能衰竭使肾素灭活减少，肾素-血管紧张素-醛固酮系统激活使肾血管收缩，致使肾小球滤过率下降，诱发功能性肾衰竭。

(三)激肽系统活动异常

有资料表明，在肝肾综合征患者血浆和尿中检测不到缓激肽和激肽释放酶及其前体，提示肝肾综合征时，肾内缩血管物质(即血管紧张素)活性增高，而舒血管物质(即缓激肽)活性降低，使肾血管收缩。

(四)肾前列腺素、白三烯的作用

肾前列腺素合成减少，白三烯产生增加。前列腺素有扩张肾血管和增加肾血流量的作用，白三烯具有强烈的收缩血管的作用，在局部引起肾血管收缩，可诱发肝肾综合征。

(五)内毒素血症

肝硬化伴有肝肾综合征时，患者血浆内毒素水平明显增加，这与肌酐清除率、血清尿素氮密切相关，说明内毒素血症在肝肾综合征发病机制中有一定作用，可能是内毒素通过一些途径增加肾血管阻力的结果。

(六)内皮素

内皮素-1具有收缩血管的作用,肝肾综合征患者血中内皮素-1增加。目前认为,肝肾综合征时组织缺氧、内毒素血症以及儿茶酚胺增多均可促进内皮素-1生成增多。内皮素-1除可收缩血管外,也可刺激肾小球系膜细胞收缩,减少滤过面积,使肾小球滤过率降低。

(七)假性神经递质

肝硬化患者血液中芳香族氨基酸水平升高,通过非特异性脱羧和羟化作用生成苯乙醇胺和羟苯乙醇胺,这些假性神经递质能与真性神经递质竞争结合受体,阻断交感神经正常传导,引起小血管扩张,使肾脏有效血容量降低,导致肾衰竭。

第二十三章　肾功能不全

肾脏是人体重要的排泄器官，具有排泄体内代谢产物、药物、毒物及解毒产物，调节体内水、电解质和酸碱平衡的作用。此外，肾脏还能分泌肾素、前列腺素、促红细胞生成素、1,25-二羟维生素 D_3 等，以调节机体的重要生理功能。因此，肾脏是一个多功能器官，它在维持人体内环境的稳定中起着重要的作用。

肾功能不全(renal insufficiency)是指当各种病因引起肾泌尿功能严重障碍时，代谢产物不能充分排出而蓄积在体内，并伴有水、电解质和酸碱平衡紊乱及肾内分泌功能障碍的病理过程。

知识链接

肾功能不全与肾衰竭在本质上是相同的，只是在程度上有所区别。前者是指病情由轻到重的过程，后者则是肾功能不全的晚期。在临床实际应用中，这两个概念往往通用。根据发病的急缓及病程的长短可分为急性和慢性两种，两者发展到严重阶段，机体都会出现严重的中毒症状，即尿毒症。

第一节　急性肾功能不全

急性肾功能不全(acute renal insufficiency,ARI)指各种原因在短期内引起肾脏泌尿功能急剧障碍，以致机体内环境出现严重紊乱的病理过程。临床表现为水中毒、氮质血症、高钾血症和代谢性酸中毒。多数患者伴有少尿或无尿，即少尿型急性肾功能不全。少数患者尿量并不减少，但肾脏排泄功能障碍，氮质血症明显，称为非少尿型急性肾功能不全。无论少尿型或非少尿型，肾小球滤过率(GFR)均显著降低，故 GFR 降低是发生急性肾功能不全的中心环节。

一、病因与分类

根据病因可将急性肾功能不全分为肾前性、肾性和肾后性三类。

(一)肾前性急性肾功能不全

肾前性急性肾功能不全是由于肾脏血液灌流量急剧减少所致，常见于休克的早期。有效循环血量减少和血压降低除直接导致肾血流量减少外，还可通过交感-肾上腺髓质系统和肾素-血管紧张素系统使肾脏小动脉强烈收缩，从而进一步降低肾脏血液灌流量和有效滤过压。同时，继发性醛固酮和 ADH 分泌增多，又可增强远曲小管和集合管对钠、水的重吸收。因此，肾小球滤过率显著降低，尿量显著减少，尿钠含量低于20mmol/L，尿比重较高。

肾前性急性肾衰竭属于功能性急性肾功能不全，尚无肾实质的损害，故当循环障碍因及时的治疗而恢复正常时，肾脏泌尿功能也随即恢复正常。但若肾缺血持续过久，就会引起肾脏器质性损害，从而导致肾性急性肾功能不全。

(二)肾性急性肾功能不全

肾脏器质性病变所引起的急性肾功能不全称为肾性急性肾功能不全。例如，急性肾小球肾炎和狼疮性肾炎时，由于炎性或免疫性损害，可使大量肾小球功能发生障碍，引起急性肾功能不全。双侧肾动脉栓塞亦可引起急性肾功能不全。此外，急性肾盂肾炎、子痫、结节性多动脉炎等也都能引起急性肾功能不全。但是，临床上较为常见的是肾缺血及肾毒物引起的急性肾小管坏死所致的急性肾功能不全。

1. 肾缺血

肾缺血多见于各种原因引起的休克。休克时，持续性的血压下降和肾小动脉的强烈收缩，使肾脏血液灌流量显著而持续地减少，肾小管可发生缺血性损害，甚至发生坏死。在出现肾小管器质性病变后，即使纠正血容量且使血压恢复正常，也不能使肾脏泌尿功能迅速恢复。患者尿中含有蛋白质、红细胞、白细胞及各种管型。尿钠浓度一般可升高到40～70mmol/L或更高，说明肾小管已受损而致保钠功能减退。

2. 肾毒物

重金属(如汞、砷、锑、铅)、抗生素(如二甲氧苯青霉素、新霉素、多黏菌素、庆大霉素、先锋霉素等)、磺胺类药物、某些有机化合物(如四氯化碳、氯仿、甲醇、酚、甲苯等)，均可直接损害肾小管，甚至引起肾小管上皮细胞坏死。此时若并发肾脏血液灌流量不足，则会加剧肾小管的损害。

在许多病理条件下，肾缺血与肾毒物常同时或相继发生作用。例如，在肾毒物作用时，肾内可出现局部血管痉挛而致肾缺血；反之，肾缺血也常伴有毒性代谢产物的堆积。一般认为，肾缺血时再加上肾毒物的作用，最易引起急性肾功能不全。

课堂互动

休克为什么能引起急性肾功能不全？休克时采取什么措施可防治肾功能不全的发生？

(三)肾后性急性肾功能不全

肾后性急性肾功能不全是指从肾盏到尿道口任何部位的急性阻塞而导致的急性肾功能不全，常见于双侧尿路结石、炎症、盆腔肿瘤、前列腺肥大和前列腺癌等引起的尿路梗阻。

在肾后性急性肾功能不全的早期并无肾实质的损害。及时解除梗阻，可使肾脏泌尿功能迅速恢复。因此，对肾后性急性肾功能不全应及早明确诊断，并给予适当的处理。

二、发病机制

各种原因引起的急性肾功能不全的发病机制有所不同，且其机制尚未彻底阐明。下面主要阐述肾缺血和肾毒物引起的少尿型急性肾功能不全的发病机制。

(一)肾小球因素

1. 肾缺血

(1)肾血流灌注压降低　正常情况下，循环血量的20%流经肾，而肾血流的80%分布于肾皮质，有利于肾小球皮质形成尿液。任何原因引起的循环血量不足，均可导致肾缺血，使肾血流灌注不足。当血压下降到50～70mmHg时，肾血管收缩，肾血流量减少1/2，肾小球滤过率降低2/3；当血压下降至40mmHg时，肾血流灌注严重不足，导致肾小球滤过率明显下降。

(2)肾血管收缩　肾血管收缩与许多体液因素有关。①儿茶酚胺增加。休克时，由于有效循环血量减少，导致交感-肾上腺髓质系统兴奋，血中儿茶酚胺释放增加。肾皮质入球小动脉因对儿茶酚胺敏感发生强烈收缩，导致血流重新分布，造成肾皮质缺血明显。同时，肾髓质血流量相对增多，重吸收作用增强，尿量减少更加明显。②肾素-血管紧张素系统活性增强。肾缺血或肾中毒时，近曲小管上皮细胞受损，对Na^+重吸收减少，到达远曲小管尿液中的Na^+浓度升高，刺激近球细胞分泌肾素；另外，缺血时肾灌注压降低，入球小动脉管壁张力下降，刺激近球细胞分泌肾素；有效循环血量降低，交感神经兴奋等均可引起肾素分泌增加，继而血管紧张素Ⅱ增加，使肾血管收缩，从而导致肾小球滤过率降低。③肾髓质间质细胞合成前列腺素减少。肾缺血或肾中毒时，肾髓质间质细胞合成前列腺素减少，PGE_2合成减少，TXA_2相对增加，导致肾血管痉挛收缩，阻力增加并且微血管内血栓形成。④内皮素合成增加。

(3)肾缺血再灌注损伤　肾缺血时，产生大量促进自由基生成的黄嘌呤氧化酶并且酶的活性增高；肾缺血再灌注时，分子氧进入组织内，不但没有改善局部供氧，反而产生了大量氧自由基，使血管内皮细胞受损、肿胀、管腔狭窄，甚至阻塞。另外，氧自由基还可使微血管通透性增高、血浆外渗、血液浓缩、血液黏稠度增高，进一步加重了肾缺血。采用氧自由基清除剂能避免或减少缺血再灌注引起的损伤。

2. 肾小球病变

急性肾小球肾炎、狼疮性肾炎等，因肾小球滤过面积减少而导致肾小球滤过率降低。

(二)肾小管因素

1. 肾小管坏死与原尿回漏

持续性肾缺血和肾中毒，引起肾小管上皮细胞广泛变性、坏死，基底膜断裂，原尿经受损的肾小管回漏入肾间质，称为原尿回漏。原尿回漏一方面可引起尿量减少；另一方面又可引起肾间质水肿，肾间质压力升高，压迫肾小管及其周围小血管，使肾小囊内压力升高，肾小球滤过率进一步降低，少尿现象更加明显。

2. 肾小管阻塞

持续性肾缺血和肾中毒，引起肾小管上皮细胞变性、坏死、脱落，脱落的细胞及其碎片可在肾小管内形成管型，一方面阻塞肾小管管腔，使原尿不易通过，从而导致少尿；另一方面管腔内压增高，使肾小球有效滤过压降低造成少尿。异型输血、严重挤压伤、磺胺结晶等也可形成管型引起肾小管阻塞。

三、临床表现及病理生理基础

(一)少尿型急性肾功能不全

临床上约80%的急性肾功能不全患者属于少尿型急性肾功能不全。此种类型肾功能不全的发病过程一般可分为少尿期、多尿期和恢复期三个阶段。

1. 少尿期

少尿期为病情最危重阶段。内环境严重紊乱，持续时间不一，一般为1～3周，持续愈久，预后愈差。

(1)尿的变化　少尿或无尿：少尿是指成人24小时尿量少于400mL。无尿是指成人24小时尿量少于100mL。少尿或无尿的发生与肾血流减少、肾小管阻塞和肾小管原尿回漏有关。由于肾小管受损，肾小管上皮重吸收水、钠的功能障碍，故尿比重低，尿渗透压低于350mmol/L，尿钠含量高于40mmol/L。由于肾小球滤过功能障碍和肾小管上皮坏死、脱落，尿中含有蛋白质、红细胞、白细胞和各种管型。

(2)水中毒　由于肾脏排尿量明显减少，体内分解代谢加强，以致内生水增多。因输入或摄入液体量过多等原因，可引起体内水潴留。当水潴留超过钠潴留时，可引起稀释性低钠血症，水分向细胞内转移而引起细胞水肿。严重者可并发肺水肿、脑水肿和心功能不全。

(3)高钾血症　这是急性肾功能不全患者最危险的变化，是少尿期的致死原因。引起高钾血症的原因有：①尿量显著减少，使尿钾排出减少；②组织损伤、细胞分解代谢增强、缺氧、酸中毒等因素均可促使钾从细胞内向细胞外转移；③摄入含钾食物或大量输入含钾的库存血。高钾血症可诱发心律失常，甚至导致心搏骤停而危及生命。

(4)代谢性酸中毒　主要是由于肾脏排酸保碱功能障碍所致，具有进行性、不易纠正的特点。酸中毒可抑制心血管系统和中枢神经系统，并能促进高钾血症的发生。

(5)氮质血症　由于体内蛋白质的代谢产物不能由肾脏充分排出，而且蛋白质分解代谢增强，故血中尿素、肌酐等非蛋白含氮物质的含量大幅度增高，引起中毒症状，称为氮质血症(azotemia)。一般在少尿期开始后几天，血中非蛋白氮的含量明显增多。感染、中毒、组织严重创伤等都会使血中非蛋白氮水平进一步升高，氮质血症进行性加重，严重时可出现尿毒症。

患者如能安全度过少尿期，当体内有肾小管上皮细胞再生时，即进入多尿期。

2. 多尿期

尿量增加到400mL/d以上时，表示已进入多尿期。随后尿量成倍增加，5～6天后尿量可达3000mL/d以上。患者进入多尿期标志着病情趋向好转。多尿的机制可能为：①肾小球滤过功能逐渐恢复正常；②间质水肿消退，肾小管内的管型被冲走，阻塞解除；③肾小管上皮虽已开始再生修复，但其功能尚不完善，故重吸收钠、水的功能仍然低下，原尿不能被充分浓缩；④少尿期中潴留在血中的尿素等代谢产物开始经肾小球大量滤出，从而增高原尿的渗透压，引起渗透性利尿。

多尿期，患者尿量虽已增多，但在早期由于肾小球滤过率仍较正常为低，溶质排出仍然不足，肾小管上皮细胞的功能也不完善，因此氮质血症、高钾血症和酸中毒等并不能很快改善，只有经过一定时间后，血钾和非蛋白氮才逐渐下降至正常水平，肾脏排酸保碱的功能才恢复正常。由于患者每天可排出大量水和电解质，若不及时补充，则可发生脱水、低钾血症和低钠血症。因此，应给予充分的注意。

多尿期持续1～2周后转入恢复期。

3. 恢复期

一般在发病后一个月左右即进入恢复期。此期，患者的尿量和血中非蛋白氮含量都基本恢复正常。水、电解质和酸碱平衡紊乱及其所引起的症状也完全消失。但是，肾小管功能需要经过数月才能完全恢复正常。因而在恢复期的早期，尿的浓缩功能和尿素等物质的排出功能仍不完全正常。少数病例由于肾小管上皮、基底膜的严重破坏和修复不全，可出现肾组织纤维化而转变为慢性肾功能不全。

(二)非少尿型急性肾功能不全

非少尿型急性肾功能不全是指患者发生进行性氮质血症并伴有其他内环境紊乱，但其尿量在发病初期并不减少，而是正常或略有增加，为 400～1000mL/d。非少尿型急性肾衰竭患者虽然也有肾小球滤过率降低和肾小管的损害，但肾内病变相对较轻，主要表现为肾小管浓缩功能障碍，因此虽有血浆非蛋白氮的增高，但尿量并不减少，尿比重＜1.020，尿钠含量也较低，预后较好。由于非少尿型急性肾功能不全的尿量排出较多，故一般很少出现高钾血症。本病一般病情轻，预后好，但易发生漏诊，若治疗不及时，可向少尿型急性肾功能不全转化。

四、防治的病理生理基础

(一)合理用药，减轻肾脏损伤

由于许多药物及毒性物质能损害肾小管，因此应合理用药，以避免毒性物质对肾脏的损害作用。

(二)恢复有效循环血量，预防休克发生

积极抢救危重患者，预防休克的发生，如已发生休克并伴有功能性急性肾功能不全时，应及时采用抗休克措施，迅速恢复有效循环血量，使肾血流量和肾小球滤过率恢复正常，以利于肾功能的恢复。如通过尿液分析，发现患者已患有急性肾小管坏死所致的急性肾功能不全时，应按急性肾功能不全的治疗原则进行处理。

(三)综合措施

(1)适当输入液体，以维持体内水、电解质平衡　在少尿期，应严重控制液体输入量，以防水中毒的发生。在多尿期，除注意补液外，还应注意补钠、补钾，以防脱水、低钠血症和低钾血症的发生。

(2)处理高钾血症　高钾血症是少尿期最严重的并发症，应进行紧急处理：①促进细胞外钾进入细胞内，如静脉滴注葡萄糖和胰岛素，使细胞内糖原合成增多，从而促使细胞外液中的钾进入细胞内；②静脉注入葡萄糖酸钙，以对抗高钾血症对心脏的毒性作用；③应用钠型阳离子交换树脂(如聚苯乙烯磺酸钠)口服或灌肠，使钠和钾在肠内进行交换，钾即可随树脂排出体外；④严重高钾血症时，应用透析疗法。

(3)控制酸中毒。

(4)控制氮质血症　①滴注葡萄糖以减轻蛋白质的分解代谢；②静脉内缓慢滴注必需氨基酸，以促进蛋白质的合成，降低尿素氮上升的速度，并加速肾小管上皮的再生；③采用透析疗法以清除非蛋白氮等。

(5)积极抗感染　此时应选用合适的药物和剂量，以免加重肾中毒。

(6)透析疗法　包括血液透析和腹膜透析。其原理是通过透析作用，使半透膜两侧溶液中的小分子物质(如尿素、葡萄糖、电解质、H^+等)进行交换，以纠正水、电解质和酸碱平衡紊乱，降低尿素氮。透析疗法已广泛应用于急性、慢性肾功能不全，取得了较好的疗效。

第二节　慢性肾功能不全

各种慢性肾脏疾病，随病情恶化，肾单位进行性破坏，以致残存肾单位不足以充分排出代谢废物和维持内环境稳定，进而发生泌尿功能障碍和内环境紊乱，包括代谢废物和毒物的潴留，水、电解质和酸碱平衡紊乱，并伴有内分泌功能障碍的临床综合征，称为慢性肾功能不全(chronic renal insufficiency，CRI)。CRI 发展呈渐进性，病程迁延，病情复杂，常以尿毒症为结局而导致死亡。

一、病因

慢性肾功能不全的病因分为原发性和继发性两种。原发性肾脏疾病是引起慢性肾功能不全的主要病因，其中以慢性肾小球肾炎最为常见，占慢性肾功能不全的 50%～60%。引起继发性肾脏疾病的常见原因是糖尿病和高血压肾病。

蛋白尿、高脂血症、高血压、吸烟、感染和凝血异常等因素也可促进慢性肾功能不全的进展。

二、发展过程

(一)代偿期

由于肾脏具有强大的代偿能力，在慢性肾脏疾病的开始阶段，肾实质破坏较轻，未受损的肾单位发挥代偿功能，因此，肾泌尿功能基本正常，尚能维持内环境的稳定，无临床症状。内生肌酐清除率在正常值的 30%以上，血液生化指标无异常，但肾脏储备能力降低，在突然增加肾脏负荷时，则发生内环境紊乱。

(二)肾功能不全期

肾实质进一步受损，肾脏已不能维持内环境稳定，可出现多尿、夜尿、轻度氮质血症和贫血等。内生肌酐清除率降至正常的 25%～30%。

(三)肾衰竭期

内生肌酐清除率降至正常的 20%～25%。临床表现明显，出现明显的氮质血症、酸中毒、高磷血症、低钙血症、严重贫血、多尿、夜尿等，并伴有部分尿毒症中毒的症状。

(四)尿毒症期

内生肌酐清除率降至正常的 20%以下，有明显的水、电解质和酸碱平衡紊乱以及多系统功能障碍，并出现一系列尿毒症中毒症状。

三、发病机制

慢性肾功能不全的发病机制迄今不甚清楚。一般用如下学说解释，其中前三种由 Bricker 提出。

(一)健存肾单位学说

此学说认为，虽然引起慢性肾损害的原始病因各不相同，但是最终都会造成病变肾单位的功能障碍，肾脏的功能只能由未受损的残存肾单位来承担。丧失肾功能的肾单位越多，残存的完整肾单位就越少，当残存的肾单位少到不能维持正常的泌尿功能时，内环境就开始发生紊乱，导致慢性肾功能不全的发生、发展。

(二)矫枉失衡学说

此学说是对健存肾单位学说的一个补充。当正常肾单位和肾小球滤过率进行性减少时，导致体内某些物质排出减少而蓄积。机体为了清除这些物质，通过分泌某些体液因子来抑制肾小管对该物质的重吸收，增加该物质的排出，以此来维持内环境的相对稳定，这就是矫枉过程。但随着正常肾单位和肾小球滤过率进一步减少，肾脏对该物质的滤过进一步减少，其结果是该物质的浓度进一步升高，使机体分泌某些体液因子的量也随之进一步增多，而此时已不能通过促进这些物质的排泄来维持内环境的相对稳定，反而可以作用于其他器官引起不良影响，从而使内环境紊乱进一步加剧。

(三)肾小球过度滤过学说

慢性肾功能不全时，肾单位不断遭受损害而丧失功能，肾功能只能由健存肾单位来承担，使健存肾单位负荷过重，长期代偿性过度滤过可逐步造成这部分肾单位肥厚、纤维化、硬化，最后也丧失功能，致使健存肾单位与受损肾单位的比值逐渐减小，进而出现肾功能不全和衰竭。

(四)肾小管-间质损伤学说

针对慢性肾脏疾病患者肾形态学研究表明，肾功能损害程度与慢性肾小管-间质的病理变化关系密切。健存肾单位的肾小管，尤其是近端小管，在慢性肾衰竭时发生代谢亢进，细胞内钙含量增多，自由基产生增多，导致肾小管和间质细胞的损伤。

肾小管-间质的纤维化均伴有肾小管的萎缩，因此，肾小管-间质的纤维化是慢性肾衰竭的主要原因。①间质的纤维化和肾小管萎缩可导致球后毛细血管阻塞，毛细血管血流量减少，肾小球滤过率降低；②肾小管萎缩导致无小管肾小球形成，血流不经滤过直接经静脉回流，使肾小球滤过率进一步下降。

四、临床表现

(一)泌尿功能变化

1. 尿量改变

(1)夜尿　正常成人每日尿量约为 1500mL，白天尿量约占总尿量的 2/3。慢性肾功能不全患者早期即有夜间排尿增多的症状，甚至超过白天尿量，称为夜尿。其机制可能是平卧后肾血流量增加，导致原尿生成增多。另外，肾小管对水的重吸收减少，排尿增多。

(2)多尿　24 小时尿量超过 2000mL 称为多尿。多尿是慢性肾功能不全患者早期较常见的症状。尿量增多的原因可能为：①原尿流速快。肾血流集中在健存肾单位，使其 GFR 增高，原尿生成增多，流经肾小管时流速增快，肾小管来不及充分重吸收。②渗透性利尿。健存肾单位滤出的原尿中溶质含量代偿性增高，产生渗透性利尿。③尿浓缩功能降低。肾小管髓袢血管少，易受损，由于 Cl^- 主动吸收减少，髓质高渗环境形成障碍，不能保持渗透梯度，使尿浓缩功能下降。④肾小管对 ADH 的敏感性降低。慢性肾功能障碍时，肾小管特别是远端小管和集合管上皮细胞受损，对 ADH 的敏感性降低。

（3）少尿　当肾单位极度减少，GFR明显降低时，则可发生少尿。

2. 尿渗透压的变化

慢性肾衰竭早期，由于肾脏的稀释功能仍趋于正常，但肾的浓缩功能已经降低，不能形成高比重的尿，因而出现尿比重降低。随着病情加重，肾脏浓缩和稀释功能均出现障碍，使终尿渗透压接近于血浆，尿比重固定在1.008～1.012，称为等渗尿，又称等比重尿。

3. 尿成分的改变

（1）蛋白尿　蛋白尿可以是肾小管上皮细胞损伤的后果，也可以是肾小管上皮细胞损伤的重要原因。目前普遍认为，蛋白尿本身是引起慢性肾脏疾病持续进展的重要因素。

（2）血尿和脓尿　当肾小球基底膜严重受损、破坏时，红细胞、白细胞也可从肾小球滤过，随尿排出，分别称为血尿和脓尿。

（二）氮质血症

当血液中非蛋白氮浓度超过正常水平时引起的中毒症状，称为氮质血症。慢性肾功能不全时，因肾小球滤过率降低，可造成尿素、尿酸、肌酐、氨基酸和胍类等含氮的代谢产物在体内堆积，使血中非蛋白氮的含量显著增加而发生氮质血症。慢性肾功能不全的早期，非蛋白氮升高可不明显，晚期出现严重的氮质血症，其中以血尿素氮（BUN）增多为主。临床上常用BUN作为氮质血症的指标，用肌酐清除率（尿中肌酐浓度×每分钟尿量/血浆肌酐浓度）作为检测肾小球滤过率的指标，因为肌酐能自由经肾小球滤过，不被肾小管重吸收，也不被肾组织代谢，肌酐清除率与肾小球滤过率的变化呈平衡关系，故可用于检测肾小球滤过率的情况。某种意义上，肌酐清除率代表具有功能的肾单位数目。

（三）水、电解质和酸碱平衡紊乱

1. 水代谢障碍

慢性肾功能不全时，由于大量肾单位被破坏，肾脏对水和渗透压平衡的调节功能减退，常有夜尿、多尿和等渗尿。多尿的患者，特别是伴有呕吐、腹泻时，如不及时给予足够的水分，因其肾脏浓缩功能下降，尿量不能相应地减少，故容易发生严重脱水，从而使酸中毒、高钾血症、高磷血症加重，病情恶化。反之，当静脉输血过多时，又易发生水潴留，甚至引起肺水肿和脑水肿。当慢性肾功能不全引起的GFR过度减少时，则出现少尿和水肿。

2. 钠代谢障碍

慢性肾功能不全时，肾脏对钠、水负荷的调节能力减退。水摄入增加时，可引起肺水肿、脑水肿和心力衰竭等；严格控制水的摄入又易引起脱水。如过多限制钠的摄入，加上尿钠排除增加，易引起低钠血症。反之，钠摄入过多，则易引起钠、水潴留，从而引起血容量增多、高血压，加重心脏负荷。

慢性肾功能不全时，失钠的机制有：①慢性肾功能不全伴氮质血症时，原尿中溶质含量增加，产生渗透性利尿而失钠；②慢性肾功能不全时受损的肾小管对醛固酮的反应性下降，重吸收钠的能力降低；③慢性肾功能不全时由于原尿形成的速度加快、数量增加，流经肾小管时的速度相应加快，使肾小管对各种成分都来不及重吸收；④慢性肾功能不全伴氮质血症时，患者可有呕吐、腹泻，使钠盐丢失增多；⑤慢性肾功能不全时常有水肿出现而人为地限制钠盐的摄入。因此，对慢性肾功能不全的患者要视尿量排出的多少适当控制钠盐的摄入。

3. 钾代谢障碍

慢性肾功能不全早期，由于尿量不减少，血钾可维持正常水平。长期使用排钾性利尿剂、厌食、呕吐、腹泻等还可导致低钾血症。慢性肾功能不全晚期，由于少尿、摄入富含钾的食物、输入库存血、酸中毒、感染等则可引起高钾血症。

4. 钙磷代谢障碍

(1)血磷增高　在慢性肾功能不全早期，由于肾小球滤过率下降，血磷暂时上升，但由于钙磷乘积为一常数，血中游离钙减少，刺激甲状旁腺分泌甲状旁腺激素(PTH)。根据矫枉失衡学说，PTH 就是针对血磷滤过减少而在血液中增多的体液因子，其通过抑制肾小管对磷的重吸收，使磷排出增多。慢性肾功能不全晚期，由于肾小球滤过率极度下降，继发性 PTH 分泌增多已不能使磷充分排出，故血磷水平显著升高。PTH 的增多又加强溶骨活动，使骨磷释放增多，从而形成恶性循环，使血磷水平不断上升。

(2)血钙降低　慢性肾功能不全时出现低血钙，其原因是：①血磷升高。由于钙磷乘积为一常数，血磷升高必然导致血钙降低，同时血磷过高时，肠道分泌磷酸根增多，可在肠内与食物中的钙结合形成不易溶解的磷酸钙，妨碍钙的吸收。②维生素 D 代谢障碍。由于肾实质破坏，$25-(OH)-D_3$ 羟化为 $1,25-(OH)_2-D_3$ 功能发生障碍，肠道对钙的吸收因而减少。③体内某些毒性物质的滞留可使肠黏膜受损，钙的吸收减少。④血磷升高刺激甲状旁腺细胞分泌降钙素，抑制肠道对钙的吸收。

5. 镁代谢障碍

体内镁代谢平衡主要受肠道对镁的吸收和肾脏排镁的影响。慢性肾衰竭伴有少尿时，可因镁排出障碍而引起高镁血症。若同时用硫酸镁降低血压或导泻时，更易造成血镁升高。但一般血镁升高的程度并不严重，高镁血症对神经肌肉具有抑制作用。

6. 酸碱平衡紊乱

肾是人体调节酸碱平衡的重要器官之一，慢性肾功能不全患者因健存肾单位逐渐减少，出现代谢性酸中毒，尿液的 pH 值降低。其发生机制如下。

(1)肾小管排 NH_4^+ 减少　慢性肾衰竭时，由于肾小管上皮细胞产 NH_3 减少，肾小管排 NH_4^+ 降低，可致 H^+ 排出障碍而发生代谢性酸中毒。

(2)肾小管重吸收碳酸盐减少　慢性肾衰竭时，继发性甲状旁腺激素分泌增多，可抑制近曲小管上皮细胞碳酸酐酶的活性，使近曲小管对碳酸盐的重吸收降低，因而造成碳酸盐的丧失。

(3)肾小球滤过率明显下降　当 GFR 降低到 20mL/min 时，体内酸性代谢产物(如碳酸、硫酸、磷酸、有机酸等)从肾小球滤过减少而潴留体内。

(四)肾性高血压

肾性高血压是指由各种肾脏疾病引起的高血压，是慢性肾功能不全患者的常见症状之一，其发病机制与下列因素有关。

1. 钠、水潴留

慢性肾衰竭时，由于肾脏排钠、排水功能降低，钠、水可在体内潴留而引起血容量增高和心输出量增多，从而导致血压升高，这种高血压称为钠依赖性高血压。对这种患者，限制钠盐的摄入，并用利尿剂以增加尿钠的排出，可以收到较好的降压效果。

2. 肾素-血管紧张素系统的活性增高

慢性肾小球肾炎、肾小动脉硬化等疾病引起的慢性肾衰竭，常伴有肾素-血管紧张素系统活性增高，血液中血管紧张素Ⅱ形成增多。血管紧张素Ⅱ可直接引起小动脉收缩，又能促使醛固酮分泌，导致钠、水潴留，并可兴奋交感-肾上腺髓质系统，引起儿茶酚胺释放和分泌增多，导致血压上升，这种高血压称为肾素依赖性高血压。对此类患者，限制钠盐摄入和应用利尿剂，不能收到良好的降压效果。只有采用药物疗法等减轻肾素-血管紧张素系统的活性，消除血管紧张素Ⅱ对血管的作用，才有明显的降压作用。

3. 肾脏形成血管舒张物质减少

正常肾髓质能生成前列腺素 A_2（PGA_2）和前列腺素 E_2（PGE_2）等血管舒张物质。此类物质能舒张肾皮质血管，增加肾皮质血流量和抑制肾素的分泌，从而具有抗高血压的作用。此外，这类物质还具有排钠、排水的效应。因此，肾实质破坏引起血管舒张物质形成减少，也可促进高血压的发生。

（五）肾性贫血

慢性肾功能不全患者常伴有中度以上贫血，贫血发病机制可能与下列因素有关。

（1）肾脏组织严重受损后，肾脏形成促红细胞生成素减少。

（2）血液中潴留的毒性物质对骨髓造血功能具有抑制作用，如甲基胍对红细胞的生成具有抑制作用。

（3）慢性肾功能障碍可引起肠道对铁的吸收减少，并可因胃肠道出血而致铁丧失增多。

（4）毒性物质的蓄积可引起溶血及出血，从而造成红细胞的破坏与丢失。

（六）出血倾向

慢性肾衰竭的患者常有出血倾向，其主要临床表现为皮下瘀斑和黏膜出血（如鼻出血、胃肠道出血等）。一般认为，血小板数量减少不是造成出血的主要原因，而血小板的功能障碍才是主要病因。血小板功能障碍表现为血小板第 3 因子的释放受到抑制，因而凝血酶原激活物生成减少；血小板的黏着和聚集功能减弱，因而出血时间延长。血小板功能的改变可能是毒性物质在体内蓄积所引起的，如尿素、胍类、酚类化合物等都有改变血小板功能的作用。

（七）肾性骨质营养不良

肾性骨质营养不良（renal osteodystrophy）是慢性肾衰竭尤其是尿毒症的严重并发症。其中包括骨囊性纤维化、骨软化症和骨质疏松等病变，其发病机制与慢性肾衰竭时出现的高磷血症、低钙血症、PTH 分泌增多、$1,25-(OH)_2-D_3$ 形成减少、胶原蛋白代谢障碍以及酸中毒等有关。如果采取一定措施降低血磷和控制低钙血症，则可减轻继发性 PTH 分泌增多和骨质营养不良。

第三节　尿毒症

尿毒症是急性、慢性肾功能不全发展到最严重的阶段。代谢终产物和内源性毒性物质在体内潴留，水、电解质和酸碱平衡发生紊乱以及某些内分泌功能失调，从而引起一系列中毒症状，称为尿毒症（uremia）。

一、尿毒症的主要临床表现

(一)神经系统

1. 尿毒症性脑病

尿毒症性脑病的病理形态变化为脑实质充血、水肿或点状出血,神经细胞变性、胶质细胞增生。早期常有疲劳、乏力、头痛、头晕、表情淡漠、理解能力和记忆力减退等表现。严重时可出现烦躁不安、肌肉颤动、肌张力增加、抽搐,最后发生嗜睡、昏迷。其发生机制可能与下列因素有关。

(1)某些毒性物质蓄积,使 $Na^{+}-K^{+}-ATP$ 酶活性降低,造成脑细胞内钠含量增加,导致脑水肿形成。

(2)肾性高血压所致脑血管痉挛、缺氧和毛细血管通透性增高,可引起脑神经细胞变性和脑水肿。

2. 周围神经病变

周围神经病变表现为下肢乏力、麻木、刺痛及灼痛,运动无力,腱反射减弱,最终引起运动障碍。病理形态变化主要表现为周围神经出现脱髓鞘和轴索变性,其发生机制可能与尿毒症时血中 PTH 和胍类物质增多有关。

(二)消化系统

消化系统症状是尿毒症患者最早和最突出的临床表现。常见有食欲缺乏、厌食、恶心、呕吐、腹泻、口腔黏膜溃疡、消化道出血等。其发生可能与下列因素有关。

(1)尿毒症时过多的尿素从消化道排出被尿素酶分解成氨,刺激胃肠道黏膜产生纤维素性炎症,甚至产生多发性浅表性溃疡。

(2)PTH 增加可刺激胃泌素释放,后者刺激胃酸分泌增加,促使溃疡形成。

(3)中枢神经系统功能障碍可致恶心、呕吐。

(三)心血管系统

心血管系统并发症不仅多见,而且不易控制,是尿毒症患者死亡的重要原因之一。常见的有心肌病、心力衰竭、心律失常、心包炎、高血压等。这主要是由于尿毒症患者肾性高血压,贫血,水、电解质和酸碱平衡紊乱,毒素蓄积造成的。尿素的刺激可导致无菌性心包炎,患者主诉心前区疼痛,听诊可闻及心包摩擦音,是尿毒症最危险的表现之一。

(四)呼吸系统

酸中毒时患者呼吸慢而深,严重时可见到 Kussmaul 呼吸。患者呼出的气体有氨味,这是由于尿素经唾液酶分解成氨所致。严重患者可出现肺水肿、纤维素性胸膜炎或肺钙化等病变。肺水肿可能与心力衰竭、低蛋白血症、钠水潴留等因素的作用有关;纤维素性胸膜炎可能是尿素刺激引起的炎症;肺钙化是磷酸钙在肺组织内沉积所致。

(五)免疫系统

尿毒症常并发免疫功能障碍,以细胞免疫异常为主,如血中 T 淋巴细胞绝对数降低、迟发型皮肤变态反应减弱、中性粒细胞趋化性降低,故尿毒症患者常有严重感染,并成为主要死因之一。患者体液免疫变化不大。细胞免疫功能异常,可能与毒性物质对淋巴细胞的分化和成熟有抑制或毒性作用有关。

(六)内分泌系统

除肾脏内分泌功能发生障碍外，性激素也时常紊乱，性功能常有障碍。女性患者可出现月经不调，受孕后易自然流产；男性患者则常有阳痿、精子生成减少或活力下降等。

(七)皮肤与黏膜变化

由于贫血而面色苍白；因代谢产物刺激皮肤或甲状旁腺激素分泌增加，患者常感皮肤瘙痒；因尿素随汗液排出，在汗腺开口处形成细小白色结晶，此结晶称为尿素霜。

(八)代谢紊乱

(1)糖耐量降低　尿毒症患者常有糖耐量降低，可能与患者血中存在胰岛素拮抗物，使外周组织对胰岛素反应降低有关。

(2)蛋白质代谢障碍　尿毒症患者食欲低下和限制饮食，同时毒性物质使肝脏蛋白合成减少而分解增加，造成低白蛋白血症。

(3)脂肪代谢障碍　患者常有高脂血症，主要是血清甘油三酯增高。这是由于胰岛素拮抗物质使肝合成甘油三酯增加，也可能与脂蛋白酶活性降低致使甘油三酯清除率降低有关。

二、尿毒症的发病机制

尿毒症患者体内有 200 多种代谢产物或毒性物质，其中 20 余种具有明确的毒性作用，主要包括肌酐、胍类、多胺及中分子物质和甲状旁腺激素等。这些毒素的共同特点是在尿毒症患者血浆中浓度高，当血浆浓度降低时，可使尿毒症症状减轻。但由于尿毒症是一个非常复杂的病理过程，其发病机制目前尚不十分清楚。目前认为尿毒症症状可能与下列毒性物质在体内蓄积有关。

1. 蛋白质代谢产物

蛋白质代谢产物主要成分是尿毒症毒物，其可引起脑的整合功能降低，患者出现疲乏、头痛和嗜睡等症状。由于鸟氨酸循环的胍乙酸和肌酐的蓄积，导致精氨酸从另外的代谢途径转变为更强的甲基胍和胍基琥珀酸。这些毒性产物可引起恶心、呕吐、皮肤瘙痒、抽搐和意识障碍等症状。

2. 细菌代谢产物

尿毒症患者肠道细菌代谢氨基酸产生的脂肪族胺、芳香族胺和多胺等物质不能由肾脏排出，而在体内蓄积，从而降低脑组织和红细胞的耗氧量，抑制 Na^+-K^+-ATP 酶的活性，促使红细胞的溶解。多胺与蛋白质具有高度亲和力，可增加微血管壁的通透性，引起厌食、恶心、呕吐、共济失调和抽搐，促进脑水肿和肺水肿的发生。

3. PTH 大分子毒性物质

PTH 大分子毒性物质蓄积，可导致中枢神经受损，出现骨营养不良、皮肤瘙痒、贫血及心肌损害。

三、防治尿毒症的病理生理基础

(1)治疗原发病　防治肾实质进一步损害。

(2)饮食治疗　限制蛋白质饮食与高热量饮食，对少尿、水肿及高血压患者应限制食盐摄入。

(3)对症治疗　纠正水、电解质代谢和酸碱平衡紊乱，控制感染，治疗高血压、贫血及心力衰竭等。

(4)透析疗法　包括血液透析和腹膜透析，可替代肾的排泄功能，使患者5年存活率显著提高。

(5)肾移植　肾移植是治疗严重慢性肾衰竭和尿毒症最根本的方法。目前我国移植肾的存活率已大大提高，但也存在供肾少、移植肾被排斥、感染等问题。

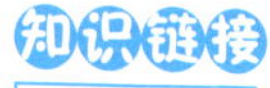

肾移植指征

一般来讲，肾移植是肾功能不全最理想的治疗方法，故凡是慢性肾功能不全发展至终末期，均可用肾移植治疗。但为了提高肾移植的成功率，临床上选择合适的患者较为严格，一般从病情、原发病种类、年龄等方面考虑。血清肌酐(Scr)$>1326\mu mol/L$、内生肌酐清除率(Ccr)$<5mL/min$是肾移植的基本依据。从原发病来讲，最常见的适合做肾移植受者的原发病是原发性肾小球肾炎，其次是慢性肾盂肾炎、间质性肾炎和囊性肾病。

参考文献

[1]刘红,苏鸣,孟冬月.病理学[M].武汉:华中科技大学出版社,2010.
[2]王岩梅,刘立新.病理学与病理生理学[M].西安:西安交通大学出版社,2012.
[3]王建枝,钱睿哲.病理学与病理生理学[M].9版.北京:人民卫生出版社,2018.
[4]步宏,李一雷.病理学[M].9版.北京:人民卫生出版社,2018.
[5]金惠铭,王建枝.病理生理学[M].7版.北京:人民卫生出版社,2011.
[6]陈杰,周桥.病理学[M].3版.北京:人民卫生出版社,2015.
[7]杨红,马春梅.病理学[M].西安:第四军医大学出版社,2010.
[8]刘红,钟学仪.病理学(案例版)[M].北京:科学出版社,2010.
[9]李青,周晓军,苏敏.临床病理学[M].北京:人民卫生出版社,2009.
[10]黄玉芳.病理学[M].上海:上海科学技术出版社,2011.
[11]王岩梅,康艳平,杨德兴.病理生理学[M].武汉:华中科技大学出版社,2010.
[12]迟家敏.实用糖尿病学[M].3版.北京:人民卫生出版社,2009.
[13]赵时梅.病理学与病理生理学[M].2版.西安:西安交通大学出版社,2015.